DIABETES MELLITUS

糖尿病学イラストレイテッド

― 発症機序・病態と治療薬の作用機序

春日雅人（国立国際医療研究センター研究所長／糖尿病研究センター長）編集

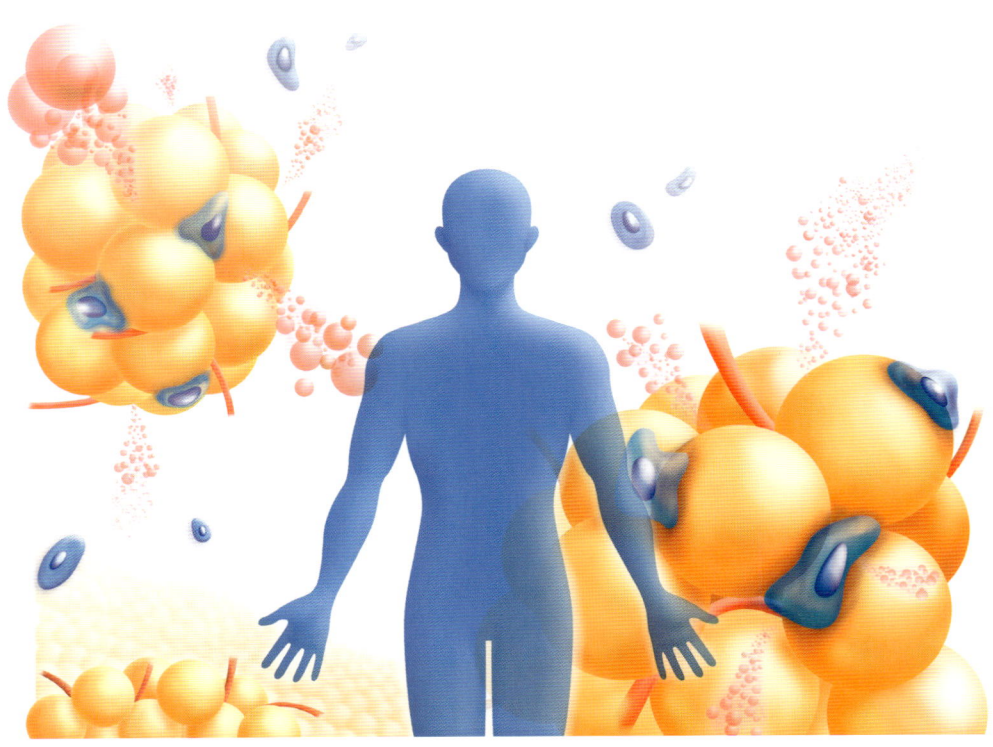

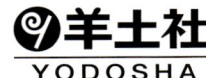
羊土社
YODOSHA

謹告

本書に記載されている診断法・治療法に関しては，発行時点における最新の情報に基づき，正確を期するよう，著者ならびに出版社はそれぞれ最善の努力を払っております．しかし，医学，医療の進歩により，記載された内容が正確かつ完全ではなくなる場合もございます．

したがって，実際の診断法・治療法で，熟知していない，あるいは汎用されていない新薬をはじめとする医薬品の使用，検査の実施および判読にあたっては，まず医薬品添付文書や機器および試薬の説明書で確認され，また診療技術に関しては十分考慮されたうえで，常に細心の注意を払われるようお願いいたします．

本書記載の診断法・治療法・医薬品・検査法・疾患への適応などが，その後の医学研究ならびに医療の進歩により本書発行後に変更された場合，その診断法・治療法・医薬品・検査法・疾患への適応などによる不測の事故に対して，著者ならびに出版社はその責を負いかねますのでご了承ください．

序

　羊土社から出版されている「イラストレイテッド」シリーズは，医学・生物学系を専門とする大学生・大学院生を主な対象者として，基礎研究者，企業研究者，医師に役立つ書籍を目指しており，特にイラストが多く盛りこまれ「目で見てわかる」書籍として非常に好評であるとうかがっている．この度，このシリーズに「糖尿病学イラストレイテッド」が加わることになった．

　糖尿病は，「21世紀の国民病」と呼ばれ，全世界のみならずわが国においても増加の一途をたどり，糖尿病者数は2007年には890万人にも達していると推定されている．これに伴い，糖尿病合併症に苦しむ患者さんも増加しており，例えば糖尿病腎症の為に新たに人工透析への導入を余儀なくされた人も増加し続け，2007年には15,500名にも達している．このような糖尿病ならびにその合併症の増加は，それに要する医療費を考慮すると，社会的にも大きな問題となっている．これに対する根本的対策はそれらの発症メカニズムを明らかにすることにある．すなわち，糖尿病ならびにその合併症の発症メカニズムを解明することによってのみ，新しい革新的治療法あるいは予防法への道を拓くことができるのである．このような観点から，本書では糖尿病の発症メカニズムならびに糖尿病合併症の発症メカニズムに焦点を絞り，わが国におけるその分野を代表する先生方に最新のデータや考え方を含めて解説いただいた．また関連する分野で新しく発展しつつある領域についてはトピックスとして取り上げ，わかりやすく解説していただいた．さらに，糖尿病ならびに糖尿病の合併症の臨床についてあまり馴染みのない読者も想定して，序章ならびに第4章-1でそれらの点について解説を加えた．これらが皆様のお役にたてば幸甚である．

　科学研究を支えるテクノロジーは着実にかつ非常に速い勢いで進歩している．次世代シークエンサーの普及はヒトの全ゲノムを対象とした塩基配列の決定を容易なものとしたのみならず，全ゲノム上のメチル化やヒストン修飾の検出，さらには大量のnon-coding RNAのシーケンシングを可能とした．また，マウスにおける遺伝子改変技術の進歩は，組織特異的かつ時間依存的遺伝子改変マウスの作製を可能なものとしつつある．このようなテクノロジーの着実かつ迅速な進歩は，当然，糖尿病学の発展にも大きな影響を及ぼしている．したがって，本書としては，この点を意識して今後も加筆・訂正を加え，常に最先端の情報を皆様にお届けするように努力したいと考えている．

　本書を通して，読者の皆様が糖尿病についての理解を深め，さらにその研究についても興味を持っていただけたら，望外の喜びである．

　最後に貴重な時間を割いて執筆にあたられた全ての先生ならびに根気よく編集いただいた山下志乃舞さんに心より感謝申し上げる．

2012年1月

春日雅人

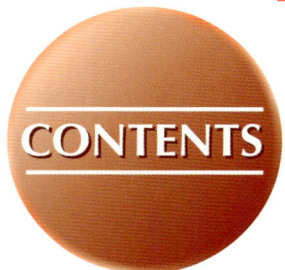

糖尿病学イラストレイテッド

| 序　章 | 糖尿病の成因と病態 (春日雅人) | 13 |

- 糖尿病とはいかなる疾患か？ …… 14
- 糖尿病の診断 …… 14
- 糖尿病の成因と病態 …… 15
- 今後の展望 …… 20

| 第1章 | インスリン分泌と作用の基本的分子機構 | 21 |

1 インスリン分泌の基本的分子機構 (柴崎忠雄, 清野　進) …… 22
- グルコース応答性インスリン分泌 …… 23
- ホルモン, 神経入力, アミノ酸, 遊離脂肪酸によるインスリン分泌制御 …… 27

2 インスリン作用の基本的分子機構 (植木浩二郎) …… 31
- インスリン受容体とその基質 …… 32
- IRSタンパク質に結合するSH2タンパク質とその下流シグナル …… 33
- インスリンシグナルの抑制・修飾機構 …… 36

| 第2章 | 糖尿病の発症・病態における臓器の役割 | 41 |

1　膵島

1 膵島の発生・分化と再生医療への展望 (小島　至, 山田聡子) …… 42
- 膵臓の発生 …… 42
- ヒト膵の発生―マウス膵と比較して …… 48
- 膵島再生の実現に向けて―現状, 課題と展望 …… 49

2 1型糖尿病における膵β細胞傷害の分子機構 (長谷田文孝, 佐野寛行, 寺前純吾, 花房俊昭) …… 52
- 自己免疫性1型糖尿病の成因 …… 53
- 劇症1型糖尿病の成因 …… 59

CONTENTS

3 2型糖尿病における膵β細胞不全の分子機構 〈藤谷与士夫,綿田裕孝〉 …… 63
- 膵β細胞の代償機転と2型糖尿病　63
- 2型糖尿病にみとめられる膵β細胞機能不全　64
- インスリン抵抗性に対する膵β細胞容積増加のメカニズム　64
- インクレチンによる膵β細胞容積増加のメカニズム　65
- 糖毒性による膵β細胞機能不全　66
- 妊娠時における膵β細胞機能維持機構　67
- 小胞体ストレスと膵β細胞機能不全　67
- 膵β細胞におけるオートファジー　68

2 脂肪組織

4 白色脂肪細胞および褐色脂肪細胞の発生・分化調節機構 〈大野晴也,梶村真吾〉 …… 72
- 脂肪細胞の発生　73
- 脂肪細胞の分化制御　76

5 褐色脂肪組織の機能 〈斉藤昌之〉 …… 81
- 褐色脂肪組織でのUCP1による熱産生　82
- 褐色脂肪組織の生理的役割　82
- 褐色脂肪組織でのグルコース代謝　84
- ヒトの褐色脂肪　86

6 アディポカインの糖尿病発症・病態における役割 〈山内敏正,門脇 孝〉 …… 90
- 肥満の脂肪組織におけるマクロファージ浸潤　91
- 善玉アディポカイン,アディポネクチン　91
- 善玉・悪玉アディポカインの相互作用とそのネットワークの破綻　94

7 肥満における脂肪組織の慢性炎症とインスリン抵抗性 〈岩崎順博,菅波孝祥,小川佳宏〉 …… 98
- 肥満に伴う脂肪組織炎症　99
- 脂肪組織炎症の分子メカニズム　101
- 慢性炎症と病態生理学的意義　104

3 肝臓

8 糖代謝における肝臓の役割 〈松本道宏〉 …… 108
- エネルギーの貯蔵・動員と肝臓　109
- ホルモンによるエネルギーの貯蔵・動員の調節　109
- 摂食後から絶食状態への時間経過に伴う血中グルコースの由来　110
- 肝臓における糖産生の制御　111
- 2型糖尿病における高血糖への肝臓の関与　116

9 脂質代謝における肝臓の役割 〈石井清朗,島野 仁〉 …… 119
- 肝臓における脂質代謝メカニズム　119
- 脂肪酸の分解および合成　121
- ケトン体の代謝　122
- 転写因子SREBP-1cの脂肪酸合成機構　123
- SREBP-1cと糖尿病　123
- 糖尿病と脂肪酸の質的変化　123
- 糖尿病と脂質代謝にかかわる新たな因子　127

4 骨格筋

10 糖・脂質代謝における骨格筋の役割 〈江崎 治〉 …… 130
- 体全体のエネルギー消費に占める筋肉の役割　131
- 筋肉の役割　132
- インスリンによるグルコースの取り込み亢進機序　134
- 筋肉での脂肪酸の代謝　136
- 筋肉量の維持　136

11 運動療法の分子基盤（小川 渉）………………………………………………………………………141

- 運動による骨格筋のエネルギー源の変化　141
- 筋収縮によるグルコース取り込み活性化機構　142
- AMPKによるグルコース取り込みの活性化　143
- TBC1D4とグルコース取り込みの活性化　144
- Ca^{2+}シグナルとグルコース取り込みの活性化　145
- 運動による急性インスリン感受性増強効果　145
- トレーニングによるインスリン感受性増強　145
- PGC-1αと骨格筋のリモデリング　146
- PGC-1αの転写制御のパートナー　147
- PGC-1α発現増加と骨格筋リモデリングのシグナル　148

5 中枢神経

12 中枢神経による代謝の制御（戸田知得, 箕越靖彦）……………………………………………………150

- 中枢神経系による摂食調節作用とその機構　151
- 中枢神経系による脂質代謝およびエネルギー代謝調節　154
- 中枢神経系による糖代謝調節　155
- 中枢神経系による骨代謝調節　159

6 臓器間の関係

13 臓器間シグナルによるエネルギー代謝の制御（山田哲也, 片桐秀樹）………………………………161

- 末梢から脳へのエネルギー代謝情報伝達　162
- エネルギー状態の短期変化の伝達　162
- エネルギー状態の長期変化の伝達　165
- 臓器間相互作用と生活習慣病　167

第3章　遺伝素因とエピジェネティクス　171

1　1型糖尿病の遺伝因子（廣峰義久, 池上博司）……………………………………………………………172

- 1型糖尿病の遺伝　172
- 疾患感受性遺伝子　173
- 今後への展望　177

2　2型糖尿病の遺伝素因（安田和基）…………………………………………………………………………180

- ゲノムワイド相関解析（GWAS）と糖尿病　181
- GWASにより同定された遺伝因子　182
- GWASにより明らかになった遺伝因子の意義と課題　186
- 遺伝素因と環境因子との相互作用　187

3　代謝とエピジェネティクス（油谷浩幸）……………………………………………………………………190

- エピジェネティクスと代謝　191
- エピゲノム解析手法　196

第4章　合併症の発症機序　201

1　糖尿病合併症の臨床（春日雅人）……………………………………………………………………………202

- 糖尿病合併症（各論）　202
- メタボリックメモリー　207

2 細小血管症発症の分子機構 (山本靖彦, 山本 博) ... 210
- 細胞内代謝異常 ... 211
- AGE ... 212
- 細胞のストレス ... 212
- その他発症にかかわる要因 ... 213

3 糖尿病網膜症の発症機序 (石田 晋) ... 215
- 臨床試験の結果から発症機序を考える ... 215
- VEGF による発症機序 ... 216
- 炎症による発症機序 ... 217
- 網膜 RAS による発症機序 ... 218
- 高血糖による3大分子経路 ... 219

4 糖尿病性腎症の発症機序 (土井俊夫) ... 222
- 糖尿病性腎症の病態 ... 222
- 糖尿病の病期 ... 223
- 糖尿病性腎症の診療の現状とその問題点 ... 223
- 高血圧への関与 ... 224
- 成因解析に基づく研究とその意義 ... 224
- 今後の展望 ... 226

5 糖尿病性神経障害の発症機序 (八木橋操六) ... 228
- 神経障害の発症進展の危険因子 ... 229
- 神経障害が起こる解剖学的および生化学的特徴 ... 229
- 高血糖に基づく神経障害発症機序 ... 229
- 神経障害と関連する遺伝因子 ... 233

6 糖尿病における動脈硬化症の発症・進展機序 (石橋 俊) ... 235
- 高血糖は動脈硬化発症のリスクか? ... 235
- 高血糖は活性酸素や AGE を介して血管の炎症を惹起する ... 236
- 高血糖によるエピゲノム変化が metabolic memory の正体か? ... 237
- マクロファージのインスリン抵抗性も泡沫化と細胞死を制御する ... 239
- 全身の炎症や脂質も自然免疫の制御によって動脈硬化の形成に与る ... 240
- アディポカインも動脈硬化と関係? ... 241
- インクレチンやチアゾリジン誘導体などとの関連 ... 241

第5章 糖尿病治療薬とその作用機序　243

1 SU 薬と速効型インスリン分泌促進薬 (長嶋一昭, 稲垣暢也) ... 244
- SU 薬および速効型インスリン分泌促進薬の薬剤構造 ... 245
- K_{ATP} チャネルの構造 ... 246
- SU 薬および速効型インスリン分泌促進薬による膵β細胞インスリン分泌機序 ... 246
- SU 薬の膵外作用 ... 247
- SU 薬による治療対象候補の新たな展開 ... 249

2 α-グルコシダーゼ阻害薬 (柱本 満) ... 250
- α-グルコシダーゼ阻害薬の作用機序 ... 250
- α-グルコシダーゼ阻害薬の適応・使用法・副作用 ... 251
- α-グルコシダーゼ阻害薬のエビデンス ... 253

3 ビグアナイド薬 (坂本 啓, 林 達也) ... 256
- ビグアナイド薬の歴史, 発展と実際 ... 256
- 生理作用とメカニズム ... 258

4 チアゾリジン薬（前田法一，下村伊一郎）...... 261

- PPAR 261
- PPARγとチアゾリジン薬 262
- チアゾリジン薬の作用機序 263
- チアゾリジン薬の臨床効果 264

5 DPP-4 阻害薬と GLP-1 受容体作動薬（山田祐一郎）...... 267

- インクレチンとは 267
- インクレチンの膵作用 268
- インクレチンの膵外作用 269
- インクレチン薬 269
- GLP-1 受容体作動薬 270
- DPP-4 阻害薬 270
- インクレチン薬の多面な効果 271

第6章 関連分野の最近の進歩 273

1 non-coding RNA による代謝調節（南茂隆生，安田和基）...... 274

- 古典的 ncRNA と代謝 275
- miRNA と代謝 276
- snoRNA と代謝 276
- lncRNA と代謝 277

2 分子時計の異常による肥満・糖尿病の発症（向阪 彰）...... 278

- 哺乳類の体内時計 279
- 分子時計の異常と肥満症 281
- 分子時計の異常と糖尿病 282

3 代謝とオートファジー（久万亜紀子，水島 昇）...... 285

- オートファジーとは 285
- オートファゴソーム 285
- オートファジーの役割 286
- 栄養代謝とオートファジー 287
- オートファジーの制御 288

4 インスリン様シグナルと寿命・老化の制御（田口明子）...... 291

- インスリン様シグナルの進化 291
- シグナルの機能欠損型変異が健康長寿を導く 293
- 寿命，老化調節のコントロールセンターはどこか？ 295

5 糖尿病・肥満モデルマウスの最近の進歩（阪上 浩）...... 297

- 自然発症糖尿病・肥満モデルマウス 297
- 薬剤誘発糖尿病・肥満マウス，食餌誘発糖尿病・肥満マウス 298
- 発生工学手法による糖尿病・肥満モデルマウス 299
- 新たな糖尿病・肥満モデルマウスの作製 302

索引 304

執筆者一覧

【編　集】

春日雅人　　　　国立国際医療研究センター 研究所・糖尿病研究センター

【執筆者 (50音順)】

油谷浩幸	東京大学先端科学技術研究センター	菅波孝祥	東京医科歯科大学難治疾患研究所分子代謝医学分野
池上博司	近畿大学医学部内分泌・代謝・糖尿病内科	清野　進	神戸大学大学院医学研究科細胞分子医学／神戸大学大学院医学研究科糖尿病・内分泌内科学
石井清朗	筑波大学大学院人間総合科学研究科内分泌代謝・糖尿病内科	田口明子	ハーバード大学医学部小児病院／宮崎大学医学部内科学講座
石田　晋	北海道大学大学院医学研究科眼科学分野	寺前純吾	大阪医科大学附属病院
石橋　俊	自治医科大学内科学講座内分泌代謝学部門	土井俊夫	徳島大学医学部腎臓内科学
稲垣暢也	京都大学大学院医学研究科糖尿病・栄養内科学	戸田知得	自然科学研究機構生理学研究所
岩崎順博	東京医科歯科大学難治疾患研究所分子代謝医学分野	長嶋一昭	京都大学大学院医学研究科糖尿病・栄養内科学
植木浩二郎	東京大学大学院医学系研究科糖尿病・代謝内科	南茂隆生	国立国際医療研究センター 研究所・糖尿病研究センター・代謝疾患研究部
江崎　治	国立健康・栄養研究所基礎栄養研究部	柱本　満	川崎医科大学糖尿病・代謝・内分泌内科
大野晴也	カルフォルニア大学サンフランシスコ校糖尿病センター・細胞生物学学科	長谷田文孝	大阪医科大学附属病院
小川佳宏	東京医科歯科大学難治疾患研究所分子代謝医学分野	花房俊昭	大阪医科大学附属病院
小川　渉	神戸大学大学院医学研究科糖尿病・内分泌内科学	林　達也	京都大学大学院人間・環境学研究科認知・行動科学講座
梶村真吾	カルフォルニア大学サンフランシスコ校糖尿病センター・細胞生物学学科	廣峰義久	近畿大学医学部内分泌・代謝・糖尿病内科
春日雅人	国立国際医療研究センター 研究所・糖尿病研究センター	藤谷与士夫	順天堂大学医学部内科学代謝内分泌学
片桐秀樹	東北大学大学院医学系研究科代謝疾患医学コアセンター代謝疾患学分野／東北大学病院糖尿病代謝科	前田法一	大阪大学大学院医学系研究科内分泌・代謝内科学
門脇　孝	東京大学大学院医学系研究科糖尿病・代謝内科	松本道宏	国立国際医療研究センター 研究所・糖尿病研究センター・分子代謝制御研究部
久万亜紀子	東京医科歯科大学大学院医歯学総合研究科	水島　昇	東京医科歯科大学大学院医歯学総合研究科
向阪　彰	和歌山県立医科大学医学部生理学第二講座	箕越靖彦	自然科学研究機構生理学研究所
小島　至	群馬大学生体調節研究所	八木橋操六	弘前大学大学院医学研究科分子病態病理学講座
斉藤昌之	天使大学大学院看護栄養学研究科栄養管理学専攻	安田和基	国立国際医療研究センター 研究所・糖尿病研究センター・代謝疾患研究部
阪上　浩	徳島大学大学院ヘルスバイオサイエンス研究部代謝栄養学分野／徳島大学糖尿病臨床・研究開発センター	山内敏正	東京大学大学院医学系研究科糖尿病・代謝内科
坂本　啓	ダンディー大学 英国医学研究会議タンパク質リン酸化ユニット	山田聡子	群馬大学生体調節研究所
佐野寛行	大阪医科大学附属病院	山田哲也	東北大学大学院医学系研究科代謝疾患医学コアセンター代謝疾患学分野／東北大学病院糖尿病代謝科
柴崎忠雄	神戸大学大学院医学研究科細胞分子医学	山田祐一郎	秋田大学大学院医学系研究科内分泌・代謝・老年内科学
島野　仁	筑波大学大学院人間総合科学研究科内分泌代謝・糖尿病内科	山本　博	金沢大学医薬保健研究域医学系血管分子生物学
下村伊一郎	大阪大学大学院医学系研究科内分泌・代謝内科学	山本靖彦	金沢大学医薬保健研究域医学系血管分子生物学
		綿田裕孝	順天堂大学医学部内科学代謝内分泌学

COLOR ATLAS

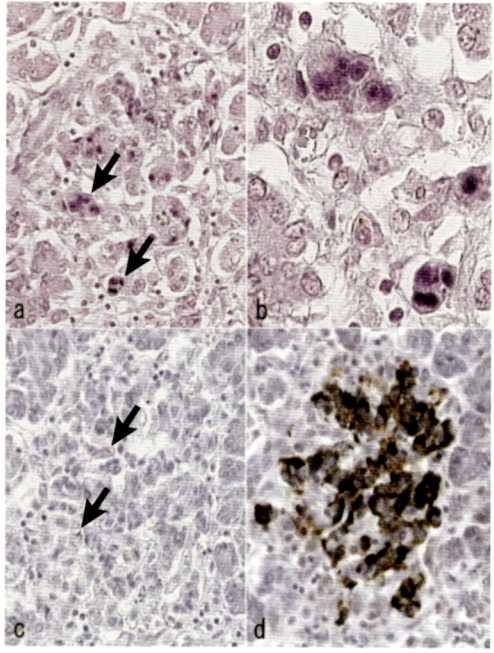

1 劇症1型糖尿病　剖検膵組織
　（p60，図5参照）

a），b）エンテロウイルスRNA（矢印）．c）インスリン染色標本．わずかに残存した膵β細胞（矢印）．d）グルカゴン染色標本．グルカゴンで染色される領域が膵島であるが，同一切片において膵β細胞はほぼ消失している．同じ膵島領域にはエンテロウイルスの存在が確認できる（a，c，d×500，b×1500，Shibasaki, S. et al. : Endocr. J., 57 : 211-219, 2010）

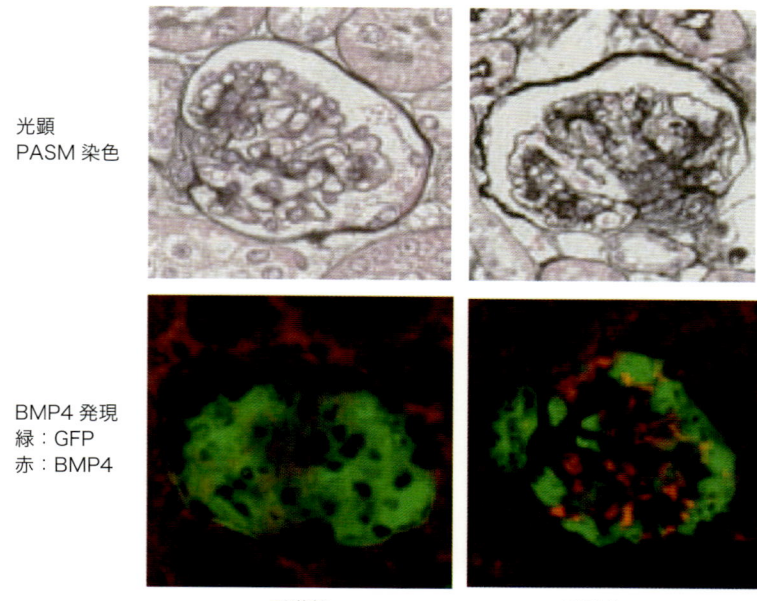

2 誘導型BMP4トランスジェニックマウスの腎組織病変（p226，図3参照）
　p227の文献10より転載

COLOR ATLAS

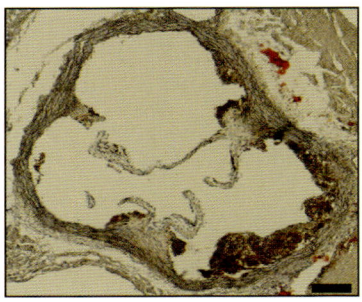

コントロール（Cont）

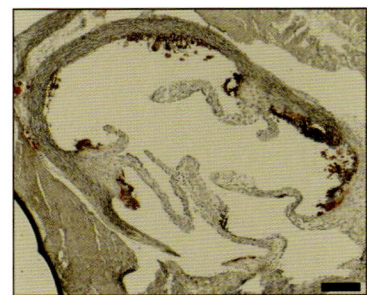

チアゾリジン薬（TZD）

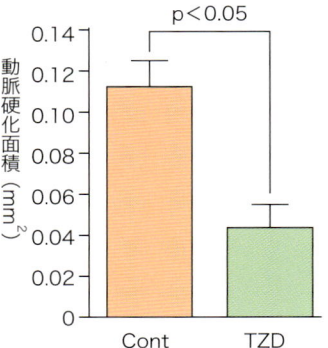

3 チアゾリジン薬による動脈硬化抑制効果
　（p264，図3参照）

動脈硬化モデルマウスであるアポE欠損マウスにチアゾリジン薬（TZD）を投与したときの大動脈切片．赤く染色されている部分が動脈硬化巣である（p266の文献11より転載，引用）

表紙イラスト

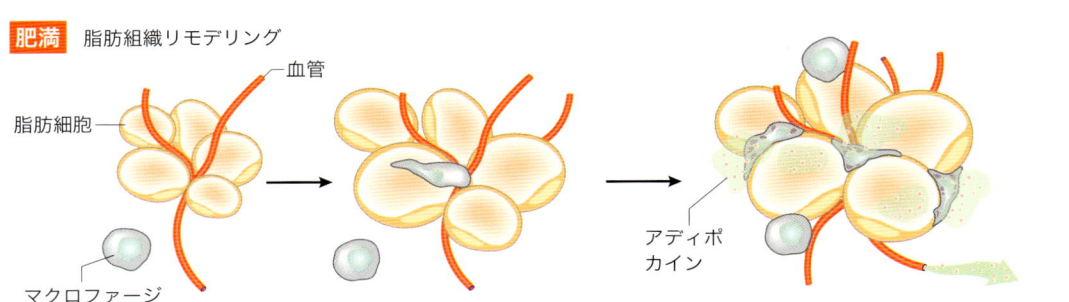

肥満 脂肪組織リモデリング

成熟脂肪細胞のサイズの増大，血管新生の増加，マクロファージ浸潤，アディポカイン産生調節の破綻

脂肪組織リモデリング（第2章-2-7，p99の図1上を参照）

序章

糖尿病の成因と病態

序章

糖尿病の成因と病態

1 糖尿病とはいかなる疾患か？

　日本糖尿病学会の「糖尿病の分類と診断基準に関する委員会」はその報告のなかで，「糖尿病はインスリン作用の不足に基づく慢性の高血糖を主徴とする<u>代謝疾患群</u>である」と述べている[1]．また，Joslin's Diabetes Mellitus には「Diabetes mellitus is <u>a heterogeneous group</u> of metabolic disorders characterized by chronic hyperglycemia」と述べている．さらに，米国糖尿病学会（ADA）は糖尿病の定義として「Diabetes is <u>a group of</u> metabolic diseases characterized by hyperglycemia resulting from defects in insulin secretion, insulin action, or both」と述べている[2]．すなわち，糖尿病は慢性の高血糖を主徴とする<u>疾患群</u>で，その慢性の高血糖を引き起こす成因は非常に不均一であることが明らかになってきている．このことは日本糖尿病学会が，糖尿病をその成因に基づいて1型，2型，その他の特定の機序，疾患によるもの，妊娠糖尿病と分類していることからも明白である（表1）[1]．したがって，糖尿病は単一の疾患ではなく「代謝疾患群」あるいは「a group of metabolic disorders」としてとらえられているのである．それでは何故，このように成因が非常に不均一な疾患群に糖尿病という名前を付して1つの病気としてまとめるのであろうか？　それは，いかなる成因による慢性高血糖であっても，それに基づく急性ならびに慢性の合併症は同様に発症し進行するからである．すなわちここに糖尿病という包括的疾患概念が存在する理由がある．

2 糖尿病の診断

　上に述べた糖尿病の定義から，糖尿病の診断は「慢性の高血糖」のみによって診断し，その成因は問わないことになる．ではどの程度の慢性の高血糖から糖尿病と診断すべきであろうか？糖尿病の診断は慢性合併症を起こす恐れのある者を早いうちから識別して，早期治療を可能とするためになされるべきである．そこで，慢性合併症，なかでも細小血管症の1つである糖尿病網膜症のリスクが慢性の高血糖によってどの程度増加してくるかを勘案してその診断基準を定めたというのが実際である．その実際の手順について，図1に示す．この際，慢性の高血糖を診断するために，「型」という考え方ならびにHbA1cを導入した．すなわち初回の血糖値により図2に示すような「糖尿病型」，「境界型」，ならびに「正常型」に分類し，次回の血糖値も「糖尿病型」であれば糖尿病と診断できる．この際2回の血糖測定時期は「慢性」ということを確認できる程度に十分に離れているべきである．その期間がどれ位であるべきかは明確には規定されていないが，少なくとも2～3週間程度は離れているべきである．

　また，2010年の診断基準の改訂から，HbA1cが「糖尿病型」の判定基準として導入された．HbA1cは採血時の1～2カ月前の平均血糖値を反映しているので，慢性の高血糖を判断するには適当な指標である．すなわち1回の採血について血糖値とHbA1cの両者を測定し，両者とも「糖尿病型」であれば，1～2カ月前から現在迄の期間「慢性の高血糖」であったことが考えられるので，HbA1cの導入により1回の採血で糖尿病の診断が可能となった．これは糖尿病の早期治療につながることが期待されている（図1）．

表1　糖尿病と糖代謝異常*の成因分類

I．1型（膵β細胞の破壊，通常は絶対的インスリン欠乏に至る）
　　A．自己免疫性
　　B．特発性
II．2型（インスリン分泌低下を主体とするものと，インスリン抵抗性が主体で，それにインスリンの相対的不足を伴うものなどがある）
III．その他の特定の機序，疾患によるもの
　　A．遺伝因子として遺伝子異常が同定されたもの
　　　（1）膵β細胞機能にかかわる遺伝子異常
　　　（2）インスリン作用の伝達機構にかかわる遺伝子異常
　　B．他の疾患，条件に伴うもの
　　　（1）膵外分泌疾患
　　　（2）内分泌疾患
　　　（3）肝疾患
　　　（4）薬剤や化学物質によるもの
　　　（5）感染症
　　　（6）免疫機序によるまれな病態
　　　（7）その他の遺伝的症候群で糖尿病を伴うことの多いもの
IV．妊娠糖尿病

注：現時点では上記のいずれにも分類できないものは分類不能とする．
*一部には，糖尿病特有の合併症を来たすかどうかが確認されていないものも含まれる．

Memo

日本糖尿病学会では，HbA1cが判定基準として導入されたのを機に，国際標準化を行うこととした．すなわち従来のわが国で用いられてきたHbA1cは（これを「HbA1c（JDS）」と表記する）諸外国で用いられているHbA1c（これを「HbA1c（NGSP）」と表記する）と比較して約0.4％低いことが明らかとなった（厳密にはJDS値で4.9％以下では0.3％，5.0％〜9.9％では0.4％，10.0〜14.9％では0.5％低い）．そこで日常臨床においても平成24年4月1日よりHbA1cの値はNGSP値を用い，JDS値も併記することとした．国際学会，英文誌ではNGSP値を用いるのが当然であるが，その他の場合はしばらくの期間は混乱をさけるため両者を併記するのが望ましいと考える．

なお，糖尿病に伴う大血管障害（動脈硬化症）は境界型，なかでもIGT（impaired glucose tolerance：境界型の中で75gOGTTにおける2時間値が140〜200mg/dLを呈するもの）において，すでにそのリスクが上昇していることが日本人においても報告されている．したがって，糖尿病の診断基準を大血管障害を含めた慢性合併症の防止という観点から作成するのであれば，基準値を下げたより厳格なものにしなければならない．

3　糖尿病の成因と病態

　糖尿病の成因が不均一であることは前述したが，ここではわが国の糖尿病の95％以上を占める2型糖尿病の成因・病態について解説したい．
　現在，2型糖尿病発症のメカニズムとしては欧米を中心として次のような仮説が提唱されている（図3）．すなわち，過食・高脂肪食・運動不足などの生活習慣の悪化が主な要因となって肥満が生じる．この肥満により，インスリン抵抗性が生じる．膵β細胞はこのインスリン抵抗性を代償するべくインスリン分泌を増強し高インスリン血症を来す．一定期間はこのため血糖値を正常あるいは境界型に保つことができる（代償期）が，最終的には膵β細胞の疲弊・機能不全を来し（不全期），インスリン分泌が低下し糖尿病が発症する．この仮説に従うと「肥満によるインスリ

（2010　日本糖尿病学会）

> **臨床診断**
>
> 1) 初回検査で，①空腹時血糖値≧126mg/dL，②75gOGTT 2時間値≧200mg/dL，③随時血糖値≧200mg/dL，④HbA1c（NGSP）≧6.5%〔HbA1c（JDS）≧6.1%〕のうちいずれかを認めた場合は，「糖尿病型」と判定する．
> 別の日に再検査を行い，再び「糖尿病型」が確認されれば糖尿病と診断する．
> 但し，HbA1cのみの反復検査による診断は不可とする．
> また，血糖値とHbA1cが同一採血で糖尿病型を示すこと（①～③のいずれかと④）が確認されれば，初回検査だけでも糖尿病と診断してよい．
>
> 2) 血糖値が糖尿病型（①～④のいずれか）を示し，かつ次のいずれかの条件がみたされた場合は，初回検査だけでも糖尿病と診断できる．
> ・糖尿病の典型的症状（口渇，多飲，多尿，体重減少）の存在
> ・確実な糖尿病網膜症の存在

図1　糖尿病の診断手順

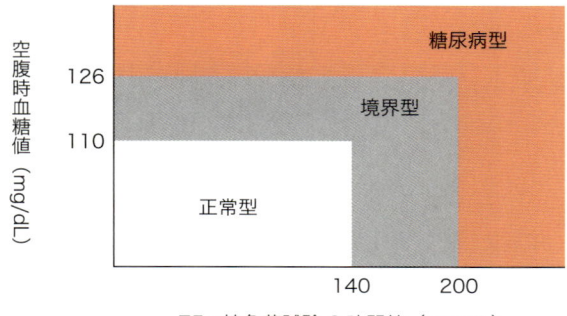

図2　血糖値の区分

ン抵抗性発症のメカニズム」ならびに「膵β細胞の疲弊・機能不全のメカニズム」の2点について解明することが重要と考えられる．

1) 肥満によるインスリン抵抗性発症のメカニズム

　肥満は脂肪細胞に過剰に中性脂肪が蓄積状態であり，脂肪細胞に中性脂肪が過剰に蓄積すると，すなわち脂肪細胞が肥大化するとその肥大化が何らかのシグナルを出して，各種のアディポカインの産生・分泌異常ならびに脂肪組織の慢性炎症を来す．そして，これがインスリン抵抗性の発症につながるというのが現在の多くの研究者の基本的な考え方である（詳細は**第2章-2-6, 7**を参照のこと）．しかしながらこのような脂肪組織の慢性炎症に至る初期の変化については不明の部分が多く，今後この点についての解析が必要である．

　以上に関しては，個体が過剰のエネルギーを中性脂肪として脂肪細胞に蓄積する際に，1つの脂肪細胞を肥大化して蓄積することを前提に話を進めた．しかしながら，個体が過剰のエネルギーを中性脂肪として脂肪細胞に貯め込む時には脂肪細胞の数を増加することで対応する場合もある．著者らは，マウスに生後4週齢から高脂肪食を負荷すると14週齢では副睾丸周囲の脂肪組織において脂肪細胞の数は増加せずその肥大化のみを認めた．一方，30週齢では脂肪細胞のさらなる肥大化は認めなかったが，脂肪細胞の数は約2倍に増加することを認めた[3]．そしてこの時期に脂肪細胞においてSkp2という遺伝子の発現が増加しCDKインヒビターである（細胞周期の進行を抑制する）p27Kip1の分解が亢進していることを見出した．次にSkp2ノックアウトマウスに高脂

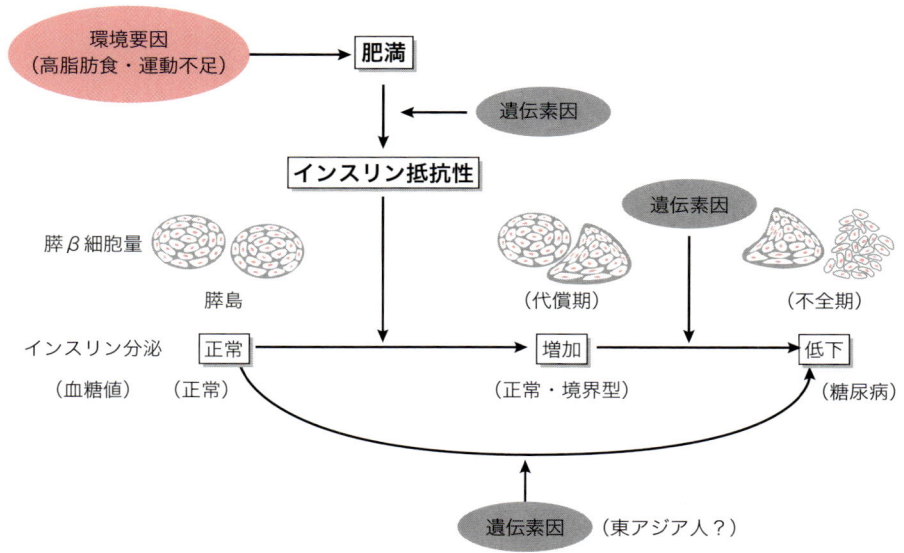

図3　2型糖尿病の発症

肪食負荷を行った所，30週齢における脂肪細胞数の増加が認められずインスリン抵抗性も改善傾向が認められた[3]．すなわちこれらのデータは肥満に伴う脂肪細胞の数の増加もインスリン抵抗性の発現に関与している可能性があることを示唆している．

2）膵β細胞の疲弊・機能不全のメカニズム

　膵β細胞は末梢組織におけるインスリン抵抗性を代償すべくインスリン分泌を増強する．まず，この代償期に何が生じているかを明らかにすることが重要である．代償期においては，膵β細胞の量ならびに機能の両面からの"代償"が行われている．膵β細胞量の増加に関しては，少なくとも血中のグルコース，FFA，GLP-1，インスリン，IGF-1などの関与により，膵β細胞量が増加することが報告されている．実際に，著者らはインスリンならびにIGF-1のシグナルを伝達するのに重要な分子であるPDK1を膵β細胞特異的に欠損したマウスでは膵β細胞量が減少して著明な高血糖を来し，雄のマウスは12〜24週齢の間でそのほとんどが死亡することを見出した[4]．また，膵β細胞特異的インスリン受容体，IGF-1受容体のダブルノックアウトマウスでも同様の表現型を呈することが同時に発表された[5]．すなわち，インスリンあるいはIGF-1シグナルが膵β細胞量の調節に関与している可能性は高い．また，膵β細胞の機能亢進に関しては，少なくともβ細胞におけるグルコース代謝の亢進，FFAシグナルの亢進，インクレチンに対する感受性の亢進などの関与が報告されている．そして何らかの遺伝素因ならびに環境要因により，上記の代償が十分に行われないと不全期に突入する．そして，ある程度高血糖を来してしまうと，糖毒性，脂肪毒性，酸化ストレス，炎症，アミロイド沈着などが生じ悪循環のサイクルに入ると考えられる．すなわち，脂肪組織における慢性炎症と同様に，膵β細胞不全においても，その初期のメカニズム，すなわち代償期から不全期に移行するプロセスを解明することが重要と考えられる（本書**第2章-1-3**を参照のこと）．

3）日本人における2型糖尿病の発症機序

　図3の仮説は主に欧米のデータによるものであり，日本人でもこの仮説があてはまるかは疑問

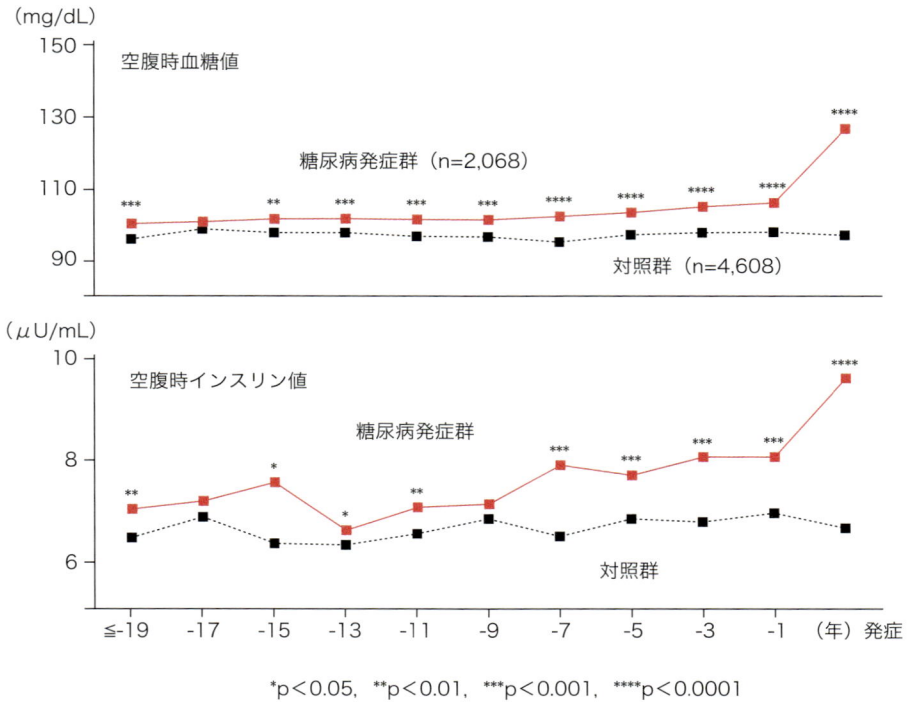

図4 糖尿病発症群と対照群の空腹時血糖値とインスリン値の推移[6]

である．伊藤らは糖尿病発症群（n＝2,068）と非発症群（n＝4,608）について19年間にわたり継続的に追跡し糖尿病発症群では空腹時インスリン値ならびにインスリン抵抗性（HOMA-IR値）が糖尿病発症の7〜8年前から上昇することを報告している[6]（図4）．

　この成績は日本人においてもインスリン抵抗性の増大に伴いインスリン分泌の代償が生じているという考えに合致する成績である．一方，正常耐糖能と比較し，IGTではOGTTにおけるインスリン反応が欧米人では上昇しているのに対し，日本人では低下しているすなわち，日本人では明確な代償期は存在しないという成績も報告されている[7]（図5）．

　図4と図5の成績は「空腹時インスリン値」と「OGTTにおけるインスリン値」とその解析対象が異なるので必ずしも矛盾するものではない．図3と同様の解析を欧米人で行った場合に"代償"の程度が日本人と欧米人とで同程度であるかは興味ある所であるが，印象として日本人ならびに東アジア人においては欧米人にみられるような明確な代償期が存在しない可能性はある．したがって，日本人ならびに東アジア人においては何らかの遺伝素因によりインスリン分泌能が低下している可能性はあると考えられる．著者らはこの仮説に基づきGWASを日本人・東アジア人について行い欧米では同定されていなかった*KCNQ1*を2型糖尿病関連遺伝子として同定した[8]．しかしながら詳しく検討してみると，東アジア人ではリスクアリルの頻度が2型糖尿病で0.65〜0.72であるのに対し欧米人では0.95であることが判明した．すなわち，欧米人では*KCNQ1*のリスクアリルをほとんどの人がもっていたため，糖尿病関連遺伝子として見つかりにくかったと推定できる．同時に，*KCNQ1*が東アジア人に特異的なインスリン分泌低下の遺伝素因である可能性は低いことが明らかとなった．その後に行われたGWASで見出された2型糖尿病関連遺伝子*UBE2E2*は東アジア人に特有である可能性が高いことが示唆されており興味深い[9]（本書**第3章-2**参照のこと）．

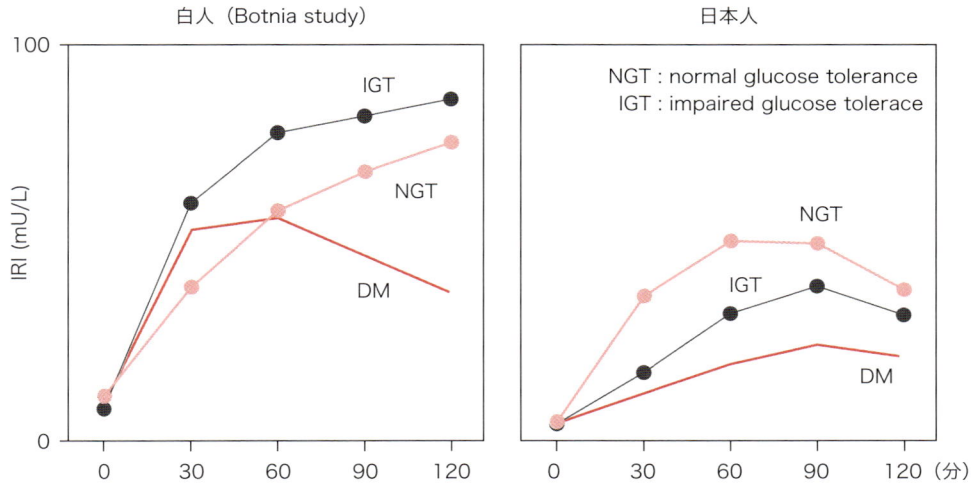

図5 IGTにおける糖負荷試験時の血中インスリン値―白人と日本人の比較―（文献7より引用）

4）膵β細胞量ならびに脂肪細胞量の制御

　各臓器を構成する細胞量がどのようなメカニズムで制御され決定されているかは不明の点が多く，遺伝素因による所が多いのではないかというのが一般的認識であったと思われる．著者らはマウスで，妊娠中の母体の食餌量を70％に減量するとその仔の膵β細胞量が生下時では減少しており，それが12週齢では逆に増大し20週齢では再び減少する傾向にあることを見出した[10]．すなわち，食事量という環境の変化が世代を超えて膵β細胞量に影響を与えており，膵β細胞量は遺伝的に強く規定されているというより環境要因の影響も強く受ける可能性があると考えられた．そして，この環境要因の変化がエピジェネティックな変化としてDNA上にマーキングされ，場合によっては世代を越えて伝達されているのではないかと推測されている（詳細は**第3章-3**を参照）．

　糖尿病の発症という観点からは，膵β細胞量のみならず脂肪細胞量も重要であり，著者らのマウスの実験からは脂肪細胞の数の増加も肥満におけるインスリン抵抗性の増大に関与している可能性が高いこと[3]は前述したとおりである．最近，ヒトの脂肪細胞数に関する成績が報告され，それによるとヒトの脂肪細胞数は20歳位迄は増加するがそれ以後は一定であり，例えば成人で減量手術を行い減量に成功しても，脂肪細胞のサイズは低下するがその数は変化しないという[11]．また，肥満者は非肥満者と比較し脂肪細胞数が幼・小児期から多いことが報告されている[11]．前述したように，著者らはマウスの実験で若いマウス（4週齢）に高脂肪食負荷を行うと初期は脂肪細胞のサイズを増加することで対応するが14週以後は脂肪細胞数の増加が生じることを見出している．すなわち脂肪細胞の数も食事などの環境要因によって制御されている可能性がある．したがって，ヒトの肥満者で脂肪細胞数が幼・小児期から増加しているのは何らかの生活習慣等の環境要因が関係している可能性が高い．

　以上より，膵β細胞量や脂肪細胞量が成長・発達のどのステージでどのようなメカニズムで制御・決定されていくのかを明らかにすることが非常に重要なのは明白である．これらが明らかにされれば，適切な時期（おそらく幼・小児期）に食事・運動に介入することによって膵β細胞量は多いが脂肪細胞数は増加していない肥満・糖尿病に強い個体をつくれる可能性が高いからである．

4 今後の展望

環境要因と遺伝素因が互いにどのように影響しあいながら疾病，特に糖尿病をはじめとする生活習慣病を発症するかは21世紀の医学研究者に残された最も重要な課題の1つである．この観点から，環境要因がどのようにしてDNA上にどのようなエピジェネティックな変化を残すかが今後の重要な研究領域であることは明らかである（本書第3章-3参照）．このような解析には，次世代シークエンサーがその威力を発揮すると考えられるが，次世代シークエンサーは同時にnon-coding RNAという新しい領域の存在を明らかにした．当然このnon-cording RNAが生体において代謝調節に重要な働きをしている可能性があり，今後注目すべき研究領域となるであろう（本書第6章-1参照）．実際，tumor suppresserとしてとして知られている*let-7* miRNA familyがインスリンシグナルを抑制し糖代謝を調節していることが最近報告され[12]興味深い．

環境要因と遺伝素因の相互作用を考える時，われわれの体内に存在する別の生態系にも注目しなければならない．すなわち，ヒトの腸内には100種類以上，100兆個以上の腸内細菌が生息しており，互いにあるいは宿主であるヒトと共生しながら一種の生態系（腸内細菌叢）を形成している．そしてこれらが絶食・摂食によりあるいは摂取する食事の質により変化することはよく知られている．そしてマウスにおいて腸内細菌叢を移植する実験から，腸内細菌叢が肥満の原因となっているという仮説が提唱されている[13]．この領域の研究の進展にも注目すべきである．

以上述べてきたように，糖尿病の成因は多くの因子が複雑に関係しており残念ながら未解決の部分が多い．すなわち，テーラーメイド予防あるいはテーラーメイド医療を行うには，いまだ不十分な状況である．一人でも多くの人がこの分野の研究に興味をもたれることを切に希望するものである．

（春日雅人）

参考文献

1) 糖尿病の分類と診断基準に関する委員会報告，糖尿病，53：450-467, 2010
2) American Diabetes Association, Diagnosis and classification of diabetes mellitus. Diabetes care, 33, (Suppl 1)：S62-69, 2010
3) Sakai, T. et al.：Skp2 controls adipocyte proliferation during the development of obesity. J. Biol. Chem., 282：2038-2046, 2007
4) Hashimoto, N. et al.：Ablation of PDK1 in pancreatic β cells induces diabetes as a result of loss of β-cell mass. Nat. Genet., 38：589-593, 2006
5) Ueki, K. et al.：Total insulin and IGF-I resistance in pancreatic β cells causes overt diabetes. Nat. Genet., 38：583-588, 2006
6) 伊藤千賀子：インスリン抵抗性の疫学，最新医学，57：1747-1752, 2002
7) Fukushima, M. et al.：Insulin secretion capacity in the development from normal glucose tolerance to type 2 diabetes. Diabetes Reserch and Clinical Practice, 66S：S37-S43, 2004
8) Yasuda, K. et al.：Variants in KCNQ1 are associated with susceptibility to type 2 diabetes mellitus. Nat. Genet., 40：1092-1097, 2008
9) Yamauchi, T. et al.：A genome-wide association study in the Japanese population identifies susceptibility loci for type 2 diabetes at UBE2E2 and C2CD4A-C2CD4B. Nat. Genet., 42：864-868, 2010
10) Inoue, T. et al.：Effect of intrauterine undernutrition during late gestation on pancreatic beta cell mass. Biomed. Res., 30：325-330, 2009
11) Spalding, K. L. et al.：Dynamics of fat cell turnover in humans Nature, 453：783-787, 2008
12) Zhu, H. et al.：The Lin28/let-7 axis regulates glucose metabolism. Cell, 147：81-94, 2011
13) Turnbaugh, P. J. et al.：An obesity-associated gut microbiome with increased capacity for energy harvest. Nature 444：1009-1010, 2006

第1章

インスリン分泌と作用の基本的分子機構

1 インスリン分泌の基本的分子機構 ……… 22
2 インスリン作用の基本的分子機構 ……… 31

Chapter 1

1 インスリン分泌の基本的分子機構

脊椎動物の血糖調節には，膵β細胞から分泌されるインスリンが中心的な役割を果たしており，インスリン分泌不全は糖尿病の発症・病態と密接に関係している．インスリン分泌は膵β細胞におけるグルコース代謝，細胞膜の電気活動，細胞質内のCa^{2+}濃度，ホルモンや神経系の入力によって惹起されるさまざまな細胞内シグナルなどにより複雑に調節されている．近年の遺伝子改変動物の解析，バイオイメージング技術や包括的解析技術の開発から，インスリン分泌の新たな分子機構が明らかになりつつある．

概念図

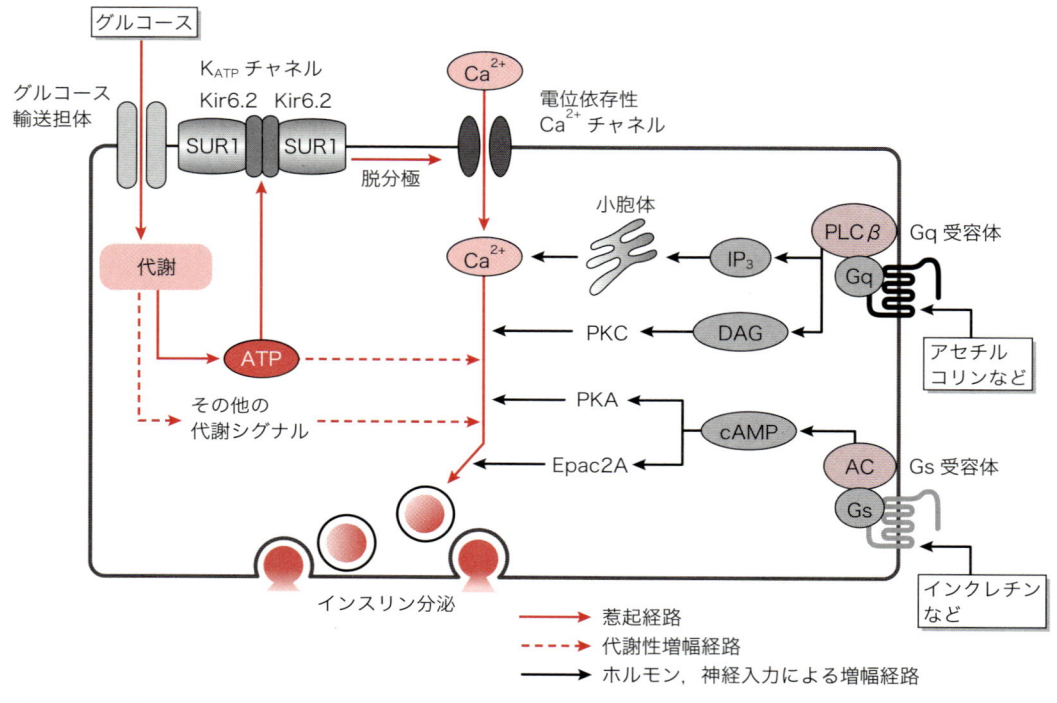

インスリンは生体で血糖レベルを下げる唯一のホルモンであり，その生合成・分泌は膵β細胞に事実上限局される（図1）．インスリン分泌は第一義的には血糖値，すなわち膵β細胞外のグルコース濃度によって制御される．グルコースによるインスリン分泌（グルコース応答性インスリン分泌）では惹起経路と代謝性増幅経路の2つの経路が提唱されている[1]（概念図）．グルコース輸送担体（齧歯類ではGLUT2）を介してβ細胞内へ取り込まれたグルコースは代謝され，ATPが産生される．細胞内ATP濃度の増加により，細胞膜上のATP感受性K^{+}チャネル（K$_{ATP}$チャネル）が閉鎖し，膜の脱分極，電位依存性Ca^{2+}チャネル（voltage-dependent Ca^{2+} channel：VDCC）の開口によるCa^{2+}流入，細胞内Ca^{2+}濃度の増加を経てインスリン分泌が惹起される（惹起経路）．またインスリン分泌はグルコース代謝によって産生されるさまざまな代謝シグナルにより増幅される（代謝性増幅経路）．この経路は惹起経路を最適化するのに必要であると考えられているが，

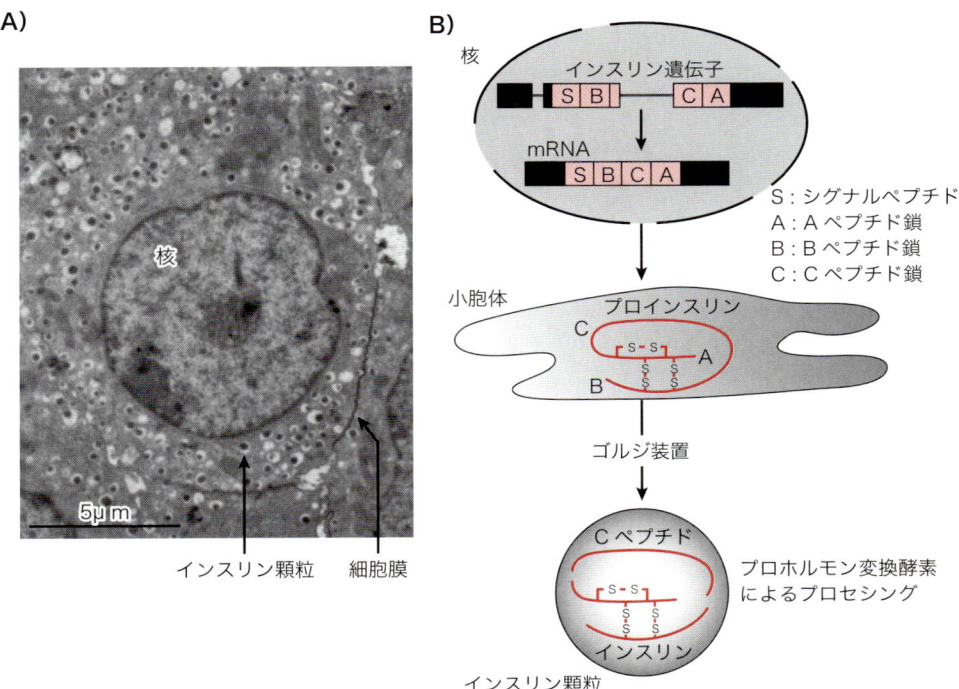

図1　膵β細胞像とインスリンの構造
A）膵β細胞の電子顕微鏡像．膵β細胞1つあたり10,000〜13,000個のインスリン顆粒が存在する．直径150〜400 nmの顆粒内には結晶化されたインスリンが濃縮されている．B）インスリン分子の生合成．顆粒内では前駆体であるプロインスリンはプロホルモン変換酵素（PC1/PC3とPC2）によって切断され，成熟インスリンとなる．インスリンは2本のペプチドA鎖とB鎖がジスルフィド結合した二量体構造をとっている

詳細なメカニズムは不明である．以前，惹起経路はK_{ATP}チャネル依存性経路，代謝性増幅経路はK_{ATP}チャネル非依存性経路とそれぞれよばれていた．しかし，後者の経路においてもK_{ATP}チャネルの閉鎖による細胞膜の脱分極が必須であるにもかかわらず，「K_{ATP}チャネル非依存性」という名称から「K_{ATP}チャネルを介さずにインスリンが分泌される経路」と間違って解釈され，混乱を招いたことから，現在では惹起経路と代謝性増幅経路という名称が使用されている[1]．
　グルコース応答性インスリン分泌は，ホルモンや神経入力の刺激によっても制御されている（ホルモン，神経入力による増幅経路）ことから，インスリン分泌には臓器間，細胞間のシグナルとの相互作用が重要であると考えられる．本稿ではインスリン分泌の基本的な分子機構を最近の知見を含め概説する．

1 グルコース応答性インスリン分泌

1）グルコース代謝

　膵β細胞においてはグルコース応答性インスリン分泌が基本となる．グルコースがグルコース輸送担体を介して細胞内に取り込まれ，代謝されて産生されたATPなどが代謝シグナルとなりインスリン分泌を引き起こすと証明されている[2)3)]（**概念図**）．グルコース輸送担体によるグルコース輸送速度はグルコース代謝よりも速いことから，グルコース代謝における律速段階ではない．細

胞に取り込まれたグルコースはグルコキナーゼによってリン酸化され，グルコース-6-リン酸（G6P）となる．グルコキナーゼのKm値は6〜10 mMであり，他の解糖系酵素やその他の酵素より高いことから，グルコキナーゼがグルコースセンサーとして考えられている[3]．

　G6Pは解糖系で代謝され，その最終産物であるピルビン酸の90％以上がミトコンドリア内に運ばれる．その後ピルビン酸はアセチルCoAに代謝され，TCA回路での利用の後，NADHとFADH$_2$が生成される．また，NADHとFADH$_2$は2種類のNADHシャトル（リンゴ酸/アスパラギン酸シャトルおよびグリセロールリン酸シャトル）からも生成される．これらのNADHやFADH$_2$の電子は電子伝達系へ運ばれ，最終的にATPが産生される[2)3]．リンゴ酸/アスパラギン酸シャトルやグリセロールリン酸シャトルを阻害すると，グルコース応答性インスリン分泌はほとんど認められなくなる．しかし，スルホニル尿素（SU）薬によるK_{ATP}チャネルの閉鎖（後述，**第5章-1参照**）や膜透過性で直接TCA回路の基質となるメチルピルビン酸によって惹起されるインスリン分泌は保持されることから，グルコース応答性インスリン分泌において，NADHシャトルは重要な役割を果たしていると考えられる．また，最近ではピルビン酸サイクルもグルコース応答性インスリン分泌に関与することが示されている[2]．

　グルコース代謝によるATP濃度の上昇はK_{ATP}チャネルによって感知されることから，K_{ATP}チャネルはATPセンサーであることが明らかにされている[4)5]．膵β細胞におけるK_{ATP}チャネルは内向き整流性K^+チャネルのサブファミリーであるKir6.2と調節サブユニットであるSU受容体（SUR1）から構成される．糖尿病治療薬であるSU薬はSUR1に結合し，チャネルポアを形成するKir6.2を閉鎖することでインスリン分泌を惹起する．Kir6.2あるいはSUR1を欠損させたマウスの膵島では，グルコースやSU薬に対するインスリン分泌反応はほとんど認められない．この結果はグルコースやSU薬による膵β細胞のK_{ATP}チャネルの閉鎖が，インスリン分泌に必須であることを示している．

> **Memo**
> 　インスリン分泌機構に関与する分子は糖尿病治療薬の標的としてすでに臨床で使用されている（第5章1と5参照）．K_{ATP}チャネルを標的とした血糖降下薬であるSU薬はグルコースとは異なり直接K_{ATP}チャネルを閉鎖し，インスリン分泌を促進する[4]．またSU薬はEpac2Aを直接的に活性化する[8]ことから，SU薬は両標的に作用してインスリン分泌効果を最大限に発揮すると考えられる．最近ではインクレチン作用を模したインクレチン関連薬が注目されている[10]．

2）Ca^{2+}シグナル

　グルコース代謝による細胞内ATP濃度の増加によってK_{ATP}チャネルが閉鎖すると，膵β細胞膜は電気的に興奮し，脱分極する[4)5]．この活動電位の発生によってVDCCが開口するが，膵β細胞では主にL型が担う[5]．グルコースはVDCCからのCa^{2+}流入の他に，イノシトール 1,4,5-三リン酸（IP$_3$）やサイクリックADPリボースが小胞体のCa^{2+}ストアからCa^{2+}を放出させることが報告されているが，これらのシグナルのグルコース応答性インスリン分泌における意義については議論の余地がある．

　グルコース刺激によって上昇したCa^{2+}濃度を感知するセンサーとして，Synaptotagminはその有力な候補である[6]．膵β細胞ではSynaptotagmin-7と9がCa^{2+}センサーとして重要であることが示唆されている．Synaptotagminは分子内のC_2ドメインにCa^{2+}を結合することで，リン脂質，SNARE（soluble NSF attachment protein receptor）タンパク質であるsyntaxin，Synaptotagmin自身と結合し，インスリン顆粒の細胞膜への融合を促進すると考えられている[5]．

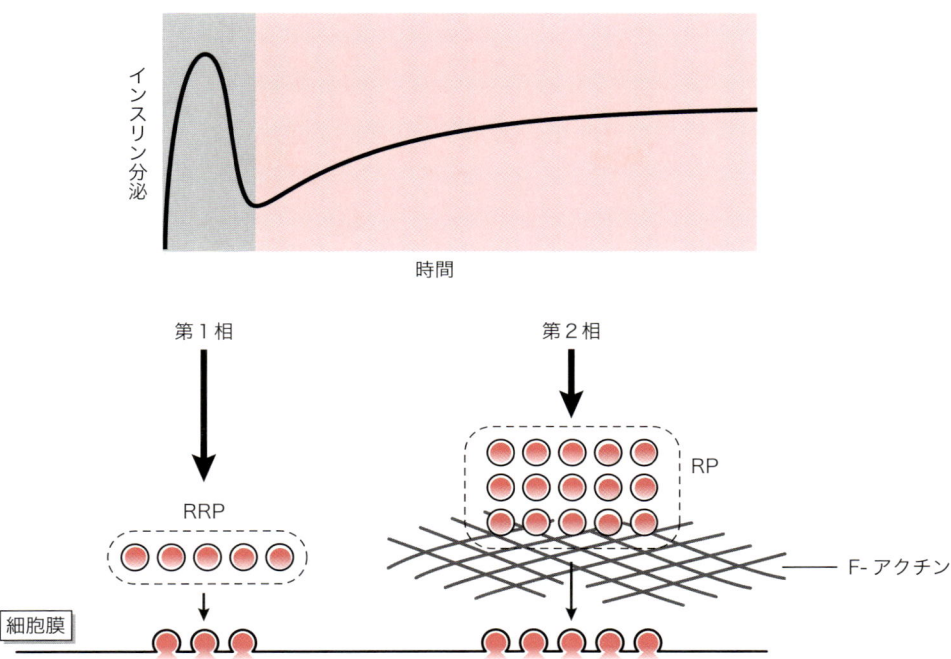

RRP : Readily releasable pool, RP : Reserve pool

図2　グルコース応答性2相性インスリン分泌
グルコース応答性インスリン分泌では急峻で一過性の第1相と持続性の第2相が認められる．グルコース応答性インスリン分泌の第1相を担う分泌顆粒は細胞膜にドッキングしていないが，細胞膜付近に存在するRRP由来であり，また第2相を担うインスリン顆粒は細胞膜直下のF-アクチンのネットワークより離れたRP由来であるというモデルが提唱されている（文献8より転載）

3）インスリン顆粒動態

　グルコース刺激による膵β細胞からのインスリン分泌は急峻で一過性の第1相と持続性の第2相を示すことが知られ（図2），それぞれ，Readily releasable pool（RRP）とReserve pool（RP）という異なった顆粒プールが担うモデルが提唱されている[7)8)]．
　初代培養マウス膵β細胞の全反射型蛍光顕微鏡（TIRFM）による解析から，グルコースやカリウムで刺激された膵β細胞でのインスリン顆粒の動態は，その特性により，以下の3種類の様式に分類されている[8)]（図3）．①刺激前からあらかじめ細胞膜にドッキングしていた顆粒（Old face）が刺激によって細胞膜に融合する様式，②刺激によってはじめて細胞膜にリクルートメントされた顆粒（Restless newcomer）が，瞬時に細胞膜に融合する様式，③刺激によってはじめて細胞膜にリクルートメントされた顆粒（Resting newcomer）が一時的にドッキングした後，細胞膜に融合する様式である．グルコース刺激された膵β細胞の第1相および第2相の分泌を担うインスリン顆粒は，いずれも主としてRestless newcomerである[8)]（図2）．

4）開口分泌機構

　膵β細胞のインスリンの分泌過程は，神経細胞や他の分泌細胞の小胞輸送過程と同様に，顆粒のリクルートメント，ドッキング，プライミング，膜融合からなり，最終ステップである膜融合過程はSNARE仮説をもとに説明されている[7)]（図4）．本仮説では小胞側に存在するv-SNAREが

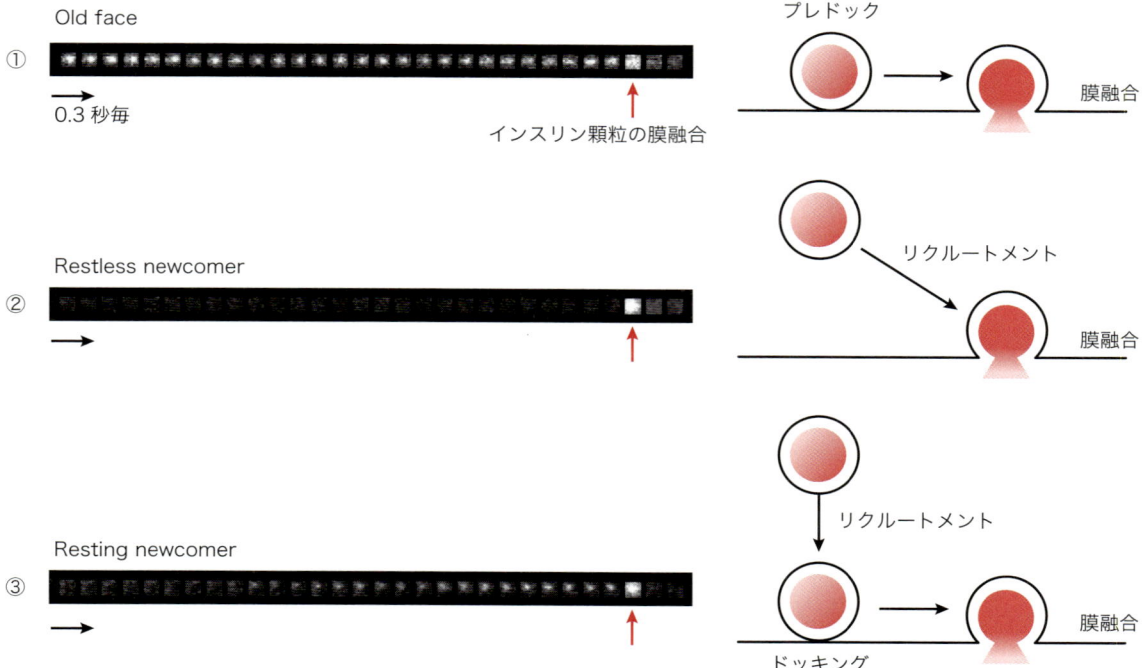

図3 インスリン顆粒の開口分泌様式
蛍光タンパク質で標識したインスリンを発現させたマウス初代培養膵β細胞の細胞膜付近におけるインスリン顆粒の蛍光強度の経時的な変化を示す（TIRFMによる連続画像，各コマのサイズ：1μm×1μm）．赤色の矢印はインスリン顆粒の膜融合の瞬間を示す（文献13より転載）

細胞膜上のt-SNAREと複合体を形成することによって小胞が細胞膜へドッキングする．VAMP2はv-SNAREに，syntaxinやSNAP25はt-SNAREに相当する．細胞内Ca^{2+}濃度の上昇によってSNAREタンパク質複合体を介する小胞の膜融合が起こり，開口放出が完了する．SNAREタンパク質複合体の形成は，種々の機能分子との結合を介して制御されている．例えば，Munc18-1とsyntaxin-1Aの結合はSNAREタンパク質複合体の形成を阻害し，インスリン分泌を抑制することが示されている．

インスリン分泌制御に関与する代表的な低分子量Gタンパク質としてRabファミリーが知られている．膵β細胞に発現するRab3およびRab27aはインスリン顆粒と共局在し，エフェクター分子と相互作用することで機能すると考えられている[8)9)]．Rab27aに変異があるAshenマウスではグルコース応答性インスリン分泌が低下し，またTIRFMを用いた解析から，Rab27aはインスリン顆粒のリクルートメントに関与することが示唆されている[9)]．

Rab3のエフェクター分子Rim2αを欠損したマウスの膵β細胞の解析から，Rim2αはRab3と相互作用することによりドッキングを，Munc13-1と相互作用することによりプライミングを制御する分子であることが明かとなっている[8)]．また，Rab27aのエフェクター分子granuphilinは，syntaxin-1A/Munc18-1複合体との結合を介してインスリン顆粒を細胞膜にドッキングさせる[9)]．Rim2αノックアウトマウスやgranuphilinノックアウトマウスの膵β細胞の解析から，グルコース応答性インスリン分泌において，インスリン顆粒の細胞膜へのドッキングは次の膜融合の準備段階というよりもむしろ，インスリン顆粒の細胞膜への膜融合を抑制するブレーキの役割を果た

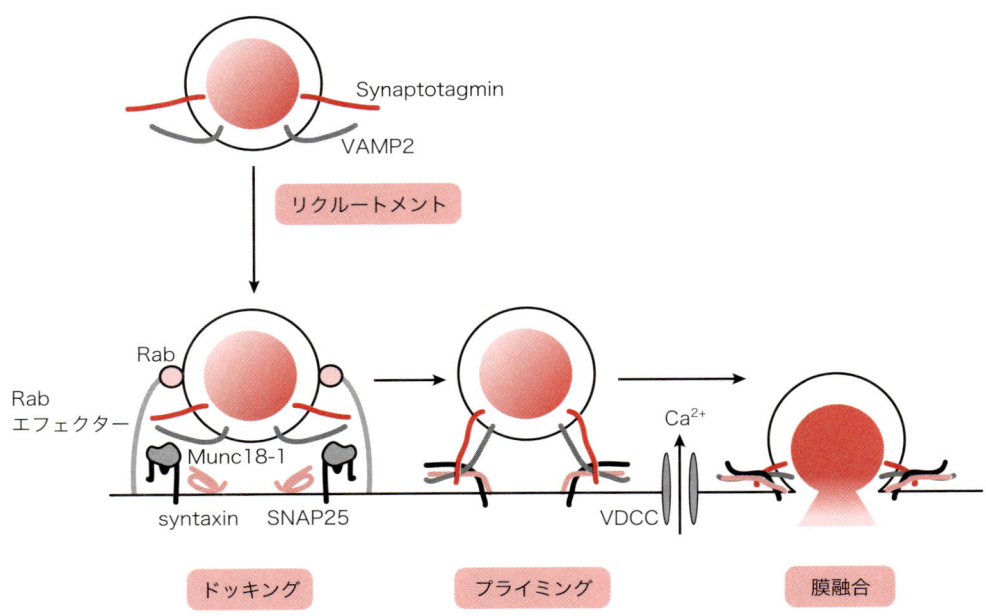

図4　インスリン顆粒の開口分泌とSNARE仮説
開口分泌過程における主要なSNAREタンパク質等を示す

すことが示されている．

2　ホルモン，神経入力，アミノ酸，遊離脂肪酸によるインスリン分泌制御

　生理的にはホルモン，神経入力によるインスリン分泌は，単独刺激ではいずれも認められず，グルコース濃度依存性であることが知られている．しかし，一部のアミノ酸は細胞に取り込まれた後に代謝され，ATP産生を増加させることでグルコースと同様にインスリン分泌を惹起する．

1）ホルモンによるインスリン分泌制御

　グルコース応答性インスリン分泌は膵ホルモンであるグルカゴンやソマトスタチンの他に，インクレチンとよばれる消化管ホルモンによっても制御されている[10)11)]（表1）．インクレチンは経口摂取されたグルコースなどの栄養素の刺激によって消化管内分泌細胞から分泌され，血行性に膵臓に到達すると膵β細胞に作用し，グルコース応答性インスリン分泌を増強する．代表的なインクレチンであるGLP-1（glucagon-like peptide-1）やGIP（glucose-dependent insulinotropic polypeptide）は，それぞれ膵β細胞に発現する特異的なGPCRを活性化する[10)]．これらのGタンパク質共役型受容体（GPCR）は三量体GタンパクのGsと共役しcAMP産生を増加させることで，Protein kinase A（PKA）依存性経路とEpac2A（あるいはcAMP-GEFII）によって担われるPKA非依存性経路を活性化することでインスリン分泌を増強する[12)]（概念図）．TIRFMによる顆粒動態解析からcAMPシグナルはRestless newcomer，つまりインスリン顆粒の細胞膜へのリクルートメントを増大させることで，グルコース応答性インスリン分泌の第1相と第2相を増大させることが示されている[8)]（図5）．PKA依存性経路ではPKAリン酸化によるK_{ATP}チャネル活性の阻害，VDCCを介したCa^{2+}流入の促進，小胞体Ca^{2+}ストアからのCa^{2+}放出の促進，開口

表1 インスリン分泌制御に関与する主なリガンドとGPCR

リガンド	受容体	Gタンパク質	インスリン分泌への効果
GLP-1	GLP-1R	Gs, Gq	促進
GIP	GIPR	Gs	促進
CCK	CCKA-R	Gq	促進
グレリン	GHSR	Gi	抑制
C12-16飽和脂肪酸/C18-22不飽和脂肪酸	GPR40	Gq	促進
脂質アミド	GPR119	Gs	促進
C3-5脂肪酸	GPR41	Gi	抑制
C16-22不飽和脂肪酸	GPR120	Gq	促進
グルカゴン	GCGR	Gs, Gq	促進
ソマトスタチン	$SSTR_2$	Gi	抑制
PACAP	PAC1, VPAC2	Gs	促進
VIP	VPAC2	Gs	促進
NPY	Y_1	Gi	抑制
アドレナリン	β_2	Gs	促進
ノルアドレナリン	α_2	Gi	抑制
アセチルコリン	M_3	Gq	促進
ATP, ADP	P_{2Y}	Gq	促進

分泌タンパク質への直接的な作用などがあげられる．PKAによってリン酸化される開口分泌タンパク質として，Snapin, SNAP25, Rim1α, syntaphilin, Tomosyn, Synaptotagmin-12, cysteine string proteins（CSP），Rip11が知られている．これらの分子やそのアイソフォームは，膵β細胞でも発現することから，PKAがこれらの一連のタンパク質をリン酸化することでインスリン分泌増強効果を発揮しているのかもしれない．Epac2Aを介する経路では，Epac2Aが低分子量GタンパクRap1を活性化することで，細胞膜付近のインスリン顆粒のプールのサイズを増大させ，cAMPによるインスリン分泌増強の第1相を担うことが示唆されている[8]．またEpac2Aがこのような機能を発揮するには上述したRim2αとEpac2Aの相互作用が必須であることが示されている．

2）神経入力によるインスリン分泌制御

インスリン分泌は自律神経系によっても制御されている[11]（表1）．右迷走神経が刺激を受けると膵β細胞はムスカリン（M_3）受容体を介してインスリン分泌を増大させる（概念図）．このアセチルコリンの効果はホスホリパーゼCβによって産生されたIP$_3$による小胞体からのCa^{2+}放出やDAG（diacylglycerol）によるPKCの活性化を介して発揮される．また，ストレスを受けると，膵臓に分布している交感神経からノルアドレナリンが放出され，α$_2$アドレナリン受容体を介してGi/oシグナルを活性化し，インスリン分泌は抑制される．しかし，最近，ヒト膵島はマウス膵島と異なり，直接的には自律神経支配を受けないとの報告がある．

3）アミノ酸，遊離脂肪酸によるインスリン分泌制御

インスリン分泌を促進するアミノ酸として，ロイシン，グルタミン，アルギニンなどが知られている[3]．ロイシンは細胞に取り込まれると代謝され，TCA回路で使われることでATP産生を増加させ，インスリン分泌を惹起する．グルタミンはロイシンと組み合わせることで，ロイシンの

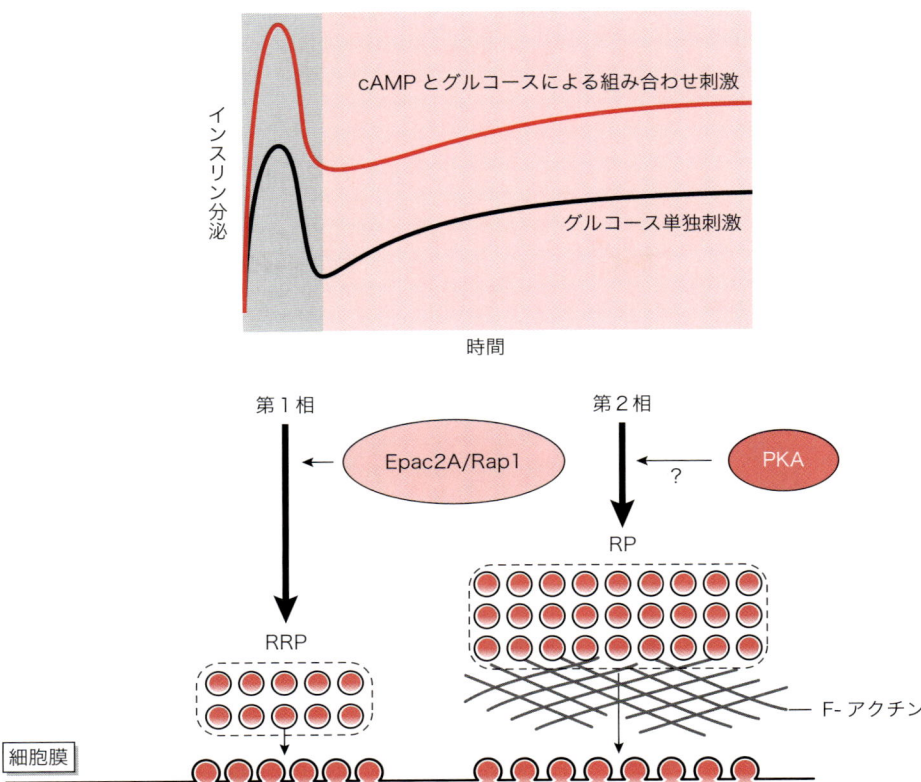

図5 cAMPによるインスリン分泌増強
cAMPシグナルの活性化はグルコース応答性インスリン分泌の第1相，第2相を増強する．Epac2A/Rap1シグナルは細胞膜付近のRRPのサイズを量的，あるいは質的に増加させると考えられる．PKAはRPのサイズの制御に関与する可能性がある（文献8より転載）

効果を増幅する．塩基性アミノ酸であるアルギニンは細胞内に取り込まれると，細胞内に陽性電荷を増す．この増加によって細胞膜は脱分極し，VDCCの開口，Ca^{2+}の流入が促進され，インスリン分泌が惹起される．

遊離脂肪酸のインスリン分泌への作用は特異的GPCRが担っており，ほとんどはGsやGqタンパク質の活性化を介したグルコース応答性インスリン分泌の増強である[11]（表1）．これらのGPCRの中で，GPR40はインスリン分泌促進薬の標的として注目され，現在，国内外でGPR40を活性化する遊離脂肪酸の誘導体に対する臨床試験が進んでいる．

おわりに

膵β細胞におけるインスリン分泌は，グルコースの代謝シグナルと，ホルモン，アミノ酸，遊離脂肪酸による刺激や神経入力によって惹起された細胞内シグナルが高度に統合されることで制御されている．したがって今後は個々の作用に留まらず包括的な視点からの理解が，インスリン分

泌機構の分子基盤を明らかにするうえで必要であると考えられる．

(柴崎忠雄，清野　進)

参考文献

1) Henquin, J. C.: Regulation of insulin secretion: a matter of phase control and amplitude modulation. Diabetologia, 52: 739-751, 2009
2) MacDonald, M. J. et al.: Perspective: emerging evidence for signaling roles of mitochondrial anaplerotic products in insulin secretion. Am. J. Physiol., 288: E1-15, 2005
3) Nolan, C. J. & Prentki, M.: The islet β-cell: fuel responsive and vulnerable. Trends Endocrinol. Metab., 19: 285-291, 2008
4) Seino, S.: ATP-sensitive potassium channels: a model of heteromultimeric potassium channel/receptor assemblies. Annu. Rev. Physiol., 61: 337-362, 1999
5) Rorsman, P. et al.: Electrophysiology of pancreatic β-cells in intact mouse islets of Langerhans. Prog Biophys. Mol. Biol., 107: 224-235, 2011
6) Gauthier, B. R. & Wollheim, C. B.: Synaptotagmins bind calcium to release insulin. Am. J. Physiol., 295: E1279-286, 2008
7) Eliasson, L. et al.: Novel aspects of the molecular mechanisms controlling insulin secretion. J. Physiol., 586: 3313-3324, 2008
8) Seino, S. et al.: Dynamics of insulin secretion and the clinical implications for obesity and diabetes. J. Clin. Invest., 121: 2118-2125, 2011
9) Izumi, T. et al.: Secretory vesicle docking to the plasma membrane: molecular mechanism and functional significance. Diabetes Obes. Metab., Suppl 2: 109-117, 2007
10) Seino, Y. et al.: GIP and GLP-1, the two incretin hormones: Similarities and differences. J. Diabetes Invest., 1: 8-23, 2010.
11) Ahren, B.: Islet G protein-coupled receptors as potential targets for treatment of type 2 diabetes. Nat. Rev. Drug Discov., 8: 369-385, 2009
12) Seino, S. & Shibasaki, T.: PKA-dependent and PKA-independent pathways for cAMP-regulated exocytosis. Physiol. Rev., 85: 1303-1342, 2005
13) Shibasaki, T. et al.: Essential role of Epac2/Rap1 signaling in regulation of insulin granule dynamics by cAMP. Proc. Nat. Acad. Sci. USA, 104: 19333-19338, 2007

参考図書

1) 『ジョスリン糖尿病学　第2版』（C．ロナルド・カーン　他/編，金沢康徳　他/監訳），メディカル・サイエンス・インターナショナル，2007
2) 『糖尿病学　―基礎と臨床―』（門脇　孝　他/編），西村書店，2007
3) 『代謝制御の鍵を握る膵β細胞』（清野進/企画），実験医学，Vol.28 No.9，羊土社，2010

Chapter 1

2 インスリン作用の基本的分子機構

インスリンは，インスリン受容体を介したシグナル伝達経路を介して，種々の臓器において，グルコース取り込み，グリコーゲン合成，タンパク質合成，脂肪酸合成，糖新生抑制，脂質分解抑制，抗アポトーシス，細胞増殖などさまざまな作用を発揮する．これらの作用の多くが，Class 1A PI3K（phosphoinositide 3 kinase）を介するシグナルによって媒介されている．臓器や細胞によってシグナル伝達分子のアイソフォームの発現パターンや調節機構が異なり，上記の多様な作用を媒介すると考えられる．また，インスリン作用には，インスリンシグナル自身によるネガティブフィードバック機構を含めて種々の抑制機構が存在し，これらの抑制機構の異常がメタボリックシンドロームや糖尿病の一因ともなっている．

概念図

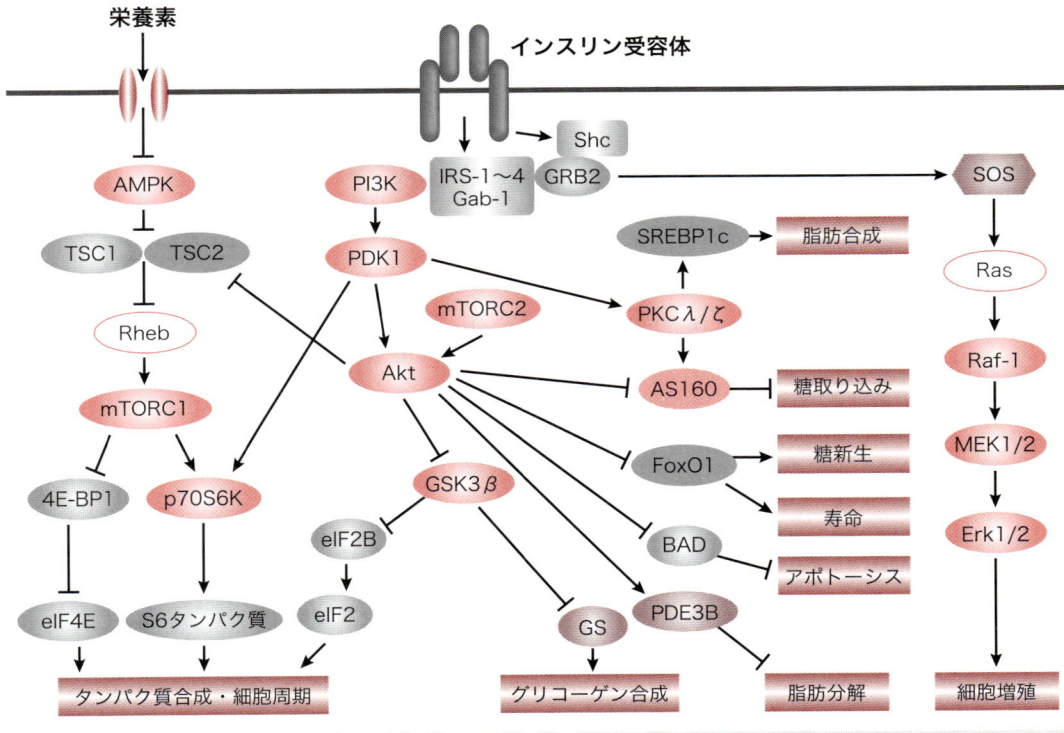

はじめに

インスリンの作用は，1980年代のはじめに春日らがその受容体がチロシンキナーゼ活性をもつことを発見して以来[1]，受容体基質IRS（insulin receptor substrate）タンパク質に結合する分子が，Class 1A PI3K（phosphoinositide 3 kinase）などのキナーゼ群を活性化し，種々の代謝作用を発揮することが明らかにされてきた[2]．インスリンの作用は，臓器によってことなるが，それはシグナル伝達分子に種々のアイソフォームが存在し，その発現が臓器ごとに異なるメカニズムで調節されていることが関係すると考えられている．また，インスリンシグナルを抑制する機

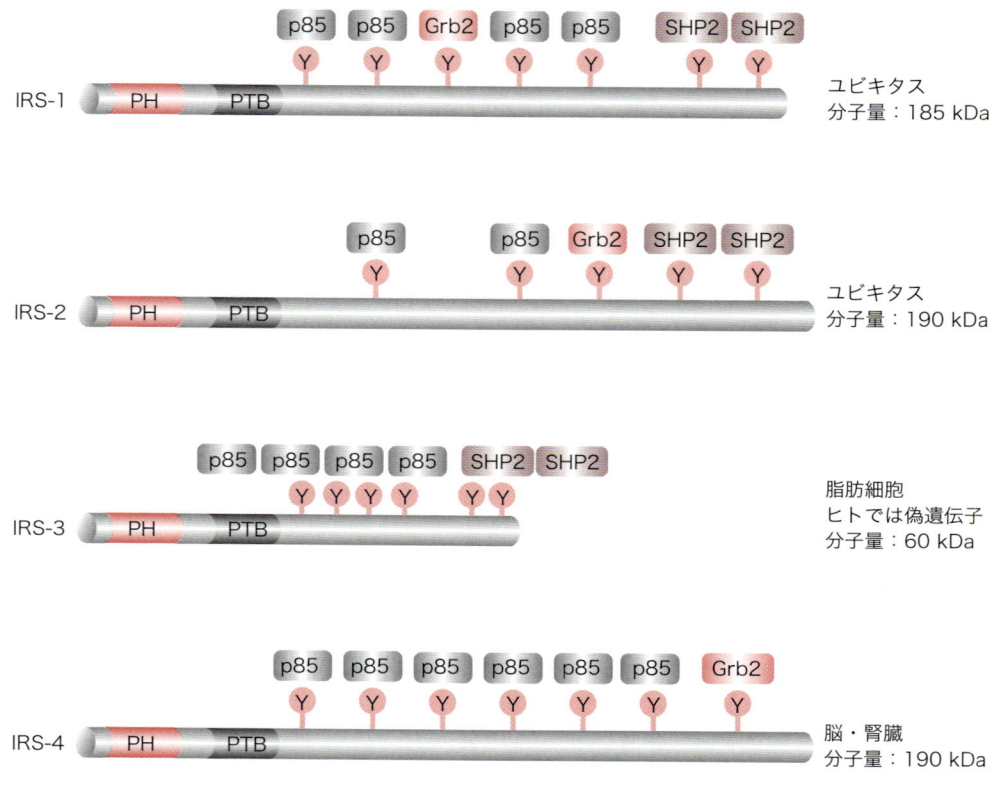

図1 IRSタンパク質の構造の類似性

各IRSタンパク質は，分子量60 kDaから190 kDaであるが，すべての分子がPHドメインとPTBドメインをもっており，これがIRによる認識に重要といわれている．また，すべてのIRSが複数のp85 PI3Kサブユニットの結合部位を複数もっているなど，構造が類似している．また，IRS-1，IRS-2，IRS-4がGrb2の結合部位を，IRS-1，IRS-2，IRS-3がSHP2結合部位をもっている

構もインスリンシグナルの各段階で備わっている．肥満や糖尿病では，インスリンシグナル伝達分子の発現が低下したり，抑制機構が過剰に働いたりすることで，インスリン作用の低下が生じていると考えられている．

そもそもインスリンシグナルは，栄養素の同化を亢進させ，老化を促進する働きがある．低栄養状態での過剰なインスリンシグナルは，生体の維持に必要なエネルギーの供給を低下させ，酸化ストレスを増大させるなどして寿命を短縮することから，さまざまな抑制機構が備わっているとも考えられる．糖尿病の治療法を考えるうえでは，インスリンシグナルとその抑制機構の理解と，肥満や糖尿病における抑制過剰のメカニズムの解明が重要である．

1 インスリン受容体とその基質

インスリンは，細胞表面のインスリン受容体IR（insulin receptor）に結合し，そのチロシンキナーゼ活性を亢進させ，受容体自身のリン酸化を増加させるとともに，基質であるインスリン受容体基質タンパク質（IRS-1〜4）をリン酸化する．チロシンリン酸化されたIRSタンパク質にSH2（src homology-2）ドメインをもった分子が結合してシグナルを伝達する[2]．IRSタンパ

質のうち，IRS-1とIRS-2が全身の臓器に発現している主要なIRSタンパク質であり，IRS-3はヒトでは偽遺伝子であり，IRS-4は主に脳などに発現しているといわれている（図1）．またその他に，ShcやGab-1（Grb2-associated binder-1）などのアダプタータンパク質もインスリン受容体によってリン酸化され，SH2タンパク質を結合してシグナルを伝達するが，その貢献はインスリン作用全体からみるとマイナーであると考えられている．ノックアウトマウスの解析から，IRS-1とIRS-2が主要なインスリン作用のメディエーターと考えられているが，この2つのIRSタンパク質の構造はきわめて類似しており，媒介する作用についてもある程度重複あるいは代替可能であると考えられているが，各臓器における発現の多寡や発現の調節の違いにより，主に媒介する作用がやや異なるといわれている[2]．

例えば，骨格筋では主にIRS-1が糖代謝作用を媒介しており，視床下部や膵β細胞では，IRS-2が各々食欲調節や抗アポトーシス作用を担っていると考えられている．さらに，肝臓では，絶食・摂食によるIRS-1とIRS-2の発現量の違いなどから，IRS-1がSREBP-1c（sterol regulatory element binding protein-1c）の発現調節などにより主に脂肪酸合成を，IRS-2がPEPCK（phosphoenolpyruvate carboxykinase）やG6Pase（glucose-6 phosphatase）の発現抑制などを介して主に糖新生を調節するといわれている[3]．

2 IRSタンパク質に結合するSH2タンパク質とその下流シグナル

1）PI3Kのサブユニットとその機能

上記のように，インスリンの作用はIRSタンパク質に結合するSH2タンパク質によって媒介される．IRSタンパク質には，さまざまなSH2タンパク質が結合することが知られているが，インスリンの主な作用を媒介するものとして，Class 1A PI3Kの調節サブユニットを介するシグナルとGrb2（growth factor receptor bound-2）を介するシグナルがある（図1）[2]．

Class 1A PI3Kは，SH2ドメインをもつp85などの調節サブユニットとp110触媒サブユニットとのヘテロ二量体である．調節サブユニットには，p85α，p85β，p55α，p50αなどのアイソフォームがありp85αが最も主要なアイソフォームであるのに対して，p110にはp110α，p110β，p110δのアイソフォームがあり，p110δは血球系細胞のみで発現している．p110α，p110βは全身の臓器で発現していて，p110βが基底状態の，p110αがリガンド依存性のPI3Kシグナルを担っているといわれている（図2）[4][5]．

2）Aktの活性化

インスリン刺激によりチロシンリン酸化したIRSタンパク質にSH2ドメインをもったp85などの調節サブユニットが結合すると，複合体を形成しているp110触媒サブユニットのリピッドキナーゼ活性が上昇し，PIP_3（phosphatidylinositol-3,4,5-triphosphate）が産生される．産生されたPIP_3はPH（plekstrin homology）ドメインをもつセリン・スレオニンキナーゼPDK1（3-phosphoinosotide dependent kinase 1）とAkt（またはPKB：protein kinase B）を細胞膜近傍にひきよせ，AktがPDK1によりリン酸化されて活性化される．またAktの活性化には，mTOR（mammalian target of rapamycin），rapamycin-insensitive companion of mTOR（Rictor），GβL（G-protein β-subunit like protein），mammalian stress-activated protein kinase interacting protein 1（mSIN1）からなる複合体mTORC2（mTOR complex 2）によるAktのリン酸化も必須であるといわれている[6]．Aktには，Akt1，Akt2，Akt3（PKBα，PKBβ，PKBγ）の3つのアイソフォームが存在し，Akt1とAkt2が全身の臓器に発現している主要なアイソフォー

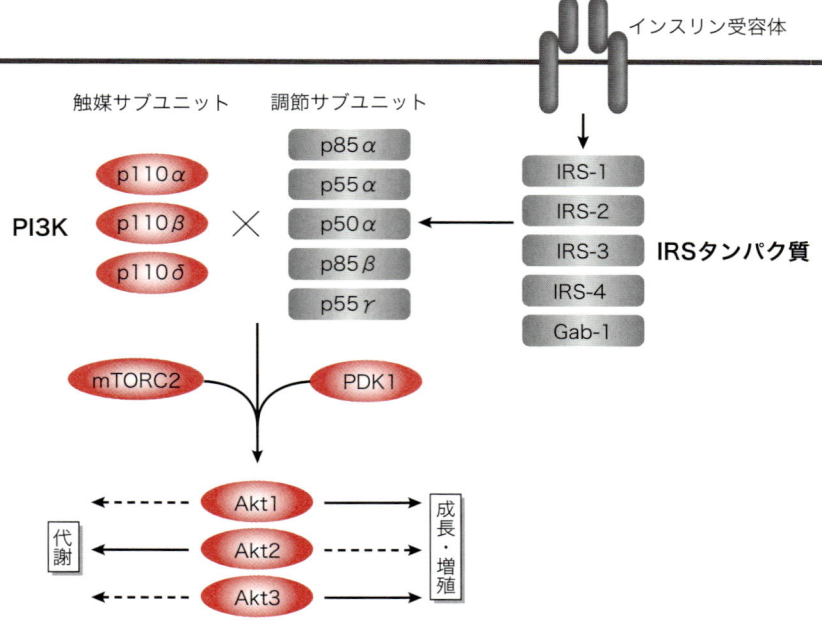

図2 インスリンシグナルの多様性
IRSタンパク質，それに結合するPI3K調節サブユニット，調節サブユニットと二量体を形成するPI3K触媒サブユニット，PI3Kによって活性化されるAktには，それぞれ複数のアイソフォームが存在する．その組み合わせにより，インスリンシグナルの強弱や長さ，局在などが異なると考えられ，インスリンシグナルの多様性を形成しているものと考えられる

ムであり，Akt1が成長などの作用をAkt2が代謝作用を主に媒介していると考えられている（図2）[2]．

3) mTORC1を介するシグナル伝達

PDK1によって活性化されるセリン・スレオニンキナーゼには，PKCλ（protein kinase Cλ）やPKCζなどのatypical PKCや，S6K1（p70 S6 kinase-1）があり，前者はグルコース取り込みや脂肪酸合成に関与しており，後者はmTOR, regulatory-associated protein of mTOR（Raptor），GβL, PRAS40（proline-rich Akt substrate of 40 kDa）からなるmTORC1によってもリン酸化され，タンパク質合成や細胞周期を調節する．mTORC1は，低分子量Gタンパク質Rhebによって活性化されるが，Rhebの活性は，Rheb-GTPase activating proteinであるTSC2（uberous sclerosis 2）とTSC1の複合体によって抑制される．インスリンによって活性化されたAktは，TSC2をリン酸化し抑制することにより，mTORC1を活性化する．一方，低栄養状態で活性化されるAMPK（5' AMP-activated protein kinase）は，TSC2の別の残基をリン酸化して活性化させる．栄養素は，AMPKを抑制して，mTORC1を活性化する．活性化されたmTORC1は，上述のS6K1の他に4E-BP1（eukaryotic initiation factor 4-binding protein 1）をリン酸化することによってタンパク質合成を促進している（概念図）[6]．

4) Aktを介する他のシグナル伝達

また，Aktは種々のインスリン作用の起点となっていることも知られている．骨格筋や脂肪細胞

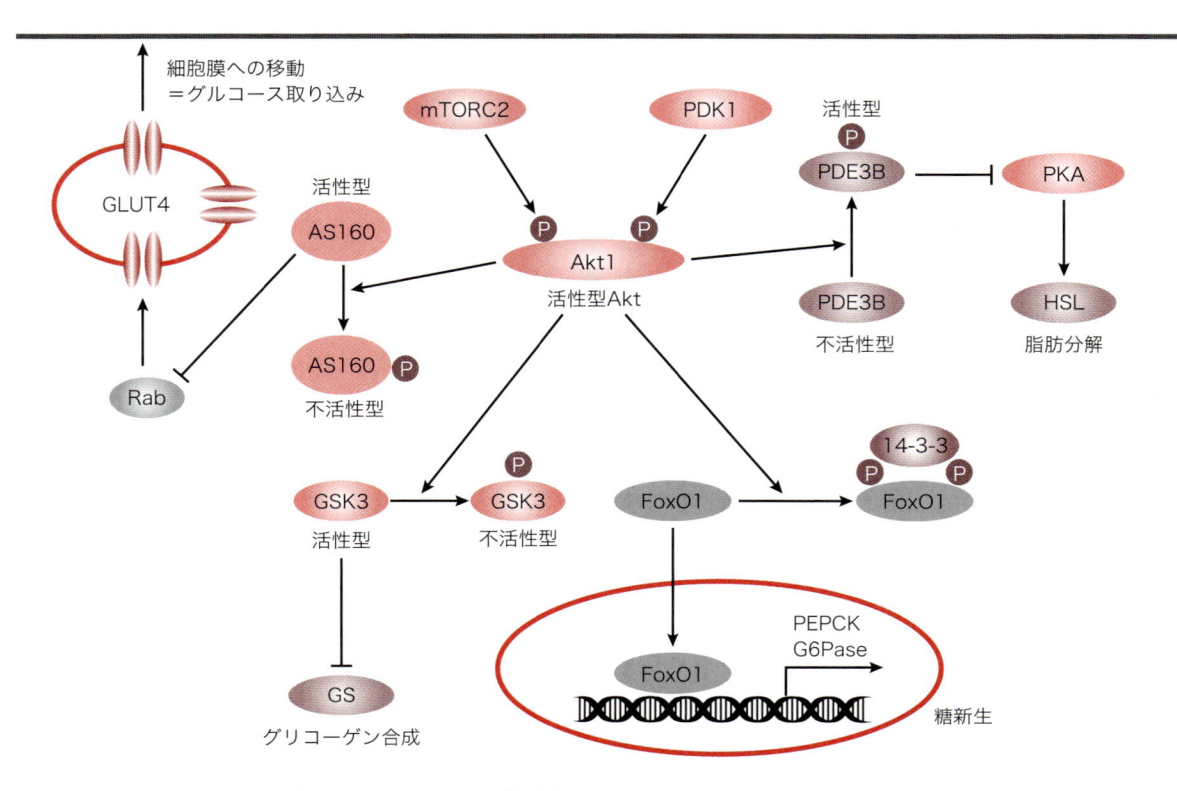

図3 Aktを介するインスリンの代謝作用

Aktは種々の酵素や転写因子をリン酸化してその活性や局在を変化させ，インスリンの主要な代謝作用をさまざまな臓器で媒介する．脂肪細胞ではPDE3Bをリン酸化して脂肪分解を抑制し，脂肪細胞や骨格筋ではAS160をリン酸化してグルコース取り込みを促進する．また，骨格筋ではGSK3をリン酸化してグリコーゲン合成を促進し，肝臓ではFoxO1をリン酸化して糖新生を抑制する

では，Rab-GTPase activating proteinであるAS160（Akt substrate of 160 kDa）をリン酸化して抑制し，低分子量GタンパクRabを活性化してGLUT4（glucose transporter 4）を細胞膜に移動させることによってグルコース取り込みを促進する．また，骨格筋ではGSK3（glycogen synthase kinase 3）をリン酸化して抑制し，グリコーゲン合成を増加させ，脂肪細胞では，PDE3B（phosphodiesterase 3B）をリン酸化・活性化してPKA（protein kinase A）を抑制しHSL（hormone sensitive lipase）を抑制することによって，脂肪酸分解を抑制する．

さらに，肝臓においては，FoxO1（forkhead box containing protein O-1）をリン酸化し核外に移動させることによって，PEPCK（phosphoenolypyruvate carboxykinase）やG6Pase（glucose-6 phosphatase）などの発現を低下させ糖新生を抑制する（図3）．

また，血管内皮では，eNOS（endothelial nitric oxide synthase）をリン酸化し活性化して血管拡張を促す．さらに，種々の臓器で抗アポトーシスタンパク質Bcl-2と結合してその活性を抑制しているBadをリン酸化して，結合を乖離させBcl-2の抗アポトーシス作用を活性化させる[2]．

5）Erkカスケードの活性化

一方，グアニンヌクレオチド交換因子SOS（son of sevenless）と複合体をつくっているSH2ドメインをもったアダプター分子Grb2（growth factor receptor bound-2）は，IRSタンパク質やShcと結合して低分子量GタンパクRasを活性化して，Raf，MEK1（mitogen-activated protein kinase kinase 1），Erk（extracellular signal-regulated kinase）のカスケードを活性化させる（概念図）[7]．また，メカニズムは不明であるがホスホチロシンホスファターゼSHP2（src homology 2-containing protein phosphatase 2）もIRSタンパク質のリン酸化チロシン残基に結合して活性化され，Erkの活性化に貢献しているといわれている（図1）．インスリン受容体とIGF-1（insulin like growth factor-1）受容体を介するシグナル伝達分子は，ほとんど共通しているが，インスリンが代謝作用をより強く媒介するのに対して，IGF-1は主に増殖作用を媒介する．また，インスリンも組織によっては抗アポトーシス作用や増殖作用を主に媒介する場合もあるが，このような違いは，ShcやIRSタンパク質アイソフォームの発現の違いやその下流のシグナル伝達分子の発現の相違などによって規定されているものと考えられている[2]．

3 インスリンシグナルの抑制・修飾機構

　上記のようなインスリンシグナルのカスケードの各々のステップで，抑制や調節の機構が存在する．

　チロシンリン酸化したIRは，ホスホチロシンホスファターゼにより脱リン酸化を受けるが，インスリンシグナルを主に調節するのは膜貫通ドメインをもたないタイプのホスホチロシンホスファターゼであるPTP1B（phosphotyrosine phosphatase 1B）である．一方で，最近PTP1Bの活性中心のシステイン残基が酸化されることによりPTP1Bのホスファターゼ活性が抑制されることが判明しており[8]，興味深いことに，インスリンは一過性にH_2O_2の産生を促し，PTP1Bを酸化し活性を抑制してシグナルを増強・遷延化していることも明らかとなっている．また，IRSタンパク質と同様にIRにもSH2ドメインをもつタンパク質が結合する．これらの分子はIRSタンパク質に結合するPI3K調節サブユニットやGrb2と異なり，下流にシグナルを伝達するのではなくIRの活性やIRSタンパク質に対するリン酸化能を調節している．

　炎症性サイトカインの刺激により発現が誘導されるSOCS-1（suppressor of cytokine signaling-1）やSOCS-3は，IRのIRSタンパク質の認識に重要なチロシンリン酸化部位に結合してIRによるIRSタンパク質の認識を阻害してリン酸化を抑制する[9]（図4）．また，SOCSはユビキチンリガーゼとしても機能しており，IRSタンパク質に結合してそのタンパク質量を減少させるともいわれている．肥満状態では，肝臓や骨格筋などでSOCSタンパク質の発現が上昇し，インスリン感受性を低下させると考えられている．また，Grb10（growth factor receptor bound protein 10）は，IRに結合しキナーゼ活性を抑制することが知られているが，最近mTORC1によるリン酸化によりIRの抑制活性が高まるという一種のネガティブフィードバック機構を構成していることが明らかにされた[10]（図4）．

　上記のようなネガティブフィードバックの機構は，IRS-1のレベルにも存在する．インスリンや栄養素によって活性化されるmTORC1やS6K1は，IRS-1のセリンリン酸化を亢進させることによって立体構造を変化させ，IRによる認識を抑制してIRS-1のチロシンリン酸化とそれ以降のシグナルを低下させる．また，リン酸化されるセリン残基は異なるが，TNF-αなどのサイトカイン受容体シグナルや遊離脂肪酸によって活性化されるTLR（toll like receptor）シグナルあるいは小胞体ストレスなどによって活性化されるJNK1（Jun N-terminal kinase-1）もIRS-1をリン酸化し，そのチロシンリン酸化を抑制する．また，JNK1の活性化は，インスリンによっても生じ，ネガティブフィードバック機構をなしている．また，同様のセリンリン酸化による抑制は，脂肪酸などによって活性化されるPKCθ（protein kinase Cθ）等によっても生じるといわれている（図4）[2]．

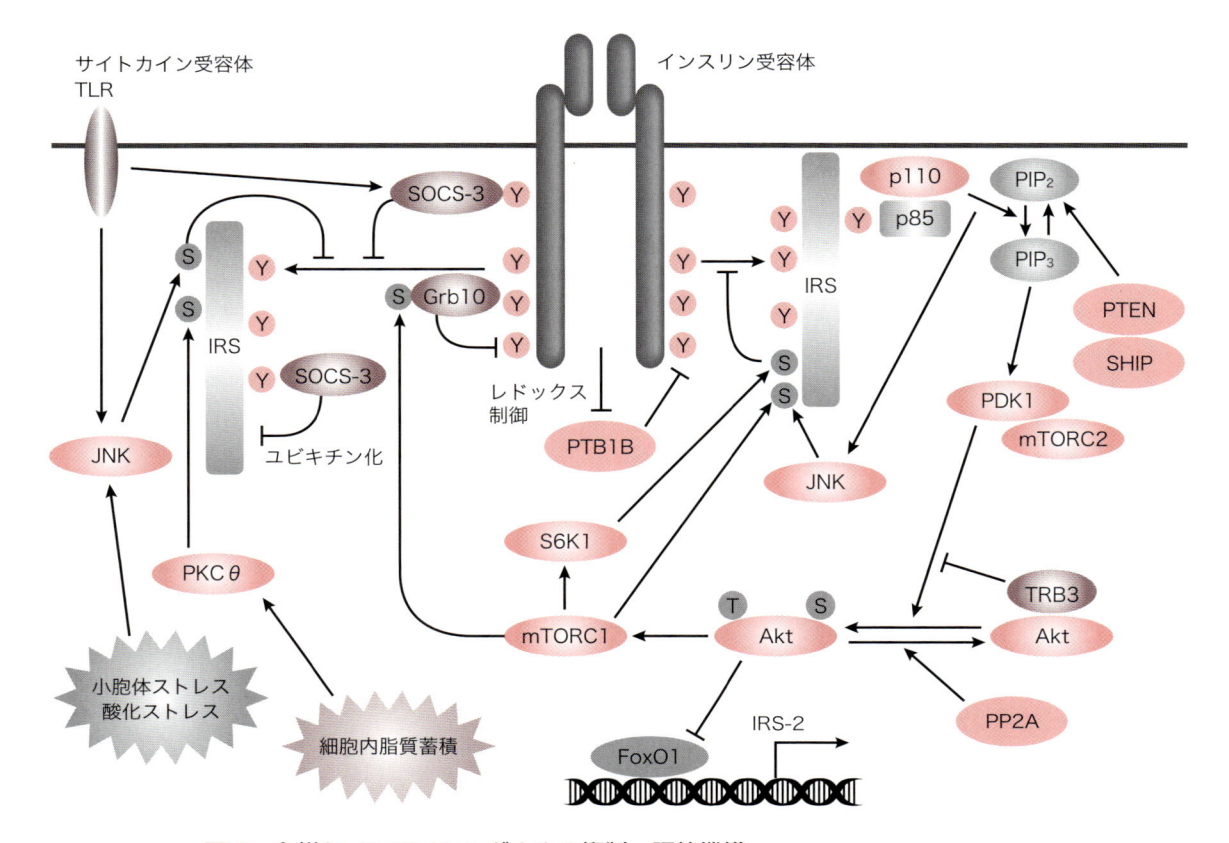

図4 多様なインスリンシグナルの抑制・調節機構
インスリンシグナルは，さまざまなステップで多様な抑制的制御を受ける

　PI3K活性化により生じたPIP$_3$は，リピッドホスファターゼであるPTEN（phosphatase and tensin homolog deleted from chromosome 10）によって3位のリン酸基が脱リン酸化され，SHIP（src-homology 2-containing inositol 5′ phosphatase）などにより5位のリン酸基が脱リン酸化される．いずれもインスリン作用を低下させるが，PTENの作用の方が強力であると考えられている．PIP$_3$の産生に引き続いて，PDK1，mTORC2によってリン酸化・活性化されたAktはPP2A（protein phosphatase 2A）によって脱リン酸化され，活性が低下する．また，Aktに結合するTRB3（tribbles homolog 3）は，AktのPDK1，mTORC2によるリン酸化を阻害することによって活性化を抑制するといわれている（図4）[2]．

　また，Aktは前述のように転写因子FoxO1を核外に排出し転写を阻害するが，肝臓等の臓器ではFoxO1によってIRS-2の転写が正に制御されており，mRNAの回転が速いため，インスリン刺激後速やかにIRS-2タンパク質レベルが減少するというネガティブフィードバック機構が存在する[11]．

■ おわりに

　この30年近くの間に，インスリンのシグナル伝達機構はかなり明らかになってきた．しかしながら，その調節機構の全容は解明されたとは言えない．特に，インスリンシグナルと炎症やストレスシグナルのクロストークなどについては，まだまだ不明な点も多い．これまでの研究では，肥

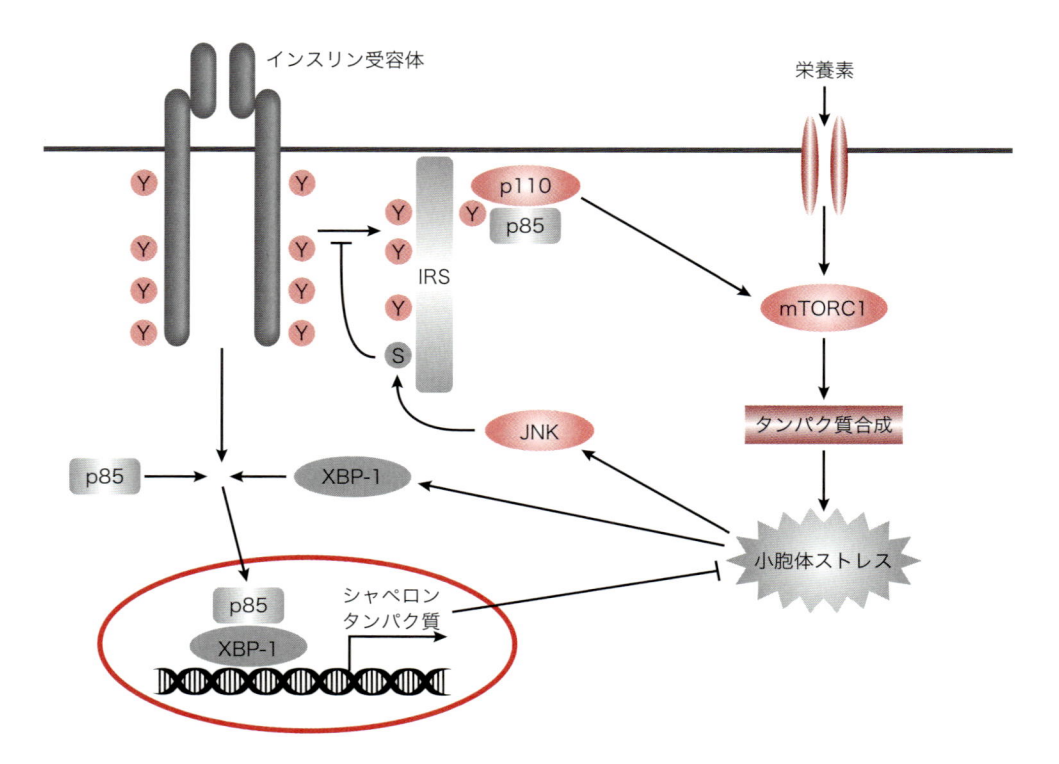

図5 インスリンシグナルと小胞体ストレスシグナルのクロストーク
摂食により栄養素が流入したり，インスリンシグナルが活性化されると，タンパク質合成の負荷が高まり小胞体ストレスが亢進し，転写因子XBP-1が誘導される．PI3K調節サブユニットp85とXBP-1はインスリン刺激により結合して核に移行し，シャペロンタンパク質などの発現を誘導する．これにより，小胞体ストレスが軽減・終息する

　満や糖尿病状態では，もともと生理的に過剰なインスリンシグナルを抑制するために備わっていると考えられる調節シグナル経路が恒常的に活性化するなどによって，インスリン作用の低下・インスリン抵抗性が生じていることがわかってきた．今後は，なぜ調節シグナル経路の「暴走」が生じるのかを解明していく必要がある．また，すでに知られている分子が，全く予想されなかった機能をもっていることも明らかになってきている．例えば，PI3Kの調節サブユニットp85には，PI3K活性の調節機能とは独立に，JNKやPTENの活性調節や，XBP-1（x-box binding protein-1）との結合を介して，インスリン依存性に小胞体ストレス反応を抑制する機能があることも最近報告されている（図5）[12]．このような，既知の分子の新たな機能の発見や未同定の分子の役割などを明らかにしていくことで，糖尿病の病態理解と新たな治療法の開発につながるものと期待される．

（植木浩二郎）

参考文献

1) Kasuga, M. et al.: Insulin stimulates the phosphorylation of the 95,000-dalton subunit of its own receptor. Science, 215: 185-187, 1982
2) Taniguchi, C. M. et al.: Critical nodes in signalling pathways: insights into insulin action. Nat. Rev. Mol. Cell Biol., 7: 85-96, 2006
3) Kubota, N. et al.: Dynamic Functional Relay between Insulin Receptor Substrate 1 and 2 in Hepatic Insulin Signaling during Fasting and Feeding. Cell Metab., 8: 49-64, 2008
4) Engelman, J. A. et al.: The evolution of phosphatidylinositol 3-kinases as regulators of growth and metabolism. Nat. Rev. Gen., 7: 606-619, 2006
5) Shaywitz, A. J. et al.: PI3K enters beta-testing. Cell Metab., 8: 179-181, 2008
6) Zoncu, R. et al.: mTOR: from growth signal integration to cancer, diabetes and ageing. Nat. Rev. Mol. Cell Biol., 12: 21-35, 2011
7) Gehart, H. et al.: MAPK signalling in cellular metabolism: stress or wellness? EMBO Rep., 11: 834-840, 2010
8) Salmeen, A. et al.: Redox regulation of protein tyrosine phosphatase 1B involves a sulphenyl-amide intermediate. Nature, 423: 769-773, 2003
9) Ueki, K. et al.: Suppressor of cytokine signaling 1 (SOCS-1) and SOCS-3 cause insulin resistance through inhibition of tyrosine phosphorylation of insulin receptor substrate proteins by discrete mechanisms. Mol. Cell Biol., 24: 5434-5446, 2004
10) Yea, S. S. & Fruman, D. A.: Cell signaling. New mTOR targets Grb attention. Science, 332: 1270-1271, 2011
11) Ide, T. et al.: SREBPs suppress IRS-2-mediated insulin signalling in the liver. Nat. Cell Biol., 6: 351-357, 2004
12) Park, S. W. et al.: The regulatory subunits of PI3K, p85alpha and p85beta, interact with XBP-1 and increase its nuclear translocation. Nat. Med., 16: 429-437, 2010

第2章 糖尿病の発症・病態における臓器の役割

1 膵島
1 膵島の発生・分化と再生医療への展望 ……………………………… 42
2 1型糖尿病における膵β細胞傷害の分子機構 ……………………… 52
3 2型糖尿病における膵β細胞不全の分子機構 ……………………… 63

2 脂肪組織
4 白色脂肪細胞および褐色脂肪細胞の発生・分化調節機構 ………… 72
5 褐色脂肪組織の機能 …………………………………………………… 81
6 アディポカインの糖尿病発症・病態における役割 ………………… 90
7 肥満における脂肪組織の慢性炎症とインスリン抵抗性 …………… 98

3 肝臓
8 糖代謝における肝臓の役割 …………………………………………… 108
9 脂質代謝における肝臓の役割 ………………………………………… 119

4 骨格筋
10 糖・脂質代謝における骨格筋の役割 ………………………………… 130
11 運動療法の分子基盤 …………………………………………………… 141

5 中枢神経
12 中枢神経による代謝の制御 …………………………………………… 150

6 臓器間の関係
13 臓器間シグナルによるエネルギー代謝の制御 ……………………… 161

Chapter 2　1. 膵島

1 膵島の発生・分化と再生医療への展望

膵島の発生・分化の制御メカニズムを正しく理解することは，将来再生医療による糖尿病治療を実現するために必須である．近年遺伝子ターゲティング，lineage tracingなどの手法を用いて，マウスでの膵発生の分子メカニズムや制御のメカニズムの解明が飛躍的に進んでいる[1)2)]．本稿ではまず，マウス膵島の発生・分化について現在までの知見と今後解明されるべき課題について総括し，ヒト膵島の発生との違いを考察する．続いて膵島再生医学の現状と，糖尿病の再生医療を実現するうえでの今後の課題について述べる．

概念図

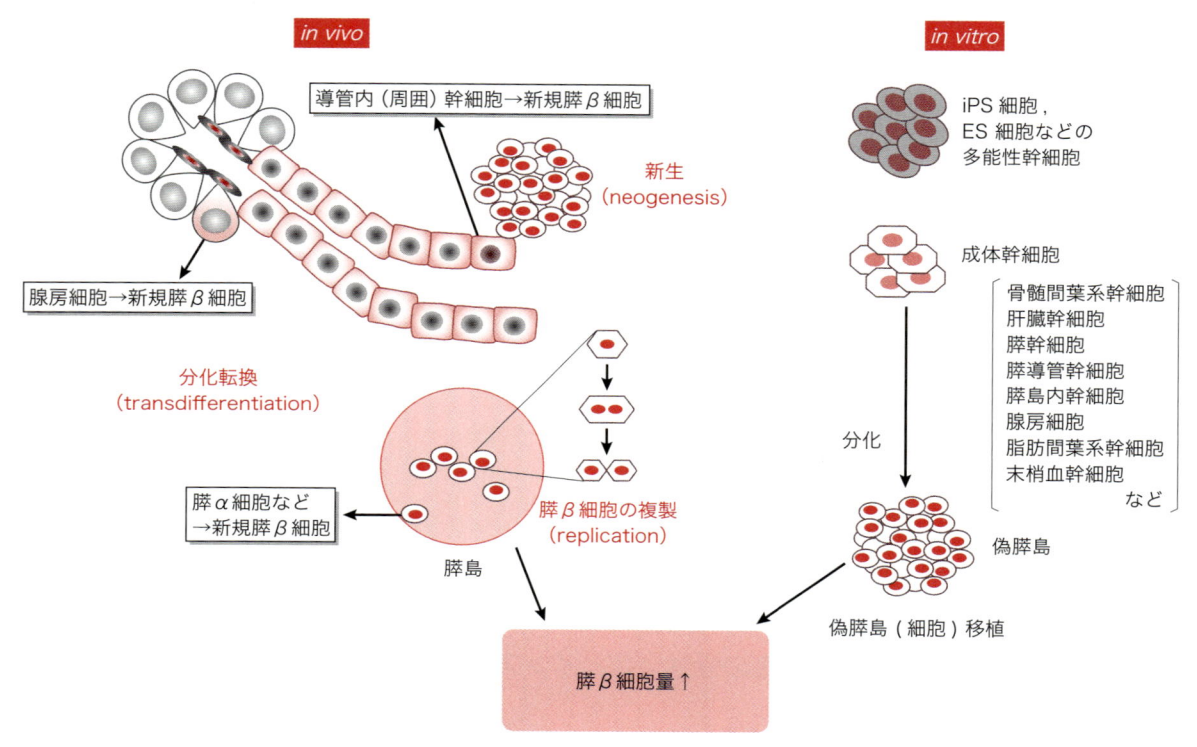

in vivo

- 導管内（周囲）幹細胞→新規膵β細胞
- 新生（neogenesis）
- 腺房細胞→新規膵β細胞
- 分化転換（transdifferentiation）
- 膵α細胞など→新規膵β細胞
- 膵β細胞の複製（replication）
- 膵島

in vitro

- iPS細胞，ES細胞などの多能性幹細胞
- 成体幹細胞
  - 骨髄間葉系幹細胞
  - 肝臓幹細胞
  - 膵幹細胞
  - 膵導管幹細胞
  - 膵島内幹細胞
  - 腺房細胞
  - 脂肪間葉系幹細胞
  - 末梢血幹細胞
  - など
- 分化
- 偽膵島
- 偽膵島（細胞）移植

膵β細胞量↑

《糖尿病の再生医療への戦略》

1 膵臓の発生

1）膵原基の誘導・形成（図1）

マウスでは，胎生9.5日頃に，膵臓の形態が認識できる．前腸内胚葉の背側，腹側から，将来胃になる部分の裏側に背側膵芽が，腹側膵芽が肝臓のそばに発生する．胎生12.5日に腸管の背中側で2つの膵芽が融合して膵臓が形成される．それよりも早く胎生8.5日頃，将来膵臓ができる部分の前腸内胚葉上皮細胞に転写因子Pdx1（pancreatic duodenal homeobox-1）が発現する．Pdx1ノックアウトマウスは，背側膵芽の形成が開始するが増殖が停止し，腹側膵芽が欠損して，膵臓

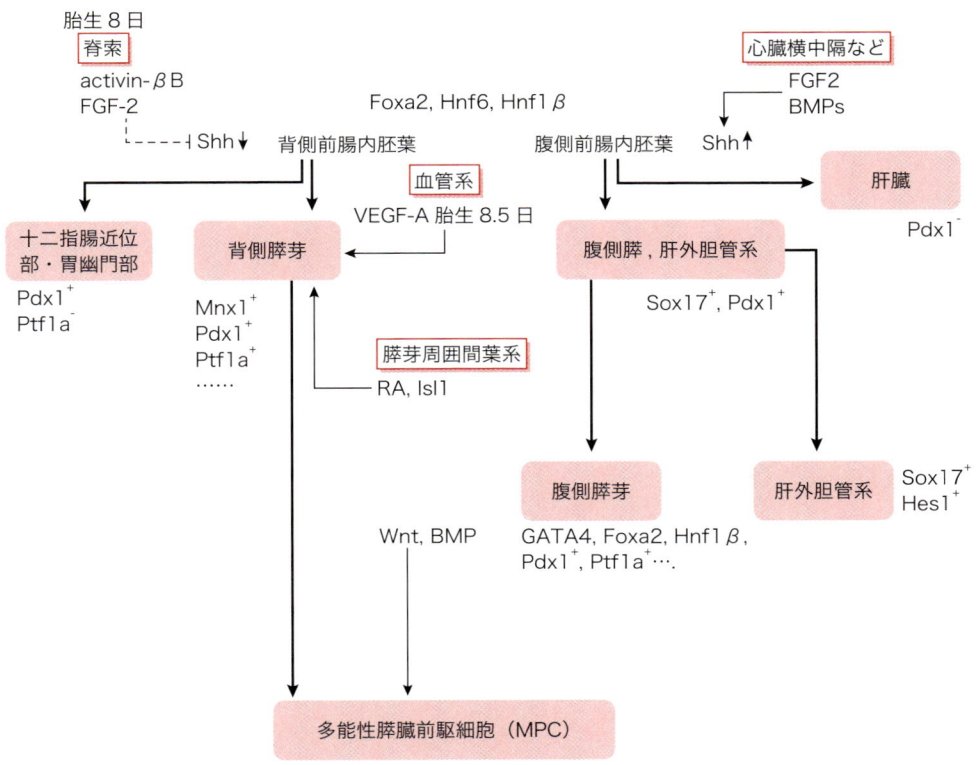

```
胎生8日
 脊索                                      心臓横中隔など
 activin-βB        Foxa2, Hnf6, Hnf1β      FGF2
 FGF-2                                     BMPs
     ┊Shh↓  背側前腸内胚葉      腹側前腸内胚葉  Shh↑         肝臓
     ↓              ↓                ↓              →
                血管系                                    Pdx1⁻
 十二指腸近位   VEGF-A 胎生8.5日
 部・胃幽門部    背側膵芽              腹側膵，肝外胆管系
 Pdx1⁺                              Sox17⁺, Pdx1⁺
 Ptf1a⁻     Mnx1⁺
            Pdx1⁺
            Ptf1a⁺    膵芽周囲間葉系
            ……      RA, Isl1
                                         腹側膵芽          肝外胆管系   Sox17⁺
                                                                       Hes1⁺
                    Wnt, BMP           GATA4, Foxa2, Hnf1β,
                                       Pdx1⁺, Ptf1a⁺….

                       多能性膵臓前駆細胞（MPC）

              Pdx1⁺, Ptf1⁺, Sox9, Foxa2, Hnf1β, GATA4, GATA6…
```

図1 膵芽発生の初期を制御するシグナル・転写因子
前腸内胚葉のパターン決定（膵芽が発生する位置），他の内胚葉臓器（肝臓，肝外胆管系，十二指腸近位部，胃幽門部など）の発生との関連を図示した

が肉眼的に消失する．また，膵臓を構成するすべての膵細胞，すなわち内分泌細胞，外分泌細胞，導管細胞の3系統の膵細胞は，膵原基のPdx1陽性細胞に由来することがlineage tracingを用いた研究で示された．そこでPdx1は膵臓の発生にきわめて重要な転写因子と認識される．

> **Memo**
>
> 《lineage tracing》
> 発生学ではその細胞が何に由来するか，どのような系譜をもつかを知ることが重要である．Cre-LoxPシステムなどの方法を用いて細胞に何らかのマーキングをし，その後その細胞がどう変化するか，またその細胞に由来する細胞がどのように分布するかなどを調べることをlineage tracingと呼ぶ．

それでは，膵芽ができる領域はどのようにして決定されるのだろうか．膵臓の発生前に，前腸内胚葉は，胎生8.5日までに脊索と，次いで背側大動脈や卵黄静脈などの間葉系組織と接触する．前腸内胚葉上皮にはあらかじめ遺伝情報がプログラムされているが，さらに外的シグナルが胎生期のきまった時期に作用することによって，初めて細胞の運命が決定し膵原基が形成される．例えば脊索から分泌されるactivin-βB，FGF-2は，将来背側膵芽ができる領域のShh（sonic hedgehog）の発現を抑制して背側膵芽の形成を促す．血管内皮細胞から分泌されるVEGF-Aは，

Pdx1の発現を持続させてPtf1aの発現を誘導し，背側膵芽の分化を促進する．一方腹側前腸内胚葉細胞からは，腹側膵芽，肝外胆管系と肝臓ができる．腹側内胚葉細胞は，腹側膵に分化するようにプログラムされている．心臓中胚葉由来のFGF，横中隔間葉系組織由来のBMPsシグナルをうけた部分は，Shhの発現が誘導されることによって膵臓への分化が阻害されて，肝臓に分化する．中胚葉組織との相互作用によって発現が誘導される転写因子Cdx4, Bapx1（Nkx3.2），Hhexによって，膵芽は前後軸の正しい位置に発生する．

実は，Pdx1は十二指腸近位部，胃幽門部内胚葉細胞，肝外胆管になる前腸内胚葉にもひろく発現する．では，前腸内胚葉で膵臓への運命を決定する遺伝子は何だろうか？ Ptf1aはbHLH型転写因子Ptf1のサブユニットの1つで，膵外分泌細胞に特異的に発現して，外分泌酵素遺伝子の発現を調節する，外分泌細胞の分化に重要な転写因子として発見された．その後の研究で，胎生9.5日にPtf1aが前腸内胚葉上皮細胞の将来膵臓になる部分に，特異的に発現することが判明した．そしてPdx1/Ptf1a共陽性細胞が，膵臓を構成する全3系統の膵細胞（導管，内分泌，外分泌細胞）に分化する，多能性膵前駆細胞（MPCs）であると判明した．つまりPdx1が発現した前腸内胚葉上皮のなかにさらにPtf1aが発現することによって，多能性膵前駆細胞としての運命を獲得する．Ptf1a欠損マウスでは，本来腹側膵芽になる細胞群が，膵臓ではなく十二指腸幹細胞などの十二指腸細胞に分化する．本来十二指腸になる領域にPtf1aを強制発現させると，十二指腸細胞から膵前駆細胞に運命が転換して，巨大な膵臓ができる．

膵芽の形成は，複数の重要な転写因子でも厳密に制御されている．背側膵の初期形成には，ホメオドメインタンパク質遺伝子Mnx1（motor neuron and pancreas homeobox1：Hlxb9, HB9）が重要である．Mnx1はPdx1よりも早い胎生8日に，脊索と背側・腹側内胚葉の将来膵臓になる部分に発現する．Mnx1欠損マウスでは背側膵が形成されず，Pdx1も発現しない．つまり背側膵芽の形成において，Mnx1はPdx1の上流に存在する．このマウスでは腹側膵は正常に発生し，すべての3系統の膵細胞に分化するが，膵β細胞の数は少なく，Pdx1, Nkx6.1, GLUT2を発現しない未熟な膵β細胞ができる．このようにMnx1の機能は背側膵芽と腹側膵芽で異なる．Mnx1の他にPdx1の上流で機能する転写因子として，胎生5.5日までに発現するFoxa2（HNF3β）・Hnf6は，Pdx1を活性化し初期の膵臓の形成に，胎生8.5日までに発現するHnf1βがPtf1a活性制御に関与する．前腸背側の間葉系組織で産生されるレチノイン酸シグナルも，背側膵芽の形成に重要である．レチノイン酸合成酵素Raldh2のノックアウトマウスは，背側膵芽周囲の間葉系組織が消失し，間葉系のIsl1の発現も消失してMnx1陽性細胞の数が減少し，背側膵芽の形成が障害される．

Pdx1は，膵臓の発生，増殖，分化を制御する複雑な転写因子ネットワークの要として機能する．Pdx1の発現を胎生11.5日または12.5日で除去すると，成熟腺房細胞がほとんどない嚢胞状の膵臓ができる．この腺房ではPtf1aの発現が消失しており，低レベルのPdx1の発現は，腺房の形成・分化にも必要であることがわかる．

このように背側膵芽と腹側膵芽は異なるプログラムによって規定されている．さらに異なる転写因子群が空間的・時間的に多様に発現することによって，正常の膵臓の発生は厳密に制御される．しかしさまざまな外的シグナルによって，発生初期の多能性膵前駆細胞は可塑性をもち，その運命が変化する．

2）膵芽の発達と多能性膵上皮細胞プール（図2）

初期の膵上皮はPdx1/Ptf1a共陽性の多能性膵上皮細胞（以下 multipotential pancreatic cells：MPC）とごく少数の内分泌細胞で構成される．膵芽に最初に配分されるMPCプールのサイズが，

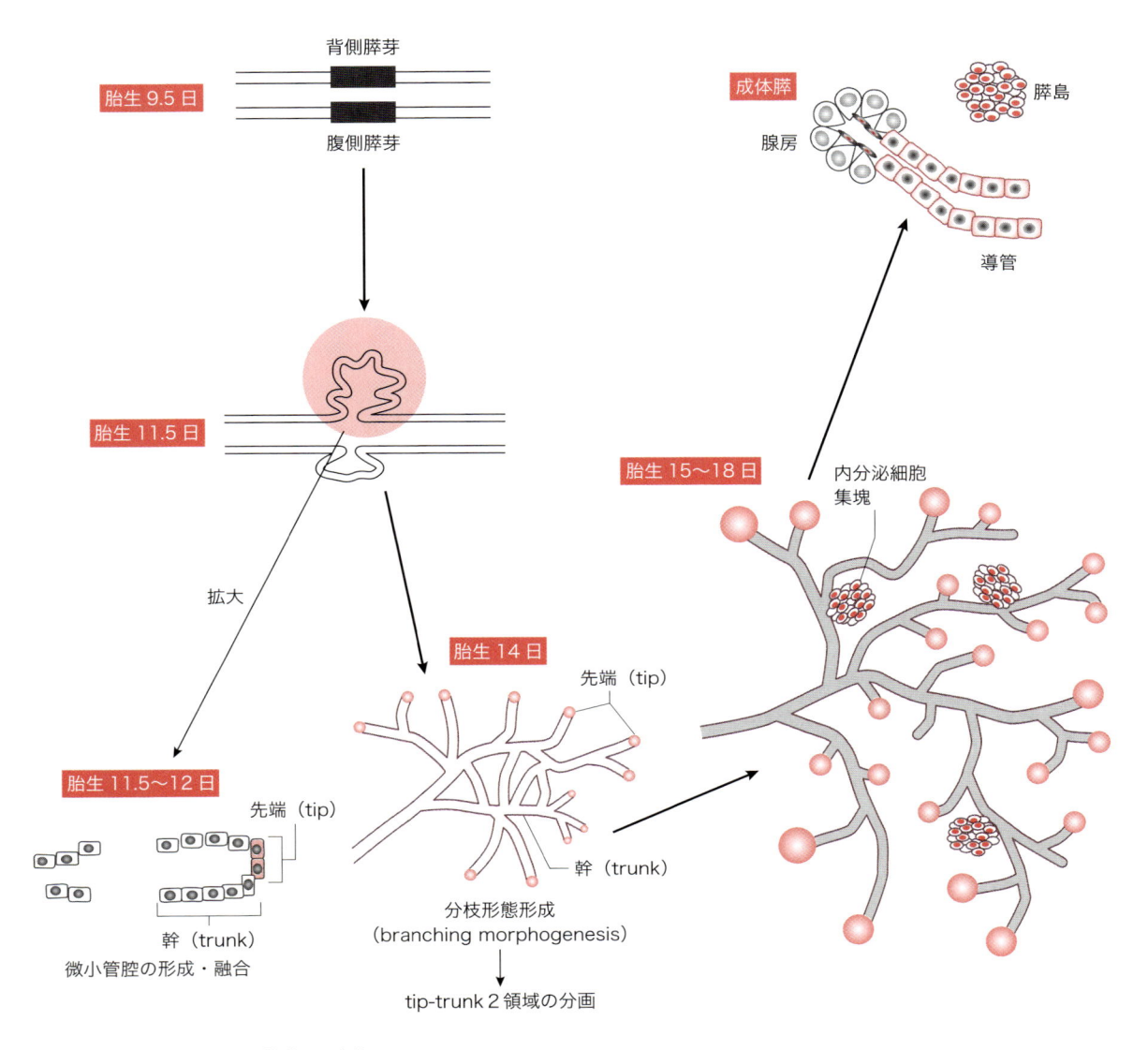

図2 膵臓の形成

膵芽の成長の各段階を模式的に図示した．導管ネットワークのtipに近い部分に，分裂回数が少ないより新しい多能性膵前駆細胞が存在し，tipからより遠いtrunk領域の幹細胞は何度も増殖を繰り返している．幹領域には低レベルのNgn3^{LO}前駆細胞が散発的に出現し，非対称性の細胞分裂を行ってNgn3^{HI}陽性内分泌前駆細胞とNgn3^{LO}細胞に分裂して，膵前駆細胞プールを維持する

最終的な膵臓の大きさを決定する．割り当てられる膵前駆細胞のプールが小さいと，小さい膵臓になる．他の臓器でみられるような代償性増殖は起こらない．

SRY/HMG boxファミリーの一員である転写因子Sox9は，胎生10.5日までにMPCに発現し，MPCプールの増殖・生存・維持に重要である．Sox9を欠失すると早期にMPCの分化が開始し，MPC細胞プールが減少する．

胎生11.5日には，膵芽は間葉系組織に囲まれながら増殖，枝わかれを繰り返して分化を開始する（branching morphogenesis）．一層の膵上皮細胞が増殖して細胞極性の獲得，微小管腔の形

成，管腔の癒合，リモデリングを経て，複雑で高度な管腔ネットワークを形成する．低分子Gタンパク質cdc42を膵臓特異的に欠失させると管腔形成が起こらず，上皮が断片化して腺房細胞が増加する．受容体型チロシンキナーゼEphBシグナルを阻害すると，膵上皮の微小管腔形成とリモデリングが阻害されて多能性膵前駆細胞も減少し，両膵芽が低形成となる．

膵芽上皮の成長・分化も，周囲の間葉系組織からのシグナルの影響をうける．カノニカルWntシグナル経路は胎生12.5日以降の膵臓間葉で活性化されて，MPCの増殖の維持に重要である．間葉からのBMPシグナルを阻害すると，膵上皮の枝わかれ増殖が抑制されて膵臓の低形成をきたす．

MPCの分化はあらかじめ決められたプログラムに従って進むが，予定よりも早く膵前駆細胞が分化・成熟するのを防ぐために，分化を抑制的に調節するシグナルも存在する．胎生9.5～11.5日に背側・腹側膵間葉にFGF10が発現し，膵上皮細胞に発現するFGFR2IIIbを介してNotchシグナルが活性化されて，MPCの未分化状態を維持する．Notchシグナルの構成因子Hes1，RBP-Jκ，δ-like 1（Dll1）を不活性化すると細胞周期が停止して，内分泌細胞への分化が早くに誘導され，MPCプールが減少して膵臓が低形成になる．一方で網膜等では，Hes1，RBP-JにはNotchシグナル非依存性の機能も報告されており，膵臓でも別の働きをしているかもしれない．

3）管腔ネットワークの形成とtip-trunk領域（図2）

胎生12.5日から14日の間に，上皮の管腔ネットワークが拡張してリモデリングが繰り返される．初期にほぼ均質だったPdx1/Ptf1a共陽性のMPCは，膵芽の増殖とともに多様化して，膵芽の管腔枝わかれ構造の先端部（tip）に位置する，将来腺房になる細胞群と，将来内分泌細胞や導管細胞になる，幹（trunk）の領域に位置する細胞群にわかれ，細胞の区画化がすすむ．間葉のそばで長く細胞外基質に暴露された膵前駆細胞がtipの将来腺房細胞に分化し，間葉への暴露をうけなかった膵前駆細胞がtrunkを形成すると予想されてきたが，現実はそれほど単純ではない．最近この時期の膵芽を in vitro にとりだして，リアルタイムで分枝形態形成を解析する研究もはじまった[3]．実はtip領域の活発に伸長する部分のそばから，横方向への分枝が頻繁に起こる．胎生12.5日には，tip領域にこそ，Pdx1, Ptf1a, Cpa1, cMyc^{HI}共陽性のMPC細胞が存在することも判明した．今後，高解像度のリアルタイムモニターやlineage tracing技術などを用いて，管腔ネットワークの形成・リモデリングの分子メカニズム，細胞の運命がどの時点で決定するのか，解明が期待される．

trunk領域には，内分泌細胞/導管細胞への2分化能をもつ膵前駆細胞が含まれる．この前駆細胞はSox9の発現を維持している．Sox9は内分泌前駆細胞への運命決定の鍵となるNgn3の発現を制御し，かつPtf1aにも結合できるため，「MPCの維持」から「外分泌細胞の分化の制御」へのPtf1a遺伝子のスイッチングを制御する可能性も予想される．trunk領域の膵上皮には，Ngn3を一過性に高発現する内分泌前駆細胞が出現し，膵上皮を離れて分化する．trunk領域に留まるSox9，HNF1β，Nkx6.1共陽性の幹細胞が導管細胞に分化する．最近，Ptf1aはtipの形成に，trunkの形成にはNkx6.1が必要であり，双方の転写因子は互いの分化プログラムを抑制的に制御することがわかってきた．最近のlineage tracing研究によると，Sox9, Hnf1β, Muc1陽性の第二次膵上皮前駆細胞が，Ngn3陽性内分泌前駆細胞を経て内分泌細胞に分化し，かつ導管細胞にも分化すると考えられている．

tip-trunkの2領域の境界はいつどのように決まるのか？膵上皮を離れた細胞はどのようにして，どの細胞がどのホルモンを発現する内分泌細胞になり，膵島を形成するのか？詳細なメカニズムはまだ明らかではない．導管ネットワークの形成，膵臓の分枝形態形成は予想以上に複雑で，きわめて動的にリモデリングを繰り返している．今後の解明が待たれる．

膵上皮の形態形成・分化もまた，膵芽を取り巻く間葉系組織に大きく影響される．*in vitro* で間葉組織を除いて膵上皮のみを培養，または腎皮膜下に膵上皮のみを移植すると内分泌細胞に分化する．つまり膵上皮は内分泌系へ分化するようにあらかじめプログラムされている．膵間葉から産生されるフォリスタチンや細胞外基質の laminin-1 は，膵上皮の外分泌細胞への分化を促進する．

4) 二次移行期—内分泌細胞，導管，腺房細胞への分化のはじまり

二次移行期（secondary transition）はマウスでは胎生13日頃からはじまり，膵上皮の活発な増殖に続いて3系統の膵細胞への分化が進む．ごく少数の内分泌細胞は，胎生9.5日〜12.5日と発生早期にも出現する（一次移行期 primary transition）．これらは主にグルカゴン陽性細胞で（一部にインスリン陽性細胞やグルカゴン/インスリン共陽性細胞も），一次移行期にできた内分泌細胞は消失するとされてきた．しかし lineage tracing 研究で，いくつかは成熟膵島の外套部のグルカゴン細胞に相当すると判明した．

二次移行期は，trunk 領域の Sox9 陽性膵上皮に，$Ngn3^{HI}$ 内分泌前駆細胞が出現することによってはじまる．内分泌前駆細胞は，ただちにさまざまなホルモンを発現する内分泌細胞に分化し，膵上皮を離れて集塊を形成していく．β（インスリン），α（グルカゴン），δ（ソマトスタチン），ε（グレリン），PP細胞の，合計5種類の内分泌細胞ができる．成熟膵島を形成する内分泌細胞の大多数は二次移行期につくられる．tip 領域の細胞は，胎生14.5日にはCpa1に加えてアミラーゼ，エラスターゼなどの腺房消化酵素を発現し腺房細胞に分化する．ホメオドメイン転写因子Prox1が欠損すると，二次移行期の内分泌細胞の形成がなくなり，腺房細胞への大量分化が起こる．腺房細胞の新生は胎生14.5日以降停止し，腺房細胞は複製によって増加する．しかし内分泌前駆細胞は，出生直後まで trunk 領域で新生・誕生し続ける．

5) 内分泌細胞への運命決定と内分泌細胞への分化

$Ngn3^{HI}$ 内分泌前駆細胞からすべての内分泌細胞ができる．$Ngn3^{HI}$ 細胞は Notch リガンドを発現し，隣の細胞の Notch シグナルを活性化する．隣の細胞では Ngn3 の発現が抑制されて内分泌細胞への分化が抑制される（側方抑制 lateral inhibition）．Ngn3 ノックアウトマウスでは膵上皮の分枝形態形成も阻害されて導管様構造領域が増大し，導管上皮では Ngn3 プロモーター活性が上昇して Notch シグナルが低下する．つまり $Ngn3^{HI}$ 内分泌前駆細胞は Notch シグナルを介して内分泌細胞への分化を制御するのみでなく，MPC にもシグナルをフィードバックして導管上皮の分枝形態形成が正しく進行するように調節している．

$Ngn3^{HI}$ 内分泌前駆細胞の大半はすぐに細胞分裂を停止し，この時点でただ1つの内分泌細胞に分化する運命が決定する．$Ngn3^{HI}$ 陽性細胞の数は胎生15.5日頃にピークを迎え，徐々に減少する．Ngn3 遺伝子は，従来の想定以上にひろく細胞に低レベルで発現するが，転写後調節によって Ngn3 タンパク質の発現は制御される．$Ngn3^{LO}$ 細胞は内分泌細胞に分化する運命が決定しておらず，可塑性が高い状態を保つ．

$Ngn3^{HI}$ が発現するタイミングと発現レベルは，MPC プールの維持だけでなく，どの内分泌ホルモン細胞になるかの決定にも関与する．Ngn3 ノックアウトマウスに胎生8.5日に Ngn3 を発現させると，全膵芽のMPCの大半が早々に膵α細胞に分化する．一方胎生11.5日に Ngn3 発現を誘導すると膵β細胞とPP細胞に分化し，膵δ細胞は胎生14.5日の Ngn3 細胞から発現する．

Ngn3 の発現後にも5種類の内分泌細胞には可塑性がある．内分泌細胞のサブタイプは，Ngn3 の下流に存在するさまざまな転写因子カスケードでも制御される．膵β細胞の発生・分化の過程

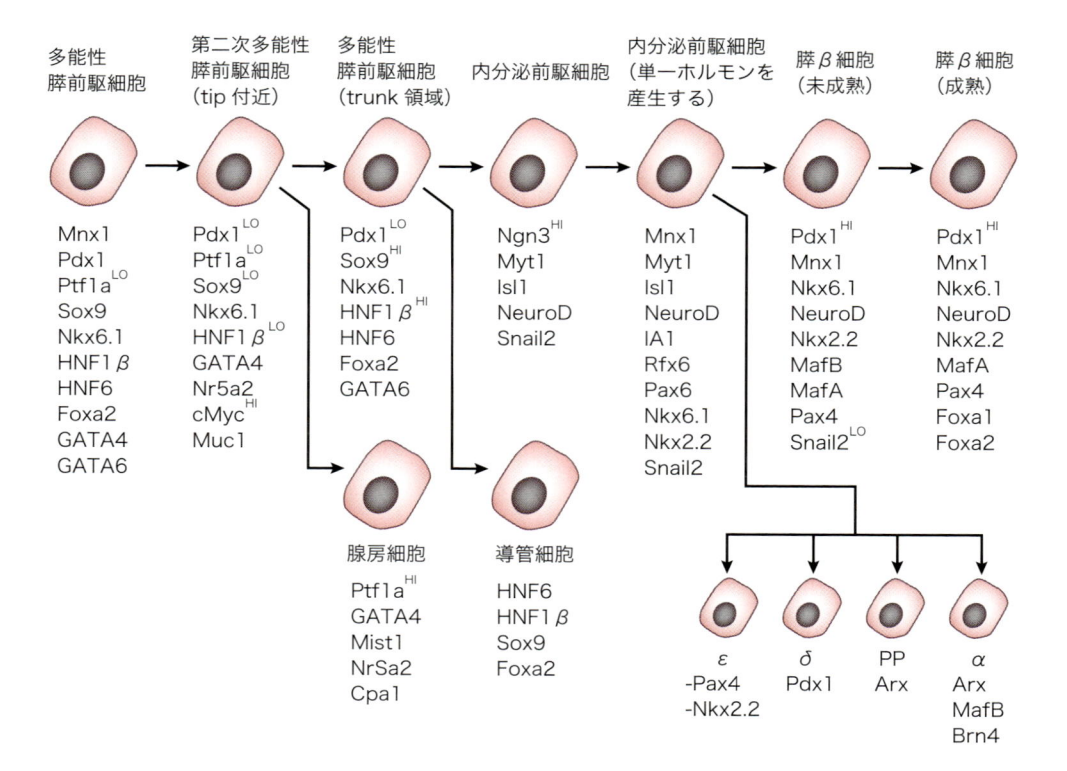

図3　多能性膵前駆細胞の分化と転写因子の発現

均質なPdx1/Ptf1a共陽性の多能性膵前駆細胞は，膵芽の増殖とともに多様化する．膵芽の分枝管腔構造の先端（tip）のそばの第二次多能性膵前駆細胞が腺房細胞に分化する．幹（trunk）領域の細胞は導管・内分泌細胞へ分化する多性能膵前駆細胞になり，一部は非対称性細胞分裂を行いながらNgn3高発現の内分泌前駆細胞を介して各内分泌細胞へ分化し，かつ導管細胞に分化する

に関与する一連の転写因子について図3に示す．あたかもオーケストラの演奏のように，数多くの転写因子が，適切なタイミングで発現し，連続的にそれぞれの機能を発揮することが重要である．

　内分泌細胞の分化に関与する数多くの転写因子群は，発現の時期，機能から主に3つのカテゴリーに分類できる．複数のカテゴリーに属し，多様な機能を発揮する転写因子ももちろん存在する．内分泌細胞の分化に関与する主な転写因子群について，表1にカテゴリー別にまとめた．

2 ヒト膵の発生—マウス膵と比較して

　倫理的な問題から，ヒト胎児を用いた膵発生の研究は限られている．しかし，齧歯類とヒトの膵発生プログラムの違いを明らかにし，ヒト膵の発生を正しく理解することは，糖尿病の再生医療を実現するためにきわめて重要である．

　ヒト膵の発生は，大半はマウスの膵発生過程と似ている．ヒトでも背側膵芽と腹側膵芽ができて，胎生6週に両原基が融合して膵臓が形成される．ヒトでは背側膵芽は膵頭部，体部，尾部の大部分をつくり，腹側膵芽は膵頭部の下部になる．マウスと同じく，Pdx1，Ngn3などの主要な転写因子群の発現も確認されている．しかしNgn3ノックアウトマウスでは膵臓・小腸の内分泌細胞が完全に消失するが，ヒトでは小腸の内分泌細胞しか消失しない．このことは，ヒトの膵臓では

表 1　内分泌細胞の分化に関与する主な転写因子群のまとめ

第一群		第二群		第三群	
内分泌前駆細胞から単一ホルモンを産生する内分泌細胞への移行を制御		内分泌細胞の 5 種類のサブタイプの配分に関与		内分泌細胞の成熟に関与	
転写因子	種類	転写因子	種類	転写因子	種類
NeuroD1*	bHLH	Pdx1	HD	MafA*	Basic leucine zipper
Ia1 (Insm-1)*	Zink finger	Pax4	HD	MafB*	Basic leucine zipper
Rfx6*	Winged helix	Arx	HD	Foxa1	Winged helix
isl1 (Islet1)*	Homeodomain (HD)	Nkx2.2	HD	Foxa2	Winged helix
Nkx6.1**	HD			NeuroD1	HD
Nkx6.2**	HD				
K/O：内分泌細胞の生存・分化が障害されて，全内分泌細胞数が減少する		K/O：内分泌細胞の総数は減少しない		作用時期は，一部は第二群転写因子の作用時期とオーバーラップする	
*Ngn3によって直接発現が調節をうける転写因子		Pdx1K/O：β細胞が減少 Pax4K/O：β/δ細胞が消失→α細胞とε細胞が増加 ArxK/O：α細胞が消失→β/δ細胞が増加 Pax4&Arxダブル K/O：δ細胞が著しく増加		MafB：α/β細胞の分化／成熟の両方に必要→最終的にα細胞に限局 MafA：インスリン，Pdx1, Glut2, Nkx6.1, G6pc2 などの発現を制御．K/O：生後耐糖能異常を呈す *β細胞は，MafB⁺→MafB⁺/MafA⁺→MafA⁺ に成熟	
**Ngn3の上流でも機能する？（Nkx6.1/2.2 ダブル K/O マウスでは，Ngn3ᴴᴵ 内分泌前駆細胞も減少）		*Pax4 と Arx は，相互に抑制的に作用する		Foxa2K/O：α細胞の最終分化のみ障害 β細胞特異的 Foxa2K/O：KATP チャネル発現低下 ブドウ糖によるインスリン分泌障害．新生児低血糖 β細胞特異的 NeuroD1K/O：ブドウ糖によるインスリン分泌障害	

内分泌細胞の分化に関与する主な転写因子群は，その機能からおおまかに 3 つのカテゴリーに分類される．それぞれの特徴とノックアウトマウス（K/O）でみられる表現型などについて表にまとめた

Ngn3 非依存性に内分泌前駆細胞への運命づけや内分泌細胞の分化が起こる可能性を示しており，きわめて重要な事実である．今後さらに詳細な検討が必要である．

　ヒト膵とマウス膵では膵島構造も根本的に異なる．ヒト成体膵島は，マウスでみられるマントル（α細胞）―コア（β細胞）構造はなく，α細胞とβ細胞が入り交じった，小さい混合膵島が観察される．興味深いことに，妊娠 14～16 週の胎児膵島は，マウス膵島のようなマントル（α, δ細胞）―コア（β細胞）構造をとる．しかし妊娠 19 週には周囲のα, δ細胞がβ細胞から離れて，一時的に単一ホルモン細胞からなる集塊をつくり，妊娠 22 週には再び各細胞が混ざりあって成人膵島の構造をとると報告されている．さらに，ヒトでは膵頭部に PP 細胞が多く，膵体部，尾部にはα細胞，β細胞がより多数観察される．マウス膵島では全膵島細胞の約 70～80％がβ細胞からなるが，ヒトではβ細胞は約半分で，相対的にα, δ細胞の割合が高い．このようなヒト膵特有の細胞分布と膵島構造が，膵島機能にどのような影響を与えるかはわかっていない．

3　膵島再生の実現に向けて―現状，課題と展望

　膵臓の発生に関しては，このように続々と新たな知見が得られ未知のメカニズムも解明されてきている．しかし糖尿病患者に膵島を再生させて糖尿病状態から離脱させる，夢の糖尿病の再生医療を実現させるには，多くの課題が残されている．

糖尿病の再生医療として，実現の可能性が高いと考えられる方法は，①iPS細胞，もしくは患者からより侵襲が低い方法で採取が可能な成体幹/前駆細胞を，生体外である程度膵β細胞に分化させて糖尿病患者に移植し，十分に成熟した膵β細胞に分化させる，②糖尿病患者の膵臓内で何らかの方法によって膵β細胞量を増加させる，の2つであろう．

　①は，さまざまな細胞源を用いて研究が進められてきた．今後は，より非侵襲的に確実に採取でき，かつより確実に生体外または生体内で成熟膵β細胞と遜色なく分化させられる膵β細胞源を決める必要がある．この方法は患者体内への移植が必要なため，主に現在限られた1型糖尿病患者に行われている膵島移植にかわる方法となるであろう．そのためには，新たに作製・移植した膵β細胞が再び自己免疫機序によって破壊されるのを防止する手法についても十分な検討を行う必要がある．

　非侵襲的な方法によって②が実現すれば，最も生理的なインスリン供給に近く理想的で，1型糖尿病患者はもちろん，2型糖尿病患者にも幅広く応用が可能と思われる．齧歯類の膵再生動物モデルでの研究や，成体膵前駆細胞の採取・分離研究などによって，成体膵にも膵前駆細胞が存在しうる可能性は高い．

　一般に妊娠や肥満などの，生体でインスリン必要量が増大する状況では，主に膵島容積・膵島数が増加して膵β細胞量が増えて，需要に対応している．Meltonらはlineage tracingで，マウス成体膵島の膵β細胞量の増加は，膵前駆細胞の分化による膵β細胞新生ではなく，既存の膵β細胞の自己複製によると提唱した．しかし糖尿病患者では，インスリン必要量の増大に対応した生理的な自己複製のメカニズムはすでに十分に活性化され破綻している．そこで今後の課題は，①成体膵のどこに（胎生期のような）多能性もしくは内分泌膵前駆細胞が潜んでいるのかを明らかにし，②どのような条件のもとで成体膵前駆細胞を賦活化できるか，③成体膵前駆細胞から膵β細胞の新生を，効率よく誘導・促進する方法（胎生期の膵β細胞発生とほぼ同じ経路を辿って分化するのか？）を明らかにする必要がある．

　2008年Heimbergらにより，マウス膵導管部分結紮モデル（PDL）膵にNgn3陽性膵内分泌前駆細胞が出現し，成体膵でも膵β細胞の新生が起こることが，lineage tracing研究で確認された．このPDL膵由来のNgn3陽性細胞を，Ngn3ノックアウトマウス膵芽へ移植すると，胎生期と同じように全5種類の膵内分泌細胞に分化でき，内分泌前駆細胞であることも確認された[4]．Bonner-Weirらは，CAII陽性導管細胞の中に出現するNgn3陽性細胞が，成体膵での膵β細胞新生に寄与することを示した．しかし最近，一見矛盾し相反する結果も複数報告されている．例えばSanderらによる，Sox9でlineage tracingを行った研究があげられる[5]．彼らによると，標的（Sox9陽性）細胞の標識効率は胎生期～出生直後は～10％と低いにもかかわらず，胎生期のSox9陽性細胞は3系統すべての膵細胞に分化し，生直後も少数の非β細胞の新生に関与する．Sox9は成体膵では導管細胞に主に発現し，成体では80％のSox9細胞が標識できているが，成体PDL膵のNgn3，Sox9共陽性細胞は，Pdx1を発現するがNkx6.1やPax6を発現せず，膵β細胞を新生しない．しかしすべてのNgn3陽性細胞がSox9-YFPで標識されているわけではなく，成体膵で膵β細胞新生が起こる可能性は否定できない．今後，成体の膵前駆細胞を特定できる特異的マーカーの探索，標的細胞をより確実にラベルできるlineage-tracing実験系の確立が待たれる．

　齧歯類の研究では，成体膵を構成する外分泌/非β細胞（α細胞）にも想定以上の可塑性があることもわかってきた．特定の遺伝子群（Ngn3, Pdx1, MafA）を*in vivo*で腺房細胞に遺伝子導入すると腺房細胞から膵β細胞に，または膵β細胞特異的にジフテリア毒素を発現させてほぼ完全に膵β細胞を除去すると，既存の膵α細胞が膵β細胞に分化転換する．いずれの研究も生体内での分化転換による膵β細胞の新生である．もしもこのような*in vivo*の分化転換が，ヒトでも非侵襲的

な方法（薬剤など）で可能になれば，有力な糖尿病の再生医療の手段となりうる．

　ヒト成体膵での膵β細胞再生がどの程度起こりうるのかは，剖検膵などでのわずかな情報に限られており，まだ明らかではない．しかしヒト成体膵にも膵β細胞へと分化する膵前駆細胞の存在が示されており，今後の研究の進歩によって，1日も早く新しい夢の糖尿病治療法が確立する日が待たれる．

（小島　至，山田聡子）

参考文献

1) Seymour, P. A., Sander, M. : Historical Perspective : Beginnings of the β-cell. Diabetes, 60 : 364-376, 2011
2) Pan, F. C., Wright, C. : Pancreas organogenesis : from bud to plexus to gland. Dev. Dyn., 240 : 530-565, 2011
3) Puri, S., Hebrok, M. : Dynamics of embryonic pancreas development using real-time imaging. Dev. Biol., 306 : 82-93, 2007
4) Xu, X. et al. : β-cells can be generated from endogenous progenitors in injured adult mouse pancreas. Cell, 132 : 197-207, 2008
5) Kopp, J. L. et al. : Sox9+ ductal cells are multipotent progenitor sthroughout development but do not produce new endocrine cells in the normal or injured adult pancreas. Development, 138 : 653-665, 2011

Chapter 2　1. 膵島

2　1型糖尿病における膵β細胞傷害の分子機構

　1型糖尿病は，膵β細胞の破壊に伴うインスリン欠乏状態に起因する糖尿病と定義され，自己免疫性機序が成因とされる1A型と自己免疫の関与が不明な1B型とに分類される．自己免疫性1型糖尿病では遺伝因子としてヒト主要組織適合遺伝子複合体HLAやCTLA-4等の関与が認められ，ここに環境因子が加わることで膵β細胞の破壊が起こると考えられている．一方，数日中にほとんどの膵β細胞が破壊されて発症する劇症型1型糖尿病では，原則としては自己抗体は陰性である．1A型と同様に遺伝因子と環境因子が成因とされており，環境因子としてはウイルス感染の強い関連が想定されている．

概念図

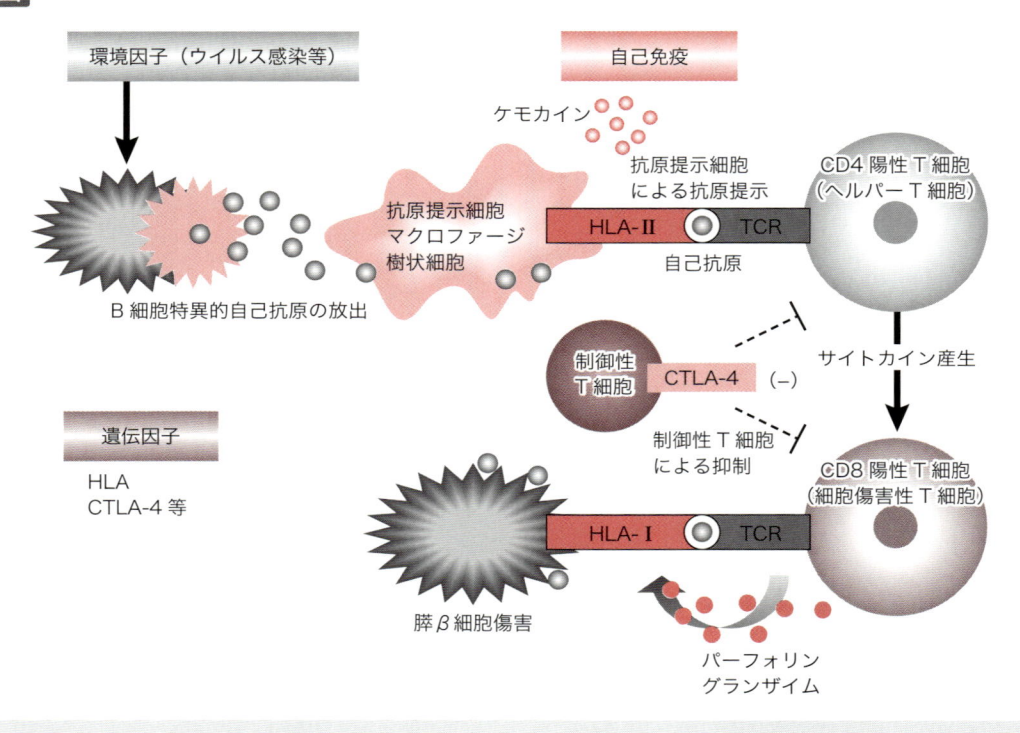

環境因子（ウイルス感染等）
↓
B細胞特異的自己抗原の放出

自己免疫
ケモカイン
抗原提示細胞による抗原提示
抗原提示細胞　マクロファージ　樹状細胞

HLA-II　TCR
自己抗原

CD4陽性T細胞（ヘルパーT細胞）

制御性T細胞　CTLA-4　(−)
サイトカイン産生
制御性T細胞による抑制

遺伝因子
HLA
CTLA-4 等

HLA-I　TCR

膵β細胞傷害

CD8陽性T細胞（細胞傷害性T細胞）

パーフォリン
グランザイム

　1型糖尿病は，膵β細胞の破壊に伴う絶対的なインスリン欠乏状態に起因する糖尿病と定義される．1型糖尿病では膵β細胞破壊の成因による分類がなされており，自己免疫性機序が成因と考えられるものを1A型，また，自己免疫の関与が不明なものを1B型としている．一方で，発症様式から分類すると，急性型（典型型），緩徐進行型，劇症型の3つに分けられる．急性型の多くは抗GAD（glutamic acid decarboxylase）抗体や抗IA-2（insulinoma-associated protein-2）抗体などの膵島関連自己抗体が認められ，1A型と診断される．緩徐進行型も抗GAD抗体などの自己抗体陽性例であり，1A型に分類される．現在までのところ，劇症型の多くは膵島関連自己抗体の存在が証明されない（たとえ陽性であっても，低力価である）ため，1B型の亜型として分類されている．

　1A型では，疾患感受性を呈する遺伝因子（HLA，CTLA-4など）を背景とし，これにウイルス

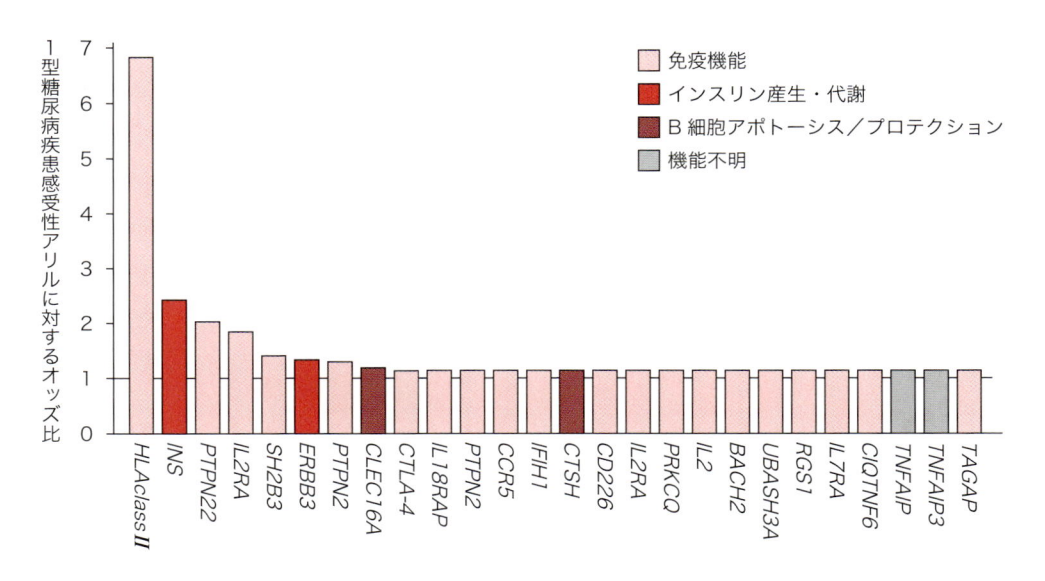

図1 GWASによって同定された1型糖尿病疾患感受性領域の遺伝子とオッズ比

感染（エンテロウイルス，風疹ウイルスなど）や食物要因（乳幼児期の牛乳摂取），化学物質（ストレプトゾシンなど）といった環境因子が加わることによって，膵島に対する自己免疫応答が惹起され，膵β細胞が破壊されると考えられている．

また，劇症1型糖尿病では，遺伝因子（HLA，CTLA-4など）が関与し，ウイルス感染を契機として抗ウイルス免疫反応が惹起され，その過程で膵β細胞が破壊されるという仮説が考えられている．

本稿では，1型糖尿病における膵β細胞傷害機構についてレビューする．

1 自己免疫性1型糖尿病の成因

1）遺伝因子

1型糖尿病は遺伝因子が複数の遺伝子によって構成されている多因子疾患であると考えられている．自己免疫性1型糖尿病の背景には，遺伝因子の関与が認められるが，それを示唆する所見として，①1型糖尿病の同胞における1型糖尿病発症率が一般人口に比べ高い，②一卵性双生児における1型糖尿病の発症一致率が30〜50％と高い，③罹患同胞対法を用いたゲノムスキャンによっていくつかの疾患感受性遺伝子座が同定されている，があげられる．最近欧米において報告された，SNPを用いた1型糖尿病のゲノムワイド関連解析（genome-wide association study：GWAS）によって同定された疾患感受性遺伝子とその疾患感受性に対するオッズ比，新規の遺伝子が明らかとなった（図1）．なかでも1型糖尿病発症に最も強く関与しているのがヒトの主要組織適合遺伝子複合体（major histocompatibility complex：MHC）であるHLA（human leukocyte antigen）遺伝子である．

2）遺伝因子HLA

HLA上にマップされた遺伝子座はIDDM1と命名されているが，その本体はクラスIIのDR遺伝子およびDQ遺伝子であり，1型糖尿病発症において特に強く関与していると考えられている．

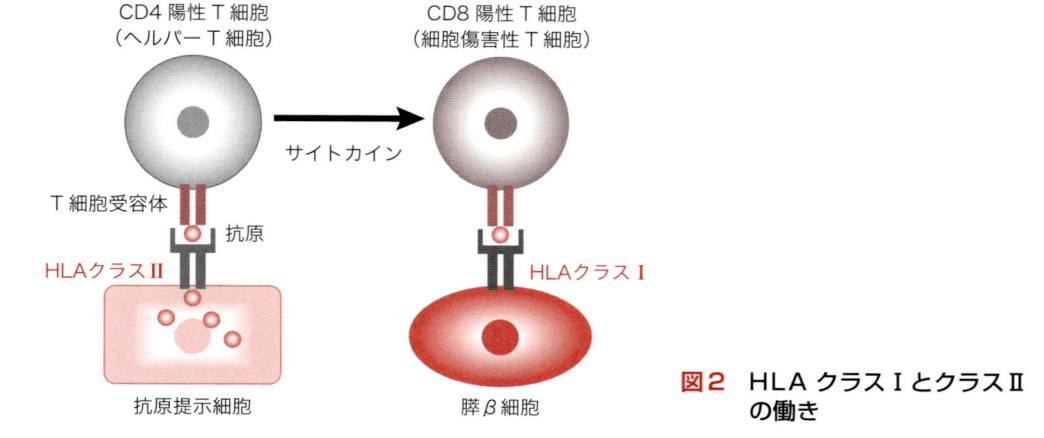

図2 HLA クラス I とクラス II の働き

HLA分子は細胞表面に存在する細胞膜貫通型糖タンパク質分子であり，細胞内のペプチドを細胞表面に提示する働きをしている．HLA分子には構造と機能が異なる2種類が存在し，それぞれクラスI，クラスII分子とよばれる．HLAクラスI分子はすべての有核細胞に発現しており，内因性抗原を細胞膜上に提示する働きをもつ．HLAクラスII分子は，免疫担当細胞，すなわち活性化マクロファージ，樹状細胞，活性化T細胞，B細胞などに発現しており，エンドサイトーシスで細胞内に取り込まれて処理された外来性抗原を結合して細胞膜上に提示する．ここで，HLA分子は一般的にどのように機能しているのかを以下に示す（図2）．まずウイルス等の外来抗原はマクロファージなどの抗原提示細胞（antigen presenting cell：APC）に取り込まれ，そのなかでペプチドに分解される．次にそのペプチドは，HLAクラスII分子上の溝に結合した形で抗原提示細胞の表面に提示され，CD4陽性T細胞（ヘルパーT細胞）に認識される．その結果，ウイルス等の外来抗原に対する種々の免疫反応が活性化される．一方で，ウイルスに感染した細胞はその表面上にHLAクラスI分子とウイルス抗原ペプチドの結合した複合体を発現する．その複合体がCD8陽性T細胞（細胞傷害性T細胞）に認識され，ウイルス感染細胞が破壊される．このようにして，生体はウイルス等の外来抗原から生体を防御しており，HLA分子は生体防御のための重要な分子である．しかしながら，なかには自己の生体を構成する分子に対しても免疫反応を引き起こしやすいタイプのものも存在し，いわゆる自己免疫性疾患を発症させることもある．

現在，HLAが1型糖尿病の発症に関与する機序としては，次の可能性が考えられている．すなわち，1型糖尿病感受性のHLA分子は，膵β細胞抗原（インスリン，GADなど）に結合しやすく，抗原提示細胞表面のHLAクラスII分子に膵β細胞抗原が結合することで，抗原特異的に反応するT細胞にそのシグナルを伝え，膵β細胞に対する一連の免疫反応を引き起こす．逆に，1型糖尿病抵抗性のHLA分子は膵β細胞抗原と結合しにくく，したがって膵β細胞抗原に対する免疫反応を起こさないと推測されている．

3）HLAの遺伝子多型

日本人において1型糖尿病に関与するHLAを表1に示す[1]．日本人の疾患感受性ハプロタイプは，*DRB1*04：05-DQB1*04：01，DRB1*08：02-DQB1*03：02，DRB1*09：01-DQB1*03：03*であり，疾患抵抗性ハプロタイプは，*DRB1*15：01-DQB1*06：02，DRB1*15：02-DQB1*06：01*である．しかしながら，これらの疾患感受性を示すハプロタイプは，一般集団においても高い頻度で存在しており，それだけで必ずしも1型糖尿病が発症するわけではない．ま

表1　日本人の1型糖尿病に関連するHLA

		感受性	抵抗性
血清学的タイピング	DR	DR4, DR9	DR2 (DR15)※
DNAタイピング	DRB1	*04:05	*15:01
		*09:01	*15:02
	DQB1	*04:01	*06:01
		*03:03	*06:02
	ハプロタイプ	DRB1*04:05–DQB1*04:01	DRB1*15:01–DQB1*06:02
		DRB1*08:02–DQB1*03:02	DRB1*15:02–DQB1*06:01
		DRB1*09:01–DQB1*03:03	

表2　1型糖尿病の疾患感受性に関与するHLAハプロタイプ

	日本人	欧米白人
疾患感受性	DRB1*04:05–DQB1*04:01 DRB1*08:02–DQB1*03:02 DRB1*09:01–DQB1*03:03	DRB1*03:01–DQB1*02:01 DRB1*04:01–DQB1*03:02 DRB1*04:04–DQB1*03:02
疾患抵抗性	DRB1*15:01–DQB1*06:02 DRB1*15:02–DQB1*06:01	DRB1*15:01–DQB1*06:02

た，ハプロタイプの組み合わせも重要であり，1つのアレルが疾患感受性であり，もう1つのアレルが疾患抵抗性である場合は，抵抗性アレルが優性となり発症リスクが著明に低下する．DR9ハプロタイプにおいては，ヘテロよりもホモが明らかに発症のリスクが高くなるが，DR4ハプロタイプはヘテロとホモで同程度のリスクである[1]．

欧米白人においては，日本人と異なる疾患感受性ハプロタイプを示す（表2）．しかし，欧米人におけるこれらの疾患感受性ハプロタイプは，日本人一般集団にはほとんど認めず，一般集団のハプロタイプの違いにも留意する必要がある．疾患抵抗性ハプロタイプに関しては，欧米白人においても日本人と同じハプロタイプである．

4）遺伝因子non-HLA

1型糖尿病において，HLA領域以外の感受性遺伝子も存在するが，その大半の効果は弱いものと考えられている．non-HLA遺伝子に関しては，候補遺伝子解析により*INS*, *CTLA-4*, *PTPN22*, *IL2RA*が同定された．その後，ゲノムワイド関連解析（GWAS）で*IFIH1*, *CD226*, *IL7R*などの感受性遺伝子や，遺伝子領域が同定された．

5）環境因子

一般に自己免疫疾患は宿主側の要因（遺伝因子）が重要であるが，一卵性双生児における1型糖尿病の発症一致率が30〜50％であることからも，やはり環境因子も重要であると考えられている．環境因子による膵β細胞傷害には，①膵β細胞を直接破壊，②膵β細胞への自己免疫の誘導，③前述の両方が作用するなどが，そのメカニズムとしてあげられる（図3）．具体的な環境因子としてはウイルス，食事の要因，化学物質などがその候補である．

i）ウイルス

1型糖尿病の約20％，劇症1型糖尿病患者では約72％の症例に，発熱，上気道炎など先行感冒様症状を伴うこと，風疹に罹患した妊婦から生まれた子供に糖尿病が多いことなどから，ウイ

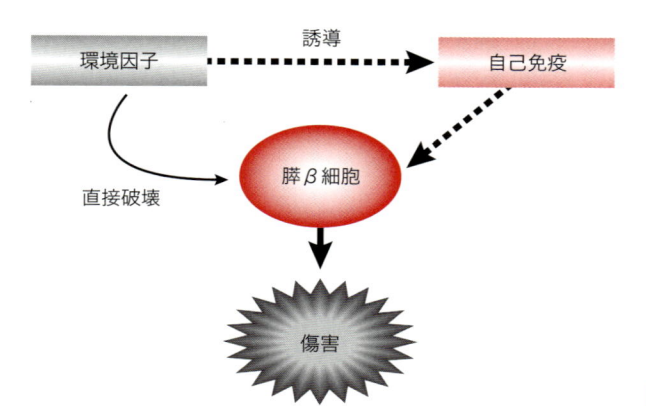

図3 環境因子による膵β細胞傷害

表3 1型糖尿病の発症に関与するとされるウイルス

RNAウイルス	コクサッキーB群ウイルス（特にB4） A型肝炎ウイルス 流行性耳下腺炎（ムンプス）ウイルス 風疹ウイルス ロタウイルス レトロウイルス
DNAウイルス	水痘・帯状ウイルス（VAV） サイトメガロウイルス（CMV） Epstein-Barr（EB）ウイルス ヒトヘルペスウイルス6（HHV6）

ルス感染が1型糖尿病の発症に関与することが考えられている．現在，1型糖尿病の発症に関与するとされているウイルスを表3に示した．これらのウイルスが糖尿病を引き起こす機序としては次の可能性が考えられている．①ウイルスによる膵島細胞の直接破壊，②ウイルス感染により膵β細胞に新たな抗原が出現し，その抗原に対する自己免疫反応が惹起されることによる膵β細胞の破壊，③ウイルスタンパク質と膵β細胞に類似性があり，ウイルスに対する免疫反応が膵β細胞を破壊，④自己免疫機序で徐々に破壊されていた膵β細胞にウイルスが感染することによる，さらなる膵β細胞の傷害，⑤膵β細胞親和性をもつウイルスが膵β細胞に感染し，ウイルスを標的とする免疫反応が惹起され，感染した膵β細胞もともに破壊，⑥全身もしくは局所の炎症・サイトカイン反応に伴う膵島細胞のアポトーシスの惹起などである．一方，劇症1型糖尿病においては，ヘルペスウイルスなどエンテロウイルス群との関連を示唆する報告がある．

ii）食事要因

食事要因としては，母乳保育が1型糖尿病の発症を予防する効果があることが報告されているが[2]，患児と健常児とで母乳保育の頻度に差がなかったとする報告[3]もあり一致をみていない．一方で，ウシアルブミンと膵島自己抗原との分子相同性から，乳児期の牛乳摂取を環境因子の1つと考える研究者もいる[4]．また，食品，飲水中に含まれるニトロソアミン化合物は，フリーラジカルを産生させ，膵島を傷害するとされている．これらの食物が1型糖尿病の発症を促進したという直接的な証拠はまだないが，食品中の酸化剤，酸化防止剤，合成着色剤などの添加物は，1型糖尿病の発症における一因である可能性がある．

iii）環境有害物質

環境有害物質（薬剤）としては，免疫抑制剤（サイクロスポリン，タクロリムス）や高脂血症

薬（アトルバスタチン）に膵島傷害作用があることが知られている．特にアルキル化抗がん剤として臨床応用され，糖尿病動物実験に広く使用されているストレプトゾシンは代表的な糖尿病誘発物質である．また，アロキサンや尿酸など，体内代謝産物の中にも環境因子の1つにあげられるものがある．

6）自己免疫

1型糖尿病において膵β細胞が破壊される機序として，多くの場合，膵β細胞に対する自己免疫反応が作用していると考えられる．その免疫反応には，形質細胞で産生される抗体によって惹起される液性免疫と，細胞傷害性T細胞などによって惹起される細胞性免疫とがある．

ⅰ）液性免疫

1型糖尿病における液性免疫としては，患者血清中に膵島細胞質抗体（islet cell antibody：ICA），インスリン自己抗体（insulin autoantibody：IAA），抗GAD抗体（glutamic acid decarboxylase），抗IA-2抗体（insulinoma-associated antigen-2 antibody）など，膵島細胞構成成分に対する抗体が検出される．さらに，最近になって新しい膵島関連自己抗体として抗ZnT-8（亜鉛トランスポーター8）抗体[5]が発見され，臨床的意義に関する研究が進行中である．自己抗体は1型糖尿病の診断に不可欠なものであり，発症後2週間以内の新規発症1型糖尿病患者において検討した報告では，抗GAD抗体，抗IA-2抗体，インスン自己抗体の頻度はそれぞれ71％，62％，48％であり，3抗体の組み合わせによる診断率は89％にもなる[6]．さらに，抗ZnT-8抗体を含めた4抗体を組み合わせると，診断率は98％にもなることが報告されている[7]．しかし，これらの自己抗体そのものには膵β細胞傷害作用はないと考えられている．一方で，インスリン分子は1型糖尿病における重要な自己抗原であることが報告されている．

ⅱ）細胞性免疫

1型糖尿病では，液性免疫よりもむしろ細胞性免疫により膵β細胞が破壊されることにより，インスリン分泌能の低下・欠乏をきたすのが本態であると考えられている．発症早期の1型糖尿病患者の生検膵組織の分析から[8]〜[9]，6割の患者に細胞傷害性T細胞と考えられるCD8陽性T細胞主体の膵島炎，膵島細胞におけるMHCクラスⅠ抗原の発現増強のほか，膵β細胞におけるFas抗原の発現増強，浸潤細胞におけるFasリガンド（FasL）の発現などを認め，細胞性自己免疫反応により膵β細胞が破壊される可能性が推測された（図4）．1型糖尿病における膵β細胞傷害の主たるメカニズムは，アポトーシスによるものと考えられており，その機序については，①細胞傷害性T細胞上のFasLと膵β細胞上のFasとの結合，②活性化した細胞傷害性T細胞から放出されるパーフォリンやグランザイム，③膵島浸潤炎症細胞から分泌されるIL-1β，TNF-αやIFN-γなどのサイトカイン，④マクロファージや樹状細胞，または膵β細胞から産生されるNO（Nitric oxide）などが関与するものと推察されている[10]．

ⅲ）細胞性免疫によるアポトーシス誘導のメカニズム

膵島炎の初期段階において，活性化された抗原提示細胞（APC）がヘルパー（CD4陽性）T細胞を膵リンパ節に誘導し，膵β細胞の抗原提示を介して活性化し，ケモカインやサイトカインを放出する．次にCD4陽性ヘルパーT細胞がAPCのケモカインやNOの分泌を刺激する．NOはDNA傷害に寄与し，p53の活性化とPARP（polyADP-ribose-polymerase1）を誘導し活性化する．PARPの活性化は，DNA修復過程においてNAD（nicotinamide adenine dinucleotide）の消費に伴う細胞内ATPの欠乏をもたらし，膵β細胞がアポトーシスに陥る．種々のサイトカインにより活性化された細胞傷害性T細胞はFas経路とグランザイム/パーフォリンシステムを介してアポトーシスを誘導する．Fasは膵β細胞上に，FasLは膵島浸潤T細胞上に発現しており，Fas経

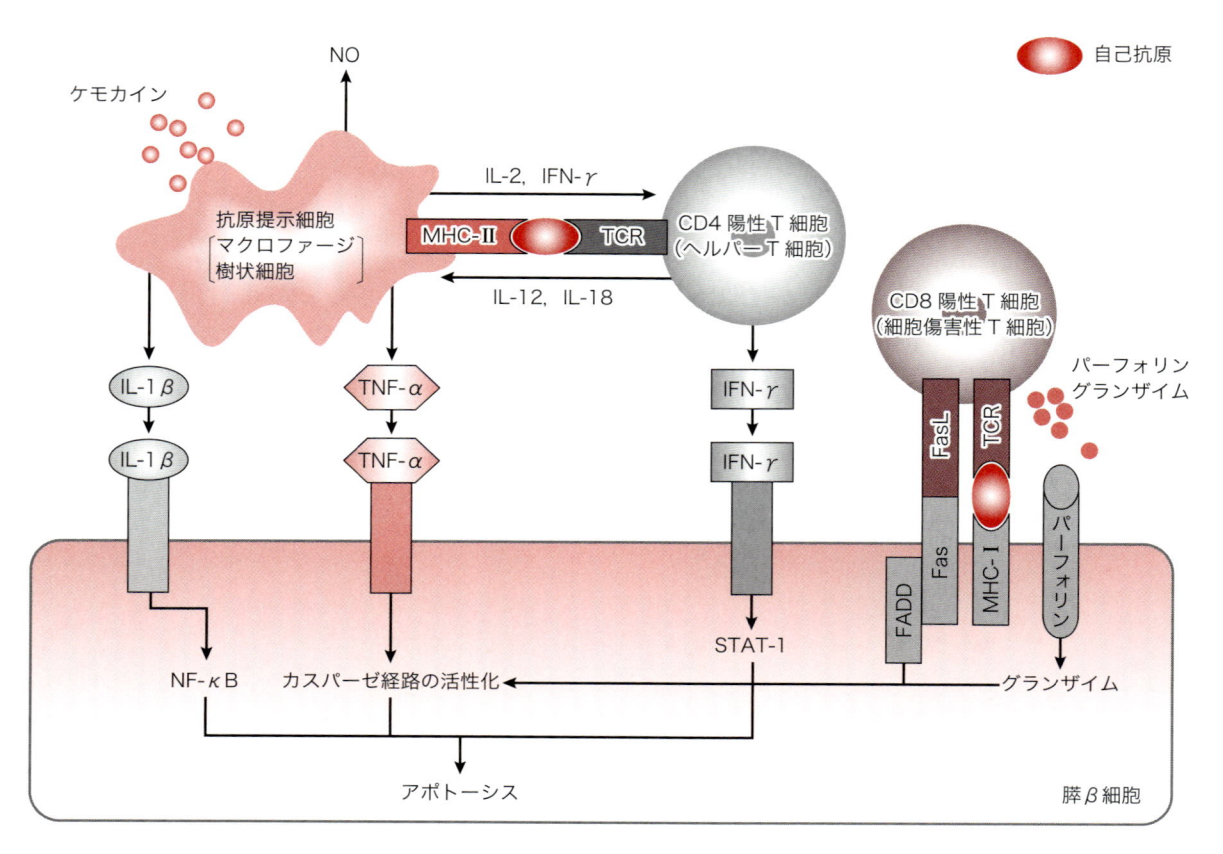

図4 自己免疫性1型糖尿病における膵β細胞傷害の機序

路の活性化はFADD（fas-associated death domain）を介したカスパーゼ8の活性化をもたらしアポトーシスが誘導される．また，直接的なカスパーゼ3の活性化やミトコンドリア経路を介したカスパーゼ9の活性化，そしてカスパーゼ3活性化によってもアポトーシスが誘導される．グランザイム/パーフォリンシステムは，まず膵β細胞上のMHCクラスIを介して提示された自己抗原が，T細胞受容体（T cell receptor：TCR）を介して細胞傷害性T細胞に認識される．次に，細胞傷害性T細胞はパーフォリンとグランザイムを細胞外へ放出する．放出されたパーフォリンは膵β細胞に孔を形成し，グランザイムがこの孔を通過し細胞内に入り込む．細胞内に入り込んだグランザイムはカスパーゼ8やミトコンドリア経路を介して，各種カスパーゼ経路の活性化を引き起こしアポトーシスを誘導する．

さらに，膵β細胞のアポトーシスにはAPCから分泌されるIL-1βやTNF-α，ヘルパーT細胞から分泌されるIFN-γといった炎症性サイトカインも関与している．これらのサイトカインは膵β細胞上のそれぞれの受容体に結合して，固有のシグナルにてアポトーシスを誘導する．IL-βはNF-κB（nuclear factor κB）の活性化を，TNF-αはカスパーゼ経路を，IFN-γは転写因子であるSTAT-1（signal transducer and activator of transcription-1）の活性化を介して膵β細胞のアポトーシスが誘導される．

iv）制御性T細胞

一般的に，自己免疫性疾患は何らかの誘因が引き金となり，自己抗原に対するT細胞の免疫寛容が破綻した結果，疾患発症へと進展していくものとされている．最近になって，末梢での免疫

寛容の中心的な役割を担うCD4$^+$CD25$^+$Foxp3$^+$制御性T細胞（Treg）の概念が確立され，その数的もしくは機能的異常により，さまざまな自己免疫疾患を起こすことが明らかになった．1型糖尿病に関しても，制御性T細胞との関連が注目を集めている．現在までのところ，1型糖尿病患者の末梢血制御性T細胞数に関しては異常がないとされているが，その機能については一致をみていない．今後，ヒトにおける臓器特異的な制御性T細胞についての評価や，より正確な機能解析方法の検討が必要と考えられる．

2 劇症1型糖尿病の成因

劇症1型糖尿病は，2000年に今川らによって報告された1型糖尿病の亜型である[11]．72％に感冒様症状が先行し，数日中にほとんどすべての膵β細胞が破壊され，糖尿病ケトアシドーシスに陥って発症する．膵島関連自己抗体は原則として陰性であり，その急激な発症様式のため，HbA1cは発症時に高血糖を認めるにもかかわらず，正常もしくは軽度上昇にとどまっている．また本疾患の約98％に血中膵外分泌腺酵素の上昇が認められることも特徴の1つである．

本疾患も1A型糖尿病と同様，遺伝因子と環境因子が発症に大きくかかわっている．現在明らかになっている遺伝因子は，*class II HLA*，*CTLA-4*，*class I HLA*であり，1A型と一部重複するが感受性を示すサブタイプは若干異なっている．環境因子はどちらもウイルス感染が想定されているが，1A型より劇症型においてウイルスの関連性を強く示唆する報告が相次いでいることは特記すべきことと考えられる．わが国では急性発症1型糖尿病の約20％をこの劇症型が占めるが，妊娠中に発症するものに限ってはほとんどが劇症型であり，1A型はまれである．

以上の背景から膵β細胞傷害のメカニズムは1A型とは全く異なると推察されている．

1）ウイルス感染

本疾患の多くに先行感染症状を認めることは，何らかのウイルス感染が関与していることを示唆している．実際に，薬剤過敏反応後のHHV（human herpes virus）6型の再活性化に伴い発症した報告[12]，インフルエンザBウイルス感染後に発症した報告[13]，コクサッキーB3，B4ウイルス抗体価の上昇を確認できた症例の報告がなされている[14]．劇症1型糖尿病調査研究委員会で行われた複数ウイルスの血清抗体価の検討では，特定のウイルス抗体価の上昇は認めずに，コクサッキーウイルス，ロタウイルス，ヘルペスウイルス6型，同7型のいずれかの抗体価上昇を認めた症例が複数確認された[15]．また広範囲のエンテロウイルスに反応する測定系において，IgA抗体価が健常人および1A型糖尿病患者と比べ有意に高いことも報告されている[16]．つまり劇症1型糖尿病は，比較的普遍的なウイルス感染が誘因となり，何らかの遺伝因子を背景とする免疫反応を介して，膵β細胞が急激に破壊されると考えられる．

2）遺伝因子

比較的普遍的なウイルスによって劇症1型糖尿病が発症する点で，遺伝因子は非常に重要な意義があると考えられる．現在知られている*class II HLA*，*CTLA-4*，*class I HLA*はいずれも免疫にかかわる遺伝子である．わが国での*class II HLA*の検討では，HLA DR-DQハプロタイプの中でDR4-DQ4が41.8％と高率に認められている（自己免疫性1型糖尿病ではDR9-DQ3と関連）．遺伝子型では*DRB1*04：05-DQB1*04：01*が最も特徴的である[17]．

免疫反応の抑制に重要な役割を果たす分子CTLA4については，川崎らの報告によると，*CTLA-4*のCT60AA多型と関連することが明らかとなった（自己免疫性1型糖尿病では＋49GGおよび

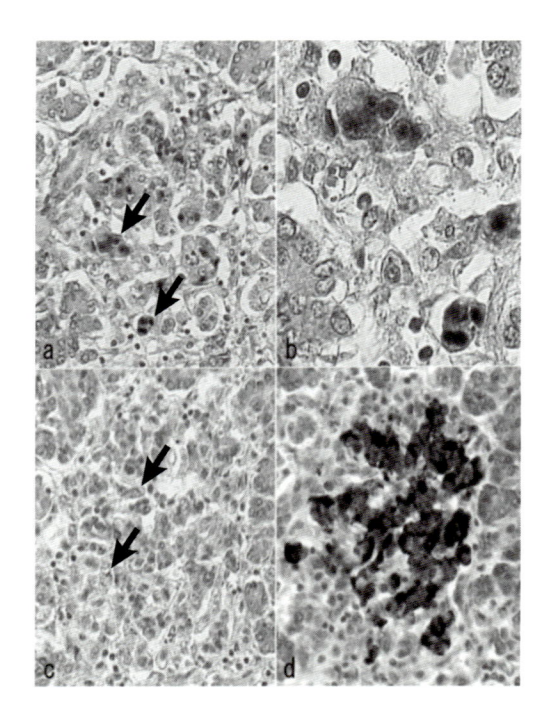

図5　劇症1型糖尿病　剖検膵組織
a)b)エンテロウイルスRNA（矢印）．c)インスリン染色標本．わずかに残存した膵β細胞（矢印）．d)グルカゴン染色標本．グルカゴンで染色される領域が膵島であるが，同一切片において膵β細胞はほぼ消失している．同じ膵島領域にはエンテロウイルスの存在が確認できる（a, c, d×500, b×1500, Shibasaki, S. et al.：Endocr. J., 57：211-219, 2010より転載）（カラーアトラス図1参照）

CT60GG 多型と関連）[18]．またウイルス感染と免疫応答において重要な役割を果たす *class I HLA* においては，*HLA-B*40：02* アレルを有する頻度が劇症型では17.4％と健常対照の6.7％と比べ有意に高頻度であった[19]．現在，劇症1型糖尿病を対象としたゲノムワイド関連解析が進行中であり，さらに新しい遺伝子が明らかにされる可能性がある．また現時点では不明であるこれらの遺伝的特徴と発症との関連について明らかにしていくことが今後の課題といえる．

3）病理

　発症後1カ月以上経過した症例では膵島への炎症細胞浸潤はすでに消失しており，膵島はほぼ痕跡的になっていることは本疾患が確立されたときすでに明らかであったが，発症直後に死亡した劇症1型糖尿病患者の剖検膵組織の解析が近年複数報告され，その発症メカニズムの解析に大きく貢献している．

　柴崎らは，解析した3症例において膵β細胞面積は正常対照の0.1％，膵α細胞面積は正常対照の9.6％にまで減少していること，膵島にマクロファージを主体とした炎症細胞浸潤があること，膵島浸潤単核球にウイルスを認識する分子であるToll-like receptor 3（TLR3），7，9の発現を認めたと報告している．さらに，3症例中1例の膵β細胞残存膵島において，エンテロウイルスRNAの存在を *in situ* hybridizationの手法で確認している（図5）[20]．

　会田らは，解析した3症例すべてにおいて，膵島および外分泌腺の両領域にエンテロウイルスVP1抗原が存在することを報告している[21]．また膵島内および周囲に著明なマクロファージとCD8陽性T細胞，CD11c陽性樹状細胞の浸潤を確認している．膵島細胞においては，ウイルス受容体であるcytoplasmic retinoic acid-inducible protein gene-I（RIG-I），melanoma-differentiation-associated gene-5（MDA5）の発現が増強していること，膵β細胞にIFN-α/β，IFN-γ，CXCL10，FASが発現していることを報告している[22]．

4) 想定される分子機構

　以上の病理所見より，以下の分子機構が考えられる．膵島にウイルスが感染すると，RIG-I，MDA5を介して膵島細胞自身がIFN-α/βを産生し，ウイルスの分解を促そうとする．またケモカインであるCXCL10の発現が生じ，炎症細胞の浸潤を促す．一方，TLR3などを有する炎症細胞，およびCXCL10の受容体であるCXCR3を有する炎症細胞が感染局所に浸潤し，各種サイトカインを産生して炎症を増強させる．その結果，膵β細胞にFASが発現しアポトーシスに陥るとともに，非特異的な炎症反応の影響を受けてα細胞も巻き込みながら膵島が破壊されていくものと推察される．HLAやCTLA-4の遺伝的背景は，それらの炎症の増幅に何らかの影響を与えているのかもしれない．

　この炎症は短期間で終息するが，その理由として，ターゲットとなる膵β細胞がきわめて短期間でほぼ消失するため獲得免疫反応が惹起されないのか，本疾患においては自然免疫が主体で獲得免疫は大きくかかわっていないのかは明らかではない．しかし，劇症1型糖尿病患者の末梢血中にGAD反応性のTh1細胞が増加しているとの報告があることは非常に興味深い[23]．

おわりに

　1型糖尿病の治療で期待されているのは，膵β細胞の温存と破壊の阻止である．

　解明されつつある分子機序に基づいて，抗CD3抗体，抗CD20抗体，GAD65ワクチンなどの発症抑制効果について，現在トライアルが進行中である．また，インクレチン関連薬により緩徐進行1型糖尿病の進行を阻止できるかどうか検討する介入試験も進められている．劇症1型糖尿病に関しては，医療機関を訪れた際にはすでに膵β細胞はほぼ完全に破壊されていると考えられるため，将来的に再生医療が治癒に大きな役割を果たすことを期待したい．これらを安全かつ確実に実現するため，さらなる発症メカニズムの解明が必要であると考えられる．

（長谷田文孝，佐野寛行，寺前純吾，花房俊昭）

参考文献

1) Kawabata, Y. et al.：Asian-specific HLA haplotypes reveal heterogeneity of the contribution of HLA-DR and -DQ haplotypes to susceptibility to type 1 diabetes. Diabetes, 51：545-551, 2002
2) Borch-Johnsen, K. et al.：Relation between breast-feeding and incidence rates of insulin-dependent diabetes mellitus. A hypothesis. Lancet, 2：1083-1086, 1984
3) Akinson, M. A. et al.：Lack of immune responsiveness to bovine serum albumin in insulin-dependent diabetes. N. Engl. J. Med., 329：1853-1858, 1993
4) Karjalainen, J. et al.：A bovine serum albumin peptide as a possible trigger of insulin-dependent diabetes mellitus. N. Engl. J. Med. 327：302-307, 1992
5) Wenzlau, J. M. et al.：The cation efflux transporter ZnT8 (Slc30A8) is a major autoantigen in human type a diabetes. Proc. Natl. Acad. Sci. USA, 104：17040-17045, 2007
6) Sera, Y. et al.：Autoantibodies to multiple islet autoantigens in patients with abrupt onset type 1 diabetes and diabetes diagnosed with urinary glucose screening. J. Autoimmun., 13：257-265, 1999
7) Wenzlau, J. M. et al.：The cation efflux transporter ZnT8 (Slc30A8) is a major autoantigen in human type 1 diabetes. Proc. Natl. Acad. Sci. USA, 104：17040-17045, 2007
8) Itoh, N. et al.：Mononuclear cell infiltration and its relation to the expression of major histocompatibility complex antigens and adhesion molecules in pancreas biopsy specimens from newly diagnosed insulin-dependent diabetes mellitus patients. J. Clin. Invest., 92：2313-2322, 1993
9) Moriwaki, M. et al.：Fas and Fas ligand expression in inflamed islets in pancreas sections of patients

with recent Type 1 diabetes malllitus. Diabetologia, 42 : 1332-1340, 1999
10) Pirot, P. et al. : Mediators and mechanisms of pancreatic beta-cell death in type 1 diabetes. Arq. Bras. Endocrinol. Metabol., 52 : 156-165, 2008
11) Imagawa, A. et al. A novel subtype of type 1 diabetes mellitus characterized by a rapid onset and an absence of diabetes-related antibodies. N. Engl. J. Med., 342 : 301-307, 2000
12) Chiou, C. C. et al. Fulminant type 1 diabetes mellitus caused by drug hypersensitivity syndrome with human herpesvirus 6 infection. J. Am. Acad. Dermatol., 54 : S14-17, 2006
13) Sano, H. et al. : A case of fulminant type 1 diabetes mellitus after influenza B infection. Diabetes Res. Clin. Pract., 79 : e8-9, 2008
14) Akatsuka, H. et al. : A case of fulminant type 1 diabetes with coxsackie B4 virus infection diagnosed by elevated serum levels of neutralizing antibody. Diabetes Res. Clin. Pract., 84 : e50-52, 2009
15) 花房 俊昭, 他：劇症1型糖尿病調査研究委員会報告（追補）—発症時のウイルス抗体価について，糖尿病Vol. 51 No. 6：pp.531-536, 2008
16) Imagawa, A. et al. : High titres of IgA antibodies to enterovirus in fulminant type-1 diabetes. Diabetologia, 48 : 290-293, 2005
17) Hanafusa, T. Imagawa, A. : Fulminant type 1 diabetes : a novel clinical entity requiring special attention by all medical practitioners. Nat. Clin. Pract. Endocrinol Metab., 3 : 36-45, 2007
18) Kawasaki, E. et al. : Differences in the contribution of the CTLA4 gene to susceptibility to fulminant and type 1A diabetes in Japanese patients. Diabetes Care, 31 : 1608-1610, 2008
19) Kawabata, Y. et al. : Differential association of HLA with three subtypes of type 1 diabetes : fulminant, slowly progressive and acute-onset. Committee on Type 1 Diabetes, Japan Diabetes Society. Diabetologia, 52 : 2513-2521, 2009
20) Shibasaki, S. et al. : Expression of toll-like receptors in the pancreas of recent-onset fulminant type 1 diabetes. Endocr. J., 57 : 211-219, 2010
21) Tanaka, S. et al. : Enterovirus infection, CXC chemokine ligand 10 (CXCL10), and CXCR3 circuit : a mechanism of accelerated beta-cell failure in fulminant type 1 diabetes. Diabetes, 58 : 2285-2291, 2009
22) Aida, K. et al. : RIG-I- and MDA5-initiated innate immunity linked with adaptive immunity accelerates beta-cell death in fulminant type 1 diabetes. Diabetes, 60 : 884-889, 2011
23) Kotani, R. et al. : T lymphocyte response against pancreatic beta cell antigens in fulminant Type 1 diabetes. Diabetologia, 47 : 1285-1291, 2004

Chapter 2

1. 膵島

3 2型糖尿病における膵β細胞不全の分子機構

2型糖尿病の発症や進展は，過食・肥満や運動不足などから招来されるインスリン需要の高まりに対して，膵β細胞がその機能をいかに効率よく高めて代償することができるかという膵β細胞の予備能により規定されると考えられる．最近の全ゲノム相関解析等の研究により，その予備能はある程度遺伝的に規定されていることも明らかとなってきた．インスリン需要の高まりに対する膵β細胞の効率よい適応法に関する新たな機構についての知見も交えながら，この分野を概観したい．

概念図

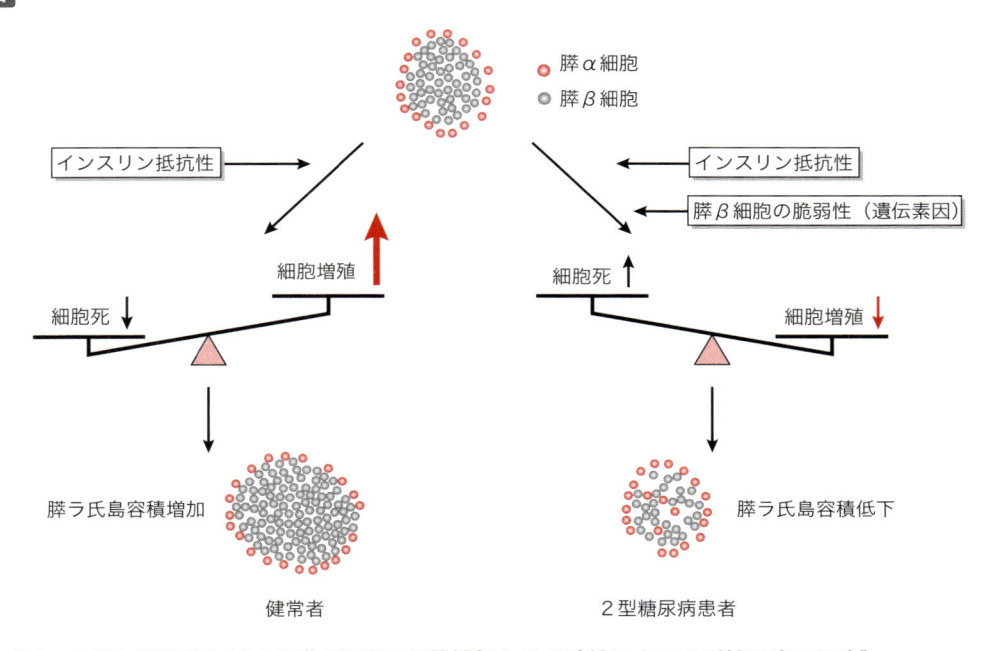

- 膵α細胞
- 膵β細胞

インスリン抵抗性 →

← インスリン抵抗性
← 膵β細胞の脆弱性（遺伝素因）

細胞増殖 ↑　細胞死 ↑
細胞死 ↓　細胞増殖 ↓

膵ラ氏島容積増加　膵ラ氏島容積低下

健常者　2型糖尿病患者

《インスリン抵抗性に対する膵β細胞の代償機転とその破綻による2型糖尿病の発症》

1 膵β細胞の代償機転と2型糖尿病

　2型糖尿病は，発症の病態も原因も一例一例が異なる，不均一な例の集合体であり，多彩な経過をたどる疾患であるといえる．共通する病態は，インスリン抵抗性，膵β細胞機能不全，肝での糖調節異常といえるが，その程度は個体によりさまざまである．多くの場合，2型糖尿病の発症前からインスリン抵抗性は存在するが，最初のうちは，膵β細胞が本来有する予備能により，膵β細胞容積を増加させるとともに，インスリン分泌を増加させることができ，インスリン抵抗性の増大を代償することができる[1]．

　正常な膵β細胞は，インスリン抵抗性に対してかなりの程度代償することが可能である．この膵β細胞の代償機構として，まず個々の膵β細胞がグルコース応答性のインスリン分泌を亢進させる機構が存在する．これに加えて，膵β細胞容積の増加による代償機構の存在も重要な役割を果

たす．実際，インスリン抵抗性の強い個体の膵ラ氏島容積は，ヒトにおいても齧歯類においても増大しているとの報告がある[2)3)]．膵β細胞の容積は，膵ラ氏島の新生および膵β細胞自体の複製の増加による容積増加と，アポトーシスによる容積の減少とのバランスにより調節される．マウスにおいては，膵β細胞容積増加機構に関して，膵β細胞の新生もある種の条件下では起こり得るが，通常の条件下では膵β細胞の複製が主であると考えられており，インスリン抵抗性を代償する際の膵β細胞容積増加に関しても，膵β細胞増殖の亢進が中心的役割を果たすと考えられる．そして，インスリン抵抗性出現時に膵β細胞容積が十分増加するか否かが，2型糖尿病発症の規定因子となる（概念図）．

2 2型糖尿病にみとめられる膵β細胞機能不全

しかしながら，将来的に糖尿病を発症する患者，あるいは糖尿病家族歴が濃厚な症例においては，膵β細胞容積増加の代償機転は長くは続かず，かつ，増殖によって補充される膵β細胞が，完全なグルコース応答性インスリン分泌機能を備えていないため，やがて膵β細胞のインスリン分泌機能を正常に保つことができなくなるのではないかとの仮説が考えられる．膵β細胞機能不全の背景として遺伝素因の重要性が長らく指摘されてきたが，多因子疾患である2型糖尿病は遺伝形式が複雑でありこれまで解析はあまり進んでいなかった．最近のSNPを用いた全ゲノム相関解析（genome-wide association study：GWAS）により，その概要がようやく明らかになってきた．それによると2型糖尿病感受性遺伝子として同定されたものの多くは膵β細胞の機能調節に関与する可能性が高く，上記の仮説を支持する結果となっている[4)]．

> **Memo**
>
> GWASを用いた解析により，2型糖尿病感受性遺伝子として*CDKN2A/2B*, *TCF7L2*などが同定された．その多くが膵β細胞のインスリン分泌や膵β細胞増殖の調節因子として機能することが想定されることから，糖尿病体質としては，膵β細胞機能の遺伝的な脆弱性がその基礎にあることがあらためて確認された[4)]．

3 インスリン抵抗性に対する膵β細胞容積増加のメカニズム

では，インスリン抵抗性存在下では膵β細胞は何を感知して，その容積を増加させているのであろうか？ 有力な可能性として，インスリン抵抗性が高まる結果，わずかな血糖値の増加が起こり，その血糖値の増加が膵β細胞容積増加の引き金になる可能性が考えられる．実際，マウスにグルコースを持続投与して，わずかな高血糖，高インスリン血症状態をつくると，膵β細胞増殖が活性化されることが報告されている．

また，膵β細胞のグルコキナーゼは解糖系の律速段階の酵素であるが，このグルコキナーゼのヘテロノックアウトマウスでは，インスリン抵抗性に応答した膵β細胞容積増加が低下することが報告されており，グルコースが解糖系の基質として代謝されることが膵β細胞容積増加に必須であることを示唆する[5)]．さらに，この報告ではブドウ糖が解糖系の基質として代謝される結果，転写因子CREB（cAMP response element binding protein）のリン酸化が亢進し，その下流遺伝子であるIRS-2の発現の増加が認められることを報告している．このIRS-2の発現増加により，膵β細胞におけるインスリンシグナルが活性化される（図1）．

膵β細胞内でのインスリンシグナルが膵β細胞容積増加に重要であることはよく知られている．

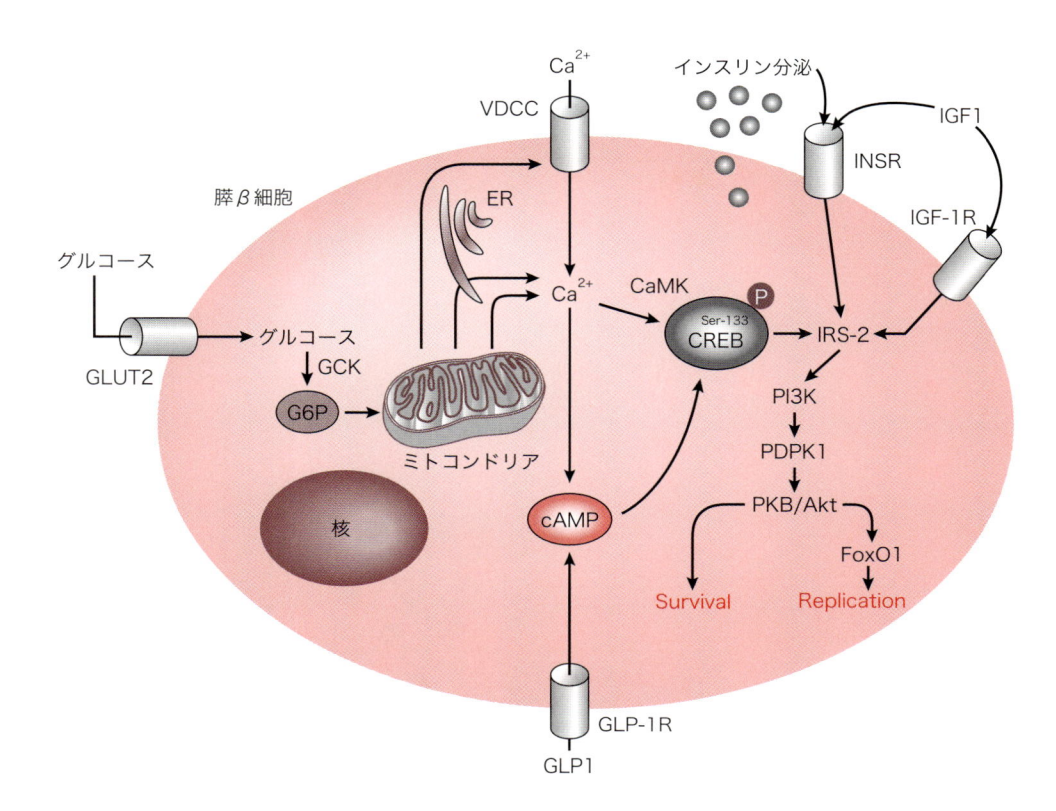

図1 膵β細胞容積増加のメカニズム
グルコースが細胞内に流入すると転写因子CREBが活性化され，このCREBがインスリン，IGF-1受容体シグナルに重要な遺伝子の発現を増加させる．これがAktの活性化を通じて，細胞増殖を促す[1]．

　インスリン受容体，あるいはIGF-1受容体からAktの活性化に至るシグナル経路が，膵β細胞容積増加に必須であることを多くのグループが報告している．AktはmTORのリン酸化を介してS6キナーゼのリン酸化を誘導し，タンパク質合成を促進し，また，GSK3βのリン酸化を介して，GSK3βの活性を低下させ，p27の低下やPDX-1の発現低下を阻害する[6]．さらに，AktはFoxO1の転写活性を調節し，膵β細胞増殖促進に関与する[7]．

4 インクレチンによる膵β細胞容積増加のメカニズム

　近年GLP-1受容体作動薬が臨床で用いられるようになり，GLP-1受容体を介する膵β細胞容積増加作用に関心が高まっている．GLP-1受容体はGタンパク質共役型受容体であり，細胞内cAMPの増加を介してCREBを活性化する結果，IRS-2の発現増加をもたらす．その結果，インスリンシグナルを増強することにより膵β細胞容積が増加する可能性が考えられる．事実，GLP-1受容体作動薬は，db/dbマウスなどの肥満糖尿病モデルマウスにおいて膵β細胞容積増加作用を示すが[8]，IRS-2ノックアウトマウスにおいては膵β細胞容積増加作用がみられないとの報告がある．最近著者らは，C57BL/6マウスを3日間にわたりGLP-1受容体作動薬で刺激することにより，膵β細胞に増殖作用をもたらすことを報告した[9]．その際に発現上昇する遺伝子をマイクロアレイを用いて網羅的に検索したところ，発現が最も上昇する遺伝子としてIGF-1受容体を見出した．興味深いことに，インスリン受容体は同じ条件下で発現が変化することはなかった．このことから，イ

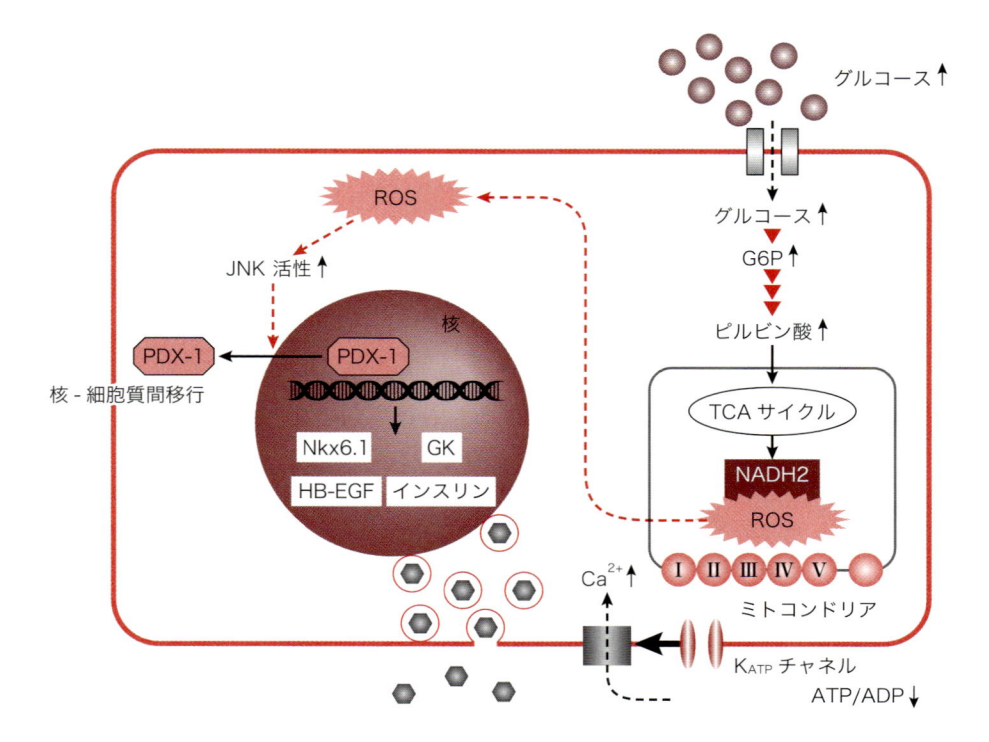

図2 酸化ストレスによる膵β細胞機能不全のメカニズム
高血糖状態下において膵β細胞で産生されたROSはJNK-1の活性化を介してPDX-1の核外移行をもたらす．その結果，PDX-1の標的遺伝子の発現低下を誘導し，インスリン分泌不全等の膵β細胞機能不全をもたらす

ンスリン受容体よりはむしろIGF-1受容体遺伝子の発現制御がGLP-1受容体を介するβ細胞容積増加効果の鍵となる可能性が考えられた[9]．最近Thorensらのグループも膵β細胞においてIGF-1受容体を欠損させると，GLP-1による細胞増殖促進効果が認められなくなることを報告している[10]．

5 糖毒性による膵β細胞機能不全

　血中のグルコースは速やかに膵β細胞に取り込まれ，グルコキナーゼにより，血中のグルコース濃度に応じてグルコース6リン酸に変換される．その後，解糖系酵素の働きでピルビン酸に変換される．膵β細胞の大きな特徴の1つは，産生されたピルビン酸のほとんどが乳酸にはならず，TCA回路に流入することである．その結果，ミトコンドリア内の電子伝達系が活発に働き，その過程でミトコンドリア膜から電子が漏れ出てくる．漏れ出た電子は，細胞質内でスーパーオキシドを形成することが知られている．ROSの増加は解糖系に重要なGAPDH（glyceraldehyde-3-phosphate dehydrogenase）活性を抑制し，解糖系の中間代謝産物が増加する．その結果，解糖系側路が活性化され，UDPGIcNAcの増加，ジアシルグリセロールの増加によるPKCの活性化，糖化反応最終代謝産物（AGE）産生の増加などが惹起される．

　また，高血糖はグリケーション反応も促進させることが知られている．グルコースと同じ還元糖に属するリボースを用いて，膵β細胞株にグリケーションおよび酸化ストレスを誘導するとインスリン発現量の低下が認められる[11]．同時にインスリン遺伝子や，グルコキナーゼ遺伝子，

GLUT2遺伝子などの膵β細胞機能発現に重要な遺伝子群の発現制御にかかわる転写因子であるPDX-1のDNA結合能の低下も認められる[11]．したがって，遷延する高血糖は酸化ストレスの増加を介して，PDX-1の機能低下を引き起こし，膵β細胞容積の減少と，個々の細胞におけるグルコース応答性のインスリン分泌の低下をもたらすものと考えられる．また，PDX-1は通常培養下では核内に局在しているのに対して，酸化ストレス負荷により核内から核外へ移行することが知られており，DNA結合能低下を説明するメカニズムの1つと考えられる[12]．またこの核外移行にはJNKの活性化が関与することも明らかになっている（図2）．臨床的には，糖毒性による膵β細胞傷害を軽減するためには，インスリン強化療法などにより血糖コントロールを厳格に行うことが最も有効と考えられる．

6 妊娠時における膵β細胞機能維持機構

妊娠期には全身のインスリン需要に応えるために，短期間のうちに膵β細胞の機能を亢進させる必要がある．この機構に不全があることは妊娠糖尿病（gestational diabetes mellitis：GDM）を発症する原因となる．実際，妊娠期には膵β細胞容積が短期間のうちに増加していることが知られており，この現象の一翼を担っているのが，プロラクチン受容体に結合して作用を発揮するプロラクチン（PRL）や胎盤性ラクトゲン（PL）であると考えられる．特に，妊娠期の膵β細胞容積の劇的な変化を遂げるメカニズムについては，PRLやPLがPRL受容体に結合することにより，Jak2-Stat5経路が活性化し，cyclinなどの細胞増殖因子の転写を増加させることが報告されている．われわれは，妊娠期のマウス膵ラ氏島細胞を対象として，独自に妊娠期の膵β細胞容積増加にかかわる機構を解析することにした．最も細胞増殖の旺盛な妊娠12.5日目のマウスと非妊娠マウスの膵島を単離し，マイクロアレイを用いて両者間で発現量の異なる遺伝子の網羅的探索を行った．その結果，セロトニン合成の律速酵素であるTph1, 2（Tryptophan Hydroxylase 1および2）が妊娠期に爆発的にその発現量が増加することが明らかとなった[13]．その発現増加から予想されるように，免疫組織学的解析においても妊娠期特異的に膵β細胞でセロトニンが合成されていることが明らかとなり，ヒトの剖検例でも妊娠期に膵島内でセロトニンが合成されていることが確認された．さらに，単離培養膵島への刺激実験において，セロトニンが直接，細胞増殖作用を有し，細胞周期関連遺伝子の発現増加や細胞増殖抑制因子p21cip1の減少を誘導することが明らかとなった[13]．膵β細胞におけるTph1の発現はPRLにより制御されることから，PRL受容体-Tph-セロトニン経路は妊娠期の膵β細胞機能調節において中心的役割を果たしている可能性がある．

7 小胞体ストレスと膵β細胞機能不全

膵β細胞はインスリンタンパク質を日々大量に合成しては分泌している細胞である．インスリンタンパク質は翻訳されたのちに小胞体で種々の修飾を受け，成熟していくことが知られる．正常な状況下においてもその翻訳後修飾の不全のために，インスリンタンパク質のおよそ30％は折りたたみの異常な状態で存在するといわれる．すなわち膵β細胞では定常的に小胞体ストレス（ERストレス）が負荷されていることになるが，インスリン抵抗性の増した状況ではさらにこのストレスに拍車がかかることは想像に難くない．この状況に対応するため，小胞体ではUPR（unfolded protein response）という適応反応が起こり，タンパク質合成を抑制したり，折りたたみの異常なタンパク質を正常な状態に回復する機能を有するシャペロンタンパク質の発現が亢進する[14]（図

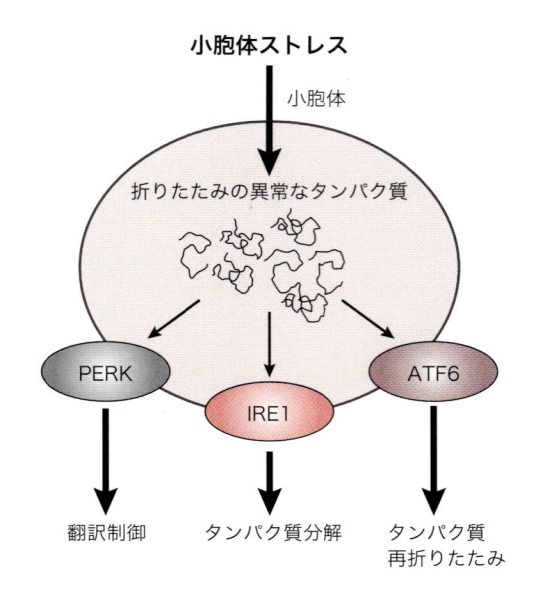

図3 ERストレスに応答した細胞応答
小胞体に折りたたみの悪いタンパク質が負荷されると，この負荷を軽減する目的で主に3つの反応が惹起される（unfolded protein response：UPR）[14]

3)．UPRに不可欠なPERKや，eIF2αのリン酸化部位を破壊したマウスでは膵β細胞機能障害が生ずることからもUPRの生理的重要性が示唆される．またヒトにおけるERストレスと膵β細胞の関係は，進行性の膵β細胞量低下による若年発症糖尿病と視神経萎縮を主徴とする常染色体劣性遺伝を特徴とするWolflam症候群の原因遺伝子WFS1がERストレス調節にかかわる機能分子であることから支持される[15]．小胞体ストレスが過剰なため細胞が適応できない場合，細胞はアポトーシスを起こし，死に至る．これは個体としての生存のためにストレスに適応できない細胞を除外する反応と考えられる．上述したように，インスリン生合成の需要増大は通常，膵β細胞容積増大を刺激すると考えられるが，UPRに異常がある場合，ERストレスを介して膵β細胞容積減少を引き起こす可能性がある．

8 膵β細胞におけるオートファジー

オートファジーはタンパク質のバルク分解にかかわる機構であり，細胞の恒常性維持に必須の経路である．オートファジー経路においては，分解する基質をオートファゴソームとよばれる脂質二重膜で取り囲み，それをリソソームと融合させることで内容物をアミノ酸にまで分解することができる（図4）．以前よりオートファゴソームと考えられる構造物が2型糖尿病動物モデルの膵β細胞に散見されるとの報告があり，糖尿病とオートファジーとの関連が示唆されてきた．著者らの解析においてもdb/dbマウスの膵β細胞においてオートファゴソーム数の増加を認めることを確認した．また，C57B6マウスに高脂肪食を負荷すると，膵β細胞においてオートファジーの活性化が認められることから，末梢のインスリン抵抗性が高まったときに膵β細胞でオートファジーの活性化が誘導されることが示唆された．膵β細胞におけるオートファジーの役割を検討する目的で，膵β細胞特異的にオートファジー誘導に必須の遺伝子であるAtg7を欠損させたマウスを作製した（以下，Atg7KOマウスと記す）[16]．Atg7KOマウスにおいては一部の膵β細胞は変性

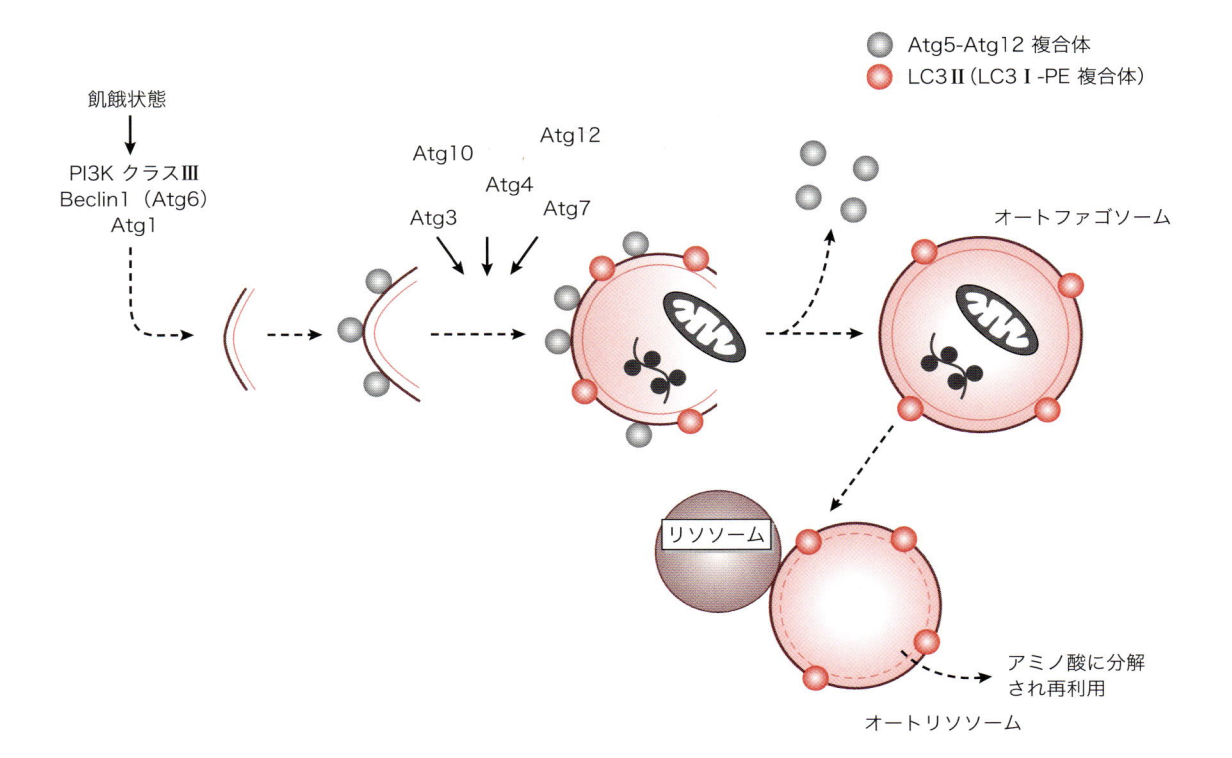

図4 オートファゴソームの形成機構

オートファジーが起動すると細胞質中にカップ状の隔離膜が出現し，Atgタンパク質群のはたらきにより，隔離膜の伸長が進行する．オートファゴソームに取り囲まれた内包物は，リソソーム内のタンパク質分解酵素によりアミノ酸まで分解され，再利用される

や細胞死を来し，細胞質内にポリユビキチンタンパク質の蓄積を認めた．Atg7KOマウスに糖負荷試験を行うと，インスリン分泌の低下を伴った耐糖能の低下を示した．このマウスにおけるインスリン分泌低下の原因を探索した結果，糖負荷時の膵β細胞におけるATP産生低下が存在することが明らかとなった．ミトコンドリアの変性像も認められることから，オートファジー不全により，機能の劣化したミトコンドリアが分解処理されないことにより，膵β細胞内のミトコンドリア機能が低下したことがインスリン分泌低下の一部を説明するものと考えられた．またAtg7KOマウスに12週間にわたり高脂肪食を与えると，より早期からのポリユビキチンタンパク質の蓄積がみられるなど，膵β細胞変性と細胞死はさらに加速し，耐糖能悪化も著明になった．コントロールマウスで認められる代償性の膵β細胞の容積増加も認められなかった．以上の結果より，膵β細胞においてオートファジーの不全が存在すると糖尿病発症のリスクを高めること，またインスリン抵抗性存在下において，オートファジーは，膵β細胞の代償性機能維持を保証するシステムであることが明らかとなった[16]．

> **Memo**
>
> タンパク質分解経路として比較的解析の進んでいるユビキチン・プロテアソーム系ではポリユビキチン化されたタンパク質が特異的基質となるのに対し，オートファジー経路はミトコンドリアなどの細胞小器官をまるごと分解することも可能である．ミトコンドリアは特にオートファゴソームにより，特異的に捕捉分解されることが知られており，マイトファジーとよばれる．

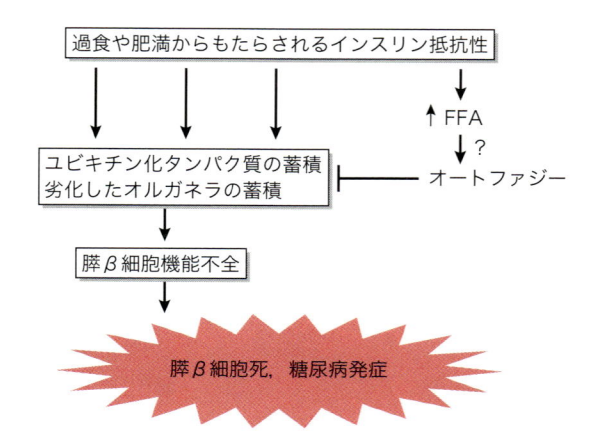

図5 オートファジー機能不全による糖尿病発症の概念図
オートファジーはインスリン抵抗性増大に応答して活性化される．オートファジーが正常に機能しなければ不要なタンパク質や機能の低下したオルガネラが蓄積し膵β細胞の機能不全や細胞死をもたらし，糖尿病発症へといたる

おわりに

　糖尿病発症と進展の背景として重要と考えられる，膵β細胞機能不全の特徴について紹介した．膵β細胞機能の継時的な低下が2型糖尿病の病態において中心的役割を果たすと考えると，膵β細胞の機能と量を温存するような治療法こそが理想的な2型糖尿病治療であろう．今後，この分野の研究の進展に伴い，糖尿病の病態を説明する新たな視点が見出され，新規治療の開発にも繋がることを期待したい．

（藤谷与士夫，綿田裕孝）

参考文献

1) Weir, G. C. et al. : Beta-cell adaptation and decompensation during the progression of diabetes. Diabetes, 50 : S154-159, 2001
2) Rhodes, C. J. : Type 2 diabetes-a matter of beta-cell life and death? Science, 307 : 380-384, 2005
3) Butler, A. E. et al. : Beta-cell deficit and increased beta-cell apoptosis in humans with type 2 diabetes. Diabetes, 52 : 102-110, 2003
4) Bonnefond, A. et al. : The emerging genetics of type 2 diabetes. Trends Mol Med., 16 : 407-416, 2010
5) Terauchi, Y. et al. : Glucokinase and IRS-2 are required for compensatory beta cell hyperplasia in response to high-fat diet-induced insulin resistance. J. Clin. Invest., 117 : 246-257, 2007
6) Tanabe, K. et al. : Genetic deficiency of glycogen synthase kinase-3beta corrects diabetes in mouse models of insulin resistance. PLoS Biol., 6 : e37, 2008
7) Kitamura, T. et al. : The forkhead transcription factor Foxo1 links insulin signaling to Pdx1 regulation of pancreatic beta cell growth. J. Clin. Invest., 110 : 1839-1847, 2002
8) Tamaki, M. et al. : Combination treatment of db/db mice with exendin-4 and gastrin preserves β-cell mass by stimulating β-cell growth and differentiation. J. Diab. Invest., 1 : 172-183, 2010
9) Arakawa, M. et al. : Effects of exendin-4 on glucose tolerance, insulin secretion, and beta-cell proliferation depend on treatment dose, treatment duration and meal contents. Biochem. Biophys. Res.

Commun., 390 : 809-814, 2009
10) Cornu, M. et al. : Glucagon-like peptide-1 increases beta-cell glucose competence and proliferation by translational induction of insulin-like growth factor-1 receptor expression. J. Biol. Chem., 285 : 10538-10545, 2010
11) Matsuoka, T. et al. : Glycation-dependent, reactive oxygen species-mediated suppression of the insulin gene promoter activity in HIT cells. J. Clin. Invest., 99 : 144-150, 1997
12) Kawamori, D. et al. : Oxidative stress induces nucleo-cytoplasmic translocation of pancreatic transcription factor PDX-1 through activation of c-Jun NH (2)-terminal kinase. Diabetes, 52 : 2896-2904, 2003
13) Kim, H. et al. : Serotonin regulates pancreatic beta cell mass during pregnancy. Nat. Med., 16 : 804-808, 2010
14) Fonseca, S. G. et al. : Stress hypERactivation in the β-cell. Islets, 2 : 1-9, 2010
15) Fonseca, S. G. et al. : WFS1 is a novel component of the unfolded protein response and maintains homeostasis of the endoplasmic reticulum in pancreatic beta-cells. J. Biol. Chem., 280 : 39609-39615, 2005
16) Ebato, C. et al. : Autophagy is important in islet homeostasis and compensatory increase of beta cell mass in response to high-fat diet. Cell Metab., 8 : 325-332, 2008

Chapter 2 2. 脂肪組織

4 白色脂肪細胞および褐色脂肪細胞の発生・分化調節機構

ヒトをはじめ,哺乳類には二種類の脂肪細胞:白色脂肪細胞と褐色脂肪細胞が存在する.白色脂肪細胞は余剰エネルギーを中性脂肪として蓄積するのに対して,褐色脂肪細胞はエネルギーを消費し,熱を産生する機能をもつ.白色脂肪組織と褐色脂肪組織は,機能のみならず,前駆細胞の起源や分化調節機構においても大きく異なる.近年の研究から,脂肪前駆細胞の発生や,褐色脂肪細胞の分化決定にかかわる転写因子群が明らかとなり,これらの転写因子群を線維芽細胞に導入することによって,機能的な褐色脂肪細胞を再構築することが可能となった.本稿では白色脂肪細胞および褐色脂肪細胞の発生・分化機構について,最新の知見を交えながら概説する.

概念図

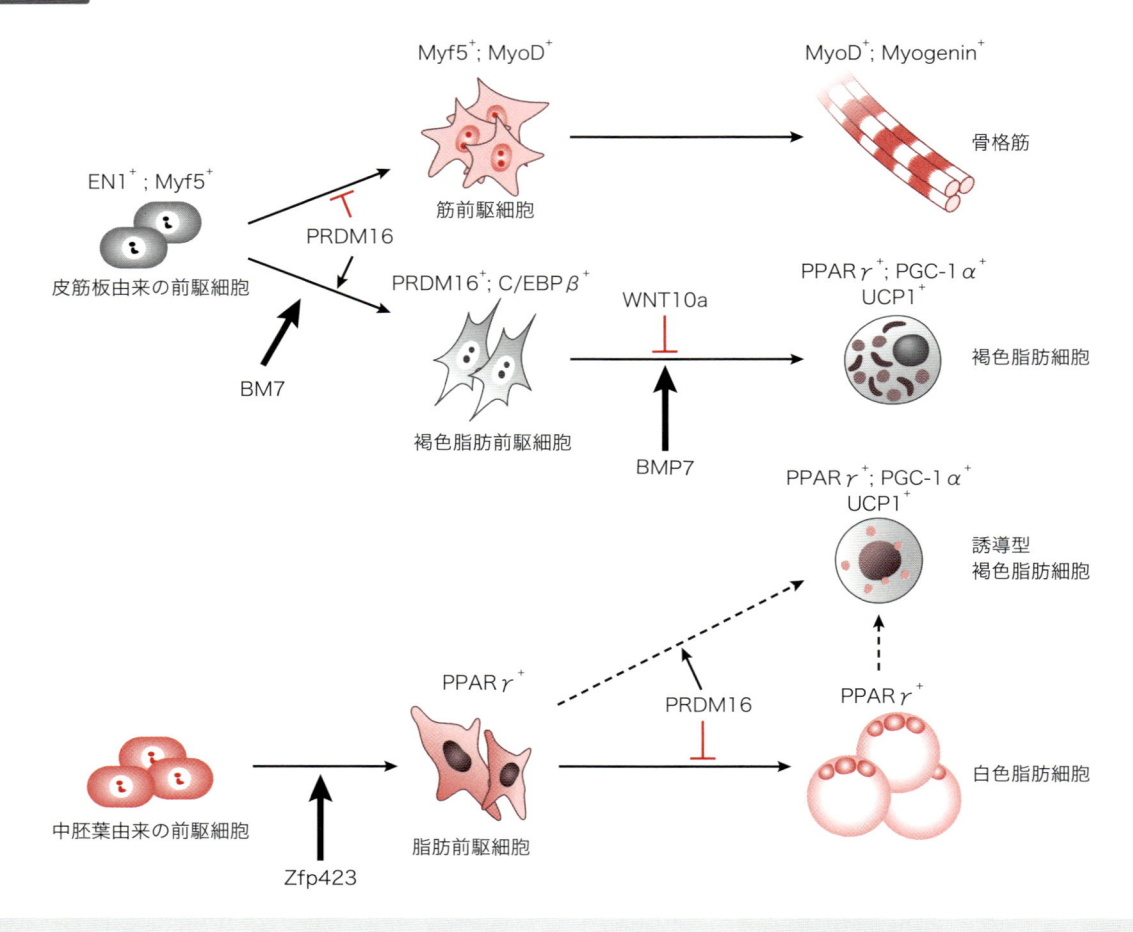

皮筋板由来の前駆細胞 ($EN1^+; Myf5^+$) から、PRDM16 による抑制を受けつつ筋前駆細胞 ($Myf5^+; MyoD^+$) へ、さらに骨格筋 ($MyoD^+; Myogenin^+$) へ分化する。また BMP7 により褐色脂肪前駆細胞 ($PRDM16^+; C/EBP\beta^+$) となり、WNT10a の抑制を受けつつ褐色脂肪細胞 ($PPAR\gamma^+; PGC-1\alpha^+; UCP1^+$) へ分化する。

中胚葉由来の前駆細胞から Zfp423 を介して脂肪前駆細胞 ($PPAR\gamma^+$) となり、PRDM16 により誘導型褐色脂肪細胞 ($PPAR\gamma^+; PGC-1\alpha^+; UCP1^+$) あるいは白色脂肪細胞 ($PPAR\gamma^+$) へ分化する。

はじめに

肥満は2型糖尿病や高血圧症,脂質異常症を惹起する主要な因子である.また肥満そのものが心筋梗塞や脳梗塞などの心血管疾患のリスクファクターともなっており,肥満のメカニズムの解

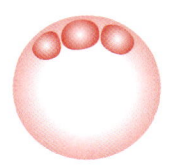

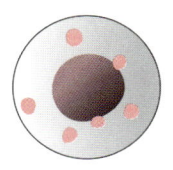

白色脂肪細胞	褐色脂肪細胞	
・単胞性の脂肪滴 ・ミトコンドリア：少 ・中性脂肪としてエネルギーを貯蔵	・多胞性の脂肪滴 ・ミトコンドリア：多 ・発熱によるエネルギー消費	**図1** 白色脂肪細胞と褐色脂肪細胞の形態的・機能的な比較

明とそれに立脚した治療法の確立が強く望まれている．肥満による脂肪細胞の肥大化に伴い，脂肪組織内における炎症や小胞体ストレスが増加し，全身での糖代謝や脂肪酸代謝に大きな影響を与えることが知られている．脂肪細胞の分化・発生や形態異常の分子機構を明らかにすることによって，現在も増加し続けている肥満症やそれに伴う疾患の治療への有効な手段を確立することができると期待される．

ヒトを含め哺乳類の脂肪組織はその機能と組織学的特性により，白色脂肪組織と褐色脂肪組織の二つに大きく分類される．白色脂肪細胞は，余剰エネルギーを単胞性の巨大な脂肪滴（unilocular）に中性脂肪として蓄積する機能をもつ．一方，褐色脂肪細胞は小さな複数の脂肪滴（multilocular）を含み，ミトコンドリアの内膜上に存在するUCP1（uncoupling protein 1）を介した発熱によりエネルギーを消費し，熱を産生する（図1）．マウスなどの小動物や胎児は体温を失いやすく，褐色脂肪組織による熱産生が体温調節に非常に重要な役割を担う．褐色脂肪細胞は非常に活発なエネルギー消費機能をもつことから，褐色脂肪細胞と肥満との関連性が示唆されている．例えば，高カロリー食下においても肥満になりにくい系統のマウスは，筋肉組織もしくは白色脂肪組織中に多くの褐色脂肪細胞を含むことが知られている．褐色脂肪組織は，従来ヒト成人には存在しないとされていたが，PET（positron emission tomography）スキャンを用いた近年の研究から，成人にも従来考えられていた以上に多くの褐色脂肪が存在することが明らかになった．つまり，成人にも褐色脂肪細胞の分化制御機構が機能していることから，褐色脂肪前駆細胞を効率的に分化へと導くことで，エネルギー消費の亢進を介して肥満治療へ発展する可能性がある．

白色脂肪細胞も褐色脂肪細胞もともに中胚葉由来であるが，機能のみならずそれぞれの前駆細胞の起源や発生・分化の制御機構に関して大きく異なっている．本稿では白色脂肪細胞，そして褐色脂肪細胞の発生，分化という2つの項目について解説していく．

1 脂肪細胞の発生

1）白色脂肪細胞の起源

脂肪前駆細胞から成熟した白色脂肪細胞へと分化する機構に関しては，さまざまな転写制御因子やシグナル伝達因子が明らかにされている．例えば，抗糖尿病薬 チアゾリジン（thiazolidine）誘導体のターゲットとして知られるPPARγ（peroxisome proliferator-activated receptor-γ）は，脂肪細胞前駆細胞から脂肪細胞への分化にかかわる「マスター制御因子」として，さまざまな遺伝子発現を制御している．一方，多分化能をもつ細胞がどのような機構で脂肪前駆細胞へ細胞の運命が決定されるのかに関しては不明な点が多い．

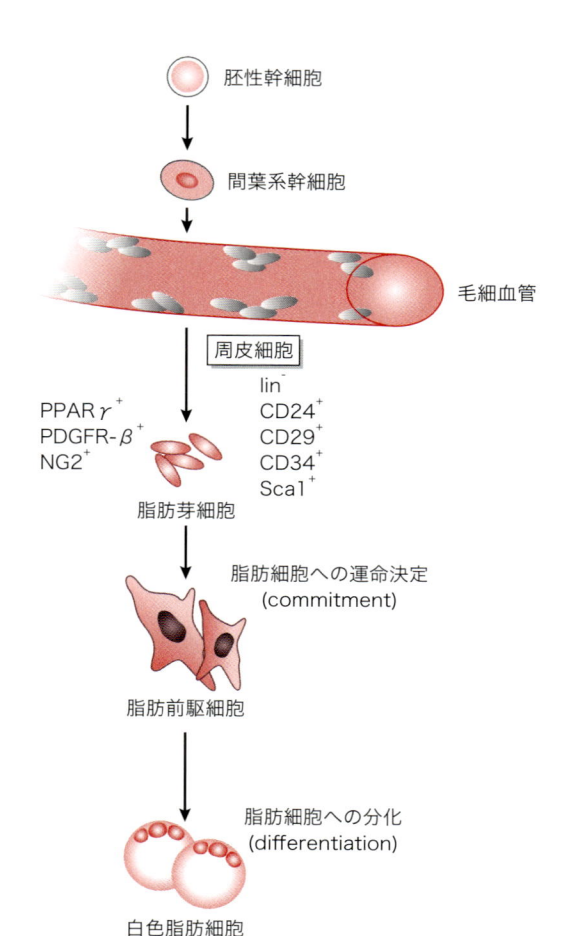

図2 脂肪細胞の起源と分化

毛細血管壁を覆うように存在する周皮細胞は間葉系幹細胞由来であり，脂肪細胞や筋細胞，骨細胞への分化能をもつ．脂肪前駆細胞は周皮細胞のマーカーに加えてPPARγやCD34をはじめとするマーカーを発現する．脂肪前駆細胞への運命決定にかかわるメカニズムは明らかではない．脂肪前駆細胞は転写因子PPARγやC/EBPsを介して成熟した脂肪細胞に分化する

ほぼすべての脂肪細胞は中胚葉由来であると考えられている．胚体中胚葉は多能性間葉系胚細胞（multipotent stromal stem cells）へと分化し，最終的には脂肪前駆細胞へと分化が進行する．この脂肪前駆細胞に特異的な分子マーカーが同定されていないことが，脂肪細胞の起源を特定することをより困難にしていた．Pref-1というEGFファミリーに属する細胞表面タンパク質は脂肪前駆細胞により多く発現していることが知られているが，脂肪前駆細胞特異的なマーカーではない．

一方，近年の新しいアプローチを取り入れた研究から，白色脂肪細胞の起源に関して新たな知見が得られている．血管内皮細胞を覆うように存在する周皮細胞（pericyte）が脂肪細胞の起源であることは古くから知られていたが，2008年にGraffらは系統追跡（lineage tracing）という遺伝子工学的手法を用いて，この周皮細胞という平滑筋様細胞が最終的に白色脂肪細胞に分化することを明らかにした．これらの細胞はSMA（smooth muscle actin）やPDGFR-β（platelet-derived growth factor receptor-β），NG2（neural/glial cell 2）などの周皮細胞のマーカーだけでなく，脂肪細胞分化のマスター制御因子であるPPARγやCD34を発現しているが，perilipinなどの成熟した脂肪細胞のマーカーは発現していないという特色をもつ[1]．同時期にFriedmanらは白色脂肪組織の間質・血管系画分（stromal-vascular fraction：SVF）よりさまざまな細胞表面マーカーを用いて脂肪前駆細胞画分を単離した．この脂肪前駆細胞群を脂肪萎縮モデルマウスに移植し，生体内で脂肪滴を含む白色脂肪組織を再生させるとともに，脂肪萎縮に伴うインスリン

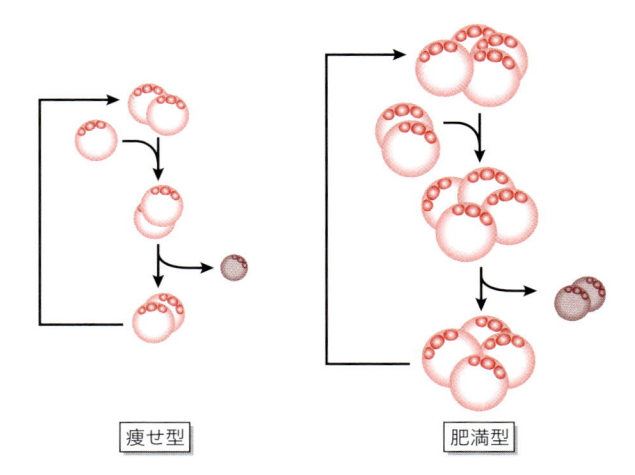

図3 脂肪細胞の寿命
成人の脂肪細胞は年に約10％の割合で入れ替わり，肥満状態においてもこの割合に大きな変化はない

抵抗性を改善させることに成功している．この脂肪前駆細胞はlin$^-$，CD24$^+$，CD29$^+$，CD34$^+$，Sca1$^+$の細胞表面マーカーを発現している[2]．これらの研究における細胞が同一の脂肪前駆細胞であるかはいまだ定かではないが，これらの分子マーカーを足掛かりとして白色脂肪細胞の起源にさらに迫る研究成果が発表されていくことが十分に期待される（図2）．

2）脂肪細胞の個数は幼少期から青年時代に決まる：脂肪細胞の寿命

Hirschらは，1972年に，成人においては肥満状態から体重が減少すると脂肪細胞の大きさは小さくなるものの，脂肪細胞数そのものは減少しないことを示した．これは近年発表された，胃縮小手術後やがん関連性の悪液質に伴う体重減少後にも，脂肪重量の減少はあるものの脂肪細胞数そのものは大きく変化しないという一連の報告とも一致している．

2008年にSpaldingらは，ヒト成人では脂肪細胞が年に10％の割合で失われ，脂肪前駆細胞からの分化により補われて量的平衡が保たれていることを示した．肥満者においては痩せ型の2倍の数の脂肪細胞を保持し得るが，ターンオーバーの割合は変わらない．逆に8歳から思春期の後半にかけて脂肪細胞数は過形成とともに増加していた（図3）[3]．脂肪細胞数は肥満児においてより多く，また脂肪細胞の増殖は肥満児においてより速いといった報告もあり，脂肪細胞数から見た「太りやすさ」は成人前にある程度規定されていると考えられる．

3）褐色脂肪細胞の起源：二種類の褐色脂肪細胞

白色脂肪細胞と褐色脂肪細胞は共通の脂肪前駆細胞から分化すると考えられてきたが，近年の研究結果から新しいモデルが提唱されている（概念図）．例えば，肩甲骨間に存在する褐色脂肪細胞は，真皮，そして一部の筋細胞と起源を同じにしており，皮筋板中のEN-1（Engrailed-1）を発現する細胞に由来することが報告されている．また，マイクロアレイによる解析より，褐色脂肪細前駆細胞には，筋前駆細胞と共通する数多くの遺伝子やmicro RNAが発現していることも報告されている．筋前駆細胞特異的な遺伝子Myf5を発現する細胞（Myf5$^+$細胞）を追跡した実験結果によると，マウスにおける肩甲骨付近の褐色脂肪細胞は，骨格筋細胞と共通するMyf5$^+$筋前駆細胞に由来し，白色脂肪細胞とは異なる前駆細胞に由来することが示唆された．

興味深いことに，マウス肩甲骨付近から採取した褐色脂肪細胞において，褐色脂肪細胞分化の分子スイッチであるPRDM16（PRD1-BF-1-RIZ1 homologous domain containing protein 16）をノックダウンすると，細胞が融合した骨格筋様の細胞が出現する．さらに，脂肪細胞を誘導す

る培地条件において，筋前駆細胞にPRDM16を導入すると，褐色脂肪細胞が出現することが明らかとなった．これらの結果から，胚発生の過程においてMyf5$^+$筋前駆細胞の一部の細胞群がPRDM16の作用によって褐色脂肪細胞に分化することが示唆された[4]．現在のところ，Myf5$^+$筋前駆細胞においてどのようにPRDM16の遺伝子発現が誘導されるのかは明らかになっていない．TGF-β（transforming growth factor beta）ファミリーに属するBMP7（bone morphogenetic protein 7）は間葉系前駆細胞においてPRDM16やPGC-1α（PPARγ-co-activator-1α）の発現を誘導するとともに，褐色脂肪細胞の分化を促進することが報告されている．また，Wnt（Wingless）シグナルは骨格筋分化に必須な因子であるが，その一方で脂肪細胞の分化を抑制する因子としても知られている．

一方，長期の寒冷刺激やPPARγリガンドの投与などさまざまな環境要因によって白色脂肪組織内に散在的に出現する"誘導型"の褐色脂肪細胞（inducible-brown adipocytes, brite cells, beige cells）の存在が知られている．これらの誘導型褐色脂肪細胞はMyf5$^-$であることから，肩甲骨間に存在する褐色脂肪細胞とは異なる細胞起源をもつと考えられる．これらの細胞は，肩甲骨間に存在する既存の褐色脂肪細胞と同様に，熱産生機能に重要な遺伝子（*ucp-1*など）を発現しているものの，既存の褐色脂肪細胞とは異なる分子プロファイルを示すことから，二種類の褐色脂肪細胞は，前駆細胞の起源のみならず，機能的にも異なる特性を有していると推察される．

2 脂肪細胞の分化制御

1）白色脂肪細胞の分化制御

脂肪細胞の分化制御に関する研究は主にマウス由来の3T3-L1細胞や3T3-F442A細胞など，すでに脂肪細胞への運命が決定されている細胞（脂肪前駆細胞）を用いて行われてきた．これらの細胞は1970年代にGreenらによって確立され，脂肪細胞分化にかかわる分子メカニズムの解明に大きく貢献している．これらの脂肪前駆細胞は他の線維芽細胞と同等の特性をもちながらも，グルココルチコイド，cAMP，インスリンといった「分化カクテル」の刺激に伴い脂肪分化のプログラムが誘導される．これらの培養細胞を用いた研究より，脂肪前駆細胞から成熟した白色脂肪細胞への分化プロセスは，さまざまな転写因子が協調して制御していることが明らかになった．そのネットワークの中心にある主要な転写因子はPPARγとC/EBPα（CCAAT-enhancer-binding proteins α）である．PPARγは特に，脂肪分化制御のマスター因子として知られている．PPARγを欠損した脂肪前駆細胞は脂肪細胞へは分化しない．また，脂肪細胞特異的にPPARγをノックアウトしたマウスは極度の脂肪萎縮の表現型を示す．PPARγの遺伝子発現は，C/EBPファミリーをはじめとする転写因子により調節されている．C/EBPβとδはグルココルチコイドやcAMPなどの脂肪分化刺激に伴い誘導され，PPARγとC/EBPαの発現を増加させる．C/EBPαとPPARγはお互いの発現を調節すると同時に，協調しながら脂肪細胞の分化プログラムを誘導する（図4）．また，ADD-1/SREBP-1（adipocyte determination and differentiation-dependent factor-1/sterol regulatory element-binding protein-1）も脂肪細胞の分化誘導における初期にPPARγの発現を制御する重要な因子として知られている．

PPARγはリガンドによって活性化される核内受容体の1つである．PPARγはRXRα（retinoid X receptor α）とヘテロ二量体を形成し，標的遺伝子の発現制御領域（プロモーターやエンハンサー領域）に存在するPPREs（peroxisome proliferator response elements）に結合する．レチノイン酸はRXRαとPPARγの結合変化を介して脂肪分化を制御することも知られている．PPARγは不活性化状態において，NCOR1をはじめとするコリプレッサーと結合して転写活性が抑えら

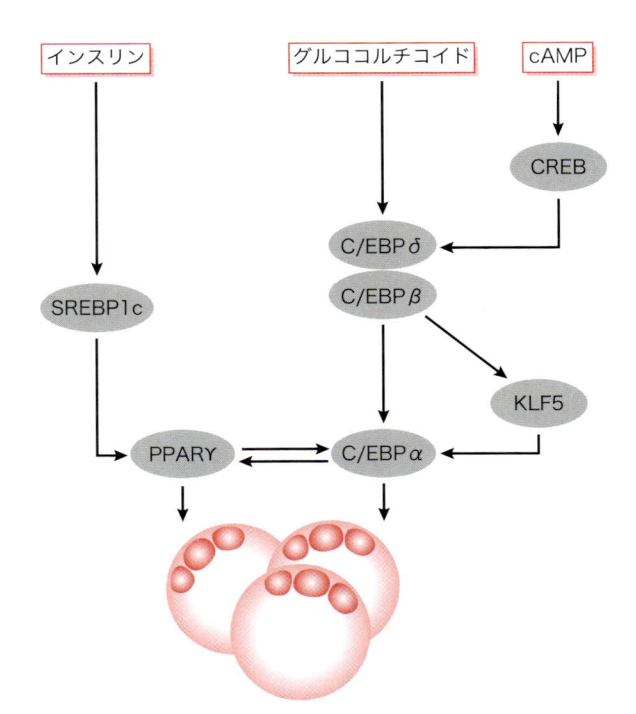

図4 脂肪細胞分化を調節する転写因子群

グルココルチコイド、cAMP、インスリンなどの刺激に伴い脂肪細胞分化へのプログラムが誘導される．PPARγは脂肪細胞分化誘導のマスター因子として知られており、C/EBPαと協調して脂肪細胞の分化プログラムを誘導する

れているが，リガンドの結合によりヒストンアセチル化活性をもつCBP/p300（cAMP response element binding protein binding protein）などの共活性化因子（coactivators）と結合し，ヒストンのアセチル化に伴いクロマチンが脱凝集することで脂肪分化への遺伝子が誘導される．他にもSRC1やSWI/SNFなどの転写共役因子により，脂肪細胞分化を誘導する遺伝子の発現は緻密に制御されているが，この転写因子と共役因子，そして標的遺伝子との特異性は，調節因子のタンパク質修飾による構造変化や，標的遺伝子の制御調節領域への結合親和性などによって規定されていると考えられている[5]．

PPARγの合成リガンドとしては，糖尿病治療薬として知られるチアゾリジン誘導体があり，内因性のリガンドとしては遊離脂肪酸やプロスタグランジンJ2などが知られている．最近のトピックとして，PPARγは273番目のセリンがCDK5（cyclin-dependent kinase 5）によりリン酸化され，この変化に伴いアディポネクチンなど糖代謝に重要な内分泌因子の発現や産生が減少することが報告された．CDK5は肥満や高脂肪食に伴うTNF-αや遊離脂肪酸の刺激に伴って活性化されるが，チアゾリジン誘導体などの合成PPARγリガンドによりこのCDK5によるPPARγのリン酸化が阻害される[6]．CDK5によるPPARγのリン酸化を特異的に阻害することにより脂肪細胞の分化や発生に影響を与えずに，インスリン抵抗性を改善するような新たな合成PPARγリガンドが開発されることが期待されている（図5）．

2）褐色脂肪細胞の分化制御

褐色脂肪細胞においても白色脂肪細胞と同様に，マスター制御因子であるPPARγおよびC/EBPsが脂肪前駆細胞から成熟脂肪細胞への分化制御に非常に重要な役割を果たす．ところが，PPARγおよびC/EBPsを線維芽細胞に導入すると，白色脂肪細胞には分化するものの，褐色脂肪細胞には分化しない．すなわち，褐色脂肪細胞の分化にはマスター制御因子とともに別の因子が必要なのではないかと考えられていた．褐色脂肪細胞の分化を制御する抑制因子として，pRB，p107，

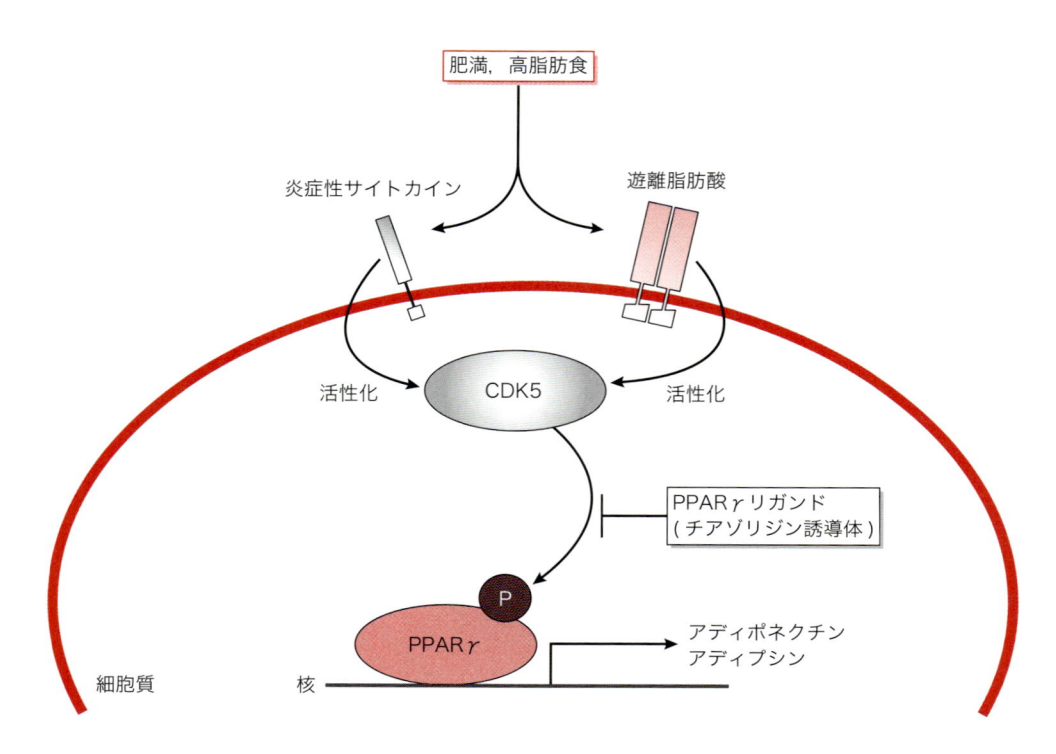

図5 PPARγリガンドは，肥満に伴うCDK5活性化によるPPARγリン酸化を阻害する
肥満や高脂肪食負荷に伴い炎症性サイトカインや遊離脂肪酸が増加しCDK5の活性化につながる．CDK5はPPARγのセリン273番目をリン酸化する．チアゾリジン誘導体などのPPARγリガンドは，PPARγを活性化するとともに，CDK5によるPPARγリン酸化を阻害することにより，インスリン抵抗性が改善すると示唆されている

表1 褐色脂肪細胞分化制御にかかわる因子と，そのノックアウトマウスの表現型

褐色脂肪細胞への分化	名前	ノックアウトマウスの表現型
促進因子	PRDM16	胎生致死，胎仔では褐色脂肪の形態異常およびUCP1，Cidea，PGC-1α発現低下
	PGC-1α	UCP1減少に伴う褐色脂肪細胞機能の低下，褐色脂肪細胞自体の発生・分化には支障なし
	FOXC2	胎生致死(大動脈弓，骨格の形成不全)，トランスジェニックマウスでは褐色脂肪様細胞の増加，エネルギー消費増大
	BMP7	胎生致死，胎仔では褐色脂肪の分化異常とUCP1発現低下
抑制因子	pRB	胎生致死，間葉系幹細胞特異的ノックアウトマウスでは骨芽細胞の減少，脂肪細胞の増加
	p107	白色脂肪組織でのUCP1，PGC-1α発現増加
	RIP140	高脂肪食負荷で痩せ型，白色脂肪組織ではUCP1の増加
	LXRα	高脂肪食負荷でコレステロール蓄積に伴う脂肪肝，肝不全
	Twist1	神経管閉鎖不全により胎生致死（E11.5），骨芽細胞形成不全
	4EBP1	エネルギー消費の亢進，白色脂肪組織でのPGC-1α，UCP1の増加
	IKKε	エネルギー消費の亢進，脂肪細胞でのUCP1の増加，肝臓でのインスリン抵抗性の改善
	TNFR1	エネルギー消費の亢進，褐色脂肪細胞でのUCP1，UCP3の増加
	Atg7	神経変性により生後28週以内に致死，脂肪細胞特異的ノックアウトでは白色脂肪細胞中の褐色脂肪様細胞の増加
	Fsp27	エネルギー消費の亢進，白色脂肪細胞でのミトコンドリア生合成関連遺伝子の増加
	Wnt10b	筋芽細胞中の脂肪細胞分化増加

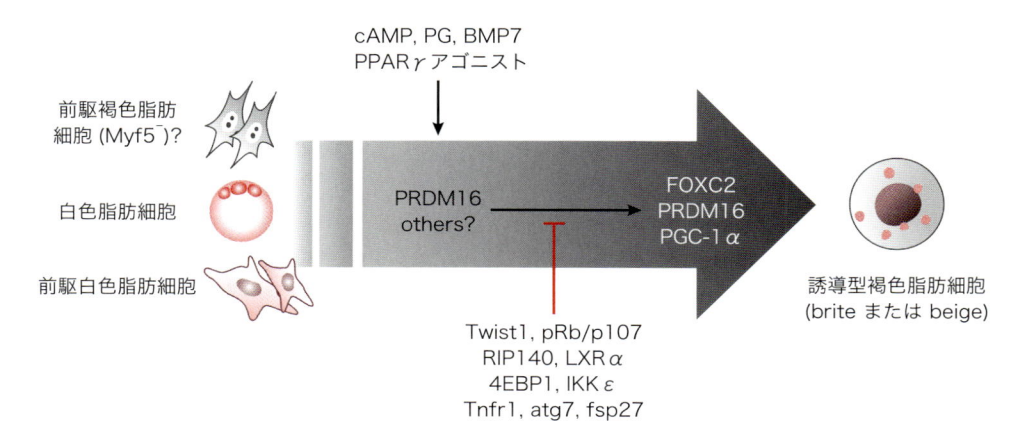

図6 "誘導型"褐色脂肪細胞の分化・発生機構

肩甲骨付近の褐色脂肪細胞は，骨格筋細胞と共通する前駆細胞（Myf5⁺）に由来する．一方，白色脂肪組織内に散発的に分布する褐色脂肪細胞はMyf5⁻であり，長期の寒冷刺激（cAMP），プロスタグランジン（PG），PPARγアゴニスト投与などの環境要因により分化が制御されている．白色脂肪組織においてPRDM16を強発現させると"誘導型"の褐色脂肪様細胞が観察される．またTwist1, pRb/p107, RIP140などは，誘導型褐色脂肪細胞の分化の抑制因子として作用する

Rip140, Twist1, 4EBP1などが報告されている．これらの遺伝子のノックアウトマウスでは，褐色脂肪細胞の分化・機能の促進と，それに伴うエネルギー消費の亢進がみられる[7]．一方，PRDM16やPGC-1α，FoxC1などの転写制御因子は褐色脂肪細胞の分化や熱産生機能を促進する因子として報告されている（表1）．特に，PRDM16は褐色脂肪細胞に選択的に発現し，褐色脂肪細胞の運命決定にかかわる因子と考えられている．

PRDM16を白色脂肪前駆細胞に導入すると，*ucp-1*をはじめとする褐色脂肪細胞に特異的な遺伝子プログラムが誘導され，同時に白色脂肪細胞に選択的な遺伝子の発現が抑制される．PRDM16はミトコンドリア産生に重要な役割を果たす転写共役因子PGC-1αやPGC-1βに直接結合するほか，PPARγやC/EBPsをはじめとするさまざまな転写因子群に結合し，これらの転写活性を調節する転写共役因子として機能する[8]．さらに，PRDM16は転写抑制因子として知られるCtBP-1/2（C-terminal Binding protein1/2）と結合し，細胞元来の遺伝子プログラムを抑制することによって，標的遺伝子の活性化・抑制化双方の機能を備える分子スイッチとして機能することが示唆されている[9]．

3）誘導型褐色脂肪細胞の発生・分化の調節機構と機能

前述のとおり，生体内には，肩甲骨間に存在する既存の*Myf5⁺*褐色脂肪細胞と，白色脂肪組織内に散在する誘導型*Myf5⁻*褐色脂肪細胞が存在する．褐色脂肪細胞を増やすことによる抗肥満治療への応用を考慮すると，*Myf5⁺*筋前駆細胞由来の褐色脂肪細胞は，胚発生初期においてその発生・分化が完了しているために，成人における治療標的としては困難であろう．一方，白色脂肪組織内に存在し環境要因によって分化が誘導されるタイプの誘導型褐色脂肪細胞は，抗肥満治療のターゲットとしてより有用であると推察される．実際に，FoxC1やPRDM16を脂肪組織特異的プロモーター（aP2）を用いて白色脂肪細胞に発現させたトランスジェニックマウスの皮下白色脂肪組織内には，多くの誘導型褐色脂肪細胞が確認される．このマウスは野生型と比較して食事摂取量に変化はないものの，高脂肪食下においてエネルギー代謝の亢進とともに太りにくい表現

型を示す[10]．したがって，この誘導型褐色脂肪細胞の分化・発生の制御機構を明らかにすることは，今後の非常に重要な課題である（図6）．

4）褐色脂肪細胞のエンジニアリング

褐色脂肪細胞の発生・分化の調節機構に重要な転写因子とその作用機構を明らかにし，これらを導入することで，人工的に褐色脂肪細胞を再生する試みがされている．例えば，PRDM16を介した褐色脂肪細胞の分化誘導に不可欠なもう1つの転写因子であるC/EBPβをマウスまたはヒト真皮由来の線維芽細胞などに導入することで，これらの線維芽細胞を褐色脂肪様の細胞へと分化させることができる．実際に，2つの因子を導入した線維芽細胞をマウスの皮下に移植すると，その移植片は，形態および遺伝子発現のプロファイル上，褐色脂肪様の組織に分化する．さらに，FDG-PET（positron emission tomography with fluorodeoxyglucose）スキャンを用い，移植片のグルコース取り込み能を検証すると，PRDM16とC/EBPβを導入した移植片は，本物の褐色脂肪細胞のようにグルコースを活発に取り込むことが観察され，生体内においても遺伝工学的に線維芽細胞から機能的な褐色脂肪細胞（engineered Brown Adipose Tissue：eBAT）をつくり出すことに成功している[8]．

（大野晴也，梶村真吾）

参考文献

1) Tang, W. et al.：White fat progenitors reside in the adipose vasculature. Science, 322, 583-586, 2008
2) Matthew, S. R. et al.：Identification of white adipocyte progenitor cells in vivo. Cell, 135, 240-249, 2008
3) Kirsty, L. S. et al.：Dynamics of Fat Cell Turnover in Humans. Nature, 453. 783-787, 2008
4) Seale, P. et al.：PRDM16 controls a brown fat/skeletal muscle switch. Nature, 454：961-967, 2008
5) Stephen, R. F.：Transcriptional control of adipocyte formation. Cell Metab., 4：263-273, 2006
6) Choi, J. H. et al.：Anti-diabetic drugs inhibit obesity-linked phosphorylation of PPARγ by CDK5. Nature, 466：451-456, 2010
7) Kajimura, S. et al.：Transcriptional control of brown fat development. Cell Metab., 11：257-262, 2010
8) Kajimura, S. et al.：Initiation of myoblast to brown fat switch by a PRDM16-C/EBP-beta transcriptional complex. Nature, 460：1154-1158, 2009
9) Kajimura, S. et al.：Regulation of the brown and white fat gene programs through a PRDM16/CtBP transcriptional complex. Genes Dev., 22：1397-1409, 2008
10) Seale, P. et al.：Prdm16 determines the thermogenic program of subcutaneous white adipose tissue in mice. J. Clin. Invest., 121：96-105, 2011

Chapter 2　2. 脂肪組織

5　褐色脂肪組織の機能

褐色脂肪は脱共役タンパク質UCP1の熱産生活性により脂肪酸エネルギーを消費する特異的組織であり，レプチンやβ3アドレナリン受容体作動薬などの体脂肪減少作用に寄与している．褐色脂肪では，脂肪酸のみならずグルコースの代謝利用もインスリン作用とは別の機構でUCP1の活性化に依存して亢進する．従来，ヒト成人には褐色脂肪がほとんどないとされてきたが，最近PET-CTによるグルコース利用評価法によって成人でも褐色脂肪の存在が確認され，寒冷刺激によって活性化されることや体脂肪量と逆相関することが明らかになったので，今後の研究展開が期待される．

概念図

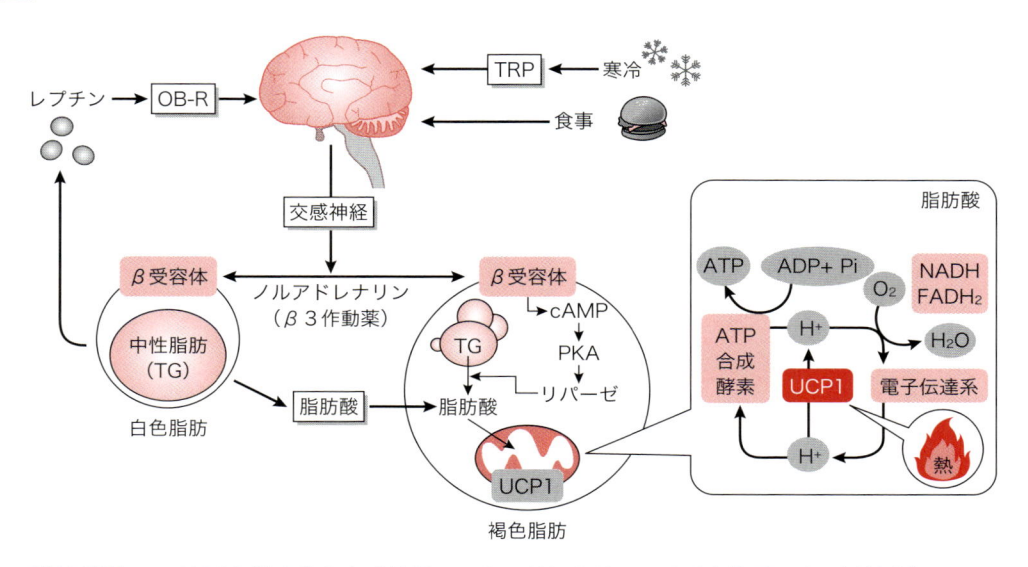

《褐色脂肪でのUCP1熱産生と交感神経－ノルアドレナリン－β受容体系による活性化》
OB-R：レプチン受容体，TRP：transient receptor potential，TG：tryglyceride（中性脂肪），
cAMP：cyclic AMP，PKA：protein kinase A

中性脂肪を蓄える脂肪組織は，皮下や内臓周囲の白色脂肪組織を指すのが一般的であるが，ヒトを含めて哺乳動物にはもう一種類，褐色脂肪組織が存在する．褐色脂肪と白色脂肪とは存在部位や形態が異なっているが，最も際立った違いはその生理的役割である．白色脂肪は余剰のエネルギーを中性脂肪として細胞内に蓄え，必要に応じて脂肪酸として細胞外に放出し全身に供給する「エネルギーの貯蔵と放出」の部位であるが，褐色脂肪は脂肪酸をそれ自身で酸化分解して熱を産生する「エネルギーの消費と散逸」の部位である[1]．褐色脂肪は冬眠動物や小型齧歯類での発熱組織として古くから知られていたが，脂肪エネルギーの消費部位としての認識が広まるに伴い，肥満やメタボリックシンドロームとの関係で注目されている．特に最近，ヒト褐色脂肪の機能評価が可能となり，従来の「ヒトの褐色脂肪は新生児では存在するが成長に伴い退縮し成人ではほとんどないか，あってもごく微量で生理的役割はない」との定説が覆るに及んで，再び多大

な関心を集めている[2]．本稿では，マウスなどで得られている基本的知見をまとめながら，ヒト褐色脂肪についての最新知見を紹介する．

1　褐色脂肪組織でのUCP1による熱産生

1）UCP1はミトコンドリアでの酸化的リン酸化を脱共役させる

　褐色脂肪はその名前からもわかるように褐色を帯びているが，それは豊富に含まれているミトコンドリアのシトクロムの色のせいである．さらに褐色脂肪細胞のミトコンドリアは他にはみられない特異的な分子脱共役タンパク質1（uncoupling protein1：UCP1）を有している．
　UCP1は，その名の通りミトコンドリアでの酸化的リン酸化を脱共役させる活性をもつ（**概念図**）．すなわち，細胞内でグルコースや脂肪酸が分解されるとNADHやFADH$_2$が生成し，これらが電子伝達系で酸化される過程で放出されるエネルギーは，いったんミトコンドリア膜を介するプロトン（H$^+$）の電気化学的勾配として保存される．このエネルギー勾配に従ってプロトンがミトコンドリア内に流入する際に，膜ATP合成酵素を駆動してADPと無機リン酸（Pi）を縮合させる．このように，ふつうのミトコンドリアでは電子伝達とATP合成が内膜でのプロトン濃度勾配を介して密に共役しているが，UCP1はこのプロトン濃度勾配を短絡的に解消する特殊なチャネルである．したがって，UCP1が活性化されると化学エネルギーがATPを経ずに直接熱へと変換され散逸消費されることになる．

> **Memo**
> UCP1は307アミノ酸より構成され，約100アミノ酸からなるドメインが3回繰り返された構造で6つの膜貫通部分を有している．これと50～70％の相同性をもつUCPが複数知られており，他のミトコンドリア内膜の陰イオンキャリアーと同じファミリーに分類されている．褐色脂肪細胞にもUCP2やUCP3が発現しているが，熱産生に直接かかわっていることが証明されているのはUCP1のみである．

2）UCP1は交感神経—ノルアドレナリン—β受容体系により活性化される

　UCP1のプロトンチャネル活性は，通常はADPなどのプリンヌクレオチドによって抑制されているが，褐色脂肪細胞に密に分布する交感神経によって抑制が解除され活性化される（**概念図**）．すなわち，交感神経活動亢進に伴って神経終末から分泌されるノルアドレナリンが，脂肪細胞膜上のβアドレナリン受容体に作用すると，cAMP—PKA系を介してリパーゼが活性化され，細胞内中性脂肪から脂肪酸が遊離する．この脂肪酸は熱産生の基質となると同時に，UCP1に直接作用してプロトンチャネル機能を活性化して発熱を引き起こす．ノルアドレナリンが白色脂肪細胞に作用すると同様の機構で脂肪分解が起こるが，ここで生じた脂肪酸は血中に放出され，筋肉や褐色脂肪で消費される．

2　褐色脂肪組織の生理的役割

1）寒冷環境で熱を産生し体温維持を行う

　褐色脂肪は，小型齧歯類や冬眠動物の熱産生部位として古くから知られていた組織であり，冬眠や麻酔低体温からの覚醒時や寒冷暴露時に起こる非ふるえ熱産生によって体温上昇・維持に寄与している[1]．すなわち，寒冷暴露などの低温刺激情報は，皮膚などの感覚神経の受容体TRP

表1 交感神経─褐色脂肪β受容体─UCP1系と全身エネルギー消費に対する生理的刺激・条件の影響

	交感神経活動	UCP1発現量	代謝活性	エネルギー消費
寒冷暴露	＋＋＋	＋＋＋	＋＋＋	＋＋＋
多食・過食	＋＋	＋＋	＋＋	＋＋
絶食・食事制限	－	－	－	－
味覚	＋		＋	＋
嗅覚	＋			＋
運動	＋＋	＋－	＋－	＋＋＋
加齢	＋	－		－
肥満	－			＋－

＋は亢進，－は抑制を示し，知見が乏しいところは空欄

(transient receptor potential)チャネルを介して間脳・視床下部に伝わり，交感神経の活動を高めて，皮膚血管を収縮させて体熱放散を減らすとともに褐色脂肪での熱産生を増やして，体温を維持する．このような寒冷暴露時の交感神経─β受容体─褐色脂肪・UCP1の役割については，βアドレナリン受容体やUCP1をノックアウトしたマウスが寒冷不耐性であり，低温に曝すとただちに体温が低下することからも証明されている．

マウスなどを寒冷環境で長期間飼育すると，UCP1やミトコンドリア量，さらには褐色脂肪細胞数が増加し，個体あたりの熱産生能そのものも上昇する．これはPKA系やMAPキナーゼ系によって*PGC-1*などのいくつかの遺伝子の発現が亢進したためである．

2) エネルギー消費を調節してエネルギー出納を維持する

交感神経─褐色脂肪β受容体─UCP1系による熱産生は，単に体温調節のための発熱機構にとどまらず，脂肪エネルギーを熱として散逸するエネルギー消費機構に他ならない．実際，これがエネルギー摂取の増減に応じた自律的消費調節にかかわっていることは多くの実験例から示されている[3]．例えば，絶食などにより摂取エネルギーが減少すると褐色脂肪の交感神経活動が低下しUCP1発現量も減少するし，逆に多食するとこの経路が活性化し，UCP1によるエネルギー消費が増加する（表1）．

したがって，交感神経─褐色脂肪β受容体─UCP1による調節が不十分あるいは破綻すると，肥満が誘発されると思われる．事実，多くの視床下部性あるいは遺伝性肥満モデル動物で，多食のみならずエネルギー消費と褐色脂肪機能の低下が示されている．さらに，正常動物を多食として食事性肥満を誘発させる場合にも，肥満度とUCP1との逆相関が認められる[4]．

3) 褐色脂肪を活性化すると肥満を阻止・軽減できる

交感神経─褐色脂肪系によるエネルギー消費を増やせば，肥満を予防・解消することができるはずである．例えば寒冷環境下では，多食にもかかわらず褐色脂肪の過形成を伴うエネルギー消費（熱産生）の亢進と白色脂肪の萎縮が認められる．しかし，これは体温維持のための反応であり，結果的に体脂肪が減少したのである．寒冷刺激の代わりに薬物でこの系を活性化する試みの1つが，アドレナリンβ3受容体作動薬である．実際，多くのβ3作動薬が開発され，いずれも摂食量に影響を与えずにエネルギー消費（酸素消費）を増加させ，体脂肪を減らす効果があることが知られている[5]．

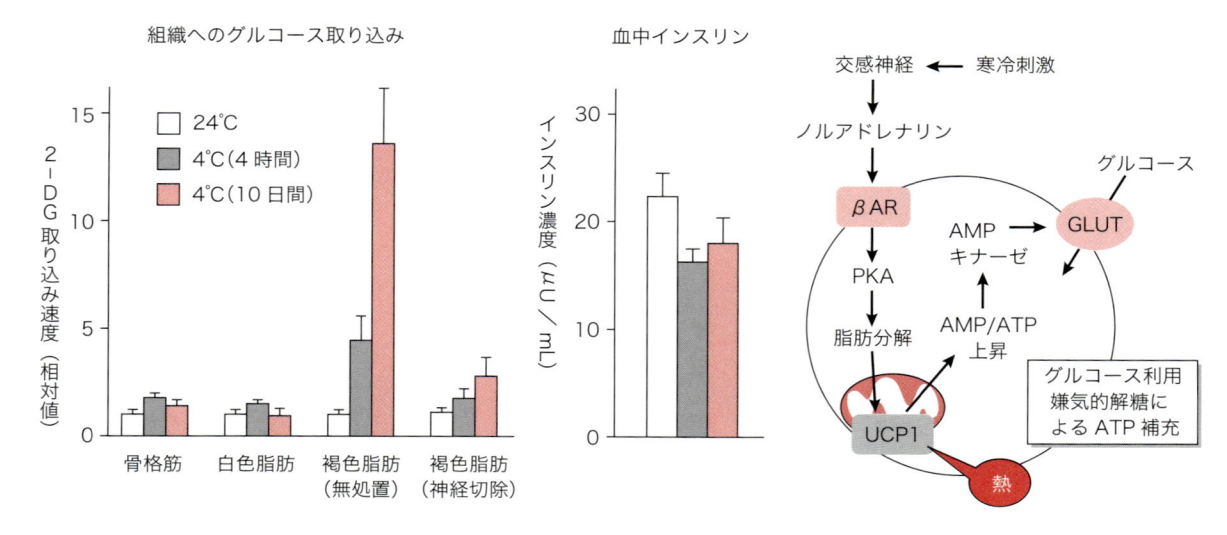

図1 寒冷刺激による褐色脂肪のグルコース利用亢進（ラット）
ラットに寒冷刺激を与えた時の，各組織への2-deoxyglucose(2-DG)の取り込みと血中インスリン濃度．交感神経—β受容体（βAR）—UCP1の活性化によるグルコース利用亢進の分子機構．βAR：βアドレナリン受容体，AMPキナーゼ：AMP-activated protein kinase，GLUT：グルコース輸送担体

同様のエネルギー消費亢進効果は，レプチンについても認められる．すなわち，レプチンを投与すると摂食量が減少するのみならず，交感神経—褐色脂肪系の活性化も同時に起こり，両者が相まって体脂肪が減少する（概念図）．このようなβ3アゴニストやレプチンの効果にUCP1が必須であることは，UCP1欠損（ノックアウト）マウスでは野生型マウスと異なり酸素消費亢進が起こらないことからも明らかであろう．

> **Memo**
> βアドレナリン受容体にはβ1，β2，β3の3種類が存在するが，β3は脂肪細胞にほぼ特異的に発現しているので，これに対する選択的作動薬は，他の臓器，細胞のβ受容体への作用を最小限にしながら，白色脂肪での脂肪動員と褐色脂肪での分解消費を引き起こすことができる．実際にマウスなどでは抗肥満効果を確認済みであるが，ヒトではいまだ不十分ないしは無効とされている．

3 褐色脂肪組織でのグルコース代謝

1）褐色脂肪ではUCP1の活性化によりグルコース利用が亢進する

上述のようにUCP1による熱産生の主なエネルギー源は脂肪酸の酸化分解によっている．しかし，UCP1が活性化されると，同時に褐色脂肪でのグルコース利用も亢進することが知られている．褐色脂肪もインスリン感受性組織の1つであるので，グルコース利用がインスリンによって調節されることは言うまでもないが，寒冷暴露などインスリン分泌が低下するような条件でも褐色脂肪でのグルコース利用（2-deoxyglucose取込みで評価）が増加する（図1）．この増加は，交感神経の電気刺激やノルアドレナリンの投与でも再現されるが，交感神経切除やβ受容体遮断薬によって消失する．またインスリン感受性組織であっても白色脂肪や骨格筋，心臓などではごくわずかしかみられない．これらの結果は，褐色脂肪にはインスリンとは別に交感神経—ノルアド

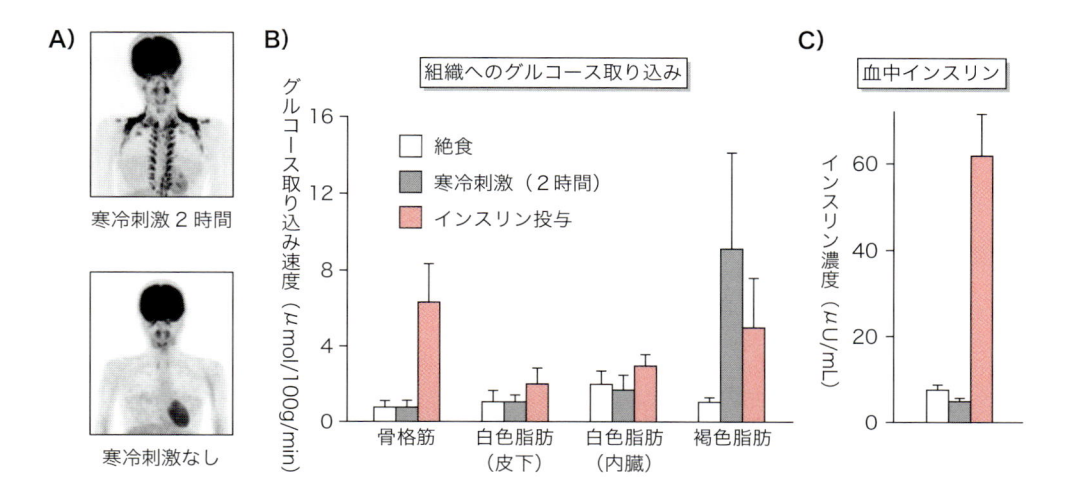

図2 FDG-PET/CTによる褐色脂肪の検出とグルコース取り込み活性の評価
同一被験者でのFDG-PET/CT画像（寒冷刺激によって褐色脂肪が検出される）（A）．寒冷刺激とインスリン投与後の各組織のグルコース取り込み速度（FDG集積から算出）（B）と血中インスリン濃度（C）（文献8を参考に作成）

レナリン—β受容体によって活性化されるグルコース利用機構の存在を示している．この機構にUCP1が直接関与していることは，UCP1ノックアウトマウスではノルアドレナリンの効果がみられないことから証明された[6]．

UCP1の活性化によりグルコース利用が増加するのは，UCP1活性化によりミトコンドリアでのATP合成が低下するので，それを補給するために嫌気的解糖を促進することの反映であろう．実際，細胞内エネルギー不足に対応して鋭敏に増加するAMPにリンクして，AMP-activated protein kinaseが活性化するので，これがグルコース輸送担体や解糖系酵素を変化させたものと思われる（図1）．

このUCP1依存的かつインスリン非依存的な褐色脂肪での糖利用が全身のグルコース代謝にどの程度寄与しているのかについては，不明な点が多い．しかし，肥満動物を寒冷環境で飼育したりβ3受容体作動薬を連投したりして慢性的にUCP1を活性化すると，肥満の軽減だけでなく同時に高血糖・高インスリン血症も改善される．これは肥満軽減の副次的効果である可能性が高いが，白色脂肪の変化とは別に褐色脂肪に特異的な何らかの因子が関与している可能性も否定できない．いずれにせよ，インスリン作用とは別にUCP1を活性化させることでグルコース利用を増加させうることが示されたわけで，インスリン抵抗性への新たな対策を考えるうえで興味深い．

2）グルコース利用を指標にすればヒト褐色脂肪を検出・評価できる

UCP1は褐色脂肪細胞に特異的なので，前述のUCP1依存的なグルコース利用を指標にすれば，褐色脂肪の代謝活性を評価できるはずである．実際に最近，陽電子放射断層撮影（positron emission tomography：PET）を利用してヒトの褐色脂肪を検出することが可能となってきた．すなわち，フッ素の放射性同位元素（^{18}F）でラベルした非代謝性のグルコースである2-fluoro-2-deoxyglucose（FDG）を投与して，全身組織でのグルコース利用をPETで可視化すると，肩や脊椎近傍にFDG集積がみられることがある（図2）．以前は一種のアーチファクトと考えられていたが，X-線CT検査を同時に実施して解剖学的に同定すると，この集積部位が脂肪組織であることが明

らかになり，さらにこの部位から採取した組織中に，UCP1陽性の褐色脂肪細胞が多数存在することが確認された．加えて，このFDG集積は検査室の温度を27℃に高くすると消失し19℃と低くすると出現・増強することが示されて，寒冷刺激で活性化される褐色脂肪そのものであることが確定した[7]．なお，このとき骨格筋や白色脂肪組織などのFDG集積はほとんど変化しないので，インスリンの作用とは明らかに異なることが再確認できる（図2）[8]．

> **Memo**
>
> PETは陽電子検出を利用したコンピューター断層撮影技術である．CTやMRIが主に組織の形態観察のための検査法であるのに対し，PETは機能を観察する検査法である．陽電子源として[18]F-FDGを用いると，各組織のグルコース利用活性を評価することができるので，中枢神経系の代謝レベルの評価などに利用されてきた．最近は，腫瘍組織における糖代謝活性の上昇を検出することによりがんの診断に汎用されている．

4 ヒトの褐色脂肪

1）寒冷刺激をしてFDG-PETをすれば検出できる

上述のように，急性寒冷刺激（例えば薄着で室温19℃で2時間待機）を与えてFDG-PET/CT検査を行えば褐色脂肪を検出することができる．われわれが200名余りの健常ボランティアを対象に褐色脂肪の有無（検出の可否）を検討したところ，検出頻度は，①男女で違いは認められない，②20歳代の若年者では50％以上になるが壮高年者では激減する，③夏季よりも冬季に増える，④温暖条件では全例で検出できないことが明らかとなった[2)7)9]．これらの結果は，ヒト成人にも褐色脂肪が高頻度に存在することを示しており，従来の定説「成人では褐色脂肪は存在しないかあったとしてもごくわずかで生理的役割はない」が大幅に修正されることとなった．

なお，がん検査などの臨床例を解析した結果が欧米から多数報告されているが，褐色脂肪の検出率は10％以下と低い[10]．これは通常の室温での検査成績であるため，褐色脂肪の活性化が不十分であるためと思われる．なお，マウスなどと同様にヒト褐色脂肪も交感神経—β受容体系の支配下にあることは，pheochromocytoma（褐色細胞腫）患者では強く出現し摘出手術後は消失することや，βブロッカーであるプロプラノロール投与で減弱することからも明らかであろう．

2）褐色脂肪はヒトでもエネルギー消費や体脂肪調節に寄与している

マウス等と同様にヒトでも褐色脂肪が発熱やエネルギー消費に寄与をしているのであろうか？この点を明らかにするために，年齢や体格がほぼ同じ男性を対象にして，褐色脂肪の有無で2群に分けて酸素消費量を測定した．その結果，温暖条件でのエネルギー消費は両群でほぼ同じであったが，寒冷刺激を与えると褐色脂肪を有する群はない群に比べて大幅にエネルギー消費が増えることを見出し，実際に褐色脂肪が全身のエネルギー消費に貢献することを確定した[11]．

さらに，肥満との関係を明らかにするために，BMIや内臓脂肪など肥満指数との相関を調べたところ，これらの指数が高いほど褐色脂肪活性が低いことが明らかとなった（図3）．褐色脂肪のある群とない群で単純比較すると，後者の方が高い傾向が認められるが，同時に平均年齢も高くなるので，加齢が影響していることは疑いない．事実，褐色脂肪の検出率は加齢に伴い減少するが，同時に肥満も進展する．そこで，これらの加齢変化を詳細に比較検討したところ，20歳代では褐色脂肪の有無でBMIや内臓脂肪量に差はみられないが，ない者は加齢に伴い増加するのに対して，褐色脂肪を有する者は40歳代になって20歳代と同程度のBMIや内臓脂肪量を維持してい

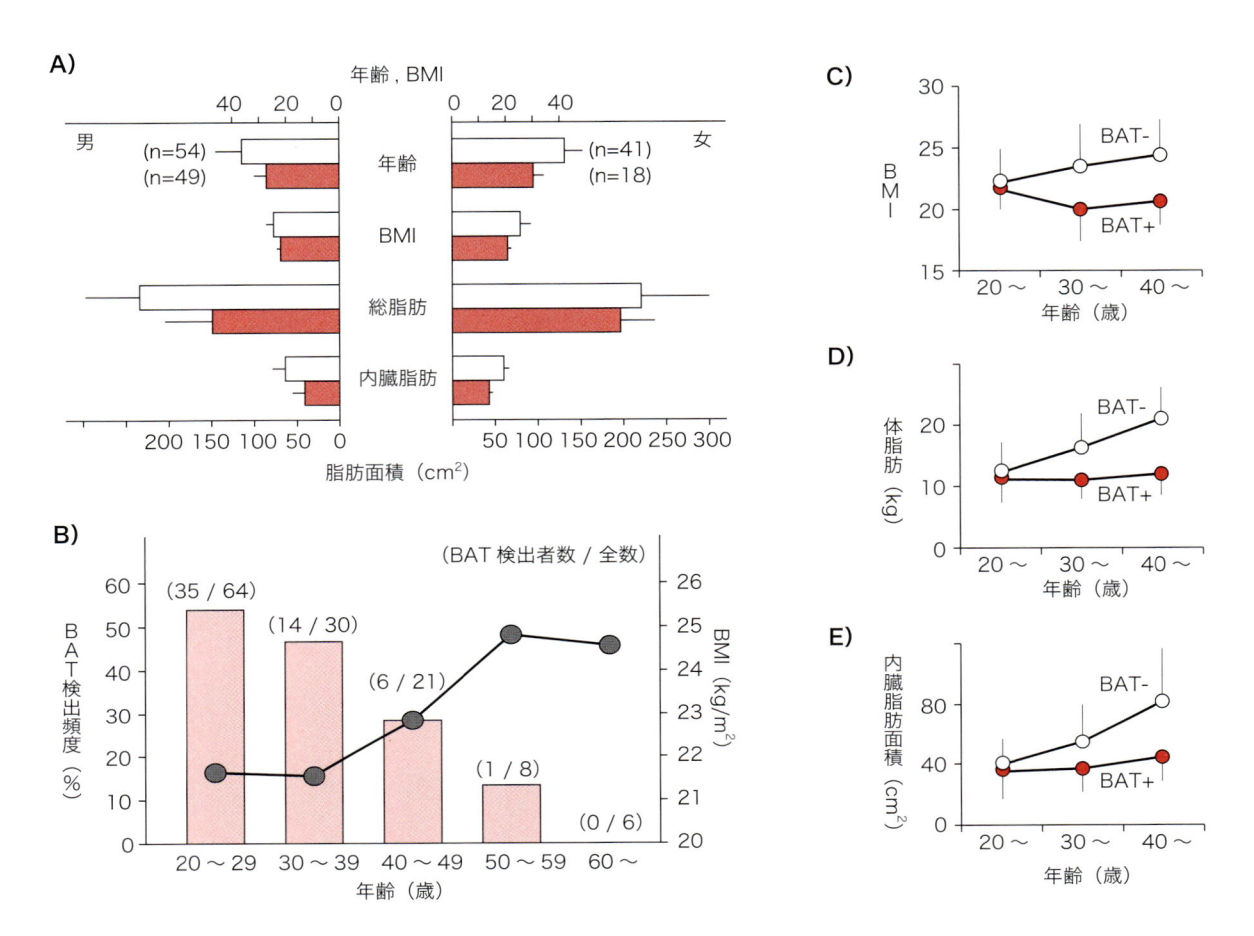

図3 加齢に伴う肥満と褐色脂肪の関与
A）FDG-PET検査を受けた健常被験者162名について，褐色脂肪検出者（赤カラム）と非検出者（白カラム）とで平均年齢や肥満度を比較．B）加齢に伴うBMI（折線グラフ）と褐色脂肪（BAT）検出率（カラム）の変化．C〜E：20歳代から40歳代までのBMI（C），体脂肪量（D），内臓脂肪面積（E）の変化を褐色脂肪検出者（赤丸）と非検出者（白丸）で比較

ることが判明した（図3）[9]．これらの結果は，加齢の伴う肥満（いわゆる「中年太り」）は褐色脂肪の消失（あるいは機能低下）に起因していることを示唆している（図4）（表1）．この考えは，褐色脂肪のエネルギー消費量と体脂肪蓄積量との関係からも支持される．すなわち，通常の生活条件では褐色脂肪の有無によるエネルギー消費量の違いはわずかに12kcal/日に過ぎないが，これが10年続くと43,800kcalの違いとなる．これは体脂肪量約6kgの違いに相当し，40歳代での体脂肪量の違い（図3）と同レベルである．

3）褐色脂肪を活性化・リクルートして肥満を予防する

ヒトでも褐色脂肪の機能低下・退縮が肥満の一因なのであれば，この再活性化・増量は肥満対策になりうるはずである（図4）．これを可能とする最も効果的かつ生理的な手段は寒冷刺激であるが，これを継続的かつ有効に実施することは容易でない．しかし，寒冷刺激を受容するTRPチャネルはさまざまな天然化合物によっても活性化できることが知られている．例えば，トウガラシの辛味物質であるカプサイシンはTRPV1の強力なアゴニストであり，熱産生誘発や抗肥満効果を

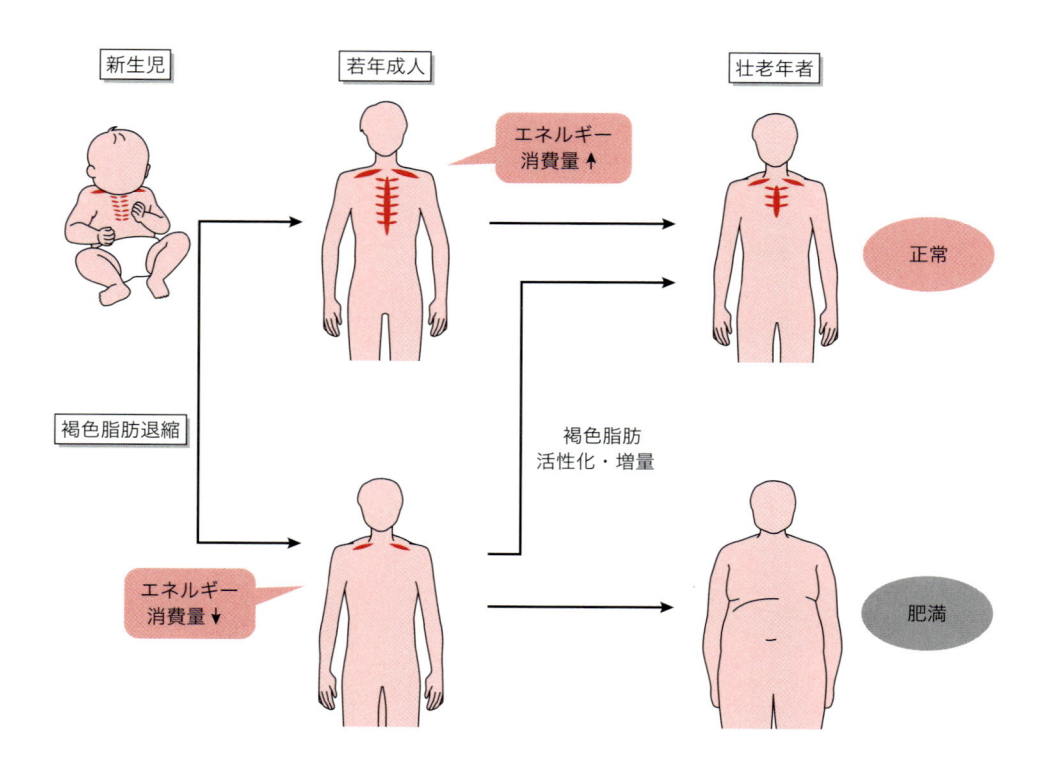

図4 加齢に伴う褐色脂肪の活性低下・退縮と肥満の進展

もつが[12],これら効果の一部は褐色脂肪の活性化に起因する(表1).他にも,通常摂取している食品中にはTRPチャネル活性化作用を有するさまざまな物質が含まれているので,新たなβ3受容体作動薬などの開発とは別に,日常の食生活の面から褐色脂肪を活性化することができるのかもしれない.今後,ヒト褐色脂肪の個人差や加齢に伴う消失にかかわる遺伝因子および環境因子の解明と並行して,褐色脂肪を活性化・増量する条件を見出し,肥満やメタボリックシンドロームへの対策に活用することを期待したい.

(斉藤昌之)

参考文献

1) Cannon, B. & Nedergaard, J.: Brown adipose tissue: function and physiological significance. Physiol. Rev., 84: 277-359, 2004
2) 斉藤昌之:褐色脂肪:マウス,イヌからヒトへ.肥満研究, 15:155-161,
3) Lowell, B. B. et al.: Towards a molecular understanding of adaptive thermogenesis. Nature, 404: 652-660, 2000
4) 斉藤昌之:褐色脂肪でのエネルギー消費と肥満:実験動物からヒトへ.肥満研究, 12:3-8, 2006
5) Nagase, I. et al.: Expression of uncoupling protein in skeletal muscle and white fat of obese mice treated with thermogenic β3-adrenergic agonist. J. Clin. Invest., 97: 2898-2904, 1996
6) Inokuma, K. I. et al.: Uncoupling protein 1 is necessary for norepinephrine-induced glucose utilization in brown adipose tissue. Diabetes, 54: 1385-1391, 2005
7) Saito, M. et al.: High incidence of metabolically active brown adipose tissue in healthy adult humans:

effects of cold exposure and adiposity. Diabetes, 58 : 1526-1531, 2009
8) Orava, J. et al. : Different metabolic responses of human brown adipose tissue to activation by cold and insulin. Cell Metab., 14 : 272-279, 2011
9) Yoneshiro, T. et al. : Age-related decrease in cold-activated brown adipose tissue and accumulation of body fat in healthy humans. Obesity, 19 : 1755-1760, 2011
10) Nedergaard, J. et al. : Three years with adult human brown adipose tissue. Ann. N. Y . Acad. Sci., 1212 : E20-E36, 2010
11) Yoneshiro, T. et al. : Brown adipose tissue, whole-body energy expenditure, and thermogenesis in healthy adult men. Obesity, 19 : 13-16, 2011
12) Snitker, S. et al. : Effects of novel capsinoid treatment on fatness and energy metabolism in humans : possible pharmacogenetic implications. Am. J. Clin. Nutr., 89 : 45-50, 2009

Chapter 2　2. 脂肪組織

6　アディポカインの糖尿病発症・病態における役割

　肥満が 2 型糖尿病を惹起するメカニズムは長らく不明であった．2 型糖尿病の原因となる肥満はもっぱら脂肪細胞肥大によって生ずると考えられる（概念図）[1)] [2)]．脂肪組織は余剰のエネルギーを中性脂肪の形で貯蔵するという従来知られている機能に加えて，レプチンを筆頭に TNF-α や FFA など種々の生理活性分子"アディポカイン"を分泌する内分泌器官としての機能を有することが知られるようになり，注目されている．

概念図

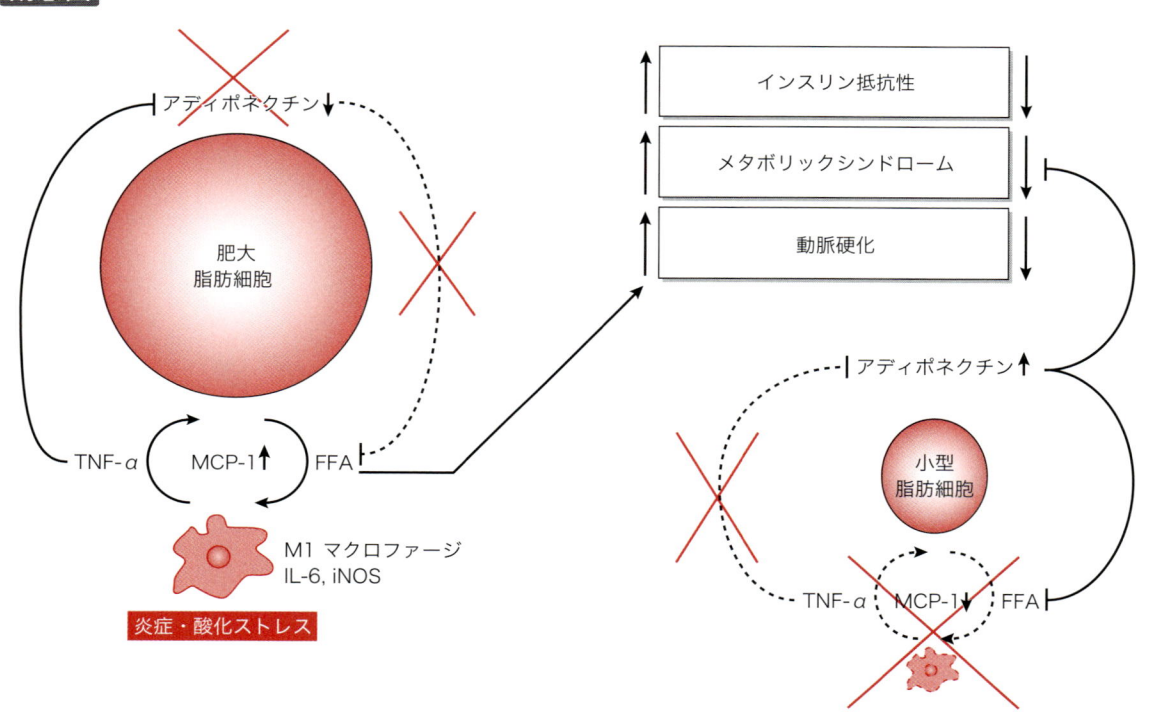

《アディポカインネットワークと 2 型糖尿病》

　肥大した脂肪細胞からは TNF-α（腫瘍壊死因子），FFA（遊離脂肪酸）が多量に産生・分泌され，骨格筋や肝臓でインスリンの情報伝達を障害しインスリン抵抗性を惹起することが明らかとなってきた．
　最近，肥大化した脂肪細胞からケモカインの 1 つである MCP-1 が多く発現・分泌されることを介してマクロファージが脂肪組織に浸潤してくること，この浸潤してきたマクロファージと肥大化した脂肪細胞が相互作用することによって炎症が惹起されインスリン抵抗性が発症，あるいは増悪する，という仮説が発表され，注目を集めている[3)～5)]（第 2 章-2-7 参照）．このインスリン抵抗性惹起の悪循環にかかわる悪玉アディポカインが多種類存在するのに対し，興味深いこと

に，この悪循環を遮断しうる抗炎症作用を有する善玉アディポカインは，これまでのところアディポネクチンしか知られていない．さらに，このアディポネクチンの低下が将来の糖尿病発症の最もよい予知マーカーになる[6]，さらには心血管疾患の予知マーカーになる[7]，ということが臨床データとして示されていることから，肥満に伴う2型糖尿病の発症基盤として，アディポカインの異常，特にアディポネクチンの低下が中心的な役割を果たしていることが推察される．本稿ではこのような観点からアディポカインの糖尿病発症・病態における役割，特にアディポネクチンと2型糖尿病を中心に概説する．

1 肥満の脂肪組織におけるマクロファージ浸潤

　肥満の脂肪組織においては，2型糖尿病を惹起する種々の炎症性の悪玉アディポカインが協調的・統一的に増加していること，逆に2型糖尿病を改善させる作用を有する善玉アディポカインであるアディポネクチンが低下していることが知られており，そのメカニズムの解明が強く望まれていた．2003年になって，肥満の脂肪組織においては，動脈硬化巣と同様に，マクロファージが浸潤してきていることが報告され，注目を集めた（**概念図**）[2]～[5]．
　肥満の脂肪組織にマクロファージを遊走・浸潤させる因子としてケモカインであるMCP-1が肥大化した脂肪細胞においては増加しているのが認められた[2]～[5]．以上の結果から，高脂肪食や運動不足によって肥満すると，脂肪細胞が肥大化し，MCP-1が増加することによって，MCP-1の受容体であるCCR2を発現する活性化されたM1マクロファージが脂肪組織に遊走・浸潤し，肥大化した脂肪細胞と相互作用することによって，炎症が惹起されて悪玉アディポカインが協調的・統一的に増加するのではないか，という仮説が立てられた[2]～[5]．
　この仮説を検証する目的に，脂肪細胞特異的にMCP-1を過剰発現するマウスが作製され，その表現型が解析された[8][9]．脂肪細胞においてMCP-1が増加すると，脂肪組織にマクロファージが遊走・浸潤してくるのが認められ，それとともに，悪玉アディポカインであるTNF-αやFFA，IL-6などの発現や血中レベルが上昇し，実際に個体レベルで2型糖尿病が惹起されるのが認められた[8][9]．

2 善玉アディポカイン，アディポネクチン

　一方でヒトやマウスにおいて，脂肪組織がなくても2型糖尿病様の病態を呈する脂肪萎縮性糖尿病の病態が存在することが知られていた．脂肪萎縮性糖尿病マウスの病態が正常な脂肪組織の移植により完全に改善したことより，正常な脂肪組織は抗糖尿病アディポカインを分泌しているという可能性も考えられた．
　そこで，マウスの白色脂肪組織における遺伝子の発現パターンの違いをDNAチップを用いて比較検討し，小型脂肪細胞では，アディポネクチンが多く発現しているのを見出した[10]．アディポネクチンは脂肪細胞特異的に発現している分泌タンパク質である[1]が，当時，機能に関しては未知であったが，上記著者ら結果から，アディポネクチンは，脂肪組織由来の抗糖尿病アディポカインの有力な候補と考えられた．

1）アディポネクチンは脂肪酸燃焼を促進し，糖尿病を改善する

　そこで，アディポネクチン欠乏を有する脂肪萎縮性糖尿病マウス[11]に対して遺伝子組換えで作製した全長のアディポネクチンを生理的な濃度で補充したところ，肝臓・骨格筋において脂肪酸

図1　アディポネクチンの受容体のクローニング
アディポネクチン受容体AdipoR1およびAdipoR2はN末側が細胞内に，C末側が細胞外に存在する7回膜貫通型タンパク質と予測される[16]

発現：骨格筋，肝臓，視床下部，マクロファージなど
機能：AMPキナーゼ活性化

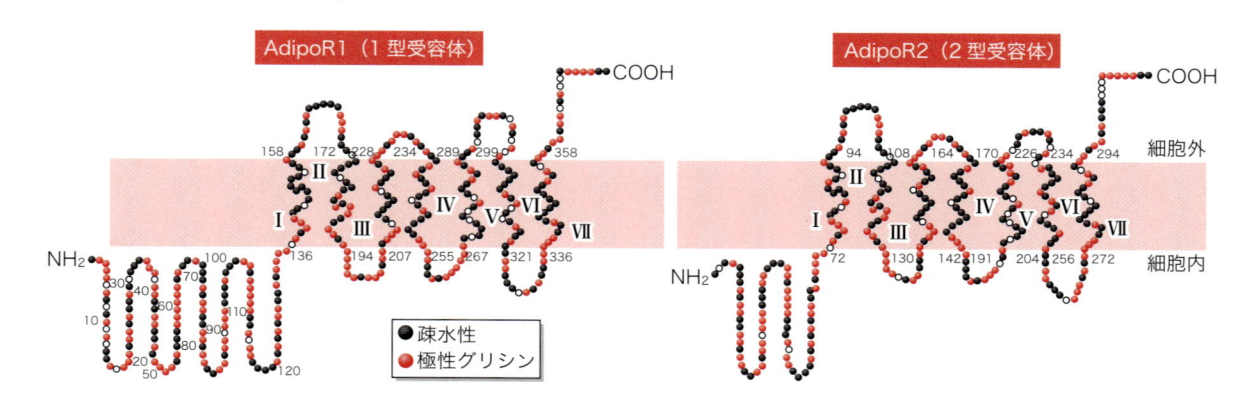

発現：肝臓，血管内皮など
機能：PPARα活性化

燃焼が促進され，肝臓・骨格筋内の中性脂質が低下し，インスリン抵抗性，高中性脂肪血症の改善が認められた[10]．

2型糖尿病モデルマウスにおいて高脂肪食の負荷を与えると，アディポネクチンの血中レベルは低下し，これに伴い，肝臓・骨格筋内中性脂質の増加，インスリン抵抗性，脂質異常症が惹起された[10]．

これに対して生理的な濃度のアディポネクチンの補充を行うと，肝臓・骨格筋での脂肪酸燃焼が促進され，肝臓・骨格筋内の中性脂質の含量が低下し，インスリン抵抗性，脂質異常症が改善した[14]．これらの成績から，2型糖尿病ではアディポネクチンの分泌が低下し，インスリン抵抗性や脂質代謝異常の原因となっていること，アディポネクチン補充は肥満に伴うこれらの効果的な治療手段となることが明らかとなった．

アディポネクチン欠損マウスでは，インスリン抵抗性・耐糖能障害・脂質代謝異常が存在することが示唆された[12]．これとは独立に，松澤らのグループにより，高血圧が惹起されることが報告されている[13]．これらのことより，肥満によってアディポネクチンレベルが低下することが，メタボリックシンドロームの主徴候である耐糖能障害・脂質代謝異常・高血圧を惹起する原因の少なくとも一部になっていることが示唆された．

2）アディポネクチンの作用機序

アディポネクチンの投与実験[10]，あるいは過剰発現マウス[14]によって，脂肪酸燃焼にかかわるACO（acyl CoA oxidase）やエネルギー消費にかかわるUCP（uncoupling protein）の発現を増加させることが明らかとなった．これらの遺伝子はPPARαの標的遺伝子であるが，PPARαの発現量そのもの[10]，さらに内因性リガンド活性が増加しているのも認められた[14]．

さらにアディポネクチンがAMPKを活性化するのが認められた．ドミナントネガティブAMPKを用いた検討により，アディポネクチンによる骨格筋での脂肪酸燃焼，糖取り込み，糖利用の促進，肝臓での糖新生の抑制，in vivoでのアディポネクチンの投与で認められる急性の血糖値の低

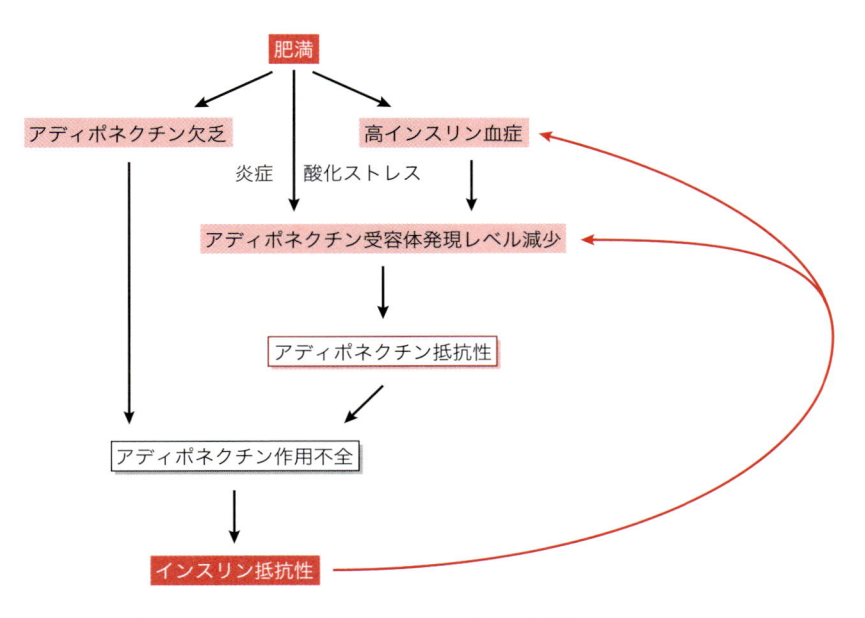

図2 アディポネクチン受容体発現と2型糖尿病[17]

下は，少なくとも一部AMPKの活性化を介したものである可能性が示された[15]．

　また，特異的結合を指標にした発現クローニング法により，アディポネクチン受容体（AdipoR）1とAdipoR2を同定した[16]．siRNAを用いた実験などにより，AdipoR1とR2はアディポネクチンの細胞膜表面への結合に必要であることを培養細胞のレベルで示した[16]（図1）．

　肥満2型糖尿病モデルOb/obマウスの骨格筋・脂肪組織においては，AdipoR1・R2の発現量が低下し，それとともにアディポネクチンの膜分画への結合，AMPK活性化が低下しており，AdipoR1・R2発現量がアディポネクチン感受性制御に重要な役割を果たしている可能性が示唆された[17]（図2）．

3）AdipoRの生理的・病態生理的意義

　著者らはAdipoR1，2の遺伝子欠損マウスを作製し，AdipoR1と2の両方をノックアウトすると，アディポネクチンの結合と作用が消失すること，すなわち，AdipoR1，2が生体内におけるアディポネクチンの主要な受容体であることを示した[18]．またAdipoR1・R2ダブルノックアウトマウスはインスリン抵抗性と2型糖尿病とを呈した．そのメカニズムとして，インスリンの標的器官において，中性脂肪含量・炎症・酸化ストレスの増加が存在し，糖新生の亢進と糖取り込み・糖利用の低下の両者が認められた．さらに，2型糖尿病モデル動物においては，このAdipoR1，AdipoR2の量が低下していて2型糖尿病の原因の一部になっていること，および，肝臓においてAdipoR1の発現量をアディポネクチン存在下に増加させることはAMPKの活性化をもたらすこと，AdipoR2の量を増加させることはPPARαの活性化，脂肪酸燃焼促進，エネルギー消費，抗炎症・抗酸化ストレス作用を介して，実際に生体内において2型糖尿病を改善させることを示した[18]（図3）．

　さらに，骨格筋特異的なAdipoR1欠損マウスを用いて，アディポネクチン/AdipoR1経路が，骨格筋において，AMPK－SIRT1－PGC-1α等の活性化等を介し，ミトコンドリア数・機能を増

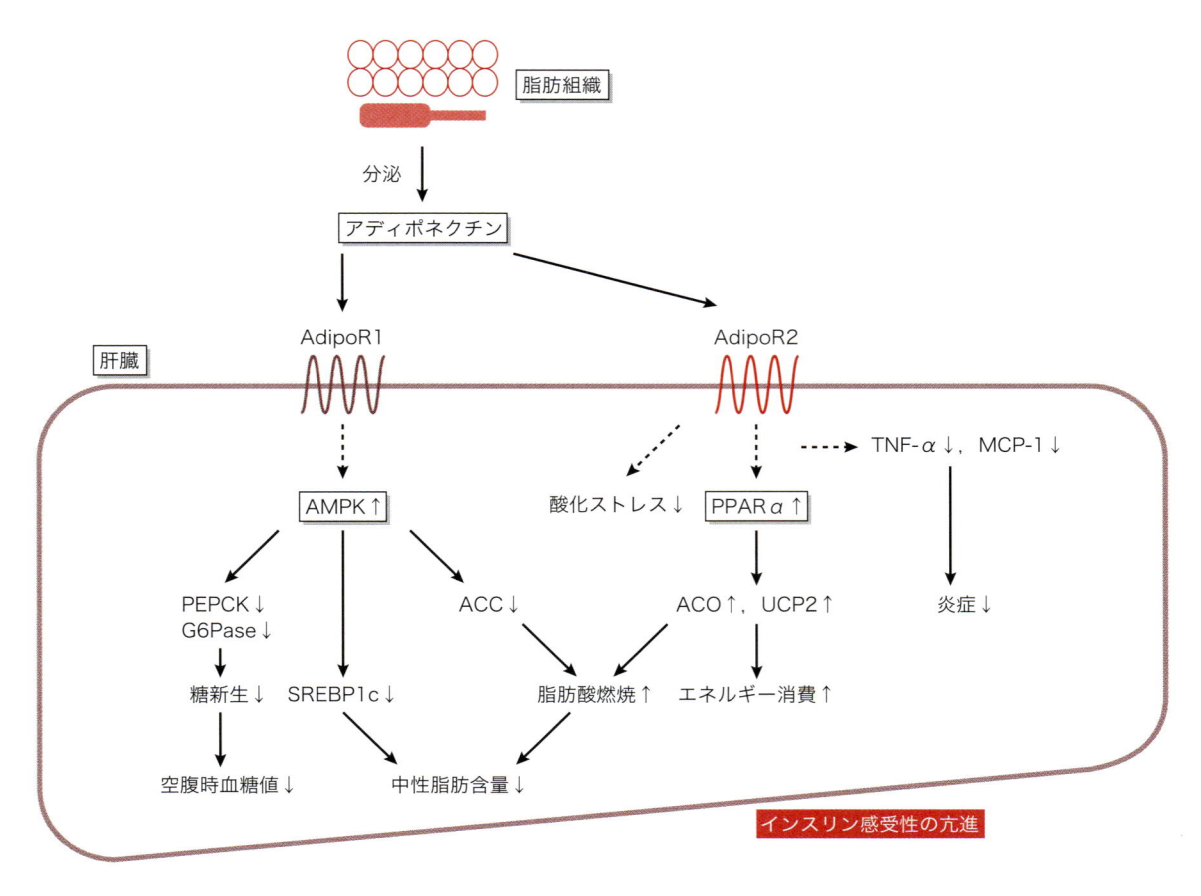

図3 AdipoR1はAMPキナーゼの活性化，AdipoR2はPPARαの活性化・炎症の抑制を介しインスリン感受性を亢進させる[19]

進するとともに，酸化ストレスを消去する等，運動をした時とほぼ同じ効果を示すことを報告した[19]（図4）．AICARはAMPK経路のみを，カロリー制限はAMPK/SIRT1経路のみを，レスベラトロールはSIRT1経路のみを活性化するのに対し，運動はAMPK/SIRT1経路およびCa^{2+}シグナル経路の両方を活性化する．アディポネクチン・AdipoR1は運動同様，AMPK/SIRT1経路およびCa^{2+}シグナル経路の両方を活性化した．

3 善玉・悪玉アディポカインの相互作用とそのネットワークの破綻

肥満の脂肪組織においては，悪玉アディポカインの協調的・統一的増加と善玉アディポカインであるアディポネクチンの低下が同時に認められる．著者らは次に，善玉アディポカインの代表であるアディポネクチンと悪玉アディポカインの親玉とも言うべきMCP-1の関係について検討を行った．

AdipoR1と2のダブルノックアウトマウスの脂肪組織においては，MCP-1の発現が増加し，マクロファージが浸潤してきているのが認められた[18]．そのメカニズムの1つとして，ダブルノックアウトマウスの脂肪組織においては，酸化ストレス消去にかかわるカタラーゼやSOD1の発現

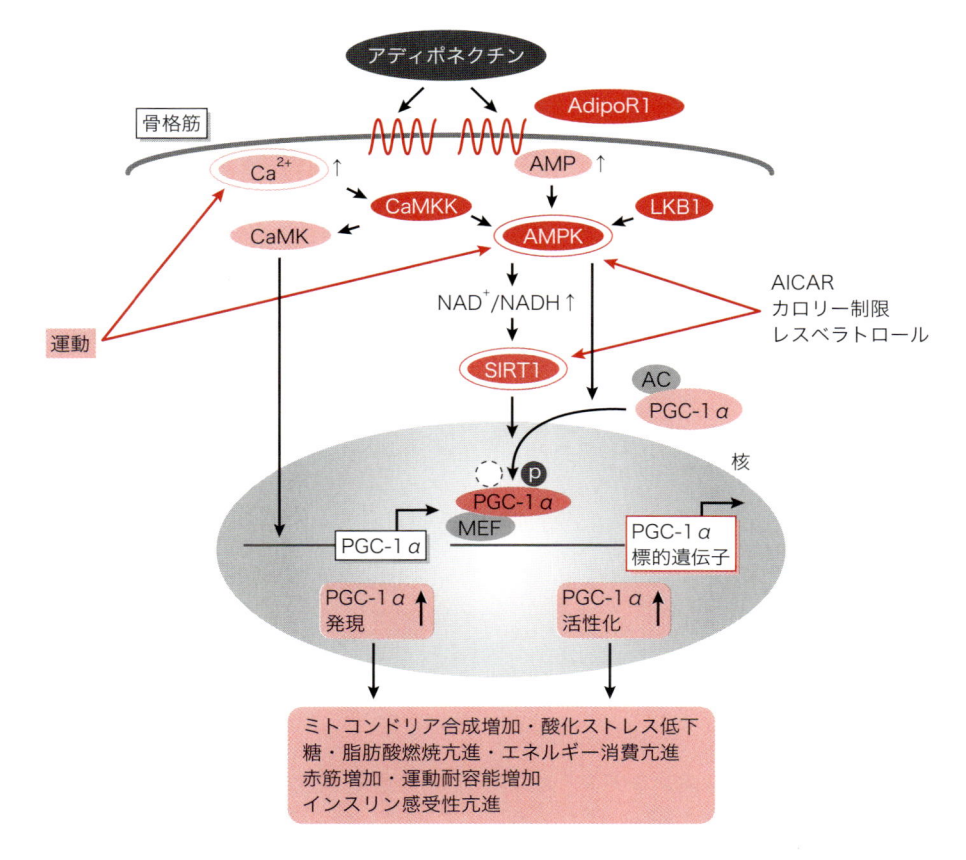

図4 アディポネクチンはAMPキナーゼとCa^{2+}の両経路を活性化しPGC-1αの活性化と発現増加を引き起こし，抗糖尿病作用を発揮[19]

が低下し，実際に酸化ストレスが増加しているのが認められた[18]．

　高脂肪食や運動不足による2型糖尿病においては脂肪細胞が肥大化しており，アディポネクチンの低下が認められる．アディポネクチン/AdipoRの発現低下による作用の低下は，脂肪組織において酸化ストレスを増加させ，MCP-1の発現を増加させる．MCP-1は，その受容体であるCCR2を発現するclassicalに活性化されたM1マクロファージの脂肪組織への遊走・浸潤を促す．IL-6やiNOSといった悪玉分子を多く発現するM1マクロファージと肥大化した脂肪細胞の相互作用が炎症を惹起して，悪玉アディポカインを協調的・統一的に増加させ，善玉アディポカインであるアディポネクチン作用の低下と相まって，インスリン抵抗性・2型糖尿病を発症・増悪させているものと考えられる．

おわりに

　現代の高脂肪食・運動不足の時代において，アディポネクチン作用が低下していることが，MCP-1の発現誘導などを招き，慢性炎症から2型糖尿病の病態を形成しているものと考えられた．そしてアディポネクチン/AdipoRを標的分子とした作用増強薬は，新規の運動模倣薬として，抗2型糖尿病薬開発の道を切り開くものと期待できることが明らかとなった（図4, 5）．

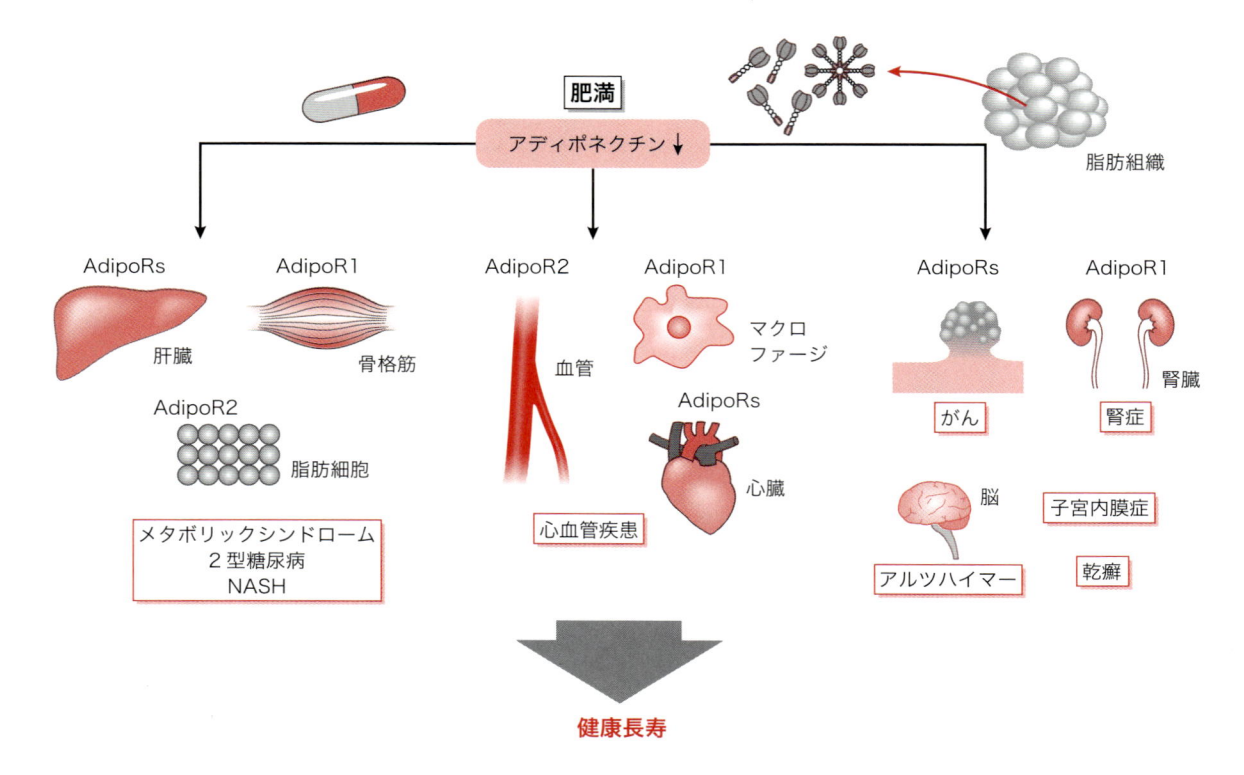

図5 アディポネクチン・AdipoRは健康長寿の鍵分子である
"内服可能な低分子量AdipoR活性化薬"は，運動同様，メタボリックシンドローム・2型糖尿病・心血管疾患，がん，NASH，腎症，アルツハイマー，子宮内膜症，乾癬など，肥満で増加する生活習慣病すべての治療法となり，健康長寿を実現する

（山内敏正，門脇　孝）

参考文献

1) Yamauchi, T. & Kadowaki, T. : Physiological and pathophysiological roles of adiponectin and adiponectin receptors in the integrated regulation of metabolic and cardiovascular diseases. Int. J. Obes., Suppl. 7 : S13-8, 2008
2) Lazar, M. A. : The humoral side of insulin resistance. Nat. Med., 12 : 43-44, 2006
3) Weisberg, S. P. et al. : Obesity is associated with macrophage accumulation in adipose tissue. J. Clin. Invest., 112 : 1796-1808, 2003
4) Xu, H. et al. : Chronic inflammation in fat plays a crucial role in the development of obesity-related insulin resistance. J. Clin. Invest., 112 : 1821-1830, 2003
5) Wellen, K. E. & Hotamisligil, G. S. : Obesity-induced inflammatory changes in adipose tissue. J. Clin. Invest., 112 : 1785-1788, 2003
6) Spranger, J. et al. : Adiponectin and protection against type 2 diabetes mellitus. Lancet, 361 : 226-228, 2003
7) Osaka CAD Study Group : Association of Hypoadiponectinemia With Coronary Artery Disease in Men. ATVB, 23 : 85-89, 2003
8) Kubota, N. : Pioglitazone Ameliorates Insulin Resistance and Diabetes by Both Adiponectin-dependent and -independent Pathways. J. Biol. Chem., 281 : 26602-26614, 2006
9) Kanda, H. et al. : MCP-1 contributes to macrophage infiltration into adipose tissue, insulin resistance, and hepatic steatosis in obesity. J. Clin. Invest.,

116：1494-1505, 2006
10) Yamauchi, T. et al.：The fat-derived hormone adiponectin reverses insulin resistance associated with both lipoatrophy and obesity. Nat. Med., 7：941-946, 2001
11) Yamauchi, T. et al.：Inhibition of RXR and PPAR γ ameliorates diet-inducedobesity and type 2 diabetes. J. Clin. Invest., 108：1001-1013, 2001
12) Kubota, N. et al.：Disruption of adiponectin causes insulin resistance and neointimal formation. J. Biol. Chem., 277：25863-25866, 2002
13) Ouchi, N. et al.：Association of Hypoadiponectinemia With Impaired Vasoreactivity. Hypertension, 42：231, 2003
14) Yamauchi, T. et al.：Globular adiponectin protected ob/ob mice from diabetes and ApoE-deficient mice from atherosclerosis. J. Biol. Chem., 278：2461-2468, 2003
15) Yamauchi, T. et al.：Adiponectin stimulates glucose utilization and fatty-acid oxidation by activating AMP-activated protein kinase. Nat. Med., 8：1288-1295, 2002
16) Yamauchi, T. et al.：Cloning of adiponectin receptors that mediate antidiabetic metabolic effects. Nature, 423：762-769, 2003
17) Tsuchida, A. et al.：Insulin/Foxo1 pathway regulates expression levels of adiponectin receptors and adiponectin sensitivity. J. Biol. Chem., 279：30817-30822, 2004
18) Yamauchi, T. et al.：Targeted disruption of AdipoR1 and AdipoR2 causes abrogation of adiponectin binding and metabolic actions. Nat. Med., 13：332-339, 2007
19) Iwabu, M. et al.：Adiponectin and AdipoR1 regulate PGC-1alpha and mitochondria by Ca (2+) and AMPK/SIRT1. Nature, 464：1313-1319, 2010

Chapter 2　2. 脂肪組織

7　肥満における脂肪組織の慢性炎症とインスリン抵抗性

　肥満の進行に伴い，脂肪組織では脂肪細胞の肥大化のみならずマクロファージなどの免疫担当細胞が増加し，炎症性サイトカインの発現も上昇する．脂肪組織において慢性炎症を惹起する分子メカニズムとして，飽和脂肪酸などの内因性リガンドがTLR4に代表される病原体センサーを刺激し，炎症性サイトカインを誘導する経路の関与が知られている．さらに小胞体ストレスなどの細胞内ストレス経路の関与も最近明らかにされ，注目されている．肥満の脂肪組織から分泌される炎症性サイトカインは，個体レベルでインスリン抵抗性を惹起すると考えられている．

概念図

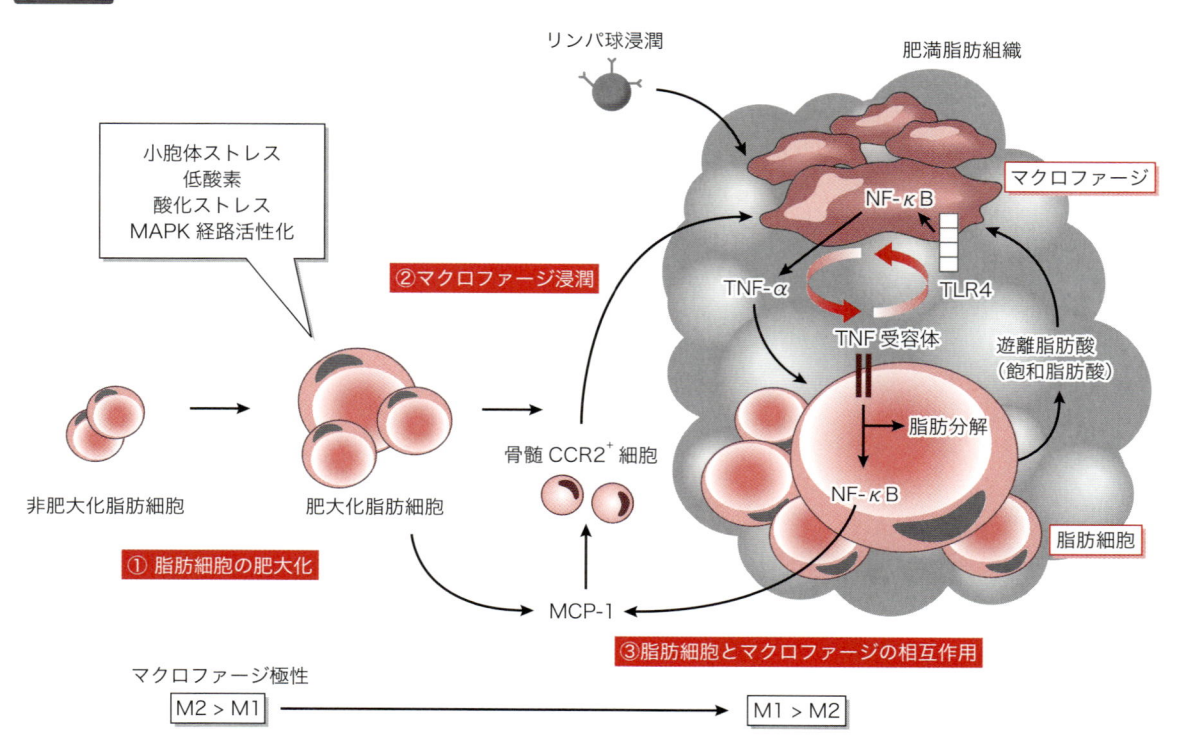

《病原体センサーと内因性リガンドによる悪循環》

　メタボリックシンドロームは，内臓脂肪型肥満を基盤として耐糖能異常（インスリン抵抗性），高血圧，脂質代謝異常という心血管病の危険因子が集積している状態である．肥満とインスリン抵抗性を結ぶメカニズムとして，1993年に肥満の脂肪組織において代表的な炎症性サイトカインであるTNF-α（tumor necrosis factor-α）の発現が上昇していることが発見された[1]．その後，種々の炎症性サイトカインがインスリン抵抗性を惹起するという報告が集積し，それらは「悪玉アディポカイン」と位置づけられた．さらに脂肪組織間質のマクロファージが肥満で増加することも報告され，組織学的にも炎症が起こっていることが明らかになった．近年は，この脂肪組織

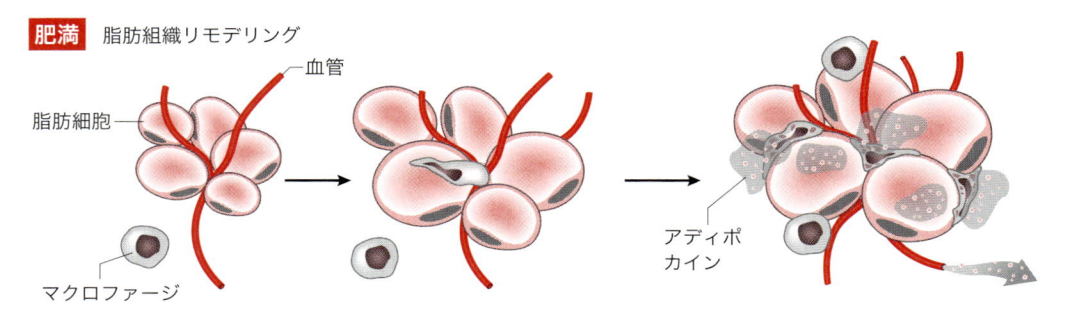

肥満 脂肪組織リモデリング

成熟脂肪細胞のサイズの増大，血管新生の増加，マクロファージ浸潤，アディポカイン産生調節の破綻

動脈硬化 血管壁リモデリング

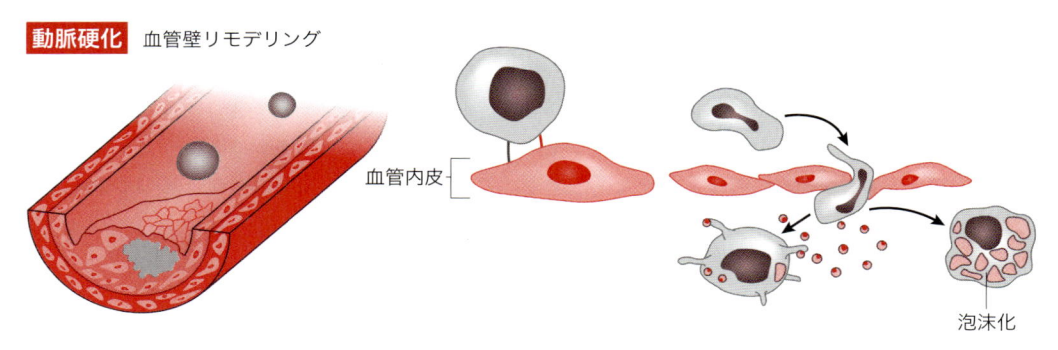

血管内皮機能障害，単球の接着・マクロファージ浸潤，血管平滑筋細胞の増殖と形質変換，マクロファージの泡沫化，炎症性サイトカイン産生の増加

図1　脂肪組織リモデリング
肥満の脂肪組織では，成熟脂肪細胞のサイズの増大，血管新生の増加，マクロファージ浸潤，アディポカイン産生調節の破綻が起こる．これは，動脈硬化において血管壁で生じる組織リモデリングに酷似している

の慢性炎症がメタボリックシンドロームの中心的な病態として注目を集めている．本稿では，肥満に伴い脂肪組織において炎症反応が誘導される分子メカニズムを，脂肪細胞とマクロファージの相互作用を中心に概説する．

1 肥満に伴う脂肪組織炎症

1）肥満と脂肪組織リモデリング

　脂肪組織には，成熟脂肪細胞のみならず前駆脂肪細胞，血管構成細胞，線維芽細胞，免疫担当細胞などが含まれる．肥満に伴い脂肪組織を構成する細胞成分や組織構築が大きく変化する．具体的には脂肪細胞の肥大化，血管新生，マクロファージやリンパ球など免疫担当細胞の浸潤，細胞外マトリックスの過剰産生などが認められる．これらの変化は，動脈硬化の血管壁における血管内皮細胞，血管平滑筋細胞，マクロファージなどが関与する「血管壁リモデリング」と酷似しており，脂肪組織のリモデリングともいうべきダイナミックな変化である（図1）[2]．その結果として，脂肪組織機能障害（アディポカイン産生調節の破綻）を介してメタボリックシンドロームの病態に繋がると考えられる．

表1　脂肪組織におけるM1マクロファージとM2マクロファージ

	M1	M2
特徴	肥満に伴って脂肪組織で増加 炎症性変化を促進	非肥満の脂肪組織にも存在 炎症性変化を抑制
誘導刺激	LPS, IFN-γ	IL-4, IL-13
誘導転写因子	IRF-5	IRF-4, PPAR-γ, PPAR-δ
遺伝子発現	TNF-α, IL-6, IL-12, iNOS	IL-10, arginase, Ym-1
表面マーカー	CD11c	CD206, CD301

2）脂肪細胞の肥大化と炎症性変化

　脂肪細胞の肥大化は，肥満の最も早期から認められる組織学的変化である．肥大化した脂肪細胞ではTNF-αやIL-6（interleukin-6）などの炎症性サイトカインやMCP-1（macrophage chemoattractant protein-1）などのケモカインの産生が亢進している．これら「悪玉アディポカイン」が増加する一方，アディポネクチンに代表される「善玉アディポカイン」は減少する．このような脂肪細胞肥大化に伴うアディポカイン産生調節の破綻には，MAPK（mitogen-activated protein kinase）系の活性化や低酸素状態，酸化ストレス，小胞体ストレスなどの細胞ストレスが関与すると考えられている[3]．

3）脂肪組織へのマクロファージの浸潤

　さらに肥満が進行すると，脂肪組織へのマクロファージ浸潤が増加する．脂肪細胞の肥大化に伴いMCP-1産生が増加し，これが主要な受容体であるCCR2（C-C chemokine receptor 2）を介して脂肪組織へのマクロファージ浸潤を促進する．MCP-1あるいはCCR2を全身で欠損するマウスでは，高脂肪食負荷により誘導される肥満において脂肪組織に浸潤するマクロファージが減少し，アディポサイトカイン産生調節の是正，全身のインスリン抵抗性改善も認められる[4]．逆に，脂肪組織特異的にMCP-1を過剰発現するマウスでは脂肪組織におけるマクロファージ浸潤とTNF-αの産生が増加し，全身のインスリン抵抗性が悪化する[5]．これらの報告は，脂肪組織マクロファージの細胞数の調節が脂肪組織炎症に重要であることを示唆している．

4）脂肪組織マクロファージの質的変化

　脂肪組織には少なくとも2種類のマクロファージが存在する．すなわち，炎症性変化を促進するM1マクロファージと，抑制するM2マクロファージである（表1）．非肥満の脂肪組織におけるマクロファージの極性はM2に偏っており，炎症性変化を抑制している．しかし，肥満に伴いマクロファージの極性がM1に偏る．組織学的には，肥満の脂肪組織においてマクロファージが細胞死に陥った脂肪細胞を取り囲む像（crown-like structure）が認められ，炎症性サイトカインの産生も増加している．

> **Memo**
>
> M1マクロファージはグラム陰性菌の細胞壁成分であるリポ多糖（lipopolysaccharide：LPS）やIFN-γ（interferon-γ）によって誘導され，TNF-αやIL-6，iNOS（inducible nitric oxide synthase）などを高発現する．一方M2マクロファージはIL-4やIL-13によって誘導され，抗炎症性サイトカインIL-10などを発現する．

　M1/M2マクロファージの極性変化に関与する転写因子が近年相次いで報告されている．そのう

ち，チアゾリジン誘導体の標的分子であるPPARγ（peroxisome proliferator activated receptor-γ）はM2マクロファージ分化に関与する．チアゾリジン誘導体のインスリン抵抗性改善作用の一部に，マクロファージPPARγの関与も考えられている[6]．

5）その他の免疫担当細胞の関与

近年，マクロファージ以外の多様な免疫担当細胞が脂肪組織炎症や耐糖能悪化に関与することが明らかになった．中でも，獲得免疫系細胞であるリンパ球の関与が注目されている．非肥満の脂肪組織では，CD4陽性T細胞や制御性T細胞由来のIL-4やIL-10などの抗炎症性サイトカインが豊富に産生されている．しかし肥満に伴い，マクロファージ浸潤に先行してCD8陽性T細胞が増加する．CD8陽性T細胞は，MCP-1，-3やRANTESなどのケモカインを介して，M1マクロファージの脂肪組織浸潤を増加させる[7]．脂肪組織のCD8陽性T細胞において，そのT細胞受容体は脂肪組織特異的に再編成を起こしていることも明らかとなり，脂肪組織は何らかの抗原を介して免疫担当細胞と相互作用している可能性も考えられる．また新たなリンパ球サブセットnatural helper細胞が腸間膜脂肪組織に存在することや，B細胞，NKT細胞も脂肪組織炎症に関与することも近年示唆されている．

リンパ球以外の細胞の関与も報告されている．マクロファージ浸潤の前に，好中球の一過性浸潤が認められる．好酸球はM2マクロファージを誘導するIL-4の産生に関与し，肥満モデルマウスで減少する[8]．肥満細胞（マスト細胞）はIL-6やIFN-γの産生に関与し，インスリン抵抗性を悪化させる[9]．このように，脂肪組織では自然免疫系，獲得免疫系の多様な細胞が関与する免疫反応が生じている．

2 脂肪組織炎症の分子メカニズム

1）病原体センサーと内因性リガンド

肥満に伴う脂肪組織炎症には，自然免疫系の病原体センサーを介する経路が関与している．この経路とは，細菌やウイルスなどの病原体に特有の分子構造（pathogen-associated molecular pattern：PAMPと総称される）を，TLRs（toll-like receptors）に代表される病原体センサー（pattern recognition receptors：PRRsと総称される）が認識するものである．例えば，グラム陰性菌のLPSはTLR4によって認識される．TLR4からのシグナルは，MyD88やTRIFなどのシグナル伝達分子を介して転写因子NF-κB（nuclear factor-κB）に伝わり，炎症性サイトカイン転写誘導が生じる．

> **Memo**
>
> 《pattern recognition receptors》
> 病原体センサーとして，TLRs，Nod-like receptors（NLRs），RIG-I-like receptorsなどが知られている．TLRsは細胞表面で脂質やタンパク質を認識するTLR1/2/4/5/6と，エンドソームで核酸を認識するTLR3/7/8/9に大別される．NLRsには，結晶などを認識するインフラマソームの構成因子NLRP3が含まれる．

外来性リガンドだけでなく，組織傷害の際に放出される種々の内因性分子も病原体センサーを活性化する．そのような内因性リガンドはPAMPに対して「Danger Signal」あるいは「DAMP（damage-associated molecular pattern）」と総称される．例えば，TLR4の内因性リガンドとしてはHMGB-1（high mobility group box-1）やS100A8などが報告されている．これら内因性リ

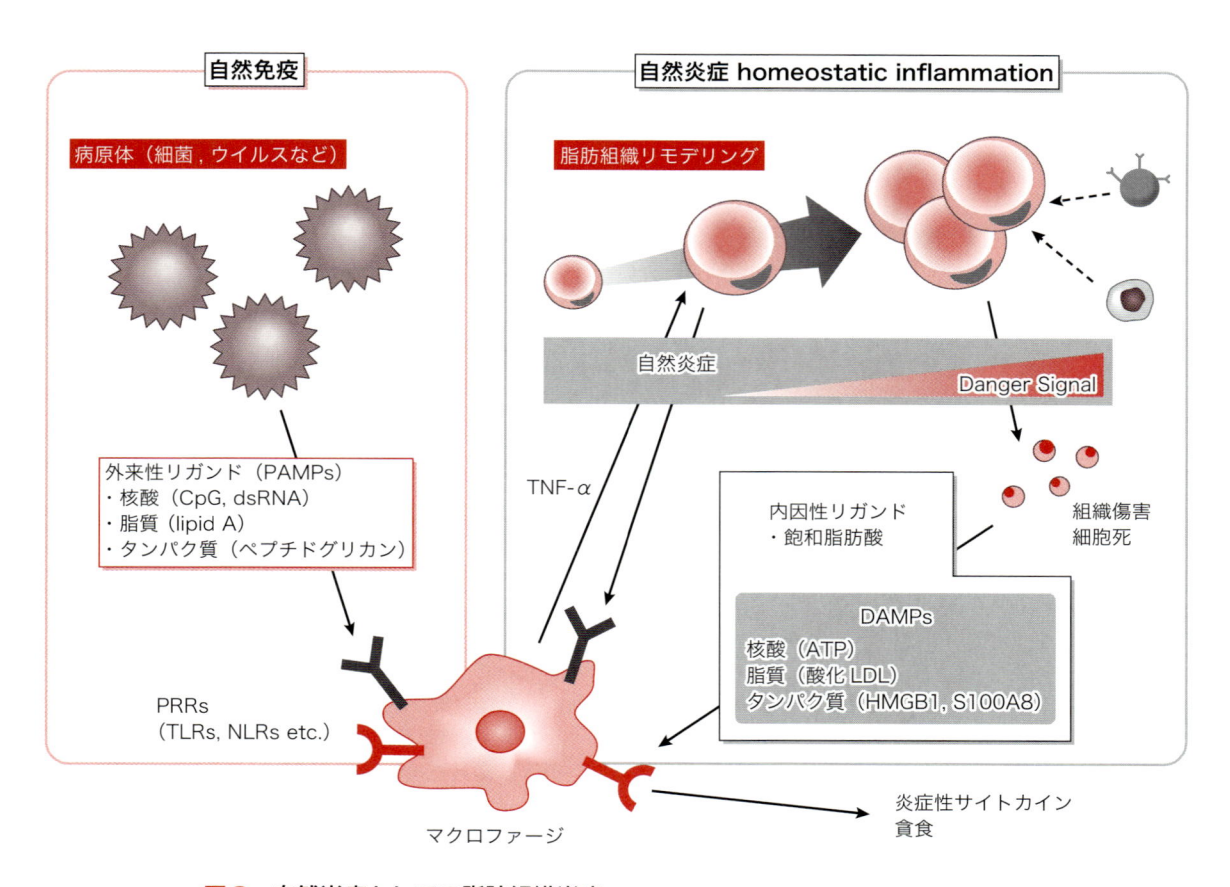

図2 自然炎症としての脂肪組織炎症

マクロファージに代表される自然免疫系の細胞は，TLRsなどの病原体センサーを介して外来性リガンドを認識する．一方，病原体センサーは飽和脂肪酸などの内因性リガンドをも認識することが明らかにされた．内因性リガンドによる炎症を，自然免疫と対比して「自然炎症」とよぶことが提唱されている

ガンドによって引き起こされる非感染性炎症（sterile inflammation）を，自然免疫と対比する概念として「自然炎症（homeostatic inflammation）」と捉えることが提唱されている（図2）．

> **Memo**
>
> 《自然炎症》
> 進化的に保存されている病原体センサーは，自己由来成分は認識しないと考えられてきた．しかし，病原体センサーの内因性リガンドが相次いで報告され，現在ではそれらが恒常的な炎症反応（自然炎症）を誘導していると考えられている．粘膜組織において常在菌と病原体センサーが平衡状態にあるように，健常時には代謝産物である飽和脂肪酸とTLR4がある種の平衡状態を形成している可能性がある．

肥満の脂肪組織においては，飽和脂肪酸などが病原体センサーの内因性リガンドとして働くと考えられている．TLR4の外来性リガンドであるLPSの活性中心（lipid A）には6本の飽和脂肪酸側鎖が存在しており，このうち5本がTLR4会合タンパク質であるMD-2と，残り1本がTLR4と結合する．興味深いことに，lipid Aから飽和脂肪酸を除去すると，その活性は消失する．このことも，飽和脂肪酸がTLR4リガンドとして作用する可能性を示唆している．

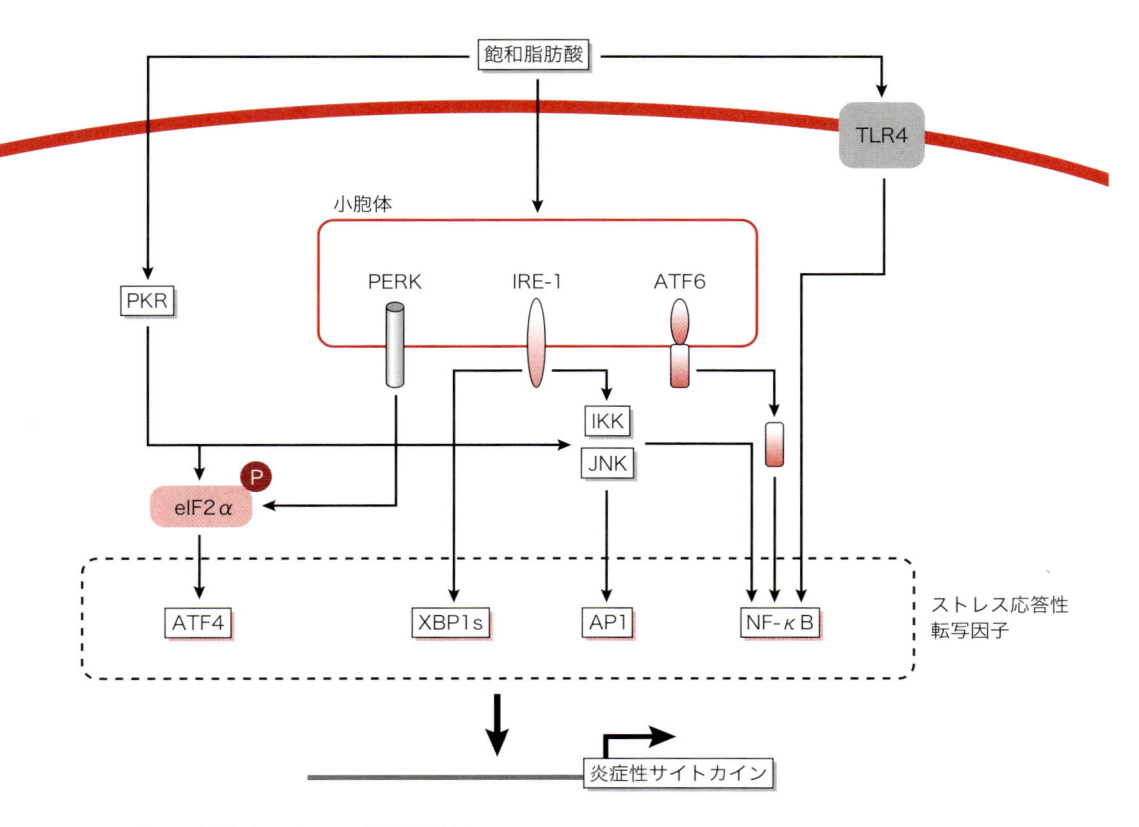

図3 細胞内ストレス経路と炎症
飽和脂肪酸はTLR4経路以外に細胞内ストレス経路も活性化する．小胞体ストレス応答経路のうち，IRE-1（inositol requiring enzyme-1）経路はIKKの活性化を介し転写因子NF-κBを活性化する．ATF6（activating transcription factor 6）経路とPERK（protein kinase R-like endoplasmic reticulum kinase）-eIF2α（eukaryotic initiation factor 2α subunit）経路もNF-κB活性化に関与する報告がある．一方，IRE-1によるmRNAスプライシングを経て誘導される転写因子XBP1（X-box binding protein1）も，直接TNF-αやIL-6の転写に関与する

　TLR4の重要性は，TLR4ノックアウトマウスでは高脂肪食負荷により生じる脂肪組織炎症やインスリン抵抗性が著明に改善することからも裏付けられる[10]．またヒトにおいてもTLR4遺伝子の一塩基多型（single nucleotide polymorphism：SNP）と動脈硬化性疾患との関連が報告されている[11]．

2）細胞内ストレス経路と炎症

　脂肪組織における炎症には，病原体センサーを刺激する経路以外に種々の細胞内ストレス経路の関与が指摘されている．肥満に伴い脂肪組織では小胞体ストレス，酸化ストレス，低酸素ストレスなどが亢進し，ストレス応答性のセリンスレオニンキナーゼであるJNK（c-jun N-terminal kinase），IKK（IκB kinase），PKR（double-stranded RNA-activated protein kinase）の活性化が認められる[12]．脂肪細胞でJNKを欠損するマウスではIL-6が低下する[13]など，ストレス経路と炎症との関連が明らかになっている．ストレス経路の関与は，能動的炎症収束機転が働く急性炎症と慢性炎症の相違点の1つとも考えられる．

　個々のストレス経路と炎症との関連も注目されており，特に小胞体ストレス応答の研究が進ん

でいる[14]．小胞体ストレスに応答して誘導される転写因子が，直接炎症性サイトカイン誘導に関与するほか，NF-κBを活性化する経路もある（図3）．

> **Memo**
> 《小胞体ストレス》
> 小胞体は分泌タンパク質を正しく折りたたむために必要な細胞内器官である．正しく折りたたまれない分子が増加した状態（小胞体ストレス）は，小胞体膜に存在する3種類のタンパク質により感知される．PERKはeIF2αサブユニットのリン酸化を介してタンパク質合成を抑制する．IRE1はXBP1のスプライシングを，ATF6は自身の切断を介し，シャペロンの発現やタンパク質分解機構を誘導する．これらによりストレスは軽減する．

3）脂肪細胞―マクロファージ相互作用により悪循環が形成される

肥満に伴って増加する脂肪細胞由来の飽和脂肪酸は，間質に存在するマクロファージのTLR4を介してTNF-αなどの炎症性サイトカイン産生を誘導する．分泌されたTNF-αは脂肪細胞に作用し，MAPK経路を介して脂肪分解（lipolysis）を促進し，細胞死シグナルを誘導する．またNF-κBを介して脂肪細胞からも炎症性サイトカイン産生を誘導する．その結果飽和脂肪酸が増加し，さらに炎症が悪化する．肥満の脂肪組織では，このように脂肪細胞とマクロファージの相互作用によって炎症を生じる悪循環が存在すると考えられる（概念図）．

3 慢性炎症と病態生理学的意義

1）アディポカインと耐糖能異常

慢性炎症状態にある脂肪組織から放出されるアディポカインは，肝臓や骨格筋などのインスリンの主要な標的臓器におけるインスリン抵抗性に関与している．以下に代表的な炎症性アディポカインの作用を述べる．

i）TNF-α

TNF-αは肥満マウスの脂肪組織で発現上昇することが報告された最初の炎症性サイトカインである．ヒトの脂肪組織でも，肥満に伴い上昇する．脂肪組織ではマクロファージがTNF-αの主要な産生源と考えられている．産生されたTNF-αは，インスリン標的臓器においてJNKを介してIRS-1（insulin receptor substrate-1）のセリン残基のリン酸化亢進，GLUT-4（glucose transporter-4）発現の低下を引き起こし，インスリン抵抗性を惹起する．また骨格筋ではAMPK（AMP-activated protein kinase）活性を抑制することも示唆されている．TNF-αノックアウトマウスに高脂肪食負荷を行うと，体重はコントロール群と変わらないが，空腹時の血糖値やインスリン値の低下を認める．

ii）IL-6

末梢血中のIL-6濃度に対する脂肪組織の寄与は10～30％ほどあるとされ，血中IL-6濃度と内臓脂肪，インスリン抵抗性との相関があることも報告されている．一方，運動後には骨格筋からのIL-6産生が増加するなど，IL-6レベルは脂肪組織以外の影響も少なからず受ける．

IL-6が糖代謝に及ぼす影響も複雑で，濃度や臓器により効果が異なると考えられる．肝臓において低濃度のIL-6はインスリン感受性を高めるが，高濃度ではインスリン抵抗性を引き起こす．インスリン感受性改善はSTAT-3（signal transducer and activator of transcription-3）リン酸化を介してIRS-2発現を高める経路が，一方インスリン抵抗性を惹起するのはSOCS-3（sup-

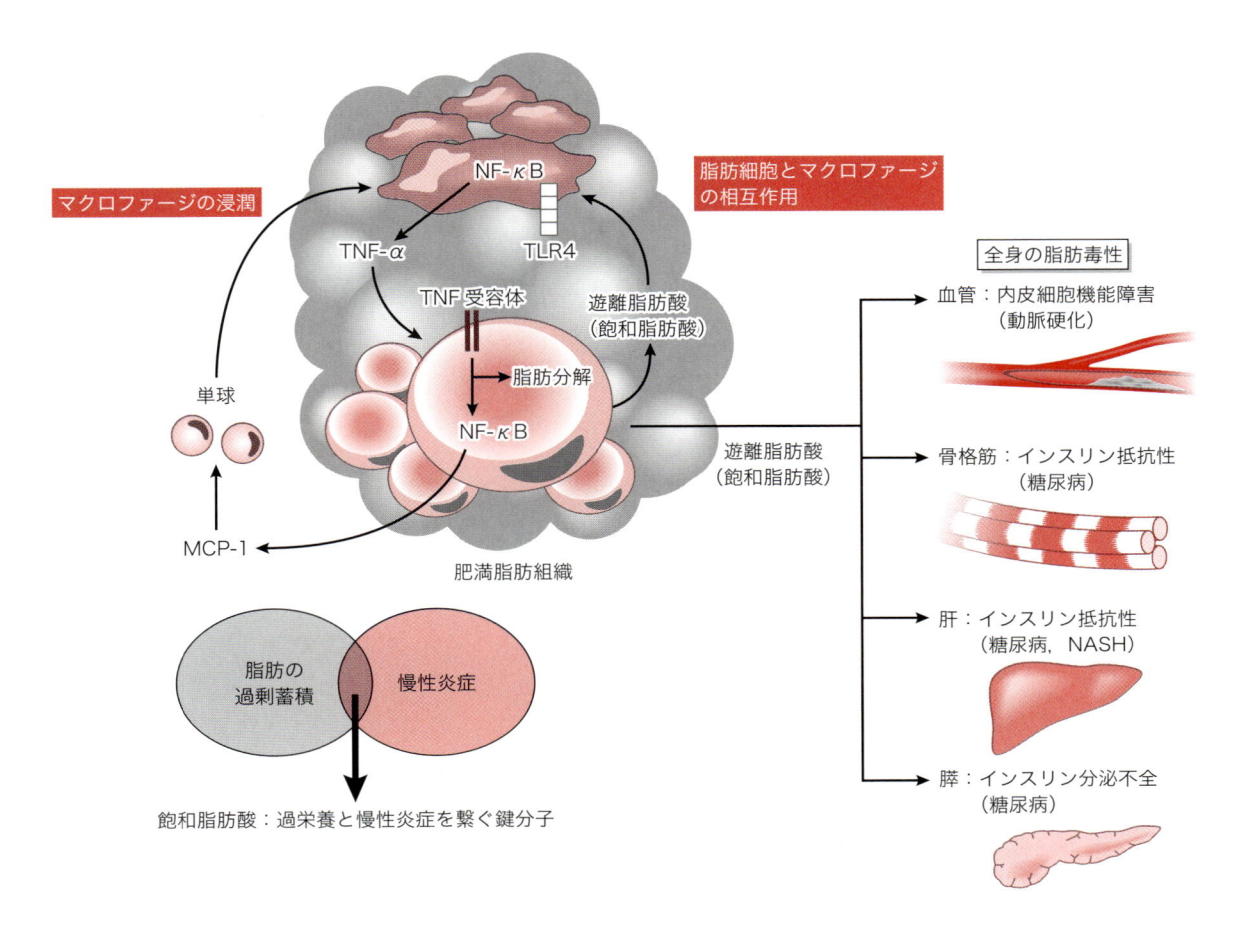

図4 脂肪組織炎症と全身の脂肪毒性

肥満に伴い，脂肪組織から放出される遊離脂肪酸が増加する．そのうち特に飽和脂肪酸は，全身のインスリン抵抗性だけでなく，インスリン分泌不全も引き起こす．このように飽和脂肪酸による脂肪毒性はメタボリックシンドロームと2型糖尿病の病態として重要である

pressor of cytokine signaling-3）を介する経路などが考えられている．IL-6ノックアウトマウスは加齢とともに肥満を呈することが報告されているが，これを支持しない報告もある．このように，IL-6は糖代謝に関して二面性を有するとも考えられる．

ⅲ）遊離脂肪酸

肥満に伴い脂肪組織から放出される遊離脂肪酸（free fatty acid：FFA）の血中濃度が上昇する．FFAもアディポカインとして全身の糖代謝に影響を与える．肝臓においては脂肪酸取り込み増加，脂質合成の促進を引き起こす．骨格筋ではインスリン刺激による糖取り込みを低下させる．インスリン抵抗性の機序として，小胞体ストレス経路等を介しJNKなどのストレスキナーゼによるIRS-1のセリンリン酸化が起こることが知られる．

一方，FFAは膵β細胞からのインスリン分泌に対し低濃度では促進するが，高濃度では障害する．このように，肥満に伴い増加するFFAは，全身に脂肪毒性を誘導する因子と考えられる（図4）．

ⅳ）その他の液性因子

肥満に伴い脂肪組織マクロファージからの産生が増加する炎症性サイトカインとしては，他に

もIL-18やケモカインCXCL5などが知られる．脂肪細胞からはMCP-1やPAI-1（plasminogen activator inhibitor-1），RBP4（retinol binding protein 4）などが増加する一方，抗炎症性のアディポネクチン産生は低下する（第2章-2-6参照）．

2）慢性炎症を反映するバイオマーカー

メタボリックシンドロームにおける慢性炎症マーカーとして，高感度CRP（high sensitivity C-reactive protein：hsCRP）が最も汎用されている．CRPは主に肝細胞で産生される代表的な急性期反応タンパク質（acute phase reactants）である．IL-6－STAT3シグナルの他，肝細胞の小胞体ストレスの影響を受ける．高感度CRPはメタボリックシンドローム患者で高値を示すことや，心血管イベントの予測因子であることが報告されている[15]．

3）治療標的としての慢性炎症

既存の薬剤の中に，炎症改善効果が示唆されているものがある．アスピリンはCOX（cyclooxygenase）だけでなくIKKβ阻害作用を有する．少量アスピリン投与の2型糖尿病発症予防効果（Women's health study[16]）と2型糖尿病患者における心血管イベントの一次予防効果（JPAD[17], POPADAD[18]）に関しては，いずれも有意差は示されなかった．しかし類似するサルサレートについては耐糖能改善効果が示された（TINSAL-T2D[19]）．

スタチン系薬剤はLDLコレステロール低下作用の他に，炎症抑制効果も有する．例えばJupitor試験において，ロスバスタチンはLDLコレステロール正常範囲の患者の高感度CRPを低下させた[20]．他にも，チアゾリジン誘導体やn-3多価不飽和脂肪酸も炎症改善効果を有する可能性が示唆されている．

炎症性サイトカインを直接阻害する治療も検討されている．TNF-α阻害療法の耐糖能改善効果についての評価は一定しない．一方IL-1受容体アンタゴニストのアナキンラはインスリン分泌能の改善と血糖値の低下効果が報告された[21]．

このように，肥満における慢性炎症を標的とする種々の治療法が検討されているが，まだ有効性は確立していない．

（岩崎順博，菅波孝祥，小川佳宏）

参考文献

1) Hotamisligil, G. S. et al.：Adipose expression of tumor necrosis factor-alpha：direct role in obesity-linked insulin resistance. Science, 259：87-91, 1993
2) Suganami, T. & Ogawa, Y.：Adipose tissue macrophages：their role in adipose tissue remodeling. J. Leuko. Biol., 88：33-39, 2010
3) Ito, A. et al.：Role of MAPK phosphatase-1 in the induction of monocyte chemoattractant protein-1 during the course of adipocyte hypertrophy. J. Biol. Chem., 282：25445-25452, 2007
4) Kanda, H. et al.：MCP-1 contributes to macrophage infiltration into adipose tissue, insulin resistance, and hepatic steatosis in obesity. J. Clin. Invest., 116：1494-1505, 2006
5) Kamei, N. et al.：Overexpression of monocyte chemoattractant protein-1 in adipose tissues causes macrophage recruitment and insulin resistance. J. Biol. Chem., 281：26602-26614, 2006
6) Odegaard, J. I. et al.：Macrophage-specific PPAR-gamma controls alternative activation and improves insulin resistance. Nature, 447：1116-1120, 2007
7) Nishimura, S. et al.：CD8+ effector T cells contribute to macrophage recruitment and adipose tissue inflammation in obesity. Nat. Med., 15：914-920, 2009
8) Wu, D. et al.：Eosinophils sustain adipose alterna-

tively activated macrophages associated with glucose homeostasis. Science, 332 : 243-247, 2011
9) Liu, J. et al. : Genetic deficiency and pharmacological stabilization of mast cells reduce diet-induced obesity and diabetes in mice. Nat. Med., 15 : 940-945, 2009
10) Shi, H. et al. : TLR4 links innate immunity and fatty acid-induced insulin resistance. J. Clin. Invest., 116 : 3015-3025, 2006
11) Kiechl, S. et al. : Toll-like receptor 4 polymorphisms and atherogenesis. N. Engl. J. Med., 347 : 185-192, 2002
12) Nakamura, T. et al. : Double-stranded RNA-dependent protein kinase links pathogen sensing with stress and metabolic homeostasis. Cell, 140 : 338-348, 2010
13) Ogawa, W, & Kasuga M. : Cell signaling. Fat stress and liver resistance. Science, 322 : 1483-1484, 2008
14) Hotamisligil, G. S. : Endoplasmic reticulum stress and the inflammatory basis of metabolic disease. Cell, 140 : 900-917, 2010
15) Ridker, P. M. et al. : Should C-reactive protein be added to metabolic syndrome and to assessment of global cardiovascular risk ? Circulation, 109 : 2818-2825, 2004
16) Ridker, P. M. et al. : A randomized trial of low-dose aspirin in the primary prevention of cardiovascular disease in women. N. Engl. J. Med., 352 : 1293-1304, 2005
17) Ogawa, H. et al. : Low-dose aspirin for primary prevention of atherosclerotic events in patients with type 2 diabetes. JAMA, 300 : 2134-2141, 2008
18) Belch, J. et al. : The prevention of progression of arterial disease and diabetes (POPADAD) trial : factorial randomised placebo controlled trial of aspirin and antioxidants in patients with diabetes and asymptomatic peripheral arterial disease. BMJ, 337 : a1840, 2008
19) Goldfine, A. B. et al. : The effects of salsalate on glycemic control in patients with type 2 diabetes : a randomized trial. Ann. Intern. Med., 152 : 346-357, 2010
20) Ridker, P. M. et al. : Rosuvastatin to prevent vascular events in men and women with elevated C-reactive protein. N. Engl. J. Med., 21 : 2195-2207, 2010
21) Larsen, C. M. et al. : Interleukin-1-receptor antagonist in type 2 diabetes mellitus. N. Engl. J. Med., 356 : 1517-1526, 2007

Chapter 2　3. 肝臓

8　糖代謝における肝臓の役割

糖代謝の恒常性は，肝臓における正常なグルコースの貯蔵と動員によって維持されている．肝臓は摂食後には，消化管から吸収されたグルコースをグリコーゲンとして貯蔵しつつ，循環中へのグルコースの放出量を調節している．空腹時にはグリコーゲン分解ならびに糖新生によりグルコースを産生し，重要臓器へ供給し，低血糖を回避させる．肝臓からの糖産生は，ホルモンなどの液性因子，脂肪組織や筋肉由来の糖新生基質の量などにより精緻な制御を受けている．2型糖尿病でみられる高血糖には，肝糖産生制御機構の破綻が深く関与している．

概念図

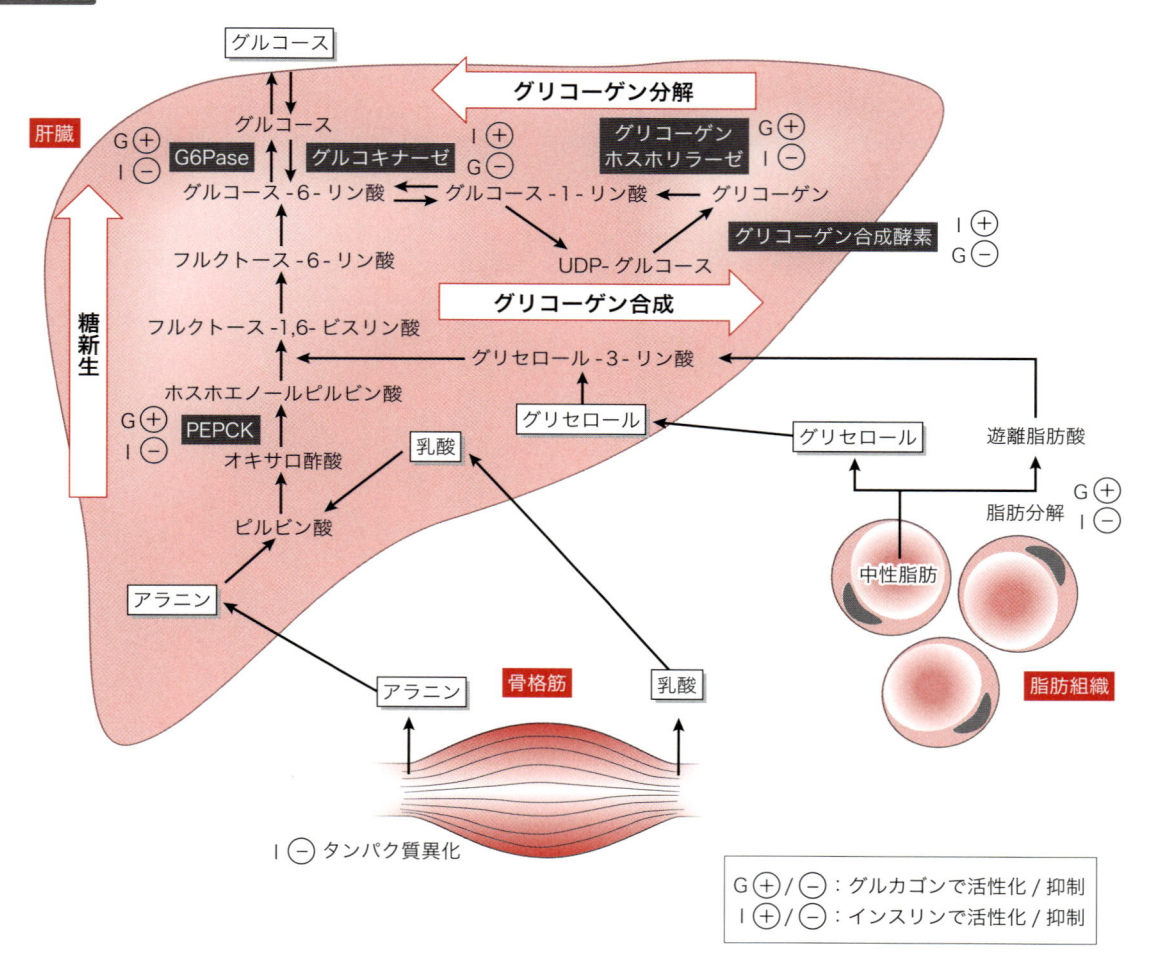

《肝糖産生経路とホルモンによる調節》

G ⊕/⊖：グルカゴンで活性化/抑制
I ⊕/⊖：インスリンで活性化/抑制

表1 ヒトのエネルギー貯蔵

エネルギー源	g	kcal
肝臓 グリコーゲン	75	300
筋肉 グリコーゲン	400	1,600
血糖	20	80
脂肪組織 中性脂肪	15,000	141,000
タンパク質	6,000	24,000

データは一晩絶食後の体重70kgの男性での推計による（文献1を参考に作成）

はじめに

　糖代謝調節における肝臓の主要な機能は血糖の恒常性を維持することである．肝臓は，食後には門脈から流入してきたグルコースを取込み，血糖値の上昇を抑制する．また絶食時など食事によるグルコースの供給が絶たれたときにも，肝臓は自らそれを産生し血糖値を維持し，他臓器へ供給することにより低血糖による臓器障害を回避する．一方，肝糖産生制御機構は2型糖尿病では破綻しており，空腹時ならびに食後の高血糖に深く関与している．

　本稿では，まず個体レベルでのエネルギー代謝調節における肝臓の役割を紹介し，ついで肝臓における糖代謝調節機構と，その破綻を来した2型糖尿病の病態の分子メカニズムについて概説する．

1 エネルギーの貯蔵・動員と肝臓

　ヒトは生命活動を維持するためにエネルギーを常時必要としているが，食事からの供給は間欠的にしかない．この問題を解決するため，摂食時に最低必要量を上回る栄養素を摂取・貯蔵し，食間や絶食時，運動時などに動員している．エネルギー源としてのグルコース，遊離脂肪酸（free fatty acid：FFA）は，それぞれグリコーゲンと中性脂肪（トリグリセリド：TG）の形で貯蔵される．TGの最大の貯蔵部位は脂肪組織であるが，グリコーゲンの最大の貯蔵臓器は骨格筋で，ついで肝臓である．骨格筋はグリコーゲンを自身で利用する以外に，グルコースとして循環中に放出し，他臓器にエネルギー源として供給することはできないため，肝臓はグルコースとして供給可能なグリコーゲンの最大の貯蔵臓器である[1]（表1）．

　生命の維持に重要な臓器のうち，脳はFFAをエネルギー源として直接利用することができないため，グルコースならびにケトン体（長時間の絶食や飢餓状態などで他臓器においてFFAから変換される）を利用しなければならない．一方，骨格筋，肝臓などのグルコースとFFAをいずれも利用できる臓器では，絶食時間が遷延するのに伴い，グルコースを脳へ優先的に供給できるようにするため，自身のエネルギー源をFFAへと移行させる．加えて肝臓では，絶食時にグリコーゲンの分解（glycogenolysis）ならびに非糖質性の前駆体からのグルコースの合成（糖新生：gluconeogenesis）により産生した糖を，脳をはじめとした諸臓器へと供給する．肝臓からのグルコース産生については後に詳しく述べる．

2 ホルモンによるエネルギーの貯蔵・動員の調節（表2）

　個体レベルでのエネルギーの貯蔵・動員は，ホルモン，特にインスリンとその拮抗ホルモンで

表2　ホルモンと代謝調節

代謝作用	主な組織	グルカゴン（肝・脂肪）, カテコラミン （肝・骨格筋・脂肪）	インスリン
糖新生	肝臓	↑	↓
グリコーゲン分解	肝臓・骨格筋	↑	↓
ケトン体産生	肝臓	↑	↓
脂肪分解	脂肪組織	↑	↓
グリコーゲン合成	肝臓・骨格筋	↓	↑
脂肪酸・中性脂肪合成	肝臓・脂肪組織	↓	↑
タンパク質合成	肝臓・骨格筋	↓	↑
グルコース取り込み	骨格筋・脂肪組織	−	↑

あるグルカゴンとのバランスによって制御されると考えられている．摂食による血糖値の上昇に応答して膵β細胞から分泌されたインスリンは，骨格筋や脂肪組織でのグルコースの取り込み，肝臓や筋肉のグリコーゲン合成，脂肪組織や肝臓での脂肪合成を促進し，グルコースをグリコーゲンやTGとして貯蔵させる（同化作用）．摂食後時間が経過し血中インスリン濃度が低下すると，その作用は弱まる．同時に膵α細胞からインスリン拮抗ホルモンであるグルカゴンの分泌が亢進し，肝臓のグリコーゲン分解，糖新生，ケトン体合成が誘導され，血糖値は維持される．グルカゴンの分泌自体がインスリンにより抑制され，またグルカゴン作用の多くはインスリンの存在下で強く抑制されることが知られている．摂食状態の変化に対応して相反する血中濃度を呈するインスリンとグルカゴンとが，肝臓に拮抗的に作用することで，エネルギーの貯蔵と動員が調節されている（概念図）．また，低血糖時や運動などのストレス時などではカテコラミンが分泌され，肝臓ではグルカゴンと同様に作用するとともに，脂肪組織においては脂肪分解を，筋肉ではグリコーゲン分解を起こす．

3 摂食後から絶食状態への時間経過に伴う血中グルコースの由来（図1）

　摂食による血糖値の上昇に伴い，エネルギー貯蔵を促進するように血中インスリン濃度の上昇，グルカゴン濃度の低下が起こる．摂取した食物の消化・吸収が終わると時間経過に伴いこれらのホルモンレベルはエネルギー利用を促すように変化する．循環中へグルコースを供給する臓器や原料とその量は経時的に変化し，5つのステージに分けられることが知られている[2]．グルコース摂取後の数時間は消化管から吸収されたグルコースは全身で利用され，同時にグリコーゲンとして肝臓や筋肉に貯蔵される（第I相）．数時間から一晩程度の絶食時には，血中グルコースの主要な供給源は肝臓のグリコーゲンであり，これに糖新生が加わる（第II相）．一晩の絶食時では，約70％がグリコーゲン由来，残りが糖新生に起因するとされる．さらに絶食が長期化し肝グリコーゲンが枯渇すると，糖新生由来のグルコース利用が増加し（第III相），グリコーゲンの枯渇後は利用されるグルコースは100％肝糖新生由来となる（第IV・V相）．なお糖新生は腎臓の尿細管と消化管の上皮細胞でも起こるが，肝臓に比べその関与は大きくない．

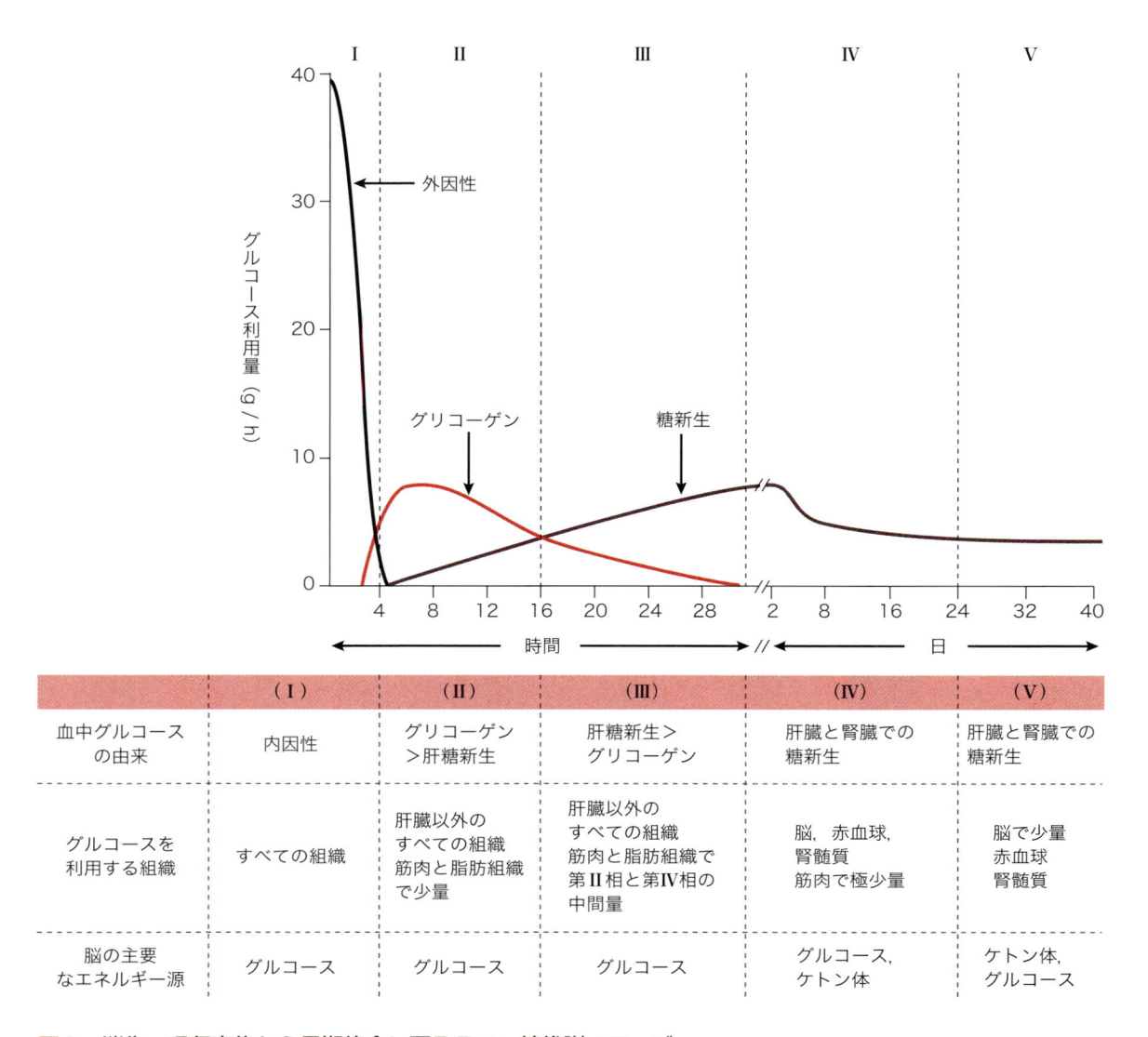

	（Ⅰ）	（Ⅱ）	（Ⅲ）	（Ⅳ）	（Ⅴ）
血中グルコースの由来	内因性	グリコーゲン＞肝糖新生	肝糖新生＞グリコーゲン	肝臓と腎臓での糖新生	肝臓と腎臓での糖新生
グルコースを利用する組織	すべての組織	肝臓以外のすべての組織 筋肉と脂肪組織で少量	肝臓以外のすべての組織 筋肉と脂肪組織で第Ⅱ相と第Ⅳ相の中間量	脳，赤血球，腎髄質 筋肉で極少量	脳で少量 赤血球 腎髄質
脳の主要なエネルギー源	グルコース	グルコース	グルコース	グルコース，ケトン体	ケトン体，グルコース

図1 消化・吸収直後から長期絶食に至る5つの糖代謝ステージ

体重70kgの男性が100gのグルコースを摂取後，40日間の絶食をした場合の経時的な組織のグルコース利用，血中のグルコースの供給源ならびに脳の主要エネルギー源の変化を示している（文献2を参考に作成）

4 肝臓における糖産生の制御

　摂食状態の変化によりホルモンや栄養素のレベルが変動すると，肝臓はこれに応答して循環中へ放出するグルコースの量を調節することを述べてきた．肝臓は食後には，絶食時の肝糖放出を急速に抑制し，経門脈的に流入する食事性のグルコースを取り込み，グリコーゲンとして合成・貯蔵し，循環中への糖放出を制限する．一方，絶食時には，グリコーゲン分解と非糖質性の基質から糖新生により産生したグルコースを循環中に放出する．以上のことから，肝臓からのグルコース放出量は，食後にはグリコーゲンの合成量に，また絶食時にはグリコーゲン分解と糖新生に強く影響される．グリコーゲンの代謝は主にグリコーゲン合成酵素やグリコーゲンホスホリラーゼの酵素活性により，糖新生は主にグルコース-6リン酸脱リン酸化酵素（glucose-6-

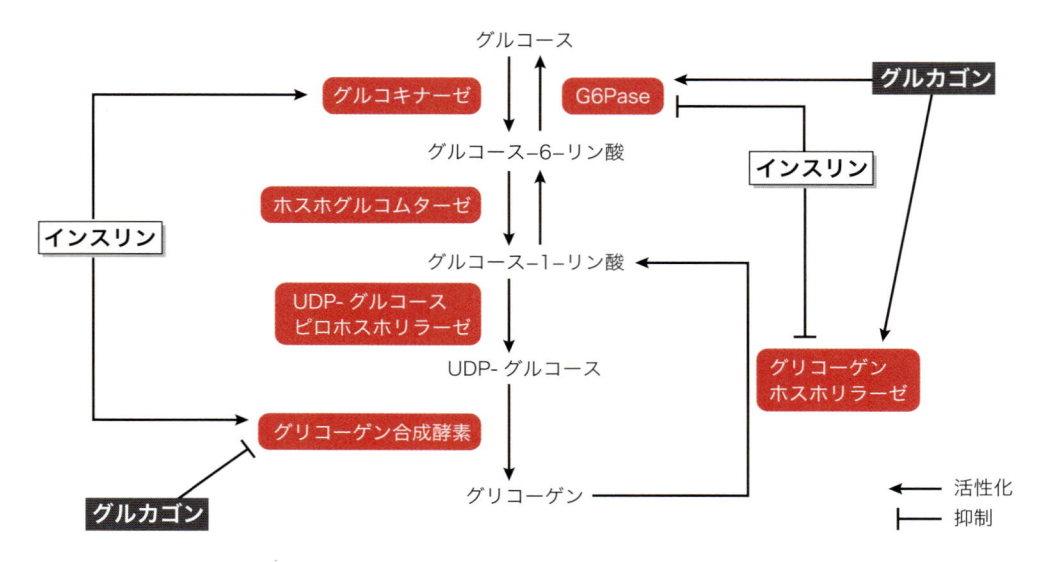

図2 肝臓におけるグリコーゲン代謝調節

phosphatase：G6Pase）やホスホエノールピルビン酸カルボキシキナーゼ（phosphoenolpyruvate carboxykinase：PEPCK）などの酵素の発現量により調節されている．

1）グリコーゲン代謝調節

ⅰ）グリコーゲンの合成/分解の調節（図2）

グリコーゲンの合成と分解とは別の経路で行われ，グリコーゲン合成酵素とグリコーゲンホスホリラーゼが各経路での鍵酵素である．グリコーゲン合成の律速酵素であるグリコーゲン合成酵素は，UDP-グルコースをグリコーゲンにα-1,4結合で付加する反応を触媒する．一方，グリコーゲンホスホリラーゼはグリコーゲンを分解して，グルコース-1-リン酸を生成する．

摂食によりインスリンが分泌されると，グリコーゲン合成酵素が活性化され，グルコースはグリコーゲンとして貯蔵される．このときグリコーゲンホスホリラーゼ活性は抑制される．絶食時にインスリンレベルが低下しグルカゴンの分泌が起こると，グリコーゲンホスホリラーゼが活性化され，グリコーゲンをグルコースに分解し，肝臓から放出されるグルコースの一部となる．いずれの酵素も，グリコーゲン代謝経路の中間代謝産物によるアロステリックな活性調節とセリン残基のリン酸化による活性調節を受けている．

ⅱ）グリコーゲン合成酵素の活性調節（図3）[3]

グリコーゲン合成酵素は，グルコース-6-リン酸（G6P），UDP-グルコースによりアロステリックに活性化される．この際にグリコーゲンとの結合も強まると考えられている．また本酵素は，cAMP依存性キナーゼ（Aキナーゼ），グリコーゲン合成酵素キナーゼ3（GSK3），AMPキナーゼ（AMP-activated protein kinase）などの絶食時に活性化されるキナーゼによりセリン残基がリン酸化され活性が抑制される．また，グリコーゲン合成酵素ホスファターゼである1型タンパク質ホスファターゼ（PP1）複合体により，これらのリン酸化セリン残基が脱リン酸化されることで活性化される．

グリコーゲン合成酵素は食後にインスリンにより活性化される．これは主に以下の機序による．①食後肝臓に取り込まれたグルコースがグルコキナーゼの働きによりG6Pへ変換され血中濃度が

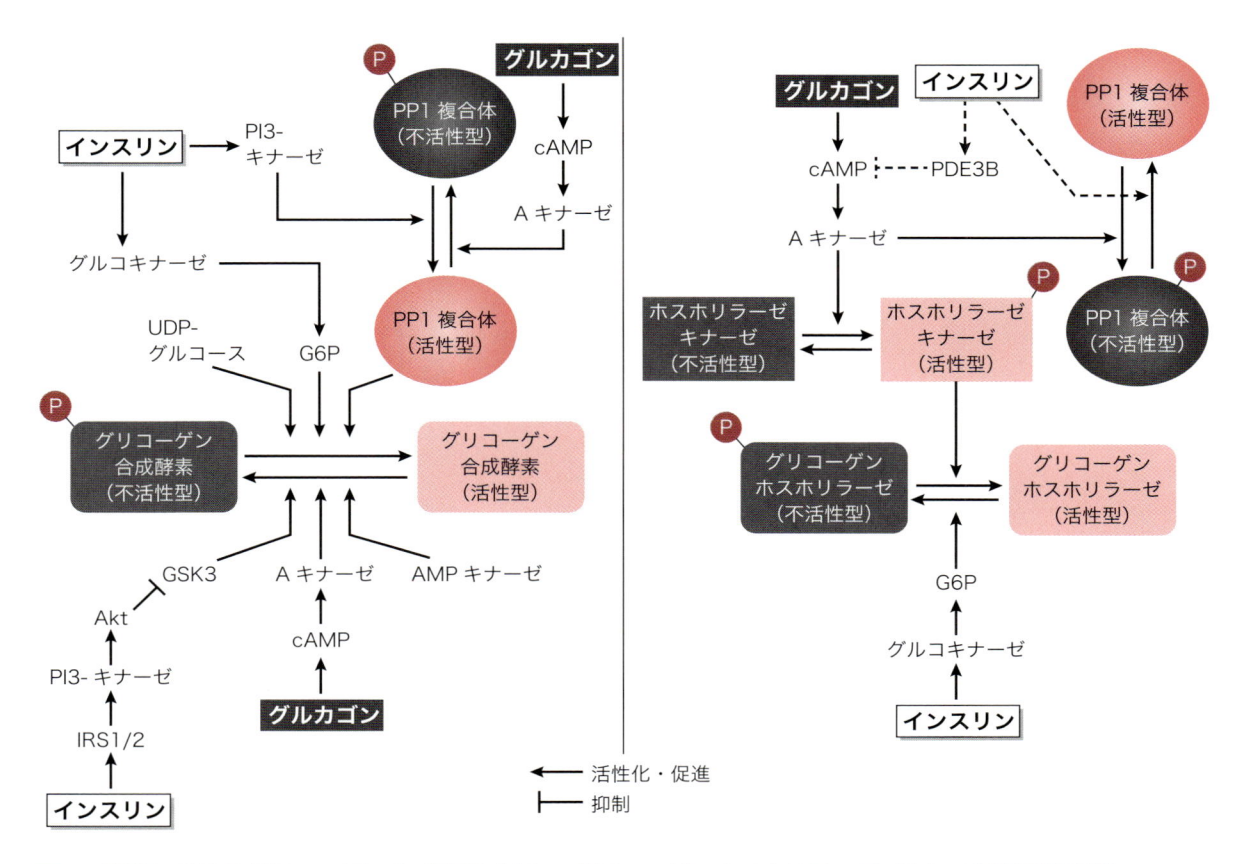

図3 肝臓におけるグリコーゲン合成酵素（左）・グリコーゲンホスホリラーゼ（右）の活性調節機構

上昇し，アロステリックに活性化される．②インスリンは，インスリン受容体基質IRSのチロシンリン酸化→PI3-キナーゼ活性化→Aktキナーゼの活性化によりGSK3をリン酸化/不活化しグリコーゲン合成酵素を活性化する．③インスリンは，PI3-キナーゼ依存性に1型タンパク質ホスファターゼ（PP1）複合体を活性化するとともに，グルカゴン分泌の抑制によりAキナーゼを介したグリコーゲン合成酵素活性の抑制を解除する．

iii）グリコーゲンホスホリラーゼの活性調節（図3）[4)]

　肝グリコーゲンホスホリラーゼも各種代謝産物によるアロステリックな活性調節を受ける．ATP，G6P，グルコース，UDP-グルコースにより不活性化される．肝グリコーゲンホスホリラーゼはグルカゴンにより以下の機序で活性化される．①グルカゴン/Aキナーゼ経路によりグリコーゲンホスホリラーゼをリン酸化/活性化するホスホリラーゼキナーゼが活性化される．②グリコーゲン合成酵素を脱リン酸化/活性化するPP1複合体は，ホスホリラーゼキナーゼ・ホスホリラーゼを脱リン酸化し不活性化する．グルカゴン/Aキナーゼ経路によってPP1複合体が不活性化されるため，ホスホリラーゼキナーゼ・ホスホリラーゼともに活性化される．

　一方，肝グリコーゲンホスホリラーゼはインスリンの存在下で不活性化されるが，詳細な機序はわかっていない．ホスホリラーゼのアロステリック阻害物質であるG6Pの細胞内濃度が，インスリンによるグルコキナーゼ活性化により上昇すること，インスリンがPI3-キナーゼ依存的にPP1複合体を活性化すること，インスリンがホスホジエステラーゼ3B（PDE3B）を活性化し細胞内cAMP濃度を低下させることなどが想定されている．

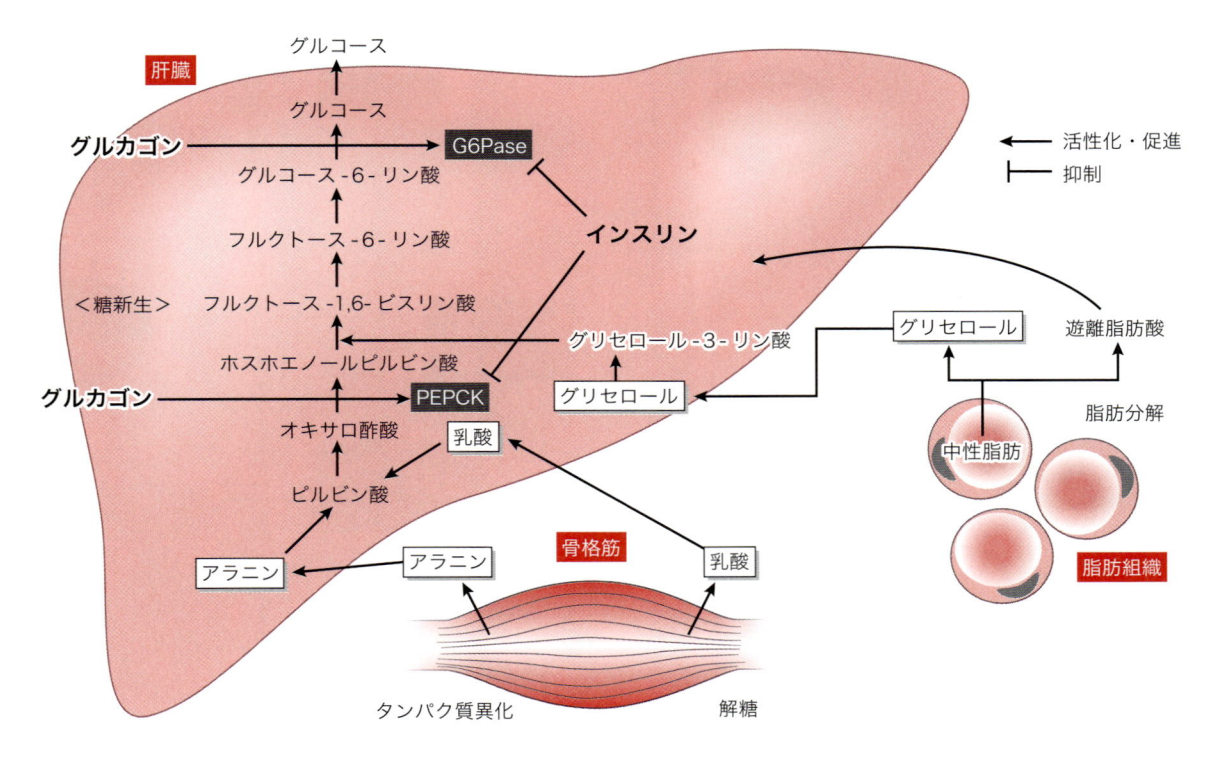

図4 肝糖新生経路と基質

2）糖新生系酵素遺伝子の発現調節

i）グルカゴンによる発現誘導（図4, 図5）

　肝糖新生には基質として，脂肪組織から脂肪分解によって生成したグリセロール，骨格筋などから解糖により生成した乳酸やピルビン酸，筋タンパク質の異化により生成したアラニンが利用される．これら基質は長時間の絶食，飢餓やインスリン抵抗性状態などで増加し，これら基質の量は糖新生の重要な促進因子となる．糖新生はこれらの基質存在下に，G6Pase，PEPCKなどの糖新生系酵素による一連の触媒反応により起こる（図4）．これら酵素の活性調節は，主に遺伝子転写レベルでの発現量調節により行われている[5]．

　G6PaseやPEPCKの発現はグルカゴンによって誘導される．グルカゴンが肝細胞膜表面の受容体に結合するとセカンドメッセンジャーとなるcAMPの産生が起こる．cAMPにより活性化されたcAMP依存性キナーゼにより，転写因子CREB（cAMP responsive element binding protein），転写共役因子CRTC2（CREB regulated transcription coactivator 2），CBP（CREB binding protein）/p300からなる転写複合体の形成が促進され，NR4Aファミリー転写因子や転写共役因子PGC-1α（peroxisome proliferator activator γ coactivator 1α）の発現が誘導される．NR4Aは糖新生系酵素の発現を誘導するのに対し，PGC-1αは転写因子FoxO1（forkhead box O1），HNF-4α（hepatocyte nuclear factor-4α）に直接結合して活性化することで糖新生系酵素の発現を誘導する[6]．最近グルカゴンによって活性化されるクラスIIaのヒストン脱アセチル化酵素（histone deacetylase：HDAC）がFoxO1の脱アセチル化/活性化を誘導することが報告され，ホルモン応答性の新たな糖新生調節分子として注目されている[7]．

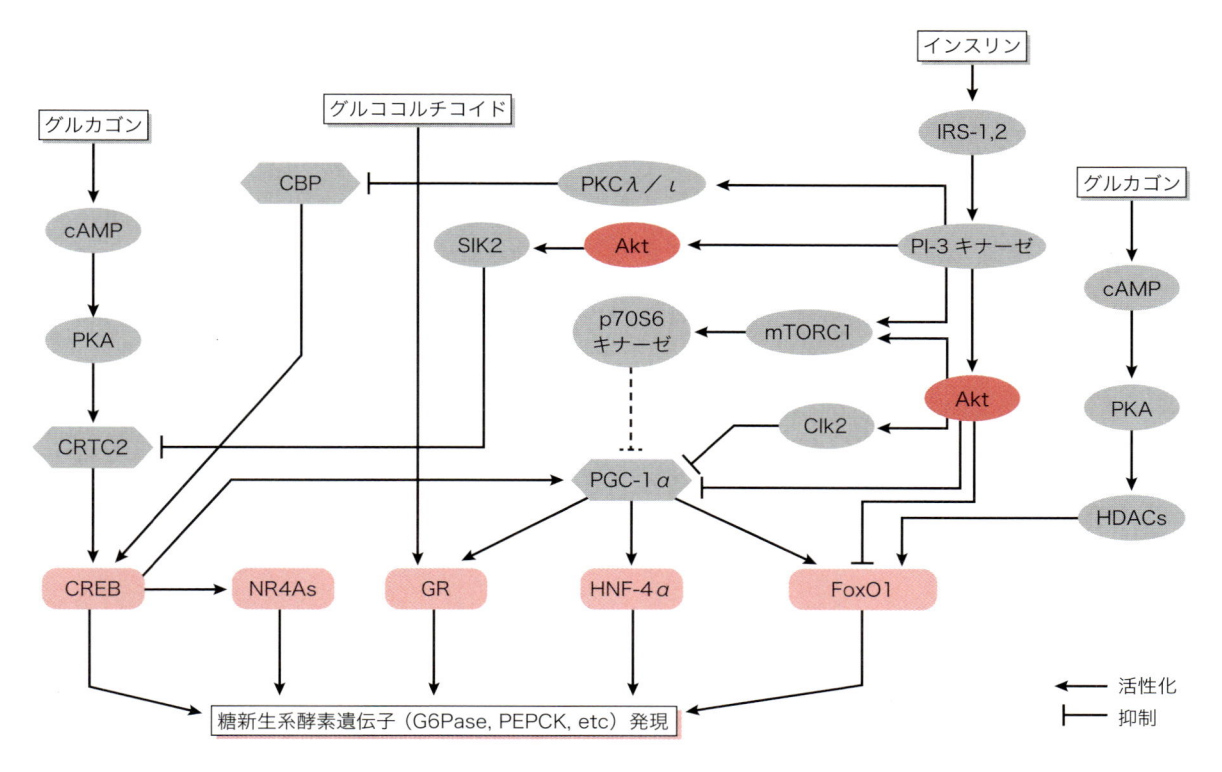

図5 糖新生系酵素遺伝子の発現調節機構

　グルココルチコイドは核内受容体であるグルココルチコイド受容体（GR）を直接活性化し，糖新生系酵素の発現を増強する．PGC-1αはGR活性も刺激し，糖新生系酵素の遺伝子転写をさらに増強させる（図5）．

ii）インスリンによる発現抑制（図4，図5）

　インスリンは，糖新生系酵素の発現誘導に関与する複数の経路・分子に作用し，糖新生系酵素の発現を抑制する．本作用はグルカゴンやグルココルチコイドの作用に打ち勝って起こる．インスリンによって活性化されたAktにより，FoxO1はリン酸化され，核内から細胞質へ移行し不活化される．糖新生系酵素の発現誘導に関して，肝細胞におけるFoxO1機能喪失によりインスリンと同様な糖新生系酵素発現の抑制が個体レベルで起こることから，FoxO1はインスリンによる抑制において中心的な役割を果たしていると考えられる[8]．Aktによって活性化されたSIK2（salt-inducible kinase 2）によりCRTC2がリン酸化されるとタンパク質分解が亢進し，コアクチベーターとしての活性が失われる．SIK2は前述のクラスIIaヒストン脱アセチル化酵素もリン酸化/不活化することから，FoxO1のアセチル化による活性抑制にも関与している可能性がある．

　PGC-1αもAktにより直接，あるいはAktにより発現が誘導されるClk2（Cdc-like kinase 2）によりリン酸化され，活性が抑制されることが知られている．また，インスリンやアミノ酸などの栄養素で活性化されるp70S6キナーゼによってもPGC-1αはリン酸化/不活化されるという[9]．

　CBPはインスリンによって活性化されるキナーゼであるPKC（protein kinase C）λ/ιによってリン酸化され，CREBに対するコアクチベーター活性が抑制されることが報告されている．このようにインスリンが複数の異なる経路で同時に作用することで，絶食時の代謝状態を急速に摂食時に最適な状態へとシフトさせることができると考えられる（図5）．

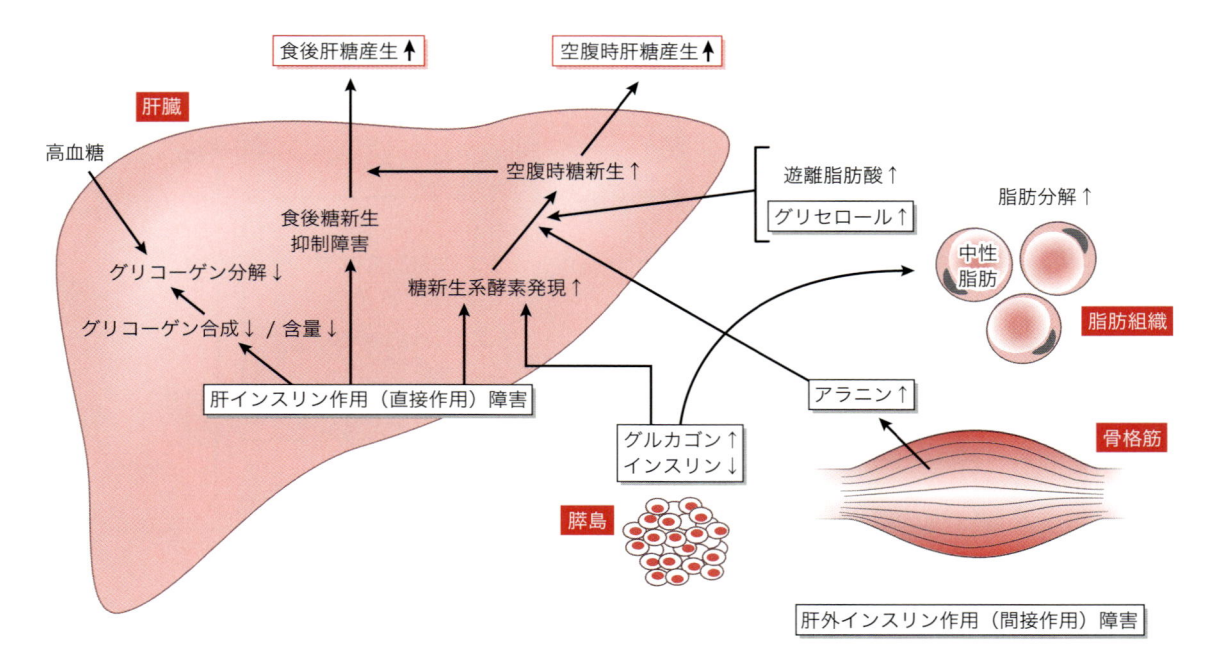

図6　2型糖尿病における肝糖産生亢進のメカニズム

インスリンの他，ビグアナイド薬であるメトフォルミンや脂肪細胞から分泌されるアディポネクチンも肝臓に直接作用し，糖新生系酵素の発現を抑制することが知られている．いずれもAMPキナーゼ依存性経路と非依存性経路により抑制するようである（詳細は**第2章-2-6，第5章-3**を参照）．AMPキナーゼの活性化により，前述のTORC2やCBPのリン酸化が起こり，糖新生系が抑制されることが報告されている．

3) 肝糖産生制御におけるインスリンの間接作用（肝外作用）

これまで述べてきたインスリンによる肝糖産生の抑制，すなわちグリコーゲン分解と糖新生の抑制は，肝細胞表面のインスリン受容体を介して起こることから，直接作用とよばれている．これに対し，インスリンには肝臓以外の臓器に作用して，肝糖産生を抑制するメカニズムがあり，間接作用（あるいは肝外作用）とよばれている．例えば，インスリンは脂肪組織において脂肪分解の抑制を介して，糖産生基質であるグリセロールとエネルギー源となるFFAの分泌を低下させることでも糖産生を抑制する．膵α細胞からのグルカゴン分泌がインスリンによって抑制され，肝糖産生を低下させることも一例といえる．また齧歯類では，インスリンが中枢神経に作用し肝糖産生を抑制することも間接作用として知られているが，ヒトでの存在は確認されていない．直接作用・間接作用ともに生理的な肝糖産生の制御に寄与し，両者の障害は糖尿病の病態へ深く関与している．

5　2型糖尿病における高血糖への肝臓の関与（図6）[10]

2型糖尿病における慢性高血糖は，全身臓器のインスリン作用不足に起因するが，肝臓におけるインスリン抵抗性に基づく糖代謝障害が深く関与している．グルコースクランプ法を用いた検討により，2型糖尿病患者における空腹時の肝糖産生と食後の肝糖放出の亢進が明らかとなり，前

者は食後高血糖に寄与し，後者は空腹時高血糖の主因と考えられている．では，2型糖尿病の肝糖産生の亢進にインスリンの直接作用と間接作用の障害はどのように関与しているのだろうか．

> **Memo**
>
> 《グルコースクランプ法》
> 被験者に対しインスリンやグルコースを持続的に注入することによって，血糖値を一定に維持（クランプ）し，その際の糖利用率，肝臓での糖産生と骨格筋でのグルコース取り込みを測定する．全身ならびに肝臓や骨格筋でのインスリン感受性を評価できる検査法．また各種トレーサーを併用することにより，肝臓の糖新生やグリコーゲン分解の評価など可能となる．

　直接作用が障害された場合，グリコーゲン分解ならびに糖新生の亢進が想定されるが，2型糖尿病の肝糖産生亢進は，糖新生亢進に起因する．グリコーゲン分解亢進の寄与が少ない理由として，2型糖尿病肝ではインスリン抵抗性のためグリコーゲンの合成が障害され肝臓のグリコーゲン含量が減少していることや，高血糖がグリコーゲン分解を抑制することなどがあげられる．糖新生の亢進は，肝インスリン抵抗性─肥満などによって起こるアディポカインなどの液性因子やFFAの血中レベルの変化，各種ストレス，肝脂質代謝障害，高血糖などによって惹起される─に基づく糖新生系酵素遺伝子発現の増強による．一方，食後の糖産生亢進は，インスリン作用障害による糖新生の抑制障害に起因している．

　間接作用の障害は，糖新生のための基質やエネルギー源の供給を増加させるとともにグルカゴン作用を増強させることで，直接作用の障害とともに肝糖産生を亢進させる．おもな機序を以下にあげる．①脂肪組織のインスリン抵抗性のため脂肪分解の抑制障害が起こり，グリセロールやFFAの供給が増加する．②インスリンのタンパク質同化作用が障害され異化が亢進し，糖新生の基質であるアミノ酸の供給が増加する．③インスリンによるグルカゴン分泌抑制作用が障害されるため，食後もグルカゴン作用が持続する．

おわりに

　摂食状態の変化に応答してグルコースの産生量を調節し，正常血糖値を維持し，他臓器のエネルギー需要に応じることが，糖代謝における肝臓の重要な役割といえる．これを果たすためには，インスリン／グルカゴンを中心としたホルモンが肝臓に適切に作用することはもちろん，他臓器へも作用し，糖新生基質の供給を適切に行うことが必須となる．2型糖尿病の治療戦略として，肝糖産生の病的亢進の是正と全身性のインスリン抵抗性の改善とを同時に達成することが重要と思われる．現時点ではこのような作用機序をもつ治療薬はメトフォルミンのみであり，今後これに勝る新規治療薬の開発が期待される．

（松本道宏）

参考文献

1) Cahill, G. F. Jr. : Starvation in man. Clin. Endocrinol. Metab., 5 : 397-415, 1976
2) Ruderman, N. B. et al. : Gluconeogenesis and its disorders in man. In Gluconeogenesis.『Its Regulation in Mammalian Species』(Hanson, R. W., Mehlman, M. A., ed.) pp 515-530, Wiley, 1976
3) Ferrer, J. C. et al. : Control of glycogen deposition. FEBS Lett., 546 : 127-132, 2003
4) Bollen, M. et al. : Specific features of glycogen metabolism in the liver. Biochem. J., 336 : 19-31, 1998
5) Pilkis, S. J. & Granner, D. K. : Molecular physiology of the regulation of hepatic gluconeogenesis and glycolysis. Annu. Rev. Physiol., 54 : 885-909, 1992
6) Altarejos, J. Y. & Montminy, M. : CREB and the CRTC co-activators : sensors for hormonal and metabolic signals. Nat. Rev. Mol. Cell. Biol., 12 : 141-151, 2011
7) Mihaylova, M. M. et al. : Class IIa histone deacetylases are hormone-activated regulators of FOXO and mammalian glucose homeostasis. Cell, 145 : 607-621, 2011
8) Matsumoto, M. et al. : Impaired regulation of hepatic glucose production in mice lacking the forkhead transcription factor Foxo1 in liver. Cell Metab., 6 : 208-216, 2007
9) Lustig, Y. et al. : Separation of the gluconeogenic and mitochondrial functions of PGC-1alpha through S6 kinase. Genes Dev., 25 : 1232-1244, 2011
10) Lin, H. V. & Accili, D. : Hormonal regulation of hepatic glucose production in health and disease. Cell Metab., 14 : 9-19, 2011

9 脂質代謝における肝臓の役割

Chapter 2 **3. 肝臓**

肝臓は体全体における脂質代謝において中核をなしている．脂質異常症（高脂血症）によるコレステロールや中性脂肪の過多はメタボリックシンドローム，生活習慣病の危険因子であり，また肝硬変や肝がんへと至る．肝臓自体の脂質の蓄積，脂肪肝はASH（アルコール性脂肪肝炎），NASH（非アルコール性脂肪肝炎）やC型肝炎と密接に関連している．さらに，肝臓の脂肪蓄積や脂肪酸組成の変化は，インスリン抵抗性に影響を与えることから糖尿病とも深くかかわっている．糖尿病を悪化させる原因の1つとして，肝臓における過剰な脂質蓄積が引き起こす炎症や小胞体ストレス，酸化ストレスといった細胞機能障害や，細胞死が引き起こされる脂肪毒性とよばれる現象がある．これはインスリン抵抗性やインスリン分泌不全を起こす機序として最近注目されている[1)2)]．しかしながら，脂質の過剰蓄積が必ずしも糖尿病を起こすとは限らないことも近年知られてきており，細胞内に蓄積する脂質の量だけでなく，脂質の種類や脂質分子種，局在などが細胞機能に重要であることがわかってきた（概念図）．

概念図

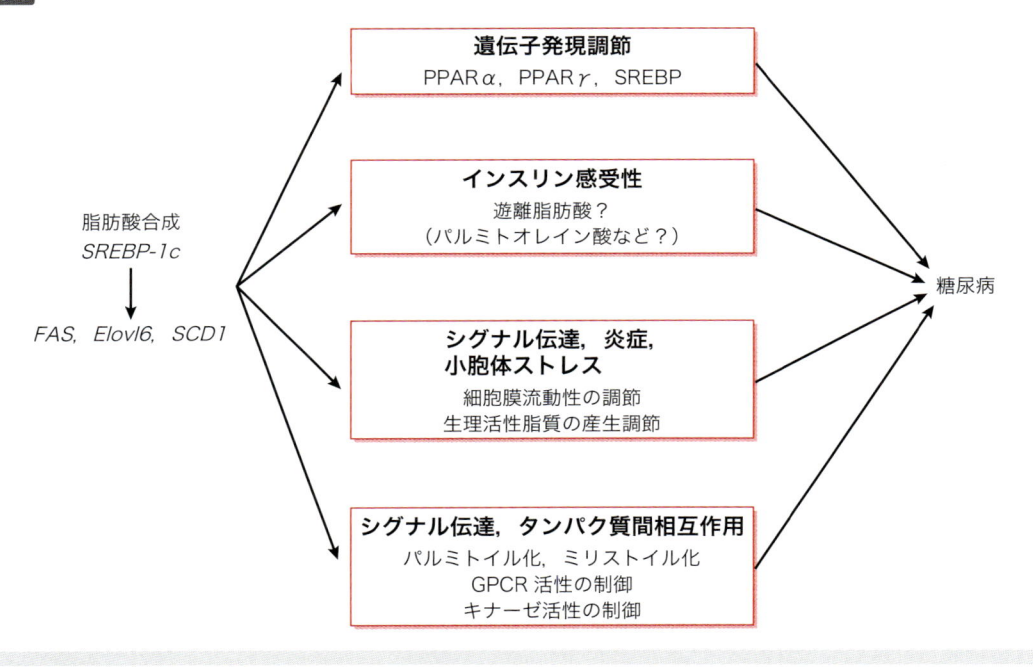

脂肪酸合成
SREBP-1c
↓
FAS, Elovl6, SCD1

- **遺伝子発現調節**
  PPARα，PPARγ，SREBP
- **インスリン感受性**
  遊離脂肪酸？
  （パルミトオレイン酸など？）
- **シグナル伝達，炎症，小胞体ストレス**
  細胞膜流動性の調節
  生理活性脂質の産生調節
- **シグナル伝達，タンパク質間相互作用**
  パルミトイル化，ミリストイル化
  GPCR活性の制御
  キナーゼ活性の制御

→ 糖尿病

1 肝臓における脂質代謝メカニズム

一般に脂肪とよばれるもののほとんどはトリグリセリド（トリアシルグリセロール）である．グリセロールに3種の脂肪酸がついた構造であり，生物種によって脂肪酸成分が異なっている．グリセロールと脂肪酸の結びつきによって中性に保たれているため，中性脂肪とよばれ，極性がないため非水溶性である．肝臓では細胞質の中に油滴として存在する（図1，表1）．

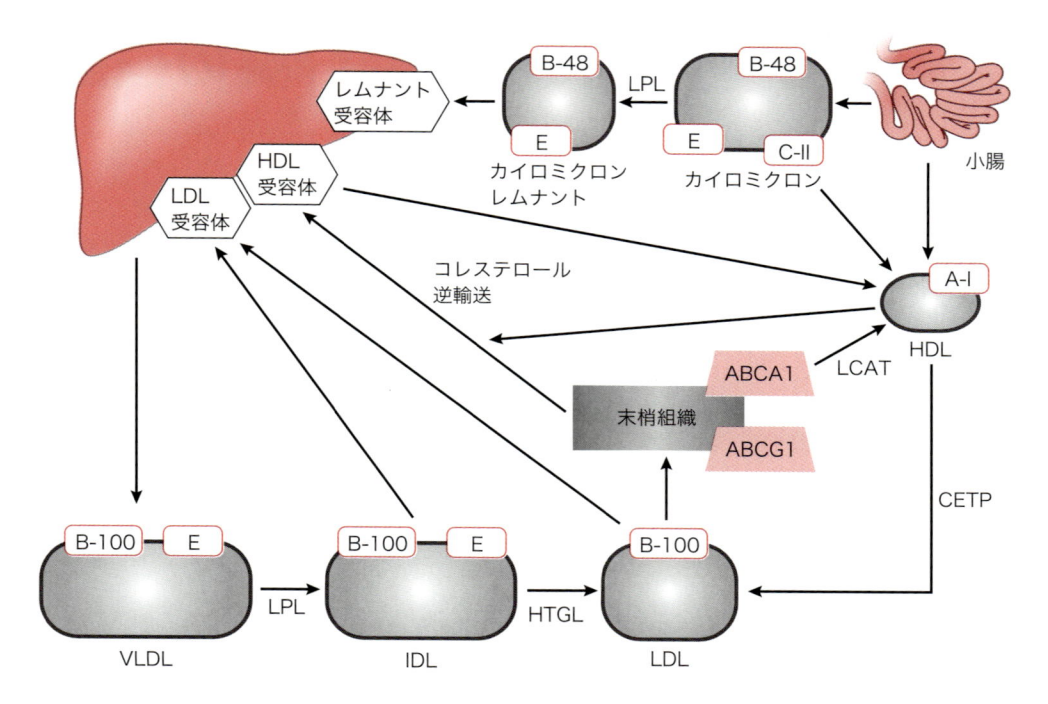

図1 肝臓を中心とした脂質の輸送

表1 主なリポタンパク質の種類

	粒子直径（Å）	トリグリセロール(%)	コレステロール*（%）	主なアポリポタンパク質
カイロミクロン	750〜12,000	84〜89	3〜5	B-48, C-Ⅱ, E
VLDL	300〜800	50〜65	10〜15	B-100, E
IDL	250〜350	22	30	B-100, E
LDL	180〜250	7〜10	35〜40	B-100
HDL	50〜120	3〜5	12	A-I

*エステル化されているもののみ

1）肝臓への取り込み

小腸から吸収された外因性の中性脂肪（トリグリセリド）とコレステロールを含むカイロミクロンはアポタンパク質，ApoC-Ⅱにより活性化されたリポタンパク質リパーゼ（LPL）の働きによってカイロミクロンレムナントとなり，その表面に存在するApoEをリガンドとしてレムナント受容体およびLDL受容体から肝臓へ取り込まれる．

2）肝臓でのリポタンパク質の合成と分泌

肝臓の小胞体で主にトリグリセリドを含んだリポタンパク質，前駆VLDLがApoB-100とApoEを獲得し，ゴルジ体と肝静脈洞を介してHDLからApoC-Ⅱとコレステロールエステルを得ることにより成熟VLDLとなり，肝臓から分泌される．

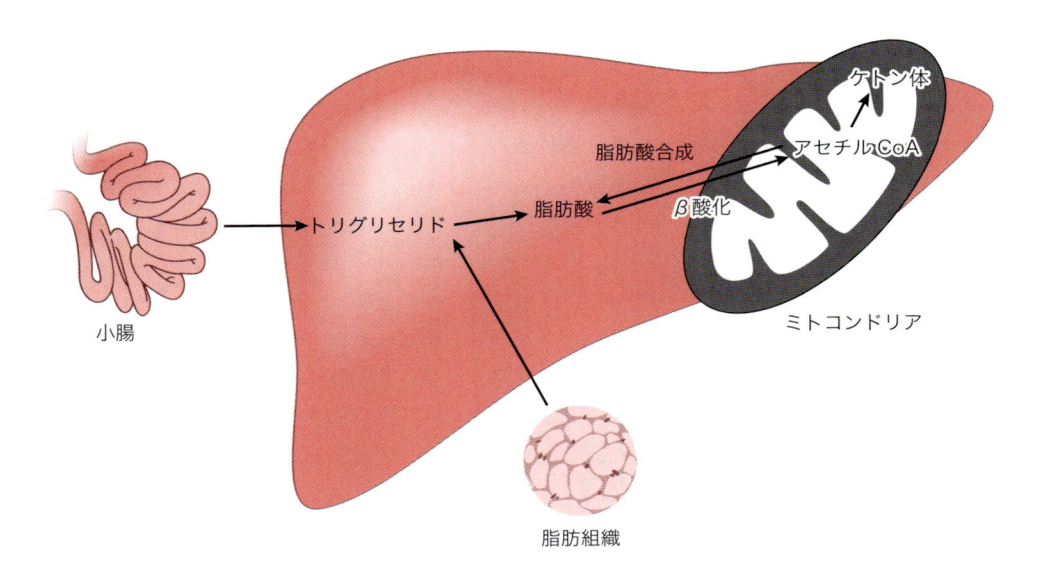

図2 肝臓における脂質代謝

3) 末梢組織への輸送

分泌されたVLDVはカイロミクロン同様，LPLによって含まれる脂質が代謝，分解されIDLとなり，さらに肝性リパーゼ（HTGL）の働きによりLDLとなる．このLDLは含まれるApoB-100を介して末梢組織および肝臓にあるLDL受容体から細胞内に取り込まれる．

4) 末梢組織から肝臓へのコレステロールの輸送

末梢組織からABCA1とABCG1という2つのトランスポーターの作用により前駆HDLという末梢組織の遊離コレステロールを含むリポタンパク質が形成される．その後，シンチンコレステロールアシルトランスフェラーゼ（LCAT）により遊離コレステロールがエステル化され，成熟HDLとなる．この成熟HDL中のコレステロールエステルはコレステロールエステル転送タンパク質（CETP）によってLDL，IDL，VLDLと中性脂肪の効果に使われるが，HDL自体はHDL受容体を介して肝臓に取り込まれる．この一連の輸送を逆コレステロール転送とよび，HDLに含まれるApoAIが介在している．この後，肝臓に戻されたコレステロールの一部はチトクロムP450により酸化され胆汁酸となり，胆嚢を介して酸化されなかったコレステロールとともに小腸に排出される．

2 脂肪酸の分解および合成

1) 肝臓への取り込み

脂肪酸は小腸でトリグリセリドに変えられ，カイロミクロンとして肝臓に取り込まれる他，能動輸送（中，短鎖遊離脂肪酸）や脂肪酸トランスポーター（長鎖遊離脂肪酸）によっても取り込まれる（図2）．

2) β酸化

脂肪酸からエネルギーを取り出す代謝経路，β酸化はATPのエネルギーを用いて脂肪酸をアシ

ルCoAに変えることからはじまる．この反応はアシルCoAシンセターゼが行う．

《脂肪酸 ＋ CoA ＋ ATP ⇌ アシルCoA ＋ AMP ＋ ピロリン酸》

このアシルCoAへの変換は細胞質で行われるが，β酸化自体はミトコンドリアで行われるため，ミトコンドリア内膜を通ることができないアシルCoAのアシル基をカルニチンに変換する必要がある．この反応はカルニチンパルミトイルトランスフェラーゼⅠにより行われ，内膜通過後再びカルニチンをアシル基に戻す，カルニチンパルミトイルトランスフェラーゼⅡも存在する．

アシルCoAの分解は大きく分けて4つの反応からなる．

第一段階：アシルCoAデヒドロゲナーゼによる二重結合の形成
第二段階：エイノルCoAヒドラターゼによる水和
第三段階：L-3-ヒドロキシアシルCoAデヒドロゲナーゼによる酸化
第四段階：アセチルCoAアシルトランスフェラーゼによるチオール分解

αとβの炭素間がチオール分解によりわかれ，アセチルCoAと2炭素分短くなったアシルCoAが生成される．また，第二段階以降の酵素にも短鎖用，中鎖用，長鎖用と脂肪酸の長さに対して個別の酵素が存在する．2炭素分短くなったアシルCoAは再びβ酸化の第一段階の基質となり，代謝エネルギーとしてのATPを供給することとなる．実際，パルミチン酸1分子が完全にβ酸化されると106分子のATPが得られる．

3）脂肪酸の合成

脂肪酸の合成は分解（β酸化）とは反対に2炭素単位で合成されるが，完全な逆反応ではなく経路も異なる．したがって，脂肪酸の分解と合成は別個に調整されている．

脂肪酸合成の原料は解糖系からの産物であるピルビン酸，またはβ酸化から得られるアセチルCoAである．これらはミトコンドリア内にあるが脂肪酸合成は細胞質内で行われる，またアセチルCoAはミトコンドリア膜を透過できないため，トリカルボン酸輸送系を使い一度クエン酸となり，細胞質へ輸送される．その後アセチルCoAはマロニルCoAとなり，ブチリルACPにいたる2炭素ずつ合成される系を7回繰り返した後，パルミチン酸を生成する．

4）脂肪酸の調節機構

一義的には脂肪酸は血中濃度で調節されており，その供給源はトリアシルグリセロールの加水分解である．この加水分解はグルカゴンやカテコールアミンで上昇するcAMP-PKA依存性のリパーゼ（のリン酸化）よって制御されており，増加した脂肪酸は肝臓などでβ酸化され，各組織のエネルギー源として使用される．一方，インスリンはcAMPを下げるというグルカゴンやカテコールアミンと逆向きの作用がある．したがって，血中の脂肪酸濃度はグルカゴンやカテコールアミンとインスリン量の比で調整されているともいえる．

3 ケトン体の代謝

1）ケトン体生成経路

前述の脂肪酸がβ酸化されることで生まれるアセチルCoAは，クエン酸サイクルでさらにエネルギーを供給することになるが，肝臓のミトコンドリアでは一定量，ケトン体生成経路で使われることになる．この際，生成されるケトン体はアセト酢酸とD-3-ヒドロキシ酪酸，アセトンである．

2）ケトン体の変換

　　ケトン体の生成は糖尿病によってグルコースを細胞内に取り込めなくなったり，飢餓によってグルコース不足，つまりエネルギー不足になったときに起こる．エネルギー不足を補うため肝臓以外の組織にアセチルCoAを送りたいが，アセチルCoA単独では血中に存在することができない．そこでアセチルCoAを水溶性であるケトン体に変換し，血流を介して他の組織に送り届けるのである．特に脳，心臓，筋肉ではケトン体はグルコースに代わる重要なエネルギー源である．

4 転写因子SREBP-1cの脂肪酸合成機構

　　ステロール応答配列結合タンパク質（sterol regulatory element-binding protein：SREBP）は細胞内のコレステロール合成を制御する転写因子で，コレステロール代謝関連遺伝子や脂肪酸合成酵素遺伝子を制御する，細胞内の脂質合成の調節因子である[3]．SREBPは粗面小胞体の膜タンパク質であり，アミノ基側のbHLH型部分が切り出され，核内に移行後，目的遺伝子の転写を行う．SREBPはSREBP-1a, -1c, -2の3つのアイソフォームがあり，SREBP-2がコレステロール代謝制御を行い，SREBP-1cが脂肪酸・トリグリセリド合成系の酵素群の転写制御を行う[4]．

5 SREBP-1cと糖尿病

　　SREBP-1cは肥満，脂肪肝，脂質異常症など脂質代謝異常を介して糖尿病と関連している．SREBP-1cは栄養状態に応じて脂肪酸合成を制御しているが，過栄養状態では慢性的に活性化し，脂肪酸・トリグリセリド合成が上昇し，脂肪肝を形成する．また，血中に大粒子径のトリグリセリドリッチなリポタンパク質の合成・分泌を高め，高レムナント血症にも関与する[5]．加えて，肝臓における主要なインスリンシグナル伝達因子であるインスリン受容体基質（insulin receptor substrate：IRS）-2を，そのプロモーターに直接結合して発現を抑制し，インスリン抵抗性を悪化させる[6]．したがって，過栄養によるSREBP-1cの慢性的な活性化は，脂肪合成の増加とともに細胞内のインスリン作用の障害を惹起させ，脂肪肝の形成とインスリン抵抗性，つまり糖尿病の発症につながることから，糖尿病の治療的視点からみれば，肝臓のSREBP-1cは抑制することが望まれる．

6 糖尿病と脂肪酸の質的変化

　　生体内の脂肪酸は炭素鎖長および二重結合の数と位置により多種類存在する．哺乳類では，パルミチン酸（C16：0）までの脂肪酸を細胞質の脂肪酸合成酵素（fatty acid synthase：FAS）が合成する．合成されたパルミチン酸や食事から摂取する脂肪酸は，小胞体膜上に存在する膜結合の脂肪酸酵素により2炭素の伸長，あるいは不飽和化といった修飾を受けることにより，生理機能に必要とされる脂肪酸種となる．このような脂肪酸の修飾は以前から知られていたが，脂肪酸伸長酵素は膜結合型タンパク質であることから精製が難しく，詳細な生化学的特性や代謝経路の解析は未解明な部分が多かった．近年，脂肪酸伸長酵素のクローニングやマウスにおける遺伝子解析の発達により，種々の脂肪酸伸長酵素の機能や，鎖長や不飽和結合数による脂肪酸の機能特性が明らかになってきた．

```
（脂肪酸）- アシル -CoA + マロニール -CoA
         │
  [縮合]  │  脂肪酸伸長酵素
         ▼
    3- ケトアシル -CoA
         │
  [還元]  │  3- ケトアシル -CoA 還元酵素
         ▼
   3- ヒドロキシルアシル -CoA
         │
  [脱水]  │  3- ヒドロキシルアシル -CoA 脱水素酵素
         ▼
   トランス -2,3- エノイル -CoA
         │
  [還元]  │  トランス -2,3- エノイル -CoA 還元酵素
         ▼
（脂肪酸）- アシル -CoA
（2 炭素分伸長する）
```

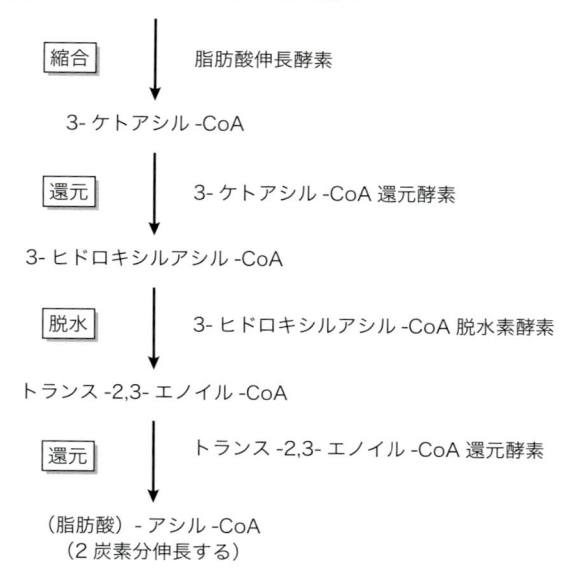

図 3　パルチミン酸以降の脂肪酸の伸長反応

1）脂肪酸伸長酵素の種類

　炭素数 16 以上の長鎖脂肪酸は，その鎖長や不飽和度が異なるさまざまなものが存在する．脂肪酸の伸長は，縮合，還元，脱水，還元の 4 段階の反応から成る伸長サイクルを繰り返すことで合成される（図3）[7]．ELOVL（elongation of very long chain fatty acids）は律速である縮合反応を行う酵素で，哺乳類では現在 7 種類知られており，基質となる脂肪酸の種類，発現組織，発現形式が異なる[7,8]．ELOVL1, 3, 6, 7 は飽和脂肪酸（saturated fatty acid：SFA）および一価不飽和脂肪酸（monounsaturated fatty acid：MUFA）を基質とし，ELOVL2, 4, 5 は多価不飽和脂肪酸（polyunsaturated fatty acid：PUFA）を基質とする．また，ELOVL1, 5, 6 は比較的どの組織においても発現がみられるのに対し，ELOVL2, 3, 4, 7 は組織特異的に発現する．このような基質特異性や組織特異性により，それぞれの組織・細胞機能および時空間的に必要な脂肪酸が合成される（図4）．

2）脂肪酸伸長酵素 Elovl6 の役割

　著者らの研究室では，上で紹介した脂肪酸伸長酵素の中で新規 SREBP 標的遺伝子の探索を目的に SREBP-1a トランスジェニックマウスの肝臓のトランスクリプトーム解析を行い，SREBP-1a トランスジェニックマウスの肝臓で約 20 倍発現が増加している遺伝子，脂肪酸伸長酵素 Elovl6 をクローニングした[9]．Elovl6 は炭素数 12 〜 16 の飽和および一価不飽和脂肪酸（C12：0，C14：0，C16：0，C16：1n-7）の伸長活性があり，SREBP-1c と栄養条件により発現が調節されることによって細胞内の脂肪酸組成を変化させる酵素である[10]．

3）肥満およびインスリン抵抗性と Elovl6 の関係

　Elovl6 の生理機能を解析するため，著者らの研究室では Elovl6 ノックアウトマウスを作製した[10]．Elovl6 ノックアウトマウスの各組織では，ステアリン酸（C18：0）とオレイン酸（C18：

```
食事
 ↓
C16:0 ──→ C16:1 ──→ C18:1 ──→ 一価不飽和脂肪酸
         Δ9        ELOVL6,5              （n-7系）
ELOVL6
 ↓
C18:0 ──→ C18:1 ──→ C20:1 ──→ C22:1 ──→ C24:1  一価不飽和脂肪酸
         Δ9       ELOVL3    ELOVL3    ELOVL3   （n-9系）
ELOVL1,3,7
 ↓
C20:0 ──→ C22:0 ──→ C24:0 ──→ C26:0 ⇢→ C30:0  飽和脂肪酸
        ELOVL1,3,7 ELOVL1,3,7 ELOVL1,3 ELOVL4
```

多価不飽和脂肪酸（n-3系）

```
C18:3 ──→ C18:4 ──→ C20:4 ──→ C20:5 ──→ C22:5 ──→ C24:5 ──→ C24:6 ──→ C22:6
  ↑   Δ6  ELOVL5    Δ5       ELOVL2,5  ELOVL2    Δ6        β酸化
食事
```

多価不飽和脂肪酸（n-6系）

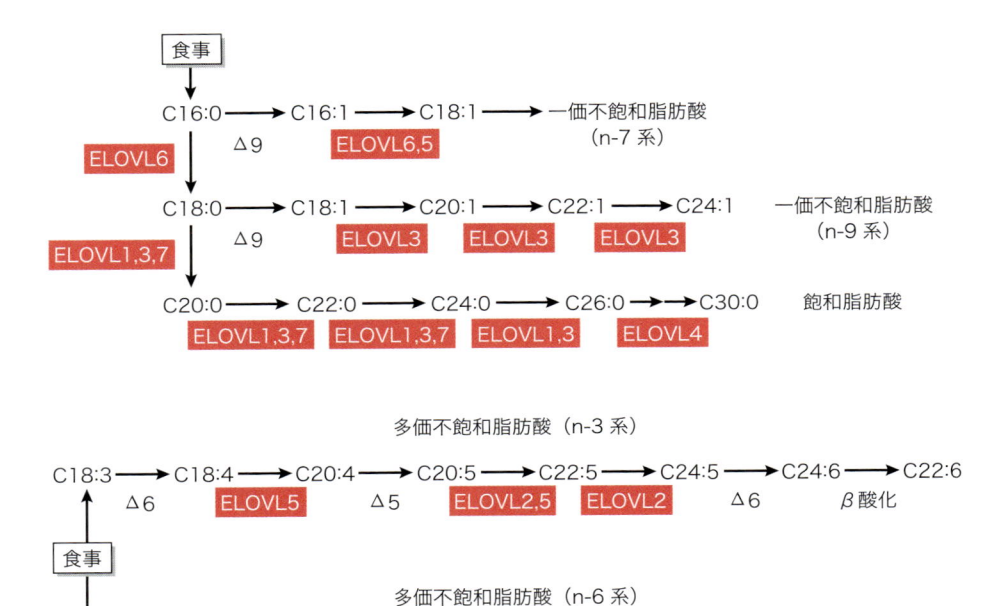

```
C18:2 ──→ C18:3 ──→ C20:3 ──→ C20:4 ──→ C22:4 ──→ C24:4 ──→ C24:5 ──→ C22:5
      Δ6  ELOVL5    Δ5       ELOVL2,5  ELOVL2    Δ6        β酸化
```

図4 脂肪酸伸長酵素の種類による基質脂肪酸の違い

1n-9）が減少し，対照的に，パルミチン酸（C16：0）とパルミトオレイン酸（C16：1n-7）が増加した．また，Elovl6は長鎖脂肪酸合成に関与する酵素であることから，Elovl6ノックアウトマウスに高脂肪高ショ糖食を負荷し，表現型を解析した．高脂肪高ショ糖食により野生型マウスの体重は急速に増加し，肥満，脂肪肝，高インスリン血症という糖尿病に似た症状を呈し，Elovl6ノックアウトマウスも同様に肥満，脂肪肝を示したが，インスリン値は有意に低下し，インスリン抵抗性は改善が認められた．

4）Elovl6ノックアウトマウスではインスリン感受性亢進する

　Elovl6ノックアウトマウスの肝臓におけるインスリンシグナルを検討した．インスリン刺激によるAktのリン酸化を調べた結果，野生型マウスの肝臓のリン酸化は高脂肪高ショ糖食負荷により抑制されたが，Elovl6ノックアウトマウスでは肝臓におけるリン酸化は，高脂肪高ショ糖食負荷によっても普通食の場合とほぼ同レベルに保たれていた．この結果は，Elovl6ノックアウトマウスにおいて肝臓の脂肪酸組成の変化が最も大きかったこととも一致しており，Elovl6欠損による脂肪酸組成の変化が肝臓のインスリン感受性に影響を与えていると考えられる．

　さらにElovl6ノックアウトマウスの肝臓におけるインスリン感受性亢進メカニズムを明らかにするため，普通食および高脂肪高ショ糖食による肝臓のエネルギー代謝関連遺伝子の発現を解析した．高脂肪高ショ糖食によって，野生型マウスではSREBP-1c，FAS，SCD-1などの脂肪酸合成系遺伝子の発現が増加したが，Elovl6ノックアウトマウスでそれらは抑制されていた．また，ペルオキシソーム増殖剤活性化受容体（peroxisome proliferators activated receptor：PPAR）αなどの脂肪酸β酸化系遺伝子の発現もElovl6ノックアウトマウスで低下していた．加えてIRS-2発現が普通食と高脂肪高ショ糖食で共にElovl6ノックアウトマウスで増加しており，肝臓のイン

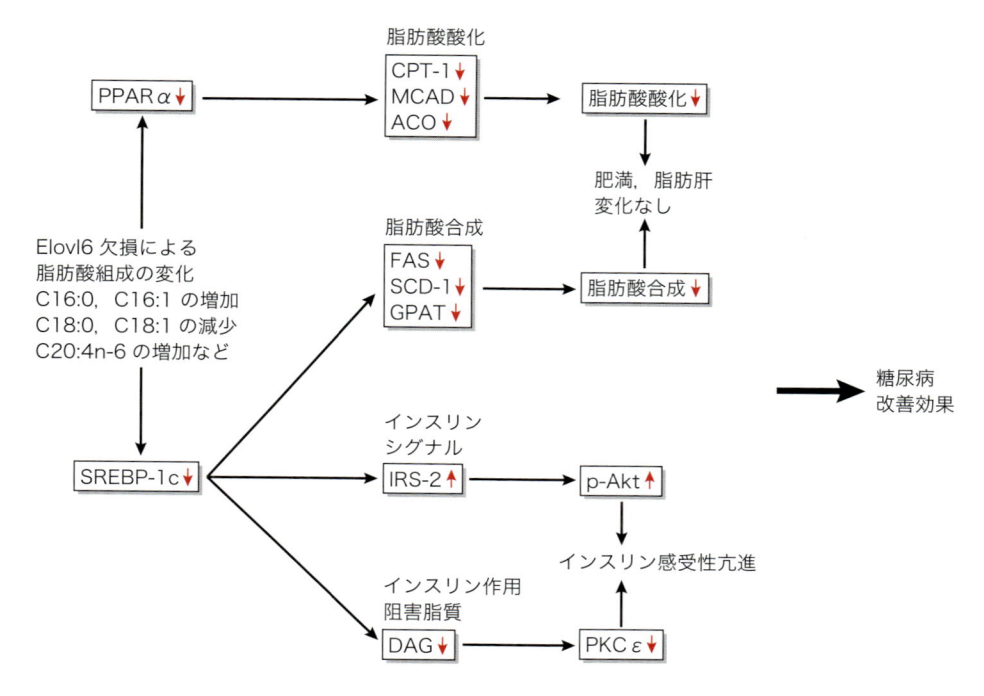

図5 Elovl6ノックアウトマウスにおける表現型

スリン感受性亢進に関与していると考えられる．Elovl6ノックアウトマウスにおけるIRS-2発現亢進の原因として，SREBP-1cの発現低下が考えられる．SREBP-1cはIRS-2プロモーター上に直接結合し，IRS-2の発現を転写レベルで抑制する．このことから，Elovl6ノックアウトマウスの肝臓で起こる脂肪酸組成の変化によりエネルギー代謝関連遺伝子の発現も変化し，SREBP-1cの抑制によるIRS-2の増加の結果，IRS-2/Aktシグナルが活性化し，高脂肪高ショ糖食により引き起こされるインスリン抵抗性を改善すると考えられる．また，高脂肪高ショ糖食による肝臓のジアシルグリセロールの増加がElovl6ノックアウトマウスでは抑制されており，これに伴いインスリン抵抗性発症因子プロテインキナーゼC（PKC）εの活性化も抑制されていることから，この経路もインスリン感受性維持の1つのメカニズムと考えられる（図5）．

5）脂肪酸合成を介した脂質シグナル

　肝臓特異的FASノックアウトマウスの絶食や脂質を含まない餌での飼育は，PPARα標的遺伝子の発現低下や低血糖や脂肪肝など，PPARαノックアウトマウスと似た表現型を示した．これらの表現型はPPARαアゴニストの投与で改善したことから，脂肪酸合成酵素を介してPPARα内因性リガンドが合成され，エネルギー代謝に影響を与えることが示された[11]．さらにタンデム質量分析計を用いた解析により，FASを介して合成されるPPARα内因性リガンドが1-palmitoyl-2-oleoyl-sn-glycerol-2-phosphocholine（16：0/18：1-GPC）であることが明らかにされた[12]．

　肝臓特異的SCD-1ノックアウトマウスでは，高ショ糖食を負荷すると肝臓におけるオレイン酸とパルミトオレイン酸の量が顕著に減少，肝臓のトリグリセリドおよびグリコーゲン含量の著明な低下，血中トリグリセリドの低下が認められた[13]．また，摂食量は正常であるにもかかわらず，低血糖と肝臓の糖代謝産物の減少が示された．これらの表現型はオレイン酸の添加により正常化されたことから，SCD-1により合成されるオレイン酸が肝臓の糖代謝に影響を与え，その糖代謝

産物がSREBP-1cやChREBP，LXRを介して脂肪酸合成を制御することが示唆されている．

Elovl6ノックアウトマウスは脂肪酸を含まない餌や高ショ糖食で飼育しても低血糖は起きない．Elovl6ノックアウトマウスの脂肪酸組成の変化は，炭素数16と18との変化だけでなく，多価不飽和脂肪酸でも組成変化がみられ，さらにリン脂質の脂肪酸鎖の分子種の変化も観察されている．このような脂肪酸の質の変化が，核内受容体のリガンドとして作用したり，細胞膜の流動性や脂質修飾に影響を与え，シグナル伝達にも影響を与えることが考えられる．また，脂質メディエーターの産生に影響を与え細胞機能を変化させることにより，エネルギー代謝関連遺伝子発現やインスリン感受性の変化をもたらすことも考えられ，Elovl6をはじめとする脂肪酸伸長酵素ファミリーが糖尿病を予防・改善する新たな標的分子となる可能性がある．

7 糖尿病と脂質代謝にかかわる新たな因子

1）FoxO2

糖尿病や絶食時に脂肪酸から合成されるケトン体の合成にはPPARα以外の転写因子はあまり知られていなかった．

FoxO1と同じファミリーに属するFoxa2はFoxO1同様インスリン刺激でリン酸化を受けると不活化するため，絶食時には脱リン酸化状態になり，核に移行し，転写因子として機能する．Foxa2は絶食時には脂質代謝とケトン体合成を活性化することが知られており，実際インスリン抵抗性，高インスリン血症といった糖尿病と似た症状を呈するマウスでは細胞質に局在し，不活性化状態にある．しかし，活性型Foxa2をこれらマウスへ導入すると，脂肪酸酸化が亢進し，脂肪肝は改善する．その結果，インスリン感受性が向上し，糖尿病としての病態が改善する[14]．また，肝臓でのグルコース産生を抑制し血糖値を正常化し，結果として，血中インスリンも低下させる．これらのことはFoxa2が脂肪酸酸化，ケトン体合成，解糖系の遺伝子群の発現を上昇させることと関連があると考えられている．

2）Sirt1

Sirt1はNAD$^+$依存性脱アセチル化酵素であり，生命における寿命との関係が指摘されている因子であり，高脂肪食下や遺伝子操作による糖尿病モデルマウスに投与すると，インスリン感受性の改善や血中グルコース濃度の低下という作用があることから，糖尿病改善薬として注目されている酵素である[15]．さらに，脂質代謝においてもPPARαシグナルと脂肪酸のβ酸化を活性化することが明らかとなった[16]．そのメカニズムはPPARαがSirt1により脱アセチル化され活性化されることにある．Sirt1を肝臓特異的にノックアウトした際にはPPARαの標的遺伝子の発現は低下し，脂肪酸酸化能が低下するが，Sirt1を過剰発現することでそれらの効果は補完するように上昇する．Sirt1はPPARαに直接結合するとともに，PPARαの共役因子で活性化因子でもあるPGC-1αを活性化する因子である．高脂肪食をマウスへ摂取させるとSirt1の肝臓特異的ノックアウトマウスは脂肪肝や肝炎，小胞体ストレスを惹起してしまう．これらのことからSirt1を活性化することでPPARαを介した脂肪酸酸化の活性化が糖尿病改善に寄与するのではないかと考えられる．

3）mTORC1

mTORC1が絶食時のケトン体合成を制御し，そのメカニズムはPPARαの活性をmTORC1が抑制することが明らかとなった[17]．mTORC1はmTOR，Raptor，GβLからなる複合体であり，インスリンはmTORC1の抑制因子であるTSC1のmTORC1への阻害効果を妨げる．TSC1を肝臓

特異的に欠損させると絶食しても肝臓は肥大し，絶食に誘導されるケトン体合成やケトン体合成遺伝子HMGCS2の発現が抑制される．また，PPARαの標的遺伝子の発現も抑制される．mTORC1の活性に必要な因子raptorでは逆の効果をもつ．これらの効果にはPPARαとmTORC1の関係が大きく関係している．PPARαは絶食により活性が上昇し，脂肪酸酸化にかかわる遺伝子群の発現を上昇させるとともに，ケトン体合成遺伝子群の発現を制御する中心的な転写因子でもある．mTORC1の活性阻害は絶食によるPPARαの活性化に必要であり，また，PPARαの転写共役抑制因子であるNCoR1の抑制にも必要である．加齢マウスの肝臓ではmTORC1が活性化しており，ケトン体合成能に異常がある．逆に加齢マウスでTSC1を肝臓特異的にノックアウトすることでmTORC1の活性を抑制すると加齢によるケトン体合成能の異常は改善される．つまり，mTORC1はPPARαとケトン体合成の制御因子であるとともに，肝臓に加齢状態を引き起こしインスリン抵抗性の亢進といった，糖尿病をさらに悪化させる原因になると考えられる．

このように加齢や細胞増殖に関連すると考えられていた因子も，エネルギー代謝調節機構に深くかかわっていることが知られるようになり，これらから糖尿病を改善する新たなアプローチが提案されている．Foxa2の活性型を肥満モデルマウスへ導入することで糖尿病の病態は改善し，同様にSirt1の過剰発現でも同様作用が明らかになっている．このような研究がさらに進み，さらなる糖尿病の病態の解明とともに新たな効果的治療ターゲットが同定されることが期待される．

(石井清朗，島野　仁)

参考文献

1) Brookheart, R. T. et al. : As a matter of fat. Cell Metab., 10 : 9-12, 2009
2) Kusminski, C. M. et al. : Diabetes and apoptosis : lipotoxicity. Apoptosis : an international journal on programmed cell death, 14 : 1484-1495, 2009
3) Shimano, H. : Sterol regulatory element-binding proteins (SREBPs) : transcriptional regulators of lipid synthetic genes. Prog. Lipid Res., 40 : 439-452, 2001
4) Shimano, H. et al. : Sterol regulatory element-binding protein-1 as a key transcription factor for nutritional induction of lipogenic enzyme genes. J. Biol. Chem., 274 : 35832-35839, 1999
5) Karasawa, T. et al. : Sterol regulatory element-binding protein-1 determines plasma remnant lipoproteins and accelerates atherosclerosis in low-density lipoprotein receptor-deficient mice. Arterioscler. Thromb. Vasc, Biol., 31 : 1788-1795, 2011
6) Ide, T. et al. : SREBPs suppress IRS-2-mediated insulin signalling in the liver. Nat. Cell Biol., 6 : 351-357, 2004
7) Leonard, A. E. et al. : Elongation of long-chain fatty acids. Prog. Lipid Res., 43 : 36-54, 2004
8) Guillou, H, et al. : The key roles of elongases and desaturases in mammalian fatty acid metabolism : Insights from transgenic mice. Prog. Lipid Res., 49 : 186-199, 2010
9) Matsuzaka, T. et al. : Cloning and characterization of a mammalian fatty acyl-CoA elongase as a lipogenic enzyme regulated by SREBPs. J. Lipid Res, 43 : 911-920, 2002
10) Matsuzaka, T. & Shimano, H. Elovl6 : a new player in fatty acid metabolism and insulin sensitivity. J. Mol. Med., 87 : 379-384, 2009
11) Chakravarthy, M. V. et al. : "New" hepatic fat activates PPARalpha to maintain glucose, lipid, and cholesterol homeostasis. Cell Metab., 1 : 309-322, 2005
12) Chakravarthy, M. V. et al. : Identification of a physiologically relevant endogenous ligand for PPARalpha in liver. Cell, 138 : 476-488, 2009
13) Miyazaki, M. et al. : Hepatic stearoyl-CoA desaturase-1 deficiency protects mice from carbohydrate-induced adiposity and hepatic steatosis. Cell Metab., 6 : 484-496, 2007
14) Wolfrum, C. et al. : Foxa2 regulates lipid metabolism and ketogenesis in the liver during fasting and in diabetes. Nature, 432 : 1027-1032, 2004

15) Milne, J. C. et al. : Small molecule activators of SIRT1 as therapeutics for the treatment of type 2 diabetes. Nature, 450 : 712-716, 2007
16) Purushotham, A. et al. : Hepatocyte-specific deletion of SIRT1 alters fatty acid metabolism and results in hepatic steatosis and inflammation. Cell Metab., 9 : 327-338, 2009
17) Sengupta, S. et al. : mTORC1 controls fasting-induced ketogenesis and its modulation by ageing. Nature, 468 : 1100-1104, 2010

参考図書

1) 『ヴォート基礎生化学』(D. Voet, J. G. Voet / 著, 田宮信雄ほか / 訳), 東京化学同人, 2005
2) 島野仁：メタボリックシンドロームの鍵因子, 実験医学, Vol.26 No.11, 羊土社

Chapter 2　4. 骨格筋

10　糖・脂質代謝における骨格筋の役割

骨格筋は基礎代謝量の20〜35％を占めるのに過ぎないが，運動やNEAT（non-exercise activity thermogenesis）で使用されるエネルギーの主要な組織であることから，総エネルギー消費量の寄与は大きい．空腹時の筋肉で利用される主なエネルギー基質は遊離脂肪酸であるが，食後はインスリン分泌が増加し筋肉でのグルコース利用が増加する．これらの筋肉の機能を維持することは糖尿病の予防や治療に重要で，筋肉での脂肪酸燃焼が減少すると体内での脂肪が蓄積し，筋肉でのグルコース利用が阻害されると食後血糖値が増加する．

概念図

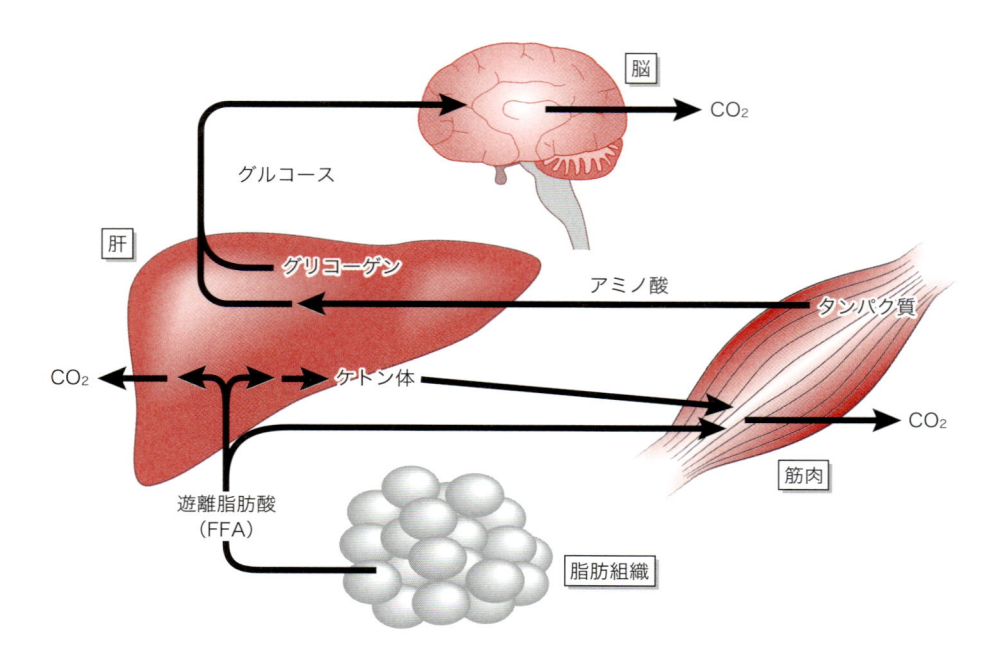

概念図A　空腹時のエネルギー基質の流れ
脂肪組織から動員される遊離脂肪酸と肝臓でつくられるケトン体が筋肉のエネルギー供給源となる．同時に筋肉組織はタンパク質を分解しアミノ酸を放出し，糖新生に必要な基質を肝臓に提供する．グルコースは主に脳で使用される

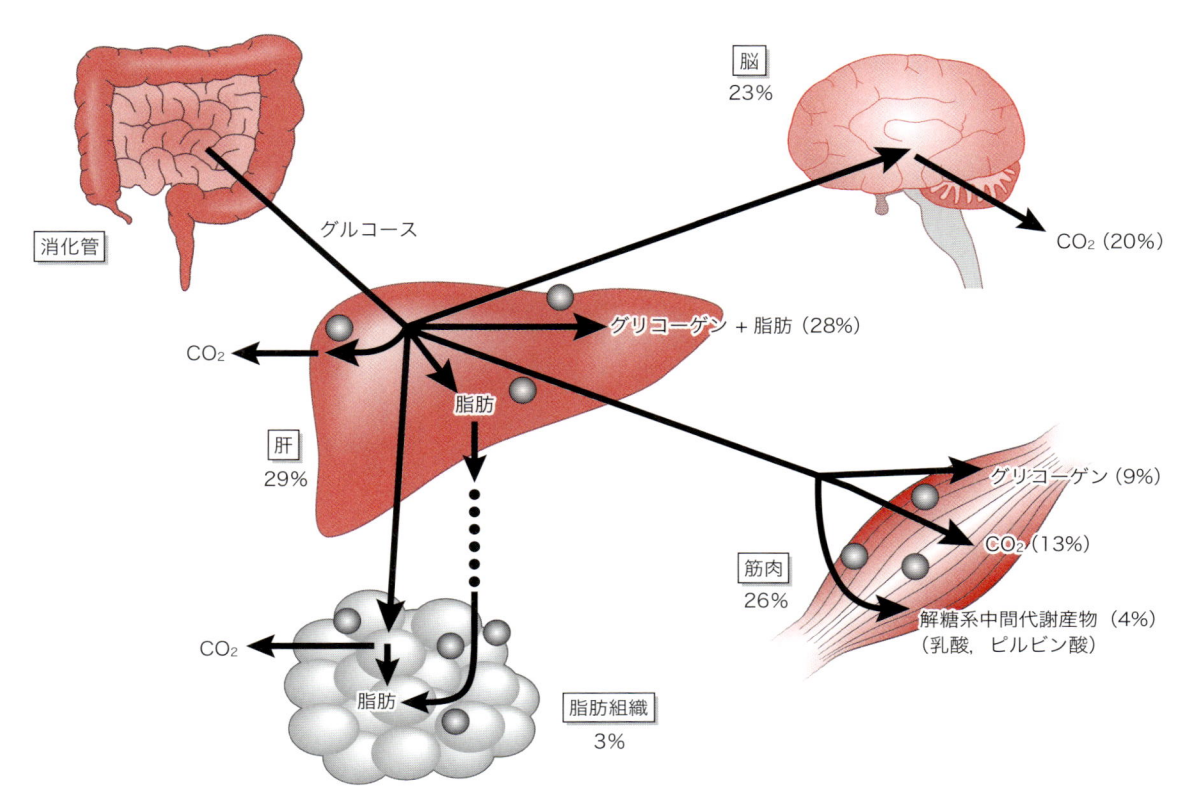

概念図B　グルコース摂取後5時間のグルコースの代謝

経口投与した68gのグルコースは5時間内に，その26％が筋肉に取り込まれる．さらにそのうち筋肉では50％がエネルギー，15％が解糖系中間代謝産物，35％がグリコーゲンになる

■ はじめに

　有酸素運動（持久力のある運動）を行っている選手は痩せていて，筋肉は赤筋（ミオシン重鎖typeⅠやⅡa）主体でミトコンドリアが多い．一方，レジスタンス運動（筋肉トレーニング）を行っている選手はがっしりしていて，解糖系の発達した瞬発力のよい白筋（ミオシン重鎖typeⅡx，マウスではtypeⅡb）が多い．糖尿病患者においても，有酸素，レジスタンスどちらの運動もHbA1c値を低下させることが知られていて，どちらの運動も禁忌がないかぎり糖尿病の治療に用いられる．

　本稿では，糖尿病に関係するインスリンによるグルコースの取り込み亢進機序と筋肉肥大化による糖尿病予防効果について記載した．運動療法の分子機序に関しては次章を参照していただきたい．

1 体全体のエネルギー消費に占める筋肉の役割

　日本人の総エネルギー消費量は基礎代謝量で60％，食事誘発性熱産生（DIT）で10％，意図的

```
        総エネルギー消費量                    総エネルギー摂取量

    ┌─────────────────────┐          ┌─────────────────────┐
    │                     │          │                     │
    │   基礎代謝（60％）   │          │                     │
    │                     │          │                     │
    │                     │    ＝    │  食事からのエネル    │
    │                     │          │      ギー摂取        │
    ├─────────────────────┤          │                     │
    │食事誘発性熱産生(DIT)(10％)│    │                     │
    ├─────────────────────┤          │                     │
    │   運動（0〜5％）     │          │                     │
    ├─────────────────────┤          │                     │
    │  NEAT（25〜30％）    │          │                     │
    └─────────────────────┘          └─────────────────────┘
```

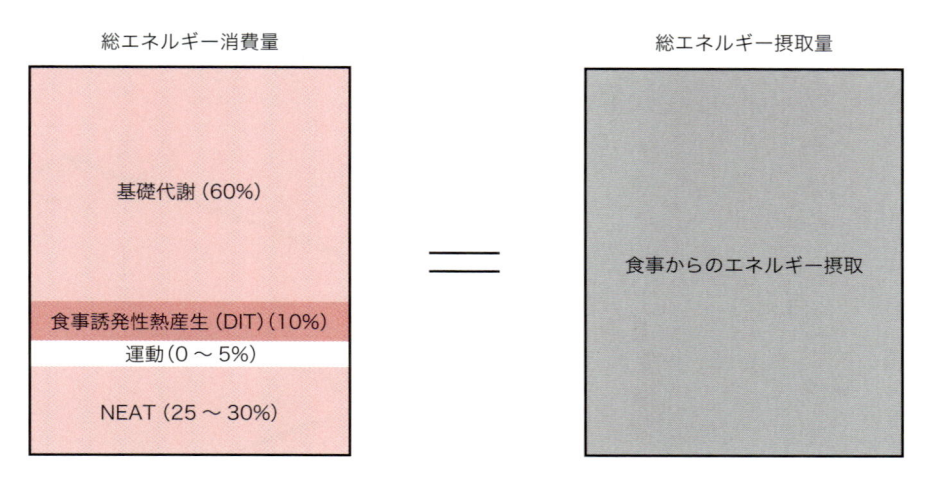

運動とNEATを合わせて身体活動と呼ぶ
運動とは意図をもって行う身体活動

図1　体重の変化がない場合，総エネルギー消費量（左）と総エネルギー摂取量（右）は同じである

肥満は，エネルギー消費量がエネルギー摂取量より少ないか，またはエネルギー摂取量がエネルギー消費量より多い場合に生じる．日本人のエネルギー消費量は基礎代謝量で60％，食事誘発性熱産生（DIT）で10％，意図的な運動で0〜5％，日常の身体活動（歩いたり，立ったり，掃除をしたりする動作）がその他25〜30％を占める．日常の身体活動はNEAT（non-exercise activity thermogenesis）とよばれ，NEAT量が少ないことも，肥満の大きな原因と考えられている

な運動で0〜5％，日常の身体活動（歩いたり，立ったり，掃除をしたりする動作）がその他25〜30％を占める（図1）．日常の身体活動はNEATとよばれ，NEAT量の減少は肥満の重要な原因と考えられている[1]．肥満は，エネルギー摂取量と消費量との間に正の差が生じ，エネルギーがトリグリセリドとして体内に蓄積する現象である．小さな正のエネルギーバランスでも長期間続くと大きな脂肪の蓄積を生じる．体重変動がない場合，エネルギー摂取量と消費量は同じになる．

骨格筋は成人では全身の基礎代謝の20％を占めるのに過ぎない．その他は，脳，肝臓，心臓＋腎臓がそれぞれ約20％程度を占める．基礎代謝量は組織の大きさに依存するため除脂肪体重に比例し，幼児と成人では大きく異なる（図2）．

2 筋肉の役割

1）空腹時

脳を守るように代謝の変化が生じる．脳には脳血液関門（brain-blood barrier）があり，脂肪酸は通過できない．このため，グルコース（血糖）やケトン体（アセチルCoA2分子から生成される）が脳のエネルギーとして使用される．空腹時の代謝の変化を概念図Aに示した．絶食24時間の間に，脳に必要なグルコースの血中濃度を維持するため，肝臓は1日180gのグルコースを放出し，その内，144gが脳で消費される[2]．肝臓には200g程度しかグリコーゲンがなく，肝臓グリコーゲンの分解に加え，糖新生により新しくグルコースが肝臓でつくられる．糖新生に必要な基質は筋肉から放出されるアミノ酸（主にアラニンとグルタミン），脂肪組織から放出されるグリセロール，赤血球や筋肉で生産される乳酸がある．絶食後約16時間では，血中のグルコースの50％程度はグリコーゲンの分解で，50％は糖新生により生成される．

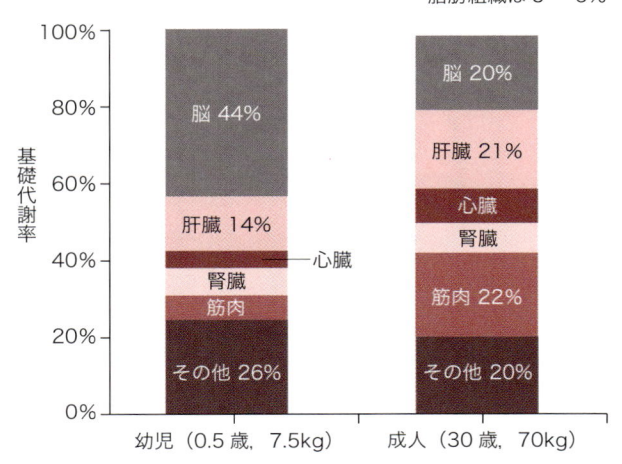

図2　基礎代謝の責任臓器

基礎代謝量は重要臓器（除脂肪体重）の代謝量の合計である．成人と幼児では異なり，幼児では脳がエネルギーを多く使用する

脂肪代謝も大きく変動する．インスリン濃度の低下（脂肪分解抑制の解除），カテコールアミン濃度の増加（脂肪分解の亢進）などにより，脂肪組織の中性脂肪が分解され，遊離脂肪酸（FFA）が増加する．このFFAが筋肉や肝臓での主要なエネルギー基質となる．肝臓においては，このFFAからケトン体（アセト酢酸，βヒドロキシ酪酸，アセトン）が生成され，血中に出たケトン体は，筋肉，心臓，脳などのエネルギー源になる．絶食後12時間で，血中インスリン値が低下するため，筋肉でのタンパク質合成が減少し，転写因子FoxO1を介したタンパク質分解がはじまる．筋肉でのタンパク質分解量は1日75gもあり，筋肉から放出されるアミノ酸は肝臓で糖新生に用いられる．

2）摂食時

食べたグルコースはどこに行くのであろうか．2種類の放射性同位元素を用いて，肝臓由来の内因性と食事由来の外来性のグルコースを区別して，経口摂取したグルコースがどのように代謝されるか調べられている[3]．食事3時間前から，[$6\text{-}^3\text{H}$] glucoseを持続静注し動静脈のグルコースを標識，[$1\text{-}^{14}\text{C}$] glucoseで食事由来のグルコースを標識，とう骨動脈から動脈血，深部前肘静脈から上肢筋肉深部の静脈血を得，グルコース，乳酸，アラニン，ピルビン酸，酸素濃度，二酸化炭素濃度の動静脈差から筋肉での代謝が推定されている．経口投与した68gのグルコースの80％が5時間内に，脳（23％），筋肉（26％），肝臓（29％）に取り込まれている．さらに脳に取り込まれた糖のほとんどがエネルギーになり，筋肉では50％がエネルギー，15％が解糖系中間代謝産物，35％がグリコーゲンになることが示された（**概念図B**）．肝臓ではグリコーゲンや脂肪として蓄積されることがわかった．経口摂取されたグルコースの20％が脳で，13％が筋肉でエネルギーとして使用されたことになる．

3）糖尿病性ケトアシドーシス（インスリン欠乏時）

インスリン分泌量が著明に減少し，脂肪組織から多量のFFAが動員された状態である（**図3**）．肝臓には多くのFFAが流入するがミトコンドリアのクレブスサイクルで消費できないため，アセチルCoAから多量のケトン体が生成される．絶食ではこれほどインスリン分泌量は減少しないので，ケトン体生成量は少ない．さらにインスリン欠乏による肝臓での糖新生の増加，筋肉での糖の取り込みの減少のため，著明な高血糖になる．

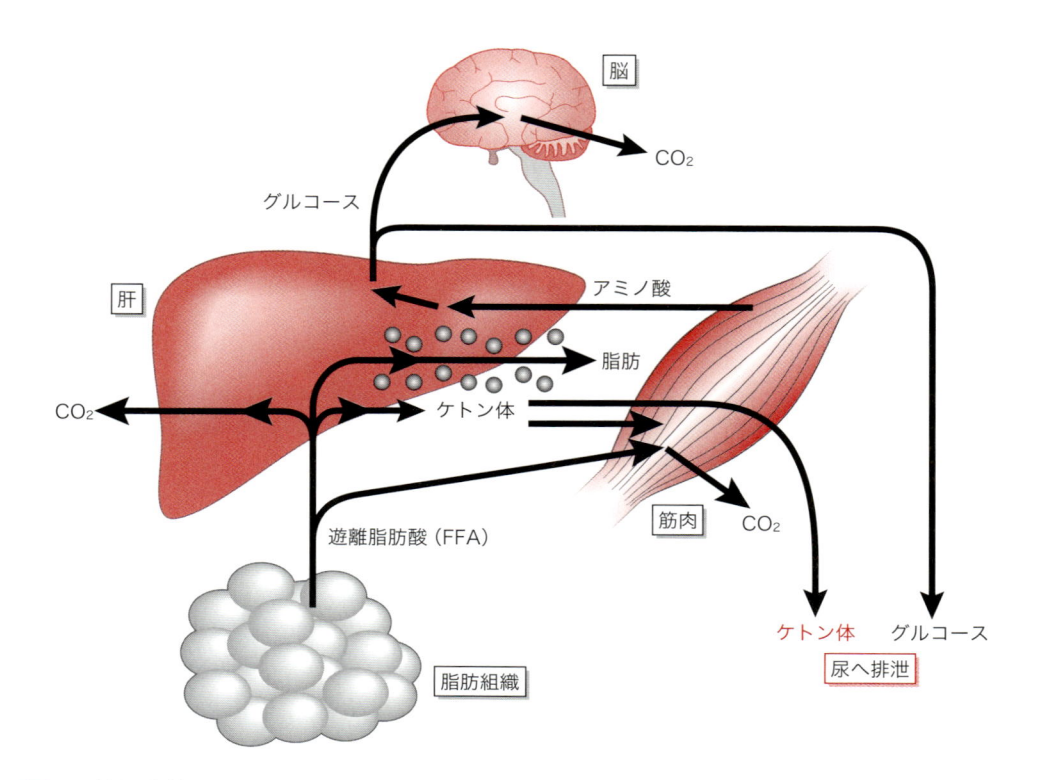

図3　糖尿病性ケトアシドーシス
インスリンがなくなると，肝臓での糖新生の増加，筋肉でのグルコースの取り込みの減少のため著明な高血糖を生じる．脂肪組織から多量のFFAが動員され，肝臓には多くのFFAが流入するがミトコンドリアのクレブスサイクルで消費できないため，アセチルCoAから多量のケトン体が生成される．グルコースやケトン体は尿から排泄される（アセトンは肺から排泄される）

3　インスリンによるグルコースの取り込み亢進機序

　インスリンと運動（筋収縮）は筋肉組織でのグルコースの取り込みを亢進させる．どちらの刺激も細胞内に存在するGLUT4を形質膜へ移動させ（トランスロケーション），形質膜上でのGLUT4密度を増加させる[4]．しかし，細胞内にあるGLUT4小胞へのシグナル伝達経路がインスリンと運動では異なる．インスリンはリン酸化酵素AS160（別名TBC1D4）が，筋収縮の場合TBC1D1が，GLUT4小胞タンパク質Rabへのシグナル伝達として主要な役割をもつ．Rabタンパク質には多くの種類があるが，脂肪細胞と筋肉細胞でトランスロケーションに関与するRabが異なる可能性が示唆されている（筋肉ではRab8AとRab13）[5]．

　小胞の細胞内輸送は，個々の小胞がv（vesicle）-SNAREタンパク質（アドレスマーカー）をもち，行き先の膜はv-SNAREと相補的構造をもつt（target）-SNAREをもつことで説明される．v-SNAREはt-SNAREと対を形成し，小胞を膜に連結させる．この機序はGLUT4小胞のトランスロケーションでも当てはまる[6]．

　Ras類似タンパク質ファミリーの1つであるRabタンパク質ファミリーはv-SNAREやt-SNAREの相互作用に関係すると考えられ，GLUT4小胞のトランスロケーション制御にも重要な役割をもつ．Rabタンパク質が活性型になると，GLUT4小胞は形質膜へ移動する（図4）．Rabタンパク質はGTPが結合している状態が活性型であり，GDPが結合すると非活性型となる．Rabタンパク質

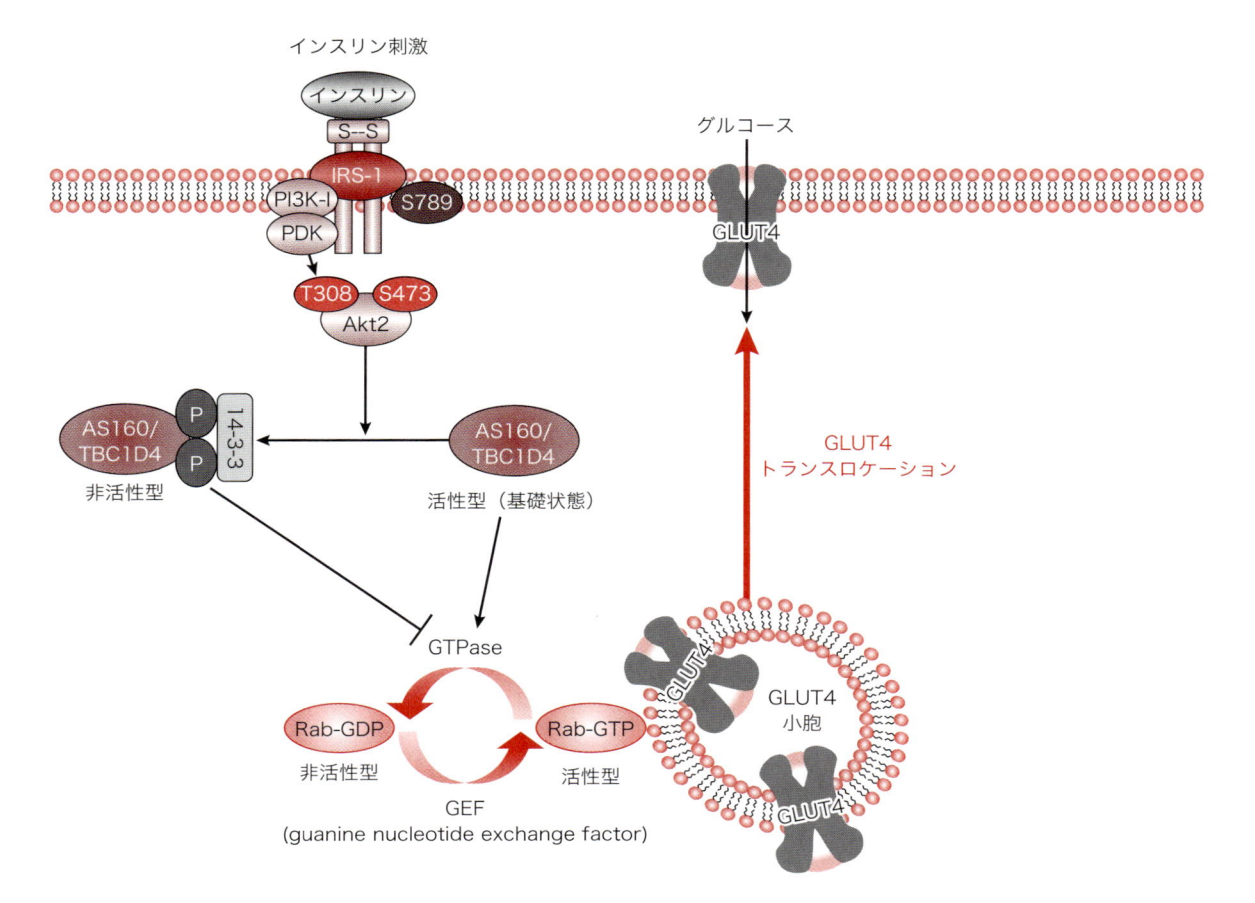

図4 インスリンによる糖輸送の促進機序

インスリンで刺激されない時（基礎状態）ではAS160（160 kDa, 別名TBC1D4）はリン酸化されておらず，AS160のGAP（GTPase activating protein）活性が維持されている．GAP活性はGTPase活性を強くするので，GLUT4小胞に存在するRabのGTPase活性が亢進し，RabはGDP型になりGLUT4小胞は移動せずその場に留まる．一方，インスリン刺激時には，AktによりAS160がリン酸化され，AS160のGAP活性が抑制される．このため，GLUT4小胞に存在するRabのGTPase活性が抑制され，RabはGTP型になりGLUT4小胞は形質膜へ移動する（トランスロケーション）

自体にGTPaseが存在する．GTPaseは結合したGTPをGDPに変える酵素で，基礎状態ではGTPaseが働きRabタンパク質は非活性型になり，GLUT4小胞を形質膜へ移動させずその場に留める．Rabタンパク質を活性化させる方法は不活性型GDPを活性型GTPに変える酵素GEF（guanine nucleotide exchange factor）を活性化する，GTPase活性をより活性化する酵素GAP（GTPase activating protein）の活性を抑える方法がある．インスリンはGAP活性を抑制することによりGLUT4小胞を形質膜へ移動させる．GAP活性をもち，GLUT4小胞のトランスロケーションを制御するタンパク質としてAS160とTBC1D1が見出されている．AS160はインスリンによる，TBC1D1は運動によるGLUT4小胞トランスロケーションに関与していると考えられている．

4 筋肉での脂肪酸の代謝

血中では脂肪酸はアルブミンに結合しているが，結合力は弱く，すぐに遊離の状態になり，毛細血管の細胞の隙間またはfatty acid translocase（CD36）を介して，組織間隙に移動する[7]．またVLDL受容体やLPLにより，リポタンパク質（キロミクロン，VLDL）から脂肪酸が遊離される．組織間隙への脂肪酸の移動機序には，VEGFB（PGC-1αの標的遺伝子）が筋肉細胞から分泌され血管内皮細胞に働き，脂肪酸輸送に関係するタンパク質（FATP）の発現量を増加させる説が提唱されている[8]．組織間隙ではLBP（lipid binding protein）と結合し，筋肉形質膜にあるタンパク質，FABPpm（membrane fatty acid binding protein），CD36，およびFATP（fatty acid transport protein）などを介して筋細胞の中に入る（図5）．筋細胞の中に入った脂肪酸には細胞膜に存在するACS（acyl CoA synthetase）の働きにより，CoAが結合する．このLCFA-CoAはさらにACBP（cytoplasmic fatty acyl CoA binding protein）と結合する．CoAが結合しなかったものは，FABPc（cytoplasmic fatty acid binding protein）に結合する．

脂肪酸はCoAが結合した形ではミトコンドリアの外膜を通過できず，通過するためには，CoAの代わりにカルニチンの結合したアシルカルニチンになる必要がある．ミトコンドリアの外膜に存在するCPT1（carnitine palmitoyltransferase 1）がこの機能をもつ．トランスロカーゼによりアシルカルニチンはミトコンドリアの内膜を通過し，内膜に存在するCPT2の働きで，カルニチンが外され，CoAが結合し，アシルCoAの形に戻る（図には示さず）．このアシルCoAがβ酸化を受け，アセチルCoAが沢山できて，クレブスサイクルに入り，電子伝達系でATPが産生される．

5 筋肉量の維持

筋肉量維持の機序として，ホスファチジルイノシトール（PI）3-キナーゼ/Aktシグナル伝達[9]とTGF-β/SMAD系シグナル伝達が重要である．

1）ホスファチジルイノシトール（PI）3-キナーゼ/Aktシグナル伝達機序

インスリンやIGF-1がインスリン受容体に結合するとインスリン受容体基質（IRS）がリン酸化され（筋肉ではIRS1が多い），PI3-キナーゼ（PI3K）が活性化される（図6）．PI3Kは形質膜にあるPI（4,5）二リン酸（PIP_2）をリン酸化し，PIP_3を生成する．PIP_3によりAktが活性化される．筋肉のAkt1は分化と成長に関与し，Akt2は代謝に関与する．活性化されたAkt1はTSC1/-2（tuberous sclerosis complex）やPRAS40（proline-rich Akt substrate of 40 kDa）の機能を抑制する．TSC1/-2やPRAS40はmTOR（mammalian target of rapamycin）の機能を抑制する働きがあるため，Akt1の活性化は結果的にmTORを活性化する．活性化されたmTORはRaptorと結合しmTORC1（mTOR-raptor complex）とよばれる．mTORC1は4E-BP1（eukaryotic translation initiation factor 4E binding protein）やp70 ribosomal S6キナーゼ（S6K）をリン酸化し，タンパク質翻訳の初期段階を促進する．

また，eIF2B（eukaryotic translation initiation factor 2B）もインスリンにより活性化され，タンパク質合成を促進する（図には示さず）．eIF2B機能はグリコーゲン合成酵素キナーゼ-3β（GSK-3β）により抑制されている．AktはGSK-3βを直接リン酸化し，GSK-3βの機能を抑制するので，結果的にeIf2Bを活性化することになる（同様な機序はグリコーゲン合成でみられる．GSK-3βはグリコーゲン合成酵素をリン酸化し，グリコーゲン合成酵素の活性を抑えている酵素でもある．GSK-3βがリン酸化されその機能が抑えられると，グリコーゲン合成酵素が脱リン酸

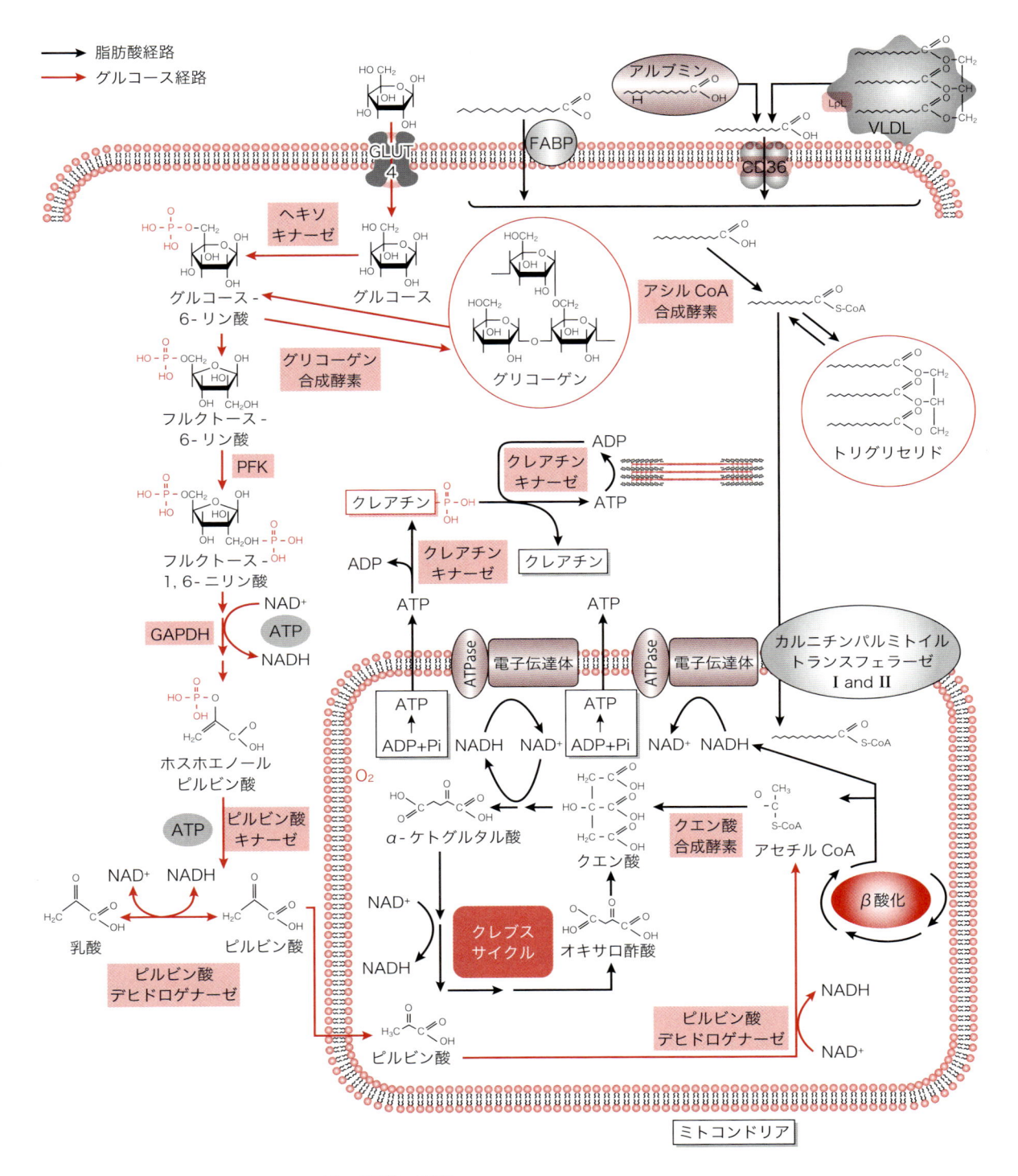

図5 筋肉での糖／脂質の代謝

脂肪酸は筋肉に取り込まれ，ミトコンドリアでβ酸化を受け，アセチルCoAが生成されクレブスサイクルに入り，エネルギーになる．グルコースは解糖系でピルビン酸になり，ピルビン酸はミトコンドリアに入りクレブスサイクルに入り，エネルギーになる．グルコース，脂肪酸の水素原子が外され，水素原子はNADをNADHに変換し，NADHは電子伝達系でATP生成に用いられる

10 糖・脂質代謝における骨格筋の役割

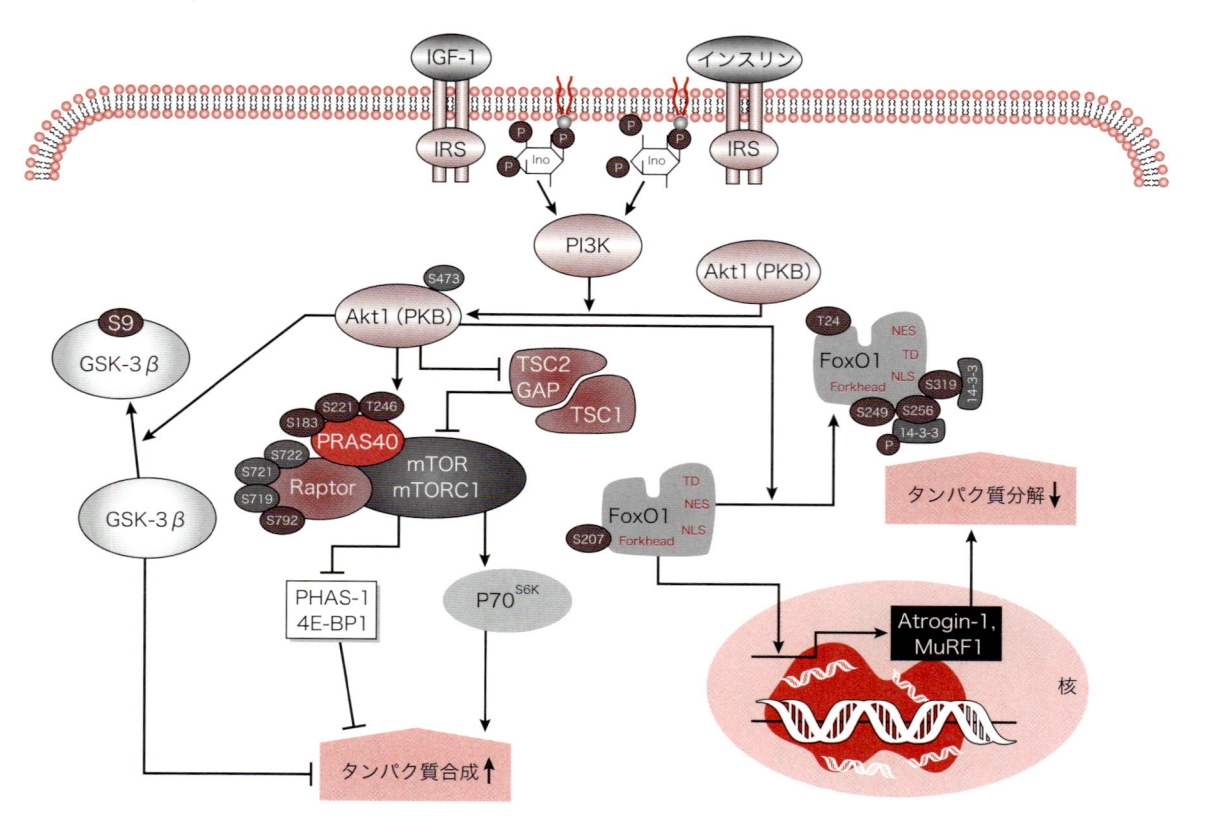

図6 インスリンやIGF-1による筋肉タンパク質量増加機序

インスリンやIGF-1が受容体に結合するとインスリン受容体基質（IRS）がリン酸化され，PI3-キナーゼ（PI3K）を活性化する．PI3KはAkt1を活性化する．Akt1の活性化は結果的にmTORを活性化する．活性化されたmTORはraptorと結合しmTOR-raptor complex（mTORC1）とよばれる．mTORC1は4E-BP1（eukaryotic translation initiation factor 4E binding protein）やp70 ribosomal S6 キナーゼ（S6K）をリン酸化し，タンパク質翻訳の初期段階を促進する．同時にAktの活性化はタンパク質分解を抑制し，筋肥大を助長する．AktはFoxO1をリン酸化し，核への移行を阻害し，MAFbxやMuRF1の発現を抑制し，タンパク質分解を抑える

化され，グリコーゲン合成酵素が活性されグリコーゲンが合成される）．

　Aktの活性化はタンパク質分解を抑制し，さらに筋肥大を助長する．筋肉中のタンパク質はATP-依存性ユビキチンプロテアソームにより分解され，MAFbx, atrogin-1（Muscle atrophy F-box）やMuRF1（muscle ring finger 1）とよばれるユビキチンリガーゼは，筋萎縮で発現が増加することが知られている．MAFbxやMuRF1は転写因子FoxO（Forkhead box class O）により発現が増加する．AktはFoxO1をリン酸化し，核への移行を阻害し，MAFbxやMuRF1の発現を抑制し，タンパク質分解を抑える．

2）TGF-β/SMAD系シグナル伝達機序

　マイオスタチン（Myostatin）は，TGF-βファミリーに属する分泌タンパク質（マイオカイン）である．マイオスタチン遺伝子をノックアウトマウスで，骨格筋量が劇的に増加することが1997年に報告され，筋肉量を調節する因子として注目された[10]．マイオスタチンはactivin type IIB 受容体とALK4/ALK5共受容体に結合し，Smad2, Smad3 タンパク質のリン酸化を促進し，標的遺伝子（骨格筋分化に関与する）の発現を抑制し[11] サテライト細胞の活性化を阻害する[12]（図7）．

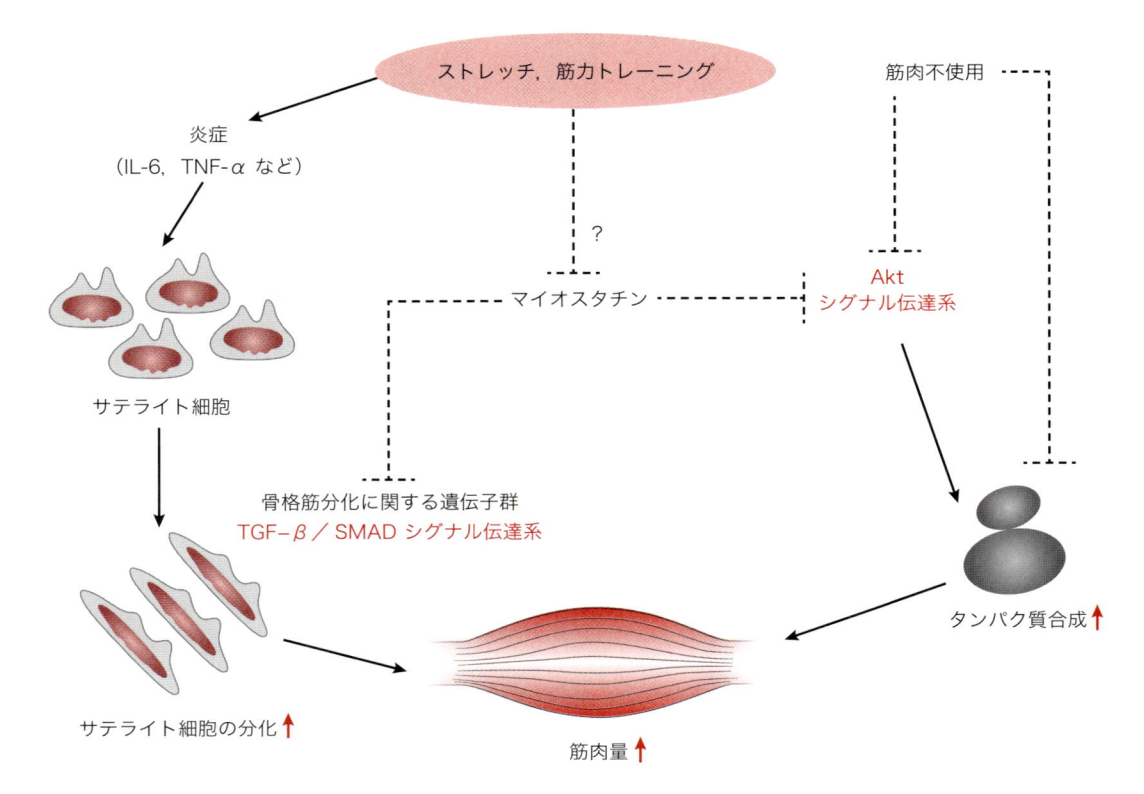

図7 ストレッチや筋力トレーニングなどのリハビリが筋肉量を増加させる2つの機序（サテライト細胞活性化作用と筋肉細胞でのタンパク質合成亢進作用）

ストレッチや筋力トレーニングは筋組織に炎症を生じ，サテライト細胞を活性化することが考えられる．マイオスタチンを抑制する物質が産生される可能性もある．筋肉を使用しないと，Aktシグナル伝達系が抑制されるが，mTORはメカニカルストレスによって活性化される（図6を参照）

またマイオスタチンはホスファチジルイノシトール（PI）3-キナーゼ/Aktシグナル伝達経路を抑制することもいくつか報告されている．このためマイオスタチンを阻害すると筋肉量が増加すると考えられている．マイオスタチンに結合し，機能を阻害分子としてフォリスタチン（follistatin）やフォリスタチン様因子（follistatin-related gene：FLRG）が知られていて，これらの分子の筋肉量増加効果が期待される．

ストレッチや筋力トレーニング（レジスタンス運動）は筋組織に炎症を生じ，サテライト細胞を活性化することが考えられている．マイオスタチンを抑制する物質が産生される可能性もある．また，mTORはメカニカルストレスやアミノ酸によっても活性化されることが知られていて，mTOR経路の活性化もレジスタンス運動と高タンパク質食の筋肉量増加機序の1つと考えられている．

> **Memo**
> サテライト細胞：筋肉組織のなかには，筋線維細胞の縁にへばり付いている細胞，サテライト細胞が存在する．サテライト細胞と筋線維細胞とは基底板で分離されていて，基底板が外傷，レジスタンストレーニング，ストレッチ等で破壊されるとサテライト細胞が増殖する．この細胞は筋線維細胞になり，他の筋線維細胞と融合し，筋肉組織を再成する．

おわりに

　筋肉は身体活動として意図的にエネルギーを消費できる唯一の臓器である．筋肉の質と量を維持するためには，それぞれ有酸素運動やレジスタンス運動が必要である．将来これらの機序が解明され，運動できなくても肥満や糖尿病が予防されることが期待される．

（江崎　治）

参考文献

1) Levine, J. A. et al.：Role of nonexercise activity thermogenesis in resistance to fat gain in humans. Science, 283：212-214, 1999
2) Cahill, G. F. Jr.：Starvation in man. N. Engl. J. Med., 282：668-675, 1970
3) Kelley, D. et al.：Skeletal muscle glycolysis, oxidation, and storage of an oral glucose load. J. Clin. Invest., 81：1563-1571, 1988
4) Kono, T. et al.：Evidence that translocation of the glucose transport activity is the major mechanism of insulin action on glucose transport in fat cells. J. Biol. Chem., 257：10942-10947, 1982
5) Sun,Y. et al.：Rab8A and Rab13 are activated by insulin and regulate GLUT4 translocation in muscle cells. Proc. Natl. Acad. Sci. USA, 107：19909-19914, 2010
6) Dugani, C. B. & Klip, A.：Glucose transporter 4：cycling, compartments and controversies. EMBO Rep., 6：1137-1142, 2005
7) Kiens, B.：Skeletal muscle lipid metabolism in exercise and insulin resistance. Physiol, Rev., 86：205-243, 2006
8) Muoio, D. M.：Metabolism and vascular fatty acid transport. N. Engl. J. Med., 363：291-293, 2010
9) LeBrasseur, N. K. et al.：Metabolic benefits of resistance training and fast glycolytic skeletal muscle. Am. J. Physiol. Endocrinol. Metab., 300：E3-10, 2011
10) McPherron, A. C. et al.：Regulation of skeletal muscle mass in mice by a new TGF-beta superfamily member. Nature, 387：83-90, 1997
11) Tsuchida, K. et al.：Activin signaling as an emerging target for therapeutic interventions. Cell Commun. Signal, 7：15, 2009
12) McCroskery, S. et al.：Myostatin negatively regulates satellite cell activation and self-renewal. J. Cell Biol., 162：1135-1147, 2003

参考図書

1) 『レーニンジャーの新生化学　上下　第五版』（アルバート・L レーニンジャー，デイビット・L ネルソン／著），廣川書店．糖，脂質代謝について基礎からわかりやすく解説されています．

Chapter 2　4. 骨格筋

11　運動療法の分子基盤

運動の糖代謝への影響は骨格筋への糖取り込み促進効果とインスリン感受性増強効果に分類でき，インスリン感受性増強効果は急性効果と骨格筋リモデリングによる慢性効果がある．運動時には骨格筋収縮に起因するAMP/ATP比の変化やCa^{2+}の増加に加えて，インスリンの低下や交感神経の活性化など，多くのシグナルが協調して，グルコース取り込みやインスリン感受性増強を引き起こす．骨格筋のリモデリングは遺伝子発現変化を伴うが，この機構には運動によって発現が増加する転写コアクチベーターであるPGC-1αの関与が注目されている．

概念図

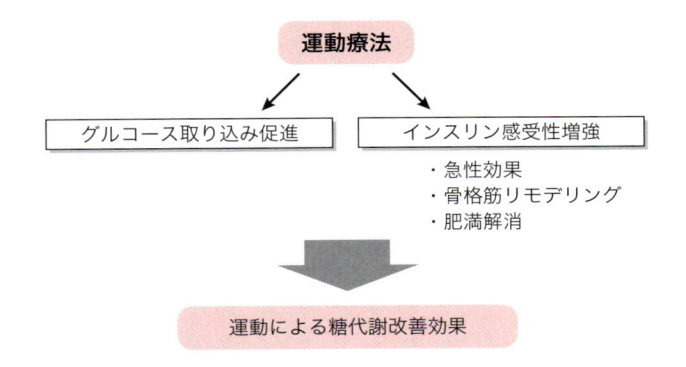

```
                    運動療法
                   ↙      ↘
      グルコース取り込み促進    インスリン感受性増強
                           ・急性効果
                           ・骨格筋リモデリング
                           ・肥満解消
                              ↓
                       運動による糖代謝改善効果
```

《運動療法による糖代謝改善機構》

■ はじめに

　運動療法は2型糖尿病の最も基本的かつ重要な治療法であり，身体運動は2型糖尿病の発症予防にも強い効果をもたらす．運動が糖代謝に及ぼす効果には，骨格筋へのグルコース取り込み促進効果とインスリン感受性増強効果があり，インスリン感受性増強効果は急性のインスリン感受性増強効果と骨格筋の形質転換（リモデリング）による慢性の効果がある．また，運動によって肥満が解消されることによっても二次的にインスリン感受性は増強する（概念図）．運動では筋の収縮刺激に加え，ホルモン環境や自律神経の変化などさまざまなメカニズムを介して代謝制御のシグナルが活性化される．本稿ではこのような運動の糖代謝に及ぼす効果の分子メカニズムについて概説する．

1　運動による骨格筋のエネルギー源の変化

　安静時に骨格筋が消費するエネルギーのおよそ90％は脂肪酸酸化によって賄われており，残り10％程度がグルコース酸化に依存する．運動により骨格筋のエネルギー消費は安静時の数十倍にまで増加するが，それに伴いエネルギー源も急速に変化する．運動開始直後には細胞内に蓄積したグリコーゲンの分解に由来する糖質がエネルギー源となる．運動初期には糖質は主に非酸化的

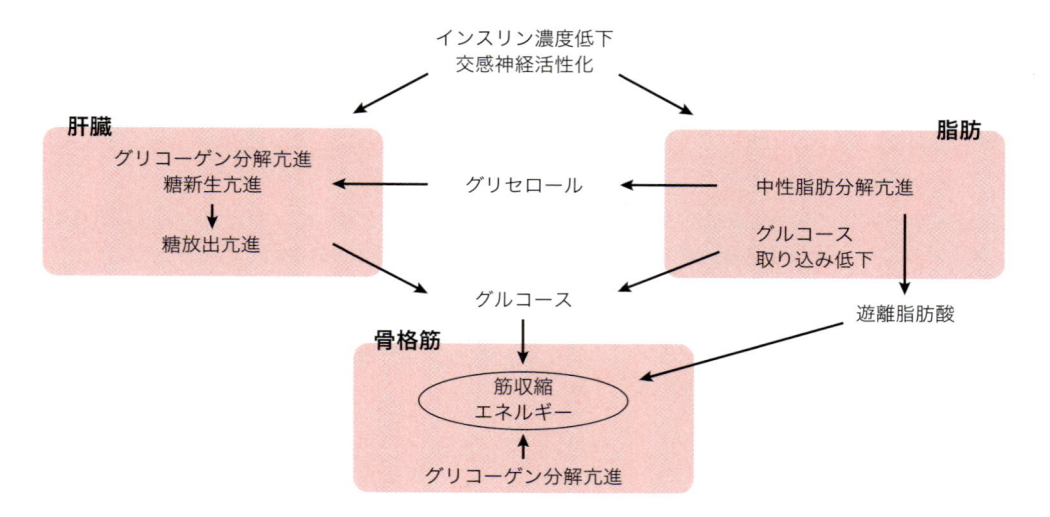

図1　運動によるエネルギー代謝の変化

運動によりインスリン値が低下し交感神経が活性化すると肝糖産生が亢進し，脂肪組織でのグルコース取り込みの低下と相まって骨格筋に供給されるグルコースは増大する．インスリン濃度低下と交感神経活性化は脂肪分解も促し，中性脂肪の分解によって生じる遊離脂肪酸は骨格筋のエネルギー源となり，グリセロールは肝臓での糖新生の基質として用いられる

リン酸化経路により代謝されるが，血流増加による酸素供給量の上昇により次第に酸化的リン酸化経路による代謝がエネルギー供給の主体となる．また運動開始後数分以内に骨格筋のグルコース取り込みは著しく増大し，10分から20分でプラトーに達する．運動強度が強い場合，グルコース取り込みは安静時の数十倍にまで増加する．

運動中はインスリン濃度が低下するとともに交感神経が活性化する．その結果，肝糖産生が亢進して骨格筋へのグルコース供給を賄うため，健常者では血糖値はほぼ一定に保たれる（図1）．運動による骨格筋のグルコース取り込み増加はインスリンの作用とは独立して生じるため，健常者でインスリン濃度が低下しても骨格筋のグルコース取り込みは低下しない．また，糖尿病患者ではインスリン作用の不足があっても運動により急性の血糖降下作用がみられる．スルホニル尿素剤やインスリン製剤の使用により非制御性に循環中インスリン濃度が増加した状態では，運動時には低血糖の危険を伴う．

運動が長時間継続し骨格筋のグリコーゲン量が減少してくると，エネルギー源として脂肪酸の割合が増大する．インスリン濃度の低下と交感神経の活性化は脂肪組織では脂肪分解を促し，トリグリセリドから脂肪酸とグリセロールが産生される．循環中に放出された脂肪酸は骨格筋のエネルギー源となり，グリセロールは肝臓で糖新生の基質として用いられる（図1）．運動終了後も骨格筋のグルコース取り込みの増加は持続し，骨格筋細胞内にグリコーゲンが再補充される．

2 筋収縮によるグルコース取り込み活性化機構

骨格筋細胞には4型糖輸送担体（glucose transporter 4：GLUT4）が発現しており，インスリンによる骨格筋へのグルコース取り込みの増加はGLUT4が細胞内プールから細胞膜表面に移行することによって生じる．運動による骨格筋のグルコース取り込みの増加もGLUT4の細胞表面への移行によって生じる．単離した骨格筋に電気刺激を与えて強制的に収縮を促すと，GLUT4の細胞表面への移行が生じてグルコース取り込みが増加することから，運動による骨格筋のグルコース

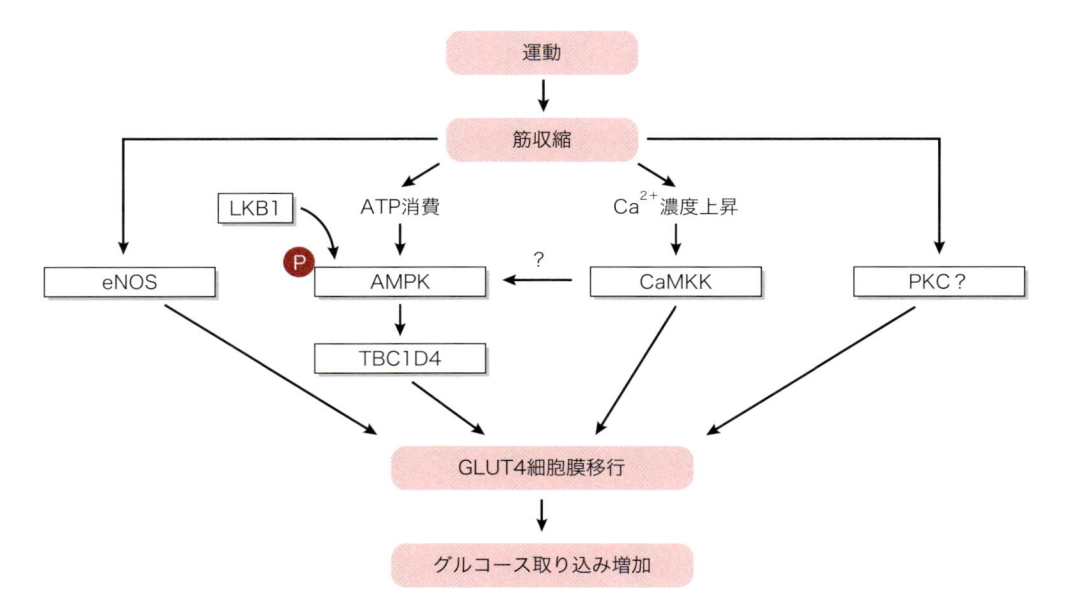

図2 運動によるグルコース取り込みのメカニズム

筋収縮によって活性化されるAMPKやCaMKKが運動による骨格筋へのグルコース取り込みの活性化に関与すると考えられる．eNOSやPKCの活性化も運動による糖取り込みにかかわる可能性がある

取り込みの活性化には筋収縮によって惹起されるシグナルが寄与すると考えられている[1]．

3 AMPKによるグルコース取り込みの活性化

　筋収縮によるグルコース取り込みを媒介すると考えられている分子の1つにAMP（5′-adenosine monophosphate：アデノシン1リン酸）-activated protein kinase（AMPK）がある（図2）．AMPKは細胞内のAMP/ATP（adenosine triphosphate：アデノシン3リン酸）比の増加によって活性化されるセリンスレオニンキナーゼである．運動後の骨格筋や電気的に収縮刺激を加えた単離骨格筋ではAMPKが活性化されるが[2]，これは筋収縮によりATPが消費されるためと考えられる．

　5′-aminoimidazole-4-carboxamide ribonucleoside（AICAR）は細胞内に取り込まれるとAMPのアナログである5′-aminoimidazole-4-carboxamide monophosphateに転換される．単離骨格筋や培養筋細胞をAICARで処理すると，AMPKが活性化されGLUT4の細胞表面への移行やグルコース取り込みの活性化が生じる[1,2]．また，活性化型変異AMPKの過剰発現によってもグルコース取り込みの活性化がみられ，AMPKは筋収縮によるグルコース取り込みを媒介する因子と考えられている[1,2]．

　骨格筋に優位抑制型のAMPKを過剰発現させたマウスではAICAR刺激による骨格筋へのグルコース取り込みがほぼ完全に抑制され，AICARによる血糖降下作用も阻害される．一方，このマウスの単離骨格筋に収縮刺激を与えた際のグルコース取り込みやGLUT4の細胞膜移行は部分的にしか抑制されない[2]．また，AMPKが活性化するにはLKB1とよばれるセリンスレオニンキナーゼによってリン酸化される必要がある．骨格筋特異的にLKB1を欠損したマウスでは，筋収縮によるAMPKの活性化は完全に抑制されるが，運動による骨格筋へのグルコース取り込みの抑制はや

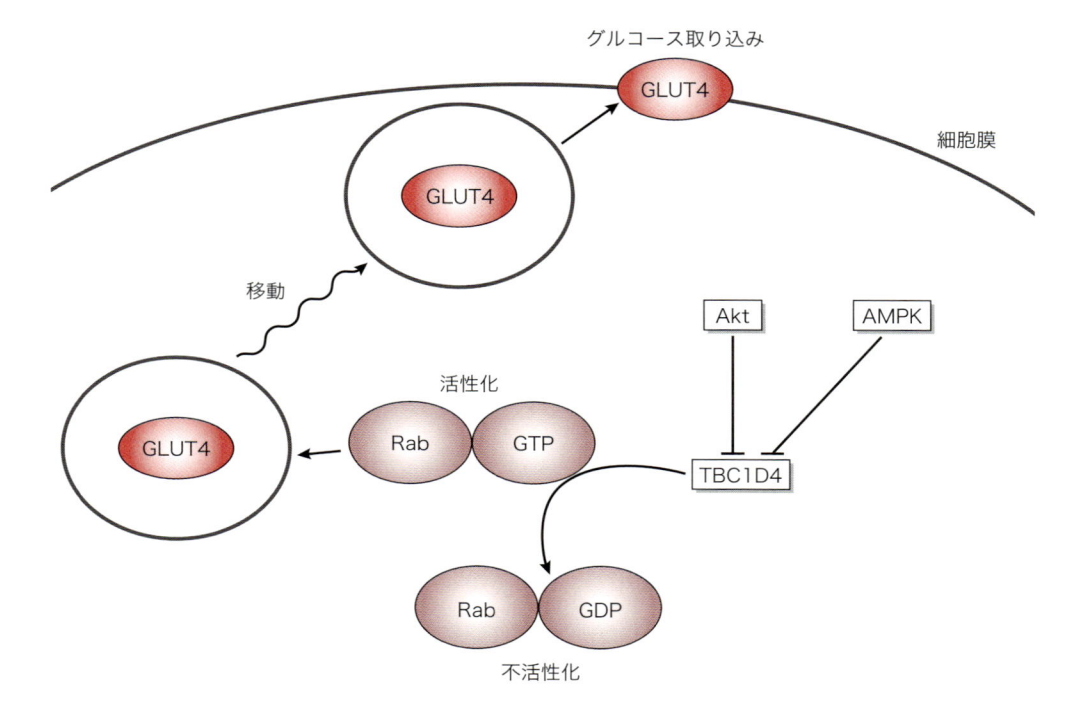

図3　TBC1D4とグルコース取り込みの活性化

はり部分的である[2]．以上のような知見から，筋収縮依存性のグルコース取り込みにはAMPKは関与するものの，AMPK非依存性の経路も存在すると考えられる．

4 TBC1D4とグルコース取り込みの活性化

　GLUT4の細胞表面への移行はGLUT4が存在する細胞内小胞が細胞内から膜近傍に移動することによって生じるが，この小胞の移動には低分子量Gタンパク質であるRabが重要な機能を担う．TBC1D4（TBC1 domain family member4）はRabに結合したGTPをGDPに転換するGTPase活性をもつタンパク質であり，Rabの不活性化因子として機能する．培養細胞にTBC1D4を過剰発現するとインスリンや収縮刺激によるグルコース取り込みは阻害され，逆にshRNAを用いてTBC1D4の発現を抑制すると，非刺激状態でもグルコース取り込みが増強する[1]．Aktはインスリンの代謝調節作用に中心的な役割を果たすセリンスレオニンキナーゼである．TBC1D4にはAktによってリン酸化されるタンパク質であり，Aktの細胞内基質であることからAkt substrate 160（AS160）ともよばれる．Aktによってリン酸化を受けたTBC1D4はそのGTPase活性が低下することが知られており，TBC1D4はインスリンによるグルコース取り込み作用を媒介する因子と考えられている（図3）．

　インスリン刺激後の骨格筋だけでなく，運動後の骨格筋でもTBC1D4のリン酸化が認められるという成績もあり，TBC1D4は運動によるグルコース取り込みの活性化にも関与する可能性がある[2]．また，AMPKによってTBC1D4がリン酸化されることも示されており，AMPK/TBC1D4という経路が運動によるグルコース取り込みに関与するのかもしれない[2]（図2）．運動によるグルコース取り込みにはTBC1D4の近縁の分子であるTBC1D1（TBC1 domain family member1）

が重要な機能を担うという報告もある[2]．

5 Ca^{2+}シグナルとグルコース取り込みの活性化

神経刺激により筋肉細胞が収縮する際には筋小胞体からのCa^{2+}の放出が重要な役割を担う．薬理学的刺激剤により筋小胞体からのCa^{2+}放出を促した際にも筋細胞のグルコース取り込みが活性化することから，Ca^{2+}により活性化されるシグナルも筋収縮によるグルコース取り込みに関与すると考えられている．Ca^{2+}は細胞質内に存在するカルモジュリンとよばれるタンパク質と複合体を形成し，Ca^{2+}/カルモジュリン依存性キナーゼキナーゼ（Ca^{2+}/calmodulin-dependent kinase kinase：CaMKK）を活性化する．CaMKKの薬理学的阻害剤やCaMKK活性を阻害するペプチドにより筋収縮依存性のグルコース取り込みが阻害されることから，CaMKKもグルコース取り込みのシグナルを媒介すると考えられている[1]（図2）．CaMKKを介したグルコース取り込みの増強はAMPKの活性化に依存するという成績とAMPKシグナルとCaMKKは独立してグルコース取り込みを刺激するという報告がある[1]．

また，AMPKやCaMKK以外にも種々のPKC（protein kinase C）の分子種が筋収縮による糖取り込みに関与するとの報告もある．また，eNOSの遺伝子欠損マウスやeNOSの阻害剤を用いた検討から，運動による骨格筋のグルコース取り込みにeNOSが関与する可能性も指摘されている[1][2]．そのメカニズムは明らかではないが，NOの血管拡張作用による骨格筋の血流増加による二次的効果かもしれない．

6 運動による急性インスリン感受性増強効果

運動負荷後に骨格筋を単離してグルコース取り込み能を検討すると，運動後1時間程度まではインスリン非存在下でもグルコース取り込みは増強している．運動後数時間が経過すると非刺激状態のグルコース取り込みは定常状態まで低下するものの，インスリンによるグルコース取り込みは非運動時の2倍程度に増強しているという[3]．すなわち，運動はインスリン作用とは無関係に骨格筋のグルコース取り込みを活性化するが，急性効果としてインスリンによる糖取り込みを増強する作用ももつと考えられる．

このような急性のインスリン感受性増強効果発現のメカニズムは明らかではない．運動刺激はインスリン受容体やインスリン受容体基質（insulin receptor substrate：IRS），PI（phosphoinositide）-3キナーゼやAktといったインスリン作用にかかわる分子のインスリンによる活性化の程度には短期的には影響を及ぼさないという報告が多い[3]．TBC1D4のインスリンによるリン酸化やatypical PKCのインスリンによる活性増加は急性運動効果により増強されるとの報告もあるが[3]，増強の程度はごく軽度であり，運動によるインスリン感受性増強作用をどの程度説明できるかは明らかではない．

7 トレーニングによるインスリン感受性増強

継続した運動は長期にわたってインスリン感受性を増強させるが，このような効果はさまざまな骨格筋の生化学的変化が相まって生じると考えられている．骨格筋は種々のミオシン重鎖（myosin heavy chain：MHC）の発現比率によって速筋と遅筋に大別される．速筋にはⅡ型MHCが優勢に発現しており，その代謝はより解糖に依存する部分が大きい．一方，遅筋はⅠ型MHCの

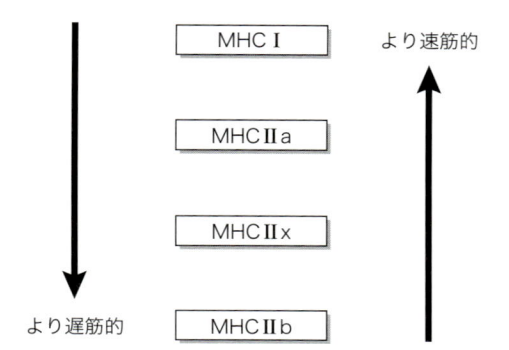

図4 筋のタイプとMHC遺伝子発現
MHC遺伝子にはⅠ型，Ⅱa型，Ⅱx型，Ⅱb型があり，この順序でより速筋に発現が多く，遅筋に発現が少ない傾向を示す

発現が比較的多く，GLUT4の発現量やミトコンドリア量が豊富であり，エネルギー代謝は酸化的リン酸化により強く依存している（図4）．速筋は運動開始直後の瞬発的，無酸素的な収縮に対応しており，遅筋は運動の持続による好気的代謝に対応すると考えられる．速筋および遅筋はその肉眼的な色調からそれぞれ白筋および赤筋ともよばれる．運動トレーニングは一般的にⅠ型MHC/Ⅱ型MHC比率を増加させ，好気的な酸化的リン酸化を司る遅筋を増加させる[4]．単離筋を用いた検討でも，速筋に比べて遅筋の方が単位重量当りのインスリンによるグルコース取り込み量が多いことが知られており，このような骨格筋の形質の変換（リモデリング）はインスリン感受性の増強に関与する可能性がある．

8 PGC-1αと骨格筋のリモデリング

骨格筋のリモデリングに伴うMHCの発現比率の変化やミトコンドリアの増加，GLUT4の発現増加はいずれも遺伝子発現の変化によって生じる．PGC-1α（PPARγ coactivator-1α）は核内受容体型転写調節因子であるPPARγに結合してその転写活性を増強させる転写コアクチベーターとして同定された分子であるが，さまざまな転写因子の活性を制御することにより代謝制御に重要な役割を担うことが知られている[5)6)]．

PGC-1αは運動によって骨格筋で発現が増加する．PGC-1αを骨格筋に過剰発現したマウスは骨格筋のミトコンドリア量やGLUT4の発現量が増加するとともに，MHCの発現パターンも変化し，筋肉はより遅筋的な特徴をもつようになる[5)6)]．一方，骨格筋特異的にPGC-1αを欠損したマウスではミトコンドリア量の減少とともに，Ⅰ型MHCの発現減少やⅡ型MHCの発現増加がみられる[6)]．このような成績からPGC-1αは運動による骨格筋のリモデリングの重要な制御因子の1つと考えられている（図5）．また，PGC-1αは骨格筋において脂肪酸酸化にかかわる遺伝子の発現を活性化する[5)]．短時間の運動負荷によって骨格筋の脂肪酸の取り込みや脂肪酸酸化能は増強することが知られているが，運動による脂肪酸酸化の増強にもPGC-1αが関与する可能性がある．

PGC-1αには既知の第一エキソンの上流に存在する新規なエキソンから転写が開始されるスプライシングバリアントが2種存在し，既知PGC-1αをPGC-1αa（またはPGC-1α1），新規バリアントをPGC-1αbおよびPGC-1αc（またはPGC-1α2およびPGC-1α3）とよぶことが提唱されている[7)8)]．単回運動で運動直後から顕著に発現が増加するのはPGC-1αbおよびPGC-1αcであり，トレーニング効果による発現増加の主体はPGC-1αaであると考えられる[7)8)]．すなわちPGC-1αaはミトコンドリア量やMHCの発現変化など筋線維のリモデリングの制御に重要な機

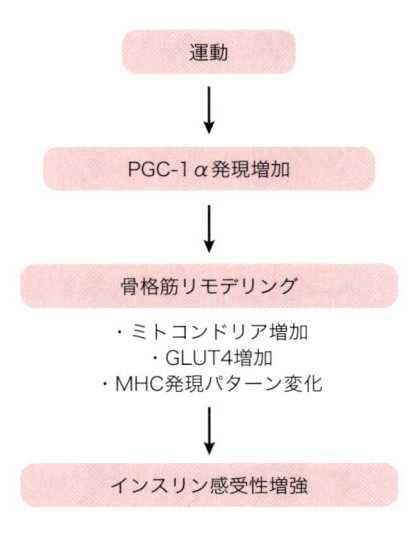

図5 PGC-1αと骨格筋リモデリング

運動によって骨格筋では転写コアクチベーターであるPGC-1αの発現が増加する．PGC-1αはさまざまな遺伝子の発現制御を通じて骨格筋のリモデリングを促す．骨格筋のより遅筋的なリモデリングはインスリン感受性の増強を引き起こす

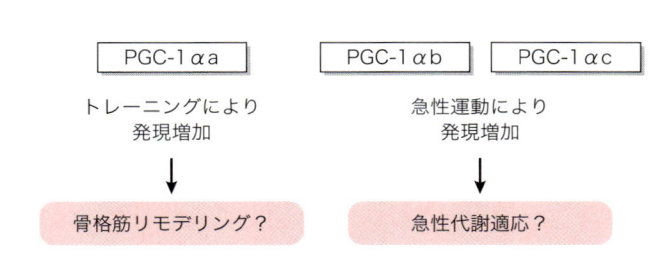

図6 PGC-1αのアイソフォームと機能

PGC-1α既知アイソフォーム（PGC-1αa）はトレーニングにより発現が増加し骨格筋のリモデリングに関与する．急性運動により発現が顕著に増加するPGC-1αの新規アイソフォーム（PGC-1αbおよびPGC-1αc）は，急性運動による代謝適応にかかわる可能性がある

能を果たし，PGC-1αbおよびPGC-1αcは運動による脂肪酸酸化増加という急性効果のメディエーターとして働いている可能性がある（図6）．

9 PGC-1αの転写制御のパートナー

　PGC-1αは転写コアクチベーターであり，転写因子の活性を増強することにより遺伝子発現を制御する．NRF（nuclear respiratory factor）1およびNRF2はPGC-1αによって活性化される転写因子であるが，活性化されたNRFはTfam（mitochondria transcription factor A）の転写を増加させる[5]（図7）．Tfamはミトコンドリアの造成やミトコンドリア遺伝子の転写に重要な機能を果たす転写因子であり，PGC-1αによるミトコンドリアの増加にも必須の因子と考えられている．また，NRF1およびNRF2はミトコンドリア呼吸鎖を構成するタンパク質の遺伝子も制御しており，これらの転写因子はミトコンドリアの量と機能の両者を制御する機能をもつ[5]（図7）．PPAR（peroxisome–proliferator activated receptor）は核内受容体型転写因子であり，RXR（retinoid X receptor）と二量体を形成して転写活性を発揮する．PPARにはいくつかのアイソフォームがあるが，骨格筋にはPPARαとPPARδが発現している．これらの転写因子はPGC-1αによって活性化され脂肪酸酸化にかかわる遺伝子発現を増加させる[5]（図7）．MEF2（myocyte-enhancer factor 2）は筋肉の分化に重要な機能を果たす転写因子であり，やはりPGC-1αによって活性化される．MEF2は遅筋型MHC遺伝子の発現やGLUT4の発現を増加させる[5]（図7）．ERRα

ミトコンドリア増加　　　　　　MHC遺伝子
呼吸鎖関連遺伝子　　　　　　　GLUT4遺伝子

NRF1/2　　　　MEF2

PGC-1α

PPAR α/δ　　　　ERRα

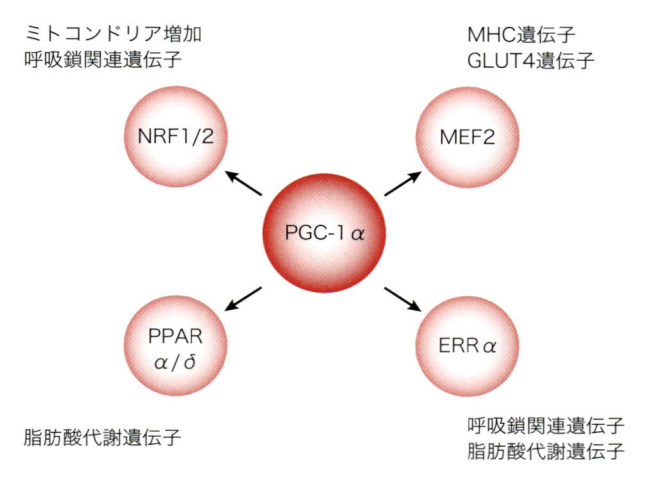

脂肪酸代謝遺伝子　　　　　　　呼吸鎖関連遺伝子
　　　　　　　　　　　　　　　脂肪酸代謝遺伝子

図7　PGC-1αによって制御される転写因子

PGC-1αはさまざまな転写因子を活性化するが，骨格筋ではNRF1/NRF2，PPARα，PPARδ，MEF2やERRαなどの転写因子を活性化することにより，代謝変化やリモデリングを制御する

運動

ATP消費　　Ca^{2+}濃度上昇　　？　　交感神経活性化
　　　　　　　　　　　　　　　　　　　（PGC-1αb/c特異的?）

AMPK　　カルシニューリン　　p38MAPK　　PKA

PGC-1α遺伝子発現増加

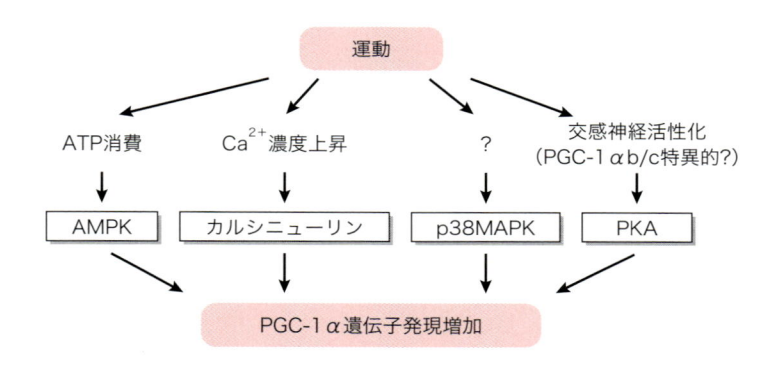

図8　PGC-1α発現誘導のシグナル

運動によるPGC-1α発現誘導にはAMPKやカルシニューリン，p38MAPKなどの分子の関与が推察されている．PGC-1αbおよびPGC-1αcの発現増強には交感神経の活性化が必要とされる

(estrogen-related receptor α) も核内受容体型転写因子であるが，PGC-1αによる脂肪酸酸化系酵素遺伝子やミトコンドリア呼吸鎖にかかわる遺伝子の発現制御に関与すると考えられる[5] (図7).

10 PGC-1α発現増加と骨格筋リモデリングのシグナル

AICARによるAMPKの活性化や恒常的活性化型AMPKの細胞内導入はMHCの発現変化やミトコンドリアの増加，GLUT4の発現増加を刺激することから，AMPKはグルコース取り込み増強の急性効果だけでなく，骨格筋のリモデリングにも関与する可能性がある．骨格筋をAICARで処理したり，マウスにAICARを投与した際にはPGC-1αの発現が増加することも知られている[4] (図8).ただ，骨格筋で優勢なAMPKの触媒サブユニットであるAMPKのα2サブユニットを欠損したマウスでもトレーニングによるミトコンドリアの増加は抑制されないとの報告もあり[4]，骨格筋のリモデリングにはAMPK経路以外の経路も関与すると考えられる．

細胞内Ca^{2+}濃度の増加もPGC-1αの発現を増加させる刺激の1つである[4]．Ca^{2+}/カルモジュリン複合体はカルシニューリンとよばれるタンパク質脱リン酸化酵素を活性化する．マウスの骨格筋にカルシニューリンを過剰発現させると遅筋や1型MHCが増加し，逆にカルシニューリンの阻害剤であるシクロスポリンをマウスに投与すると骨格筋の速筋化が生じる．カルシニューリンの強制発現によってPGC-1αの遺伝子発現が増加することも知られている[4,6]（図8）．

　p38MAPK（p38 mitogen activated kinase）はさまざまな刺激で活性化されるセリンスレオニンキナーゼであり，運動後の骨格筋でもp38MAPKの活性化が観察される．p38MAPKを骨格筋に強制発現させたマウスでは骨格筋のPGC-1αの発現やミトコンドリアの増加がみられることから，p38MAPKもPGC-1αを介した骨格筋のリモデリングに関与する可能性がある[1,6]（図8）．PGC-1αbおよびPGC-1αcの運動による急性の発現増加にはβ2アドレナリン受容体刺激を介したcAMP増加→cAMP依存性キナーゼ（PKA）活性化のシグナルが重要との報告もある[7,8]（図7）．

> **Memo**
>
> 骨格筋特異的にPGC-1αを欠損したマウスはミトコンドリアの減少や筋肉の速筋化が生じるものの，インスリン抵抗性は起こらずむしろインスリン感受性は亢進する[6]．この原因は明らかではないが，このマウスの骨格筋では，おそらくはミトコンドリア量が著明に減少することによって，酸化ストレスや炎症反応の亢進が起こり，筋線維の障害が観察されるという．このような二次的変化が骨格筋のインスリン感受性に影響を及ぼしている可能性がある．

〈小川　渉〉

参考文献

1) Röckl, K. S. et al.：Signaling mechanisms in skeletal muscle：acute responses and chronic adaptations to exercise. IUBMB Life, 60：145-153, 2008
2) Richter, E. A. & Ruderman, N. B.：AMPK and the biochemistry of exercise：implications for human health and disease. Biochem. J., 418：261-275, 2009
3) Maarbjerg, S. J. et al.：Current understanding of increased insulin sensitivity after exercise – emerging candidates. Acta. Physiol. (Oxf), 202：323-335, 2011
4) Bassel-Duby, R. & Olson, E. N.：Signaling pathways in skeletal muscle remodeling. Annu. Rev. Biochem., 75：19-37, 2006
5) Finck, B. N. & Kelly D. P.：PGC-1 coactivators：inducible regulators of energy metabolism in health and disease. J. Clin. Invest., 116：615-622, 2006
6) Handschin, C.：Regulation of skeletal muscle cell plasticity by the peroxisome proliferator-activated receptor γ coactivator 1α. J. Recept. Signal Transduct. Res., 30：376-384, 2010
7) Miura, S. et al.：Isoform-specific increases in murine skeletal muscle peroxisome proliferator-activated receptor-gamma coactivator-1alpha (PGC-1alpha) mRNA in response to beta2-adrenergic receptor activation and exercise. Endocrinology, 149：4527-4533, 2008
8) Chinsomboon, J. et al.：The transcriptional coactivator PGC-1α mediates exercise-induced angiogenesis in skeletal muscle. Proc. Natl. Acad. Sci. USA, 50, 21401-21406, 2009

Chapter 2

5. 中枢神経

12 中枢神経による代謝の制御

脳は，全身のエネルギーバランスを感知・統合し，さまざまな末梢組織を制御することによって，代謝を調節する中枢器官である．近年，末梢組織から分泌されるレプチンやインスリンなどのホルモンが，視床下部をはじめとする脳のニューロンに作用して，摂食，糖・脂質代謝，さらには骨代謝を調節することが明らかとなってきた．近年，その分子機構が次々と解明された．これらの分子メカニズムはメタボリックシンドロームの原因を理解するうえで必須であり，近い将来，メタボリックシンドロームのみならず肥満，糖尿病の予防・治療における重要なターゲットになると期待される．

概念図

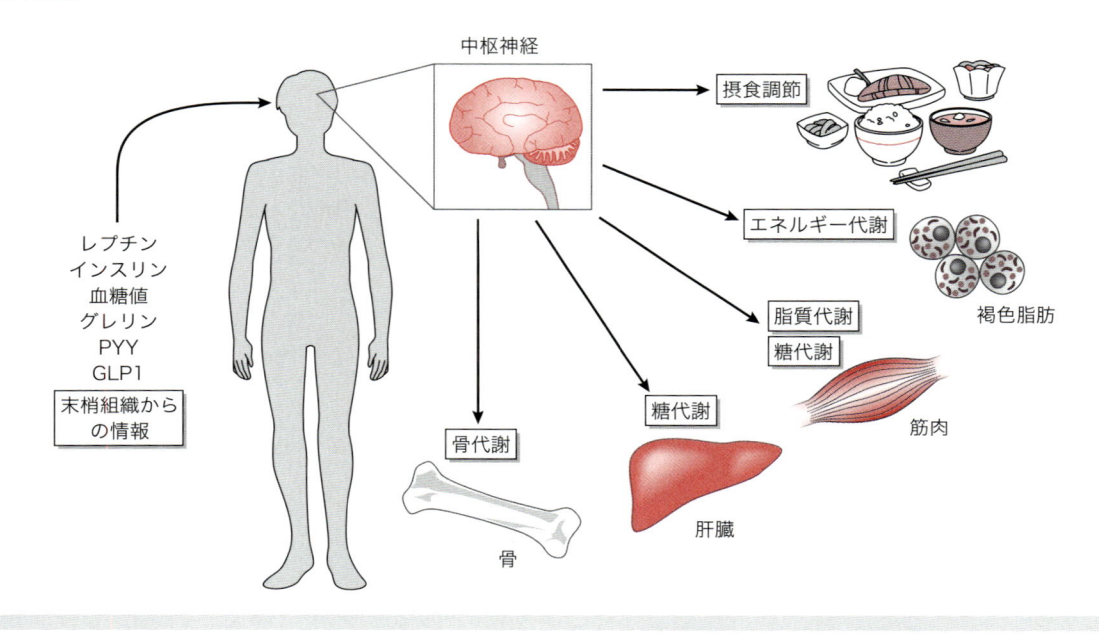

生体は，内的および外的環境の変化に対応しながら，内部環境の恒常性（ホメオスタシス）を維持する．脳はさまざまな環境の変化を感知・統合し，食欲・摂食行動を司るだけでなく，自律神経系と内分泌系を介して代謝の恒常性を維持する重要な役割を担う．古くから，視床下部，脳幹，大脳辺縁系には，血糖値の変動によって活性化または抑制される神経（グルコース受容ニューロンとグルコース感受ニューロン，本稿ではこれらのニューロンをまとめてグルコース感受性ニューロンとよぶ），さらには脂肪酸によって神経活動が変化するニューロンの存在が知られており，体内エネルギー量および栄養素の変動を脳が常に監視する証拠とされてきた．

一方，脳は，ホルモンとともに自律神経系を介して，膵臓からインスリン，グルカゴン分泌，脂肪組織からの遊離脂肪酸の放出，さらには肝臓からの糖産生，骨格筋での糖利用を調節することによって，末梢組織における糖・脂質代謝を制御する．近年，これらの調節作用にかかわる分子メカニズムが次々と明らかにされ，摂食調節のみならず個体全体のエネルギー代謝調節に及ぼす脳の統合機能が注目されている．とりわけ脂肪細胞から産生・分泌されるレプチンの発見は，こ

の分野の研究を大きく発展させた．レプチンは，中性脂肪の蓄積に伴って分泌量が増加し，摂食抑制およびエネルギー消費量の亢進を引き起こすとともに，末梢組織における糖，脂質，骨代謝を調節する．また，先述した脳のグルコース感受性ニューロンが血糖を感知して，肝臓からのグルコースの産生を調節することも明らかとなった．さらに最近，2型糖尿病の治療薬であるチアゾリジン誘導体が，脳のPPARγ（peroxisome proliferator-activated receptor γ）を介して体重増加を引き起こすことも報告され，代謝調節における中枢神経系の役割が臨床においても重要となった．本稿ではレプチンの作用機構を中心に，中枢神経系による代謝制御機構について概説する．

1 中枢神経系による摂食調節作用とその機構

1）視床下部弓状核のPOMCニューロンとNPY/AgRPニューロン

1994年にレプチンが発見された翌年，早くもレプチン受容体が同定され，レプチン受容体が視床下部に豊富に発現することが明らかとなった．さらにその後，視床下部弓状核に存在するPOMC（Pro-opiomelanocortin）ニューロンおよびNPY（neuropeptide Y）/AgRP（agouti-related peptide）ニューロンが，レプチンの作用を伝達する重要な一次ニューロンであることが明らかとなった[1]（図1）．レプチンは，摂食を抑制するPOMCニューロンを活性化する一方，摂食促進を引き起こすNPY/AgRPニューロンを抑制する．POMCニューロンは，POMCの切断産物であるα-MSHを分泌し，メラノコルチン受容体を活性化する．これに対して，NPY/AgRPニューロンはNPYおよびAgRPを分泌する．AgRPは，メラノコルチン受容体のアンタゴニストとして直接的にメラノコルチン受容体活性を抑制する．NPYは，NPY受容体を介してメラノコルチン受容体のcAMP産生を間接的に阻害する．またNPY/AgRPニューロンは，神経終末からGABA（γ-aminobutyric acid）も分泌し，POMCニューロンの活動を抑制する（図1）．

視床下部室傍核は，POMCニューロンとNPY/AgRPニューロンが神経線維を投射する視床下部神経核の1つであり，摂食との関連が注目されている（図1）．室傍核のメラノコルチン受容体が活性化すると，摂食抑制およびエネルギー消費の亢進を引き起こす．また，室傍核にNPYを投与すると摂食が著しく亢進する．POMCニューロンおよびNPY/AgRPニューロンは，レプチンだけではなくグレリン，インスリン，Peptide YYおよびGLP1（glucagon-like peptide-1）によって調節を受ける．さらに，これらのニューロンはグルコース感受性ニューロンであり，血糖値によっても神経活動が変化する．

2）ドーパミンニューロンとセロトニンニューロン Memo

興味深いことに，POMCニューロンとNPY/AgRPニューロンの各選択的レプチン受容体ノックアウトマウスはいずれも，全身または神経特異的なレプチン受容体ノックアウトマウスほど肥満しない．このことから，これら以外のニューロンがレプチンによる摂食・体重調節に関与することは明らかである．その候補としてドーパミンニューロンがある．ドーパミンニューロンは，報酬系や意志決定に重要な役割を果たし，摂食行動においては嗜好性や満足感などにかかわる．事実，ドーパミンニューロンが存在する腹側被蓋野（VTA）にレプチンを微量注入すると摂食量が低下する[2]．反対に，VTAのレプチン受容体をshRNAでノックダウンすると，高脂肪食やスクロースなど甘いあるいは美味な食餌の摂取が亢進する[2]．さらにレプチンは，外側視床下部のGABAニューロンを介してVTAのドーパミンニューロンに作用を及ぼし，その活性を低下させることによって摂食量を低下，体重減少を引き起こす[2]．

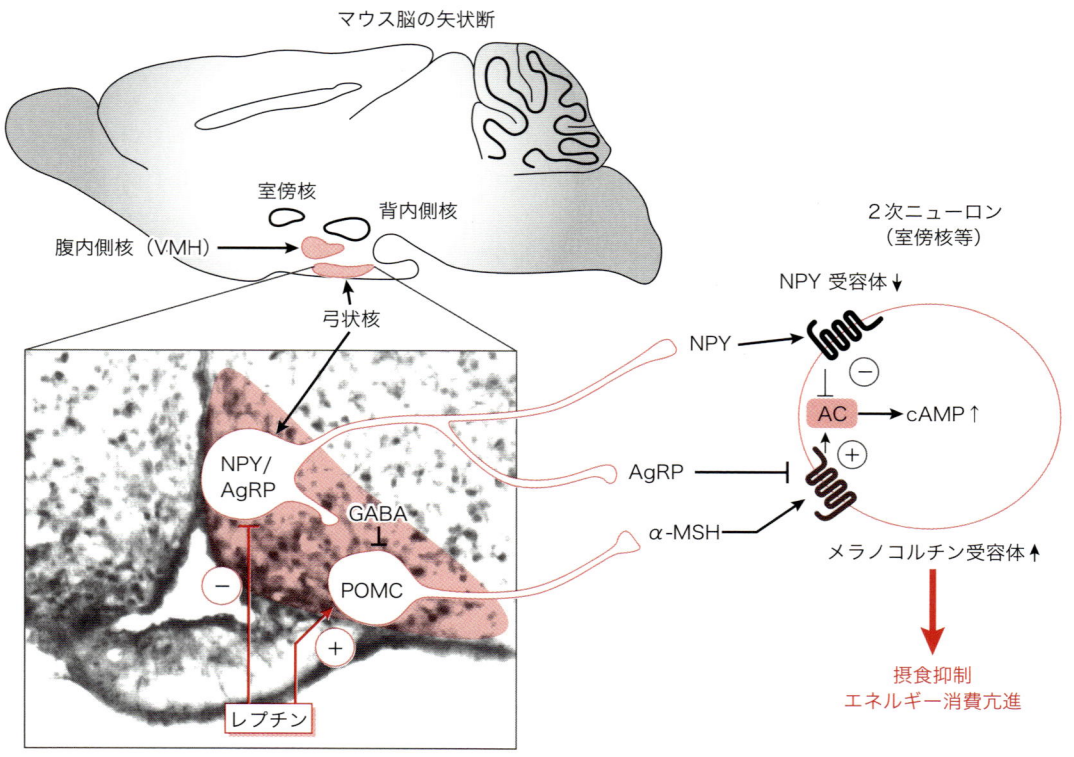

図1 POMCニューロンとNPY/AgRPニューロン

視床下部弓状核にはPOMCおよびNPY/AgRPニューロンが存在する．レプチンはPOMCニューロンを活性化し，α-MSHを分泌する．一方，レプチンはNPY/AgRPニューロンを抑制し，NPYおよびAgRPの分泌を抑制する．これらの作用によってメラノコルチン受容体が活性化され，摂食量が低下する

Memo

最近，NPY/AgRPニューロン以外のGABAニューロンが，レプチンの摂食・エネルギー代謝調節に重要であると報告された（Neuron, 71, 142-154, 2011）

　セロトニン（5-hydroxytryptamin：5-HT）は延髄縫線核に発現する神経伝達物質であり，5-HTは5-HT type 2C受容体（HT2C）を介してPOMCニューロンを活性化する[2]．5-HTニューロン特異的にレプチン受容体を欠損させたマウスは，レプチンノックアウトマウス（ob/obマウス）と同程度に肥満する[2]．しかし，ごく最近，別のグループが同じく5-HTニューロン特異的レプチン受容体ノックアウトマウスを作製したところ，全く肥満しなかった[3]．このように，摂食調節に及ぼす5-HTニューロンの調節作用はさらなる解析が必要である．

3）レプチンの細胞内シグナル伝達機構

　レプチンがレプチン受容体に結合した後，神経細胞内ではさまざまなシグナル伝達分子が活性化される[1]（図2）．特に，STAT3（signal transducer and activator of transcription 3）は摂食調節に重要な分子である．PI3K（phosphoinositide 3 kinase）もレプチンによって活性化される．

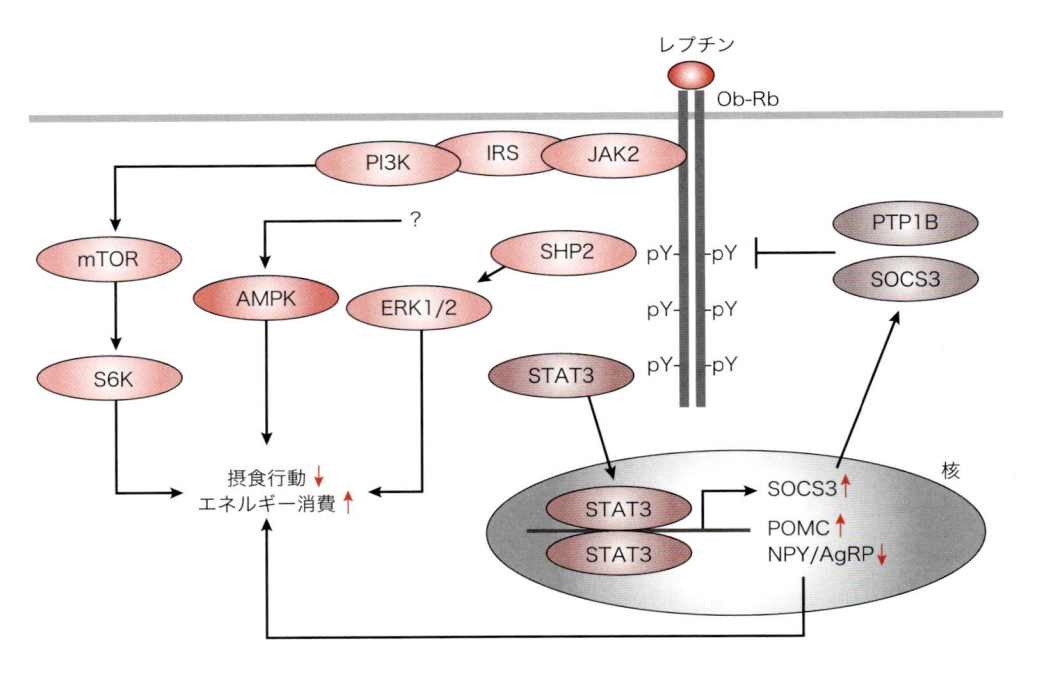

図2 レプチンによるシグナル分子の活性化

レプチンがレプチン受容体に結合すると，JAK2の自己リン酸化を引きこおし，JAK2を活性化する．活性化したJAK2はレプチン受容体のチロシン残基をリン酸化する．レプチン受容体のチロシンリン酸化とJAK2はIRS-PI3K経路を活性化し，mTORなどを活性化して摂食行動を調節する．また，レプチン受容体の別のチロシンリン酸はERK1/2およびSTAT3を活性化し，摂食行動およびエネルギー消費にかかわる遺伝子発現を調節する．STAT3によって活性化される分子の1つにSOCS3がある．SOCS3はレプチン受容体のチロシン残基やJAK2に結合することで，レプチンシグナルを抑制する．さらにレプチンは，AMPKの活性を低下することで摂食量を低下する．高レプチン血症および高脂肪食は視床下部におけるSOCS3およびPTP1Bの発現を増加し，レプチン抵抗性を引き起こす

インスリンも，脳に作用すると摂食を抑制するが，その作用の一部はPI3Kを介する．したがって，インスリンとレプチンの視床下部における調節作用は一部共通する可能性がある．実験動物に高脂肪食を与えると，レプチンを投与してもこれらのシグナル分子は活性化せず摂食抑制も惹起されない（レプチン抵抗性）．この原因の1つは，脳内へのレプチン輸送が障害されるためであるが，神経細胞においてSTAT3やPI3Kの活性化が阻害されることも一因である．原因として，高脂肪食を摂取するとSTAT3，PI3Kシグナル伝達経路を阻害するSOCS3（suppressor of cytokine signaling 3）やPTP1B（protein-tyrosine phosphatase 1B）の発現が亢進することがあげられる（図2）．

近年，これらのシグナル伝達因子に加え，"metabolic sensor"として知られるAMPK（AMP-activated protein kinase）が摂食および代謝調節のシグナル因子として注目されている．著者らは，レプチンが，視床下部弓状核および室傍核のAMPK活性を低下させることを明らかにした[4]．視床下部においてAMPK活性が低下することは，レプチンが作用を発現するために必須である．室傍核におけるAMPK活性抑制作用は室傍核のメラノコルチン受容体の活性化による．さらに著者らは，レプチンだけでなく，グルコースや摂食によっても視床下部のAMPK活性が抑制されることを見出した．また，グレリンが視床下部AMPK（例えば弓状核NPY/AgRPニューロン）を活性化することも明らかになった．さらに最近では，視床下部AMPKが，神経細胞内での脂肪酸代謝，あるいはmTORシグナルを介して摂食を調節することも報告されている．POMCニューロン

並びにNPY/AgRPニューロン特異的にAMPKをノックアウトしたマウスは，グルコースに全く反応せず，摂食や体重に異常が認められる．このようにAMPKは，グルコースなどの栄養素や，レプチン，グレリンなどのホルモン，神経伝達物質の情報を統合し，摂食を調節する．さらに，レプチンとの関連は明らかではないが，脳のPPARγが摂食および代謝調節に関与することも報告されている．チアゾリジン誘導体は2型糖尿病の治療薬として臨床に利用されており，副作用として肥満がある．この作用に脳のPPARγが関与する．

> **Memo**
>
> AMPKは1つのリン酸化触媒サブユニット（αサブユニット）と2つの活性調節サブユニット（βおよびγサブユニット）からなる三量体で構成される．αサブユニットはα1，α2，βサブユニットはβ1，β2，そしてγサブユニットはγ1，γ2，γ3のアイソフォームが存在し，全部で12種類の組み合わせがある．γサブユニットにはAMPおよびADPの結合部位があり，AMPとADPの濃度を感知してαサブユニットの活性を調節する．AMPKは，細胞内エネルギーレベルの低下によってAMPが上昇し，アロステリック作用により活性化する．また，AMPKキナーゼであるLKB1およびCaMKKβ（Calcium/calmodulin-dependent protein kinase kinase β）がαサブユニットをリン酸化することによっても活性化される．活性化したAMPKは，糖脂質代謝・イオンチャネル活性・遺伝子発現を変化させる．ADPはAMPのようにAMPKを直接活性化する効果はないが，AMPKキナーゼによるリン酸化反応を増強する．

2 中枢神経系による脂質代謝およびエネルギー代謝調節

　レプチンを全身または脳内に投与すると，摂食量および体重が減少する．しかし，対照群の食餌量を制限しても（Pair-feeding群）レプチン投与群の体重減少が大きい．反対に，レプチンおよびレプチン受容体ノックアウトマウスは摂食量を対照群と同量に制限しても体重増加が大きい．このことから，レプチンがエネルギー消費量を調節することは明らかである．マウスにおけるエネルギー消費の亢進には褐色脂肪での熱産生がかかわる．事実，レプチンは褐色脂肪におけるUCP1（uncoupling protein 1）の発現量を高める（第2章-2-5参照）．
　骨格筋は，褐色脂肪とともに，エネルギー消費器官として重要な臓器である．著者らは，レプチンが骨格筋のレプチン受容体に作用して直接的に，また視床下部―交感神経系を介して間接的に，骨格筋におけるAMPKの活性化と脂肪酸酸化を亢進することを明らかにした[5]（図3）．レプチンを視床下部に投与すると，交感神経系，特にαアドレナリン受容体を介して骨格筋におけるAMPKを活性化する．AMPKはACC（acetyl-CoA carboxylase）をリン酸化して活性を抑制する．ACCは，アセチルCoAをマロニルCoAに変換する酵素であり，ACC活性を抑制するとマロニルCoA量が低下する．マロニルCoAは，脂肪酸をミトコンドリアに取り込むCPT1（carnitine palmitoyltransferase 1）をアロステリック機構によって阻害するので，マロニルCoA量の低下はCPT1を活性化し，その結果，脂肪酸酸化を促進する[5]．また，AMPKはNAMPT（nicotinamide phosphoribosyltransferase）を介して細胞内のNAD$^+$/NADH比を増加させ，NAD依存性の脱アセチル化酵素SIRT1（Sirtuin 1）を活性化する．レプチンがAMPKを介してSIRT1経路を活性化する直接の証拠はまだないものの，このようにして活性化したSIRT1はPGC-1α（PPARγ coactivator 1α）およびFoxO1（forkhead box O 1）を脱アセチル化する．その結果，ミトコンドリア関連遺伝子の発現，ミトコンドリア合成を高め，AMPKによる脂肪酸酸化をさらに促進する（図3）．さらに，レプチンにより活性化した一部のAMPKは核内に移行し，PPARαの遺伝子発現を高める．骨格筋において脂肪酸酸化が持続的に働くことによって，インスリン抵抗性の原

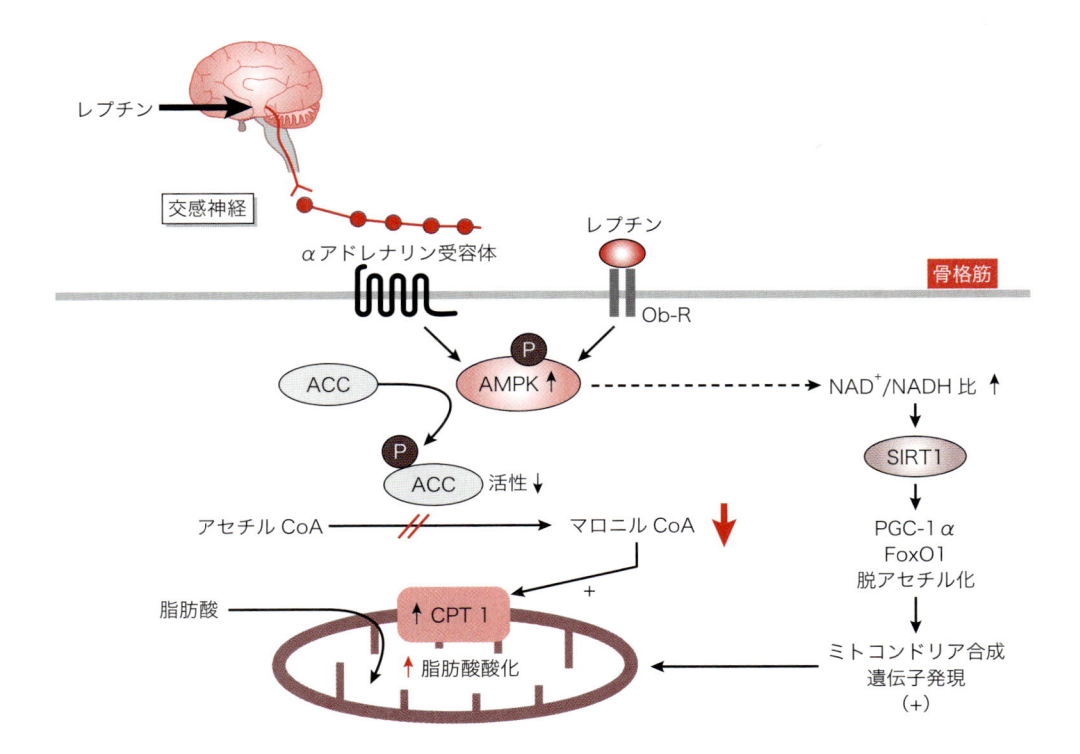

図3 骨格筋における AMPK の調節作用
レプチンが視床下部に作用すると，交感神経を活性化し，骨格筋におけるAMPKを活性化する．活性化したAMPKはACCをリン酸化することでACC活性を抑制する．ACCの活性が低下するとマロニルCoAの量が減少し，CPT1が活性化，これにより脂肪酸酸化が亢進する．活性化したAMPKは，SIRT1などを介してミトコンドリア合成，遺伝子発現を促進する

因となる脂肪毒性を防止する．

脂肪組織の脂肪代謝もまた，中枢神経系の強い支配下にある．レプチンは，視床下部PI3Kを介して白色脂肪組織の支配交感神経を活性化し，脂肪組織においてFAS（fatty acid synthase）など脂肪酸合成関連酵素の発現を低下させるとともに，HSL（hormone sensitive lipase）を活性化する[6]．同様の効果はメラノコルチン受容体を活性化する薬物 Melanotan II を脳に投与することによっても引き起こされる．反対に，メラノコルチン受容体阻害剤を脳内に投与するとFASの発現が高まる．

3 中枢神経系による糖代謝調節

1）骨格筋

レプチンは糖代謝にも重要な調節作用を営む．脂肪萎縮症では血中レプチン濃度が低く重篤な糖尿病を発症するが，脂肪萎縮症モデル動物および患者にレプチンを投与すると糖尿病が著しく改善する．さらに近年，レプチンが1型糖尿病のモデル動物においても糖尿病を改善することも明らかとなった．著者らは，レプチンが視床下部腹内側核（VMH）に作用して交感神経を活性化し，βアドレナリン受容体を介して骨格筋，褐色脂肪および心臓のグルコースの取り込みを促進することを明らかにした[7]（図4）．この作用は，交感神経切除によって抑制されるが副腎摘出術

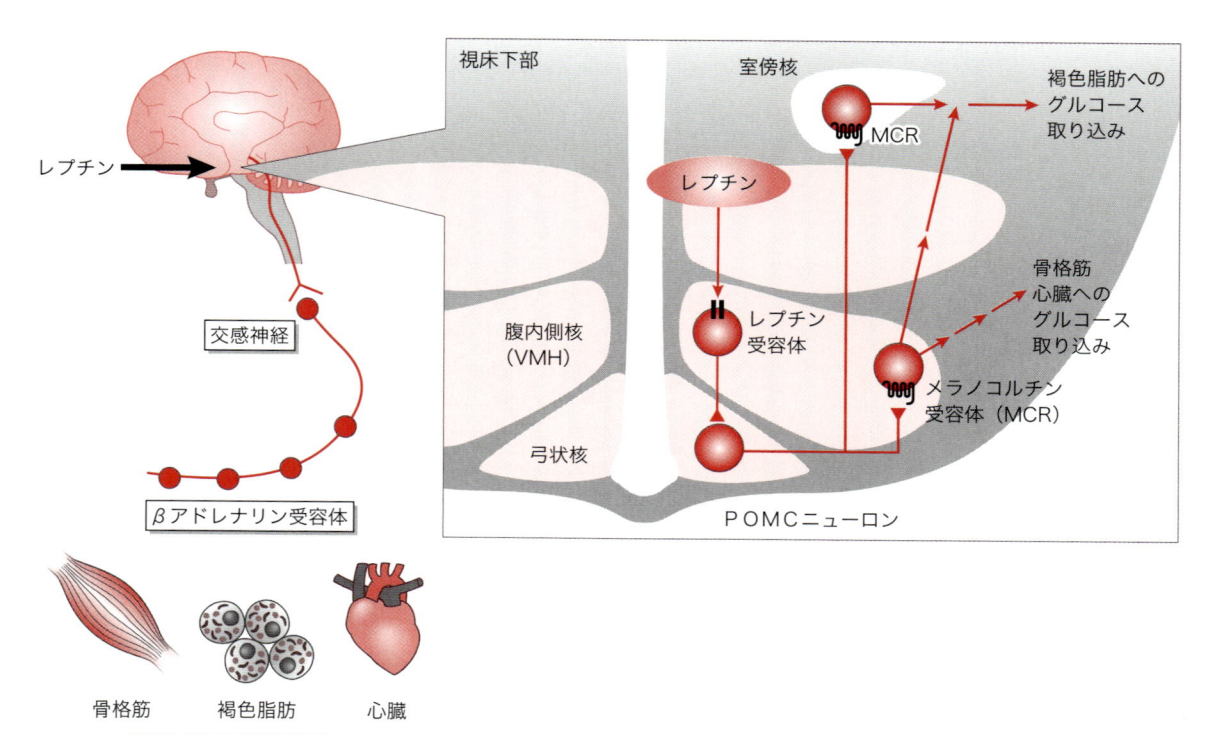

図4 レプチンによるグルコース取り込み促進作用と視床下部神経回路

レプチンはVMHにおけるレプチン受容体に作用した後，POMCニューロンを介して骨格筋，褐色脂肪および心臓でのグルコースの取り込みを増加する．活性化したPOMCニューロンはVMHおよび室傍核のメラノコルチン受容体を活性化し，各々特定の臓器においてグルコースの取り込みを促進する

では抑制されない．摂食抑制作用と同様，メラノコルチン受容体がレプチンによるグルコース取り込み促進作用に関与する．レプチンはVMHニューロンに作用した後，弓状核のPOMCニューロンを活性化，ついでVMHと室傍核のメラノコルチン受容体を介してグルコースの取り込みを促進する．VMHのメラノコルチン受容体は，褐色脂肪，骨格筋および心臓のグルコースの取り込みを増加させ，室傍核のメラノコルチン受容体は褐色脂肪のグルコース取り込みのみを促進する[7]（図4）．残念ながら，レプチンは肥満を伴う2型糖尿病にほとんど効果がない．レプチン抵抗性がおそらく原因と考えられる．しかし，レプチンとともに，膵β細胞から分泌されるペプチドホルモン・アミリンを併用すると，肥満患者においてもレプチン抵抗性が改善し，体重が減少する．

ところで，調節器官としての脳の特長の1つは，外環境の変化に即座に反応し生体恒常性を維持することにある．著者らは，人工甘味料を自発的に飲むようトレーニングしたマウスに甘味料を与えると，マウス視床下部に存在するオレキシンニューロンが活性化することを見出した．その結果，VMH―交感神経―β2アドレナリン受容体を介してインスリン感受性を高め，選択的に骨格筋でのグルコースの取り込みとグリコーゲン合成を促進した[8]（図5）．オレキシンをVMHに投与すると骨格筋でのグルコース取り込みとグリコーゲン合成が促進するが，その作用はβ受容体を欠損したマウスにおいて消失し，このマウスの骨格筋にβ2受容体を発現させるとその作用が回復した．このようにオレキシンニューロンは，摂食（味覚刺激）に伴って活性化し，交感神経を介して骨格筋でのグルコース利用を促進する．味覚刺激の効果はトレーニングによって高ま

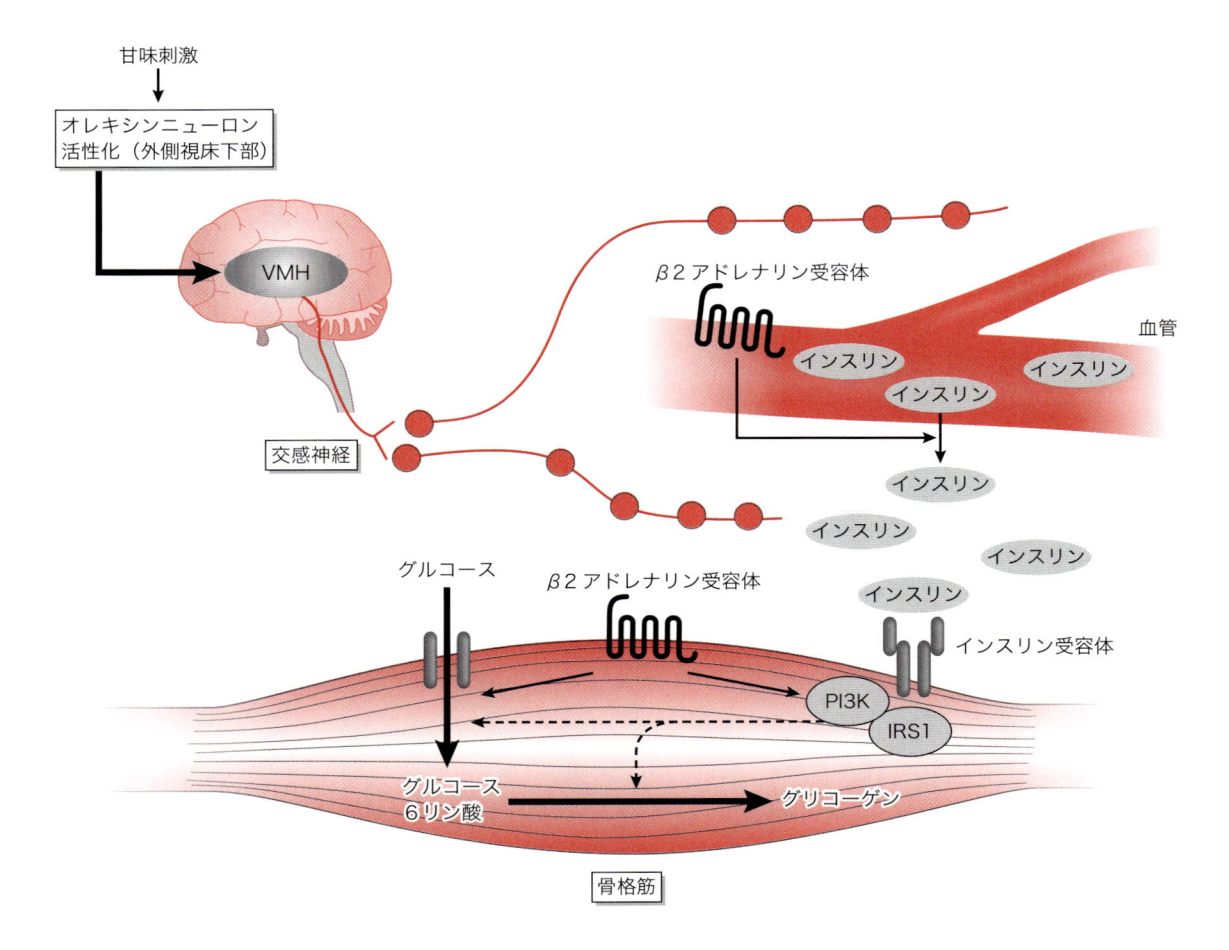

図5 オレキシンによる糖代謝調節

オレキシンニューロンは甘味刺激によって活性化し，摂食を促進するとともに交感神経を活性化，骨格筋におけるグルコースの取り込みを増加させる．その作用は，活性化した交感神経が，骨格筋および血管におけるβ2アドレナリン受容体を介して骨格筋におけるインスリン感受性を亢進することによる

るので，単に味覚だけでなく，甘味刺激に対する期待感もオレキシンニューロンの活性化に関与する．交感神経のβアドレナリン作用は，古くからグリコーゲン分解を促進し，インスリン作用を抑制するといわれてきた．しかし，それはカテコラミンが血中において増加し，骨格筋全体に作用した時の効果であり，より局所的な作用をもたらす交感神経の in vivo での効果とは異なる．

2) 肝臓

肝臓は，糖新生およびグリコーゲン分解によってグルコースを産生する中心的な臓器であり，中枢神経系による制御機構の研究が最も進んでいる．古くは，VMHへの電気刺激および化学刺激によって，肝臓におけるグリコーゲン分解および糖新生が促進し，グルコースの産生を増加することが明らかとなった．近年では，レプチンやインスリンが視床下部に作用した後，自律神経系を介して肝臓のインスリン感受性を亢進することが示された．レプチンは，視床下部のSTAT3経路と迷走神経を介して作用を引き起こす[9]．

インスリンは，肝臓に直接作用してPEPCK（phosphoenolpyruvate carboxykinase）および

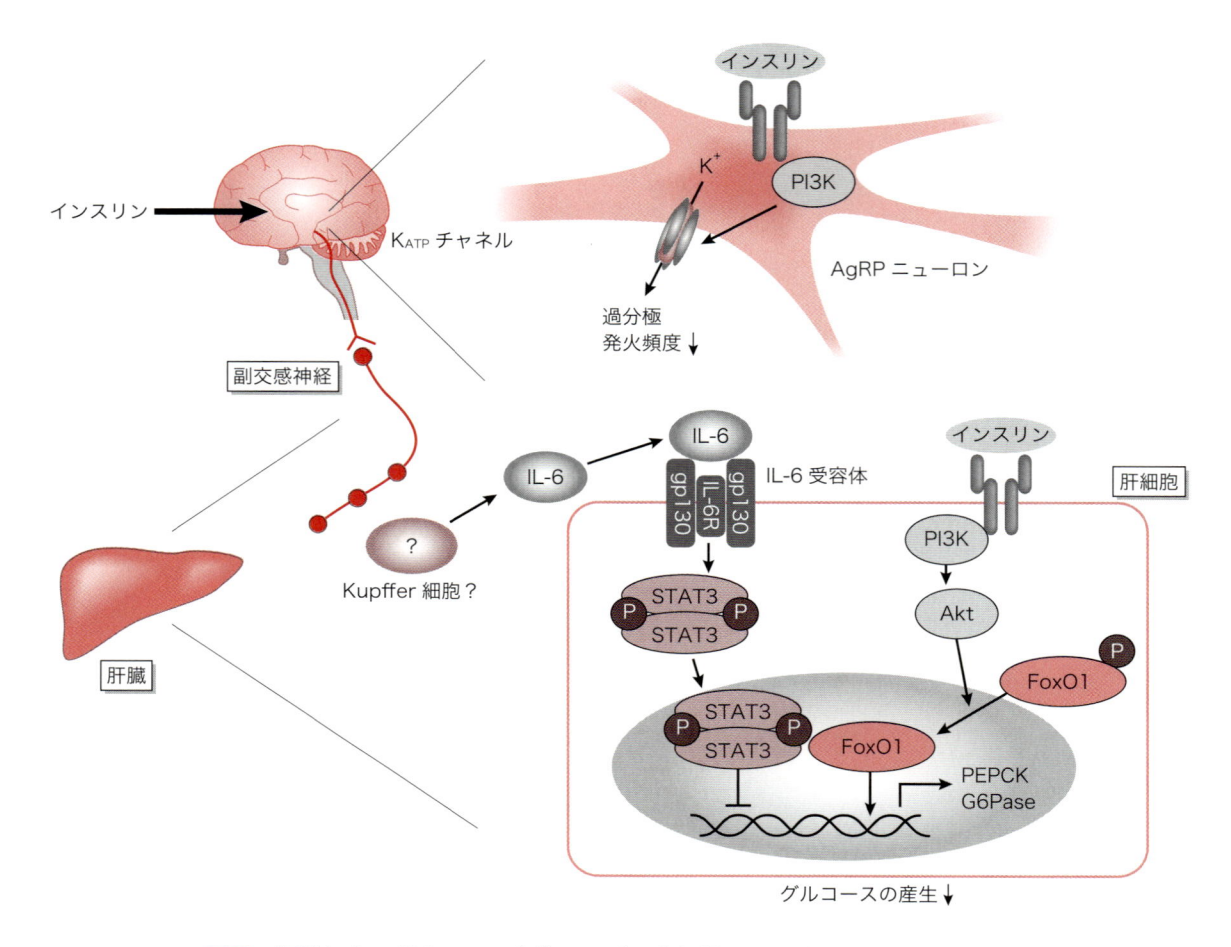

図6 肝臓からのグルコース産生に及ぼす中枢神経の調節作用（文献9を参考に作成）

インスリンはAgRPニューロンに作用し，PI3KおよびK$_{ATP}$チャネルを介してニューロンを過分極し，発火頻度を低下させる．AgRPニューロンの活動低下は肝臓におけるIL-6―STAT3経路を促進し，肝臓におけるインスリン感受性を高めてグルコース産生を低下させる

G6Pase（glucose-6-phosphatase）の発現を抑制することにより，肝臓からのグルコースの産生を抑制する．近年，インスリンが肝臓への直接作用だけでなく，中枢神経系を介して肝臓におけるグルコース産生を抑制することが明らかとなった[9]（図6）．インスリンの中枢作用には，視床下部AgRPニューロンおよびK$_{ATP}$チャネルが関与する．インスリンは，AgRPニューロンに作用してPI3Kを活性化し，K$_{ATP}$チャネルを活性化することによりAgRPニューロンの電気活動を抑制する．その結果，迷走神経を活性化して肝臓からのグルコース産生を抑制する[9]．さらに，肝グルコース産生に及ぼすインスリン中枢作用は，肝臓内でのIL-6の産生と，それによって活性化されるSTAT3経路が関与する[9]．IL-6の産生にはKupffer細胞が関与する可能性がある．

POMCニューロンおよびNPY/AgRPニューロンは，グルコース感受性ニューロンであり，血糖値の変化を感知して肝臓からのグルコース産生を制御する．K$_{ATP}$チャネルおよびAMPKは，これらのニューロンにおけるグルコース感知機構に必須である[9]．VMHニューロンのAMPKもまた，血糖調節に関与する．血糖値が低下するとグルカゴン，エピネフリンおよびノルエピネフリンの血中濃度が高まり，肝臓からのグルコース産生が促進する．この反応にVMH内のAMPKが必須

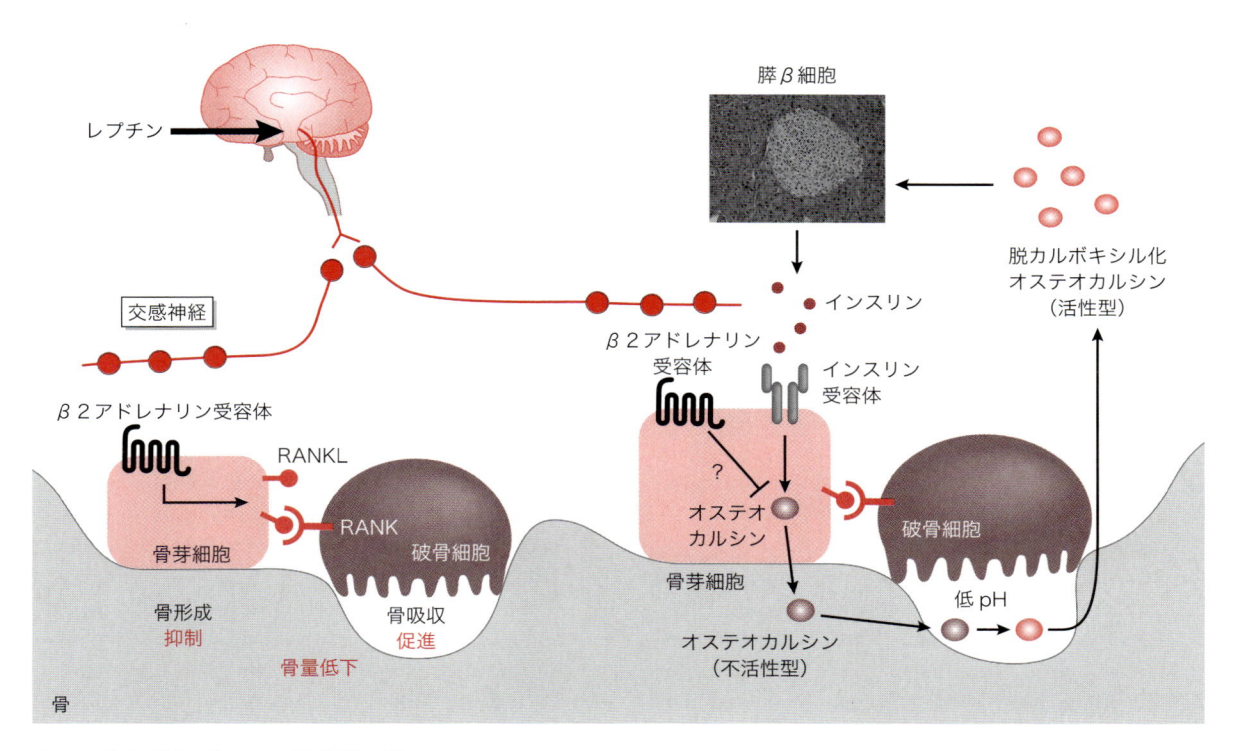

図7 中枢神経系による骨代謝調節
レプチンが視床下部など脳に作用し，交感神経を活性化すると，骨芽細胞におけるβ2アドレナリン受容体を介して，骨芽細胞による骨形成を抑制する．同時に，骨芽細胞はRANKLの発現を増加することで，破骨細胞を活性化して骨吸収を促進する．さらに，骨芽細胞はオステオカルシンを分泌する．オステオカルシンは破骨細胞によって活性化され，インスリンおよびアディポネクチンの分泌を促進する

である[9]．

4 中枢神経系による骨代謝調節

　中枢神経系は，ホルモンだけでなく交感神経を介して骨代謝に調節作用を及ぼす．レプチンノックアウトマウスおよびレプチン受容体ノックアウトマウスは，骨代謝に異常を来しており全身の骨量が多い[10]．反対に，レプチンノックアウトマウスの脳内にレプチンを投与すると，骨形成が低下して骨量が減少する．また，レプチン産生が少ない脂肪萎縮症モデルマウスも全身の骨量が多い．これは，レプチンが視床下部―交感神経―骨芽細胞β2アドレナリン受容体を介して骨形成を抑制することによる[10]．また，骨芽細胞のβ2アドレナリン受容体は，骨芽細胞からRANKL（receptor activator of NF-κB ligand）の発現を増加させ，これにより破骨細胞を活性化して骨吸収を促進する[10]（図7）．

　最近，骨が糖代謝にも調節作用を営むことが明らかとなった（図7）．インスリンは骨芽細胞からオステオカルシンの分泌を促進する．反対にオステオカルシンを欠損したマウスは，インスリンおよびアディポネクチンの分泌が低下して耐糖能異常を来す．オステオカルシンを野生型マウスに持続投与すると，膵β細胞の増殖，インスリン分泌およびアディポネクチン産生量が増加して耐糖能がよくなる．さらに，骨芽細胞のインスリン受容体を選択的に欠損したマウスは，膵β細胞量およびインスリン分泌が低下して，インスリン感受性も低下する．このように，骨はオス

テオカルシンを介して膵β細胞などに作用し，糖代謝を調節する．

(戸田知得，箕越靖彦)

参考文献

1) Myers, M. G. et al.：Mechanisms of leptin action and leptin resistance. Annu. Rev. Physiol., 70：537-556, 2008
2) Belgardt, B. F. et al.：CNS leptin and insulin action in the control of energy homeostasis. Ann. N. Y. Acad. Sci., 1212：97-113, 2010
3) Lam, D. D. et al.：Leptin does not directly affect CNS serotonin neurons to influence appetite. Cell Metab., 13：584-591, 2011
4) Minokoshi, Y. et al.：AMP-kinase regulates food intake by responding to hormonal and nutrient signals in the hypothalamus. Nature, 428：569-574, 2004
5) Minokoshi, Y. et al.：Leptin stimulates fatty-acid oxidation by activating AMP-activated protein kinase. Nature, 415：339-343, 2002
6) Buettner, C. et al.：Leptin controls adipose tissue lipogenesis via central, STAT3-independent mechanisms. Nat. Med., 14：667-675, 2008
7) Toda, C. et al.：Distinct effects of leptin and a melanocortin receptor agonist injected into medial hypothalamic nuclei on glucose uptake in peripheral tissues. Diabetes, 58：2757-2765, 2009
8) Shiuchi, T. et al.：Hypothalamic orexin stimulates feeding-associated glucose utilization in skeletal muscle via sympathetic nervous system. Cell Metab., 10：466-480, 2009
9) Rother, E. et al.：Neurocircuits integrating hormone and nutrient signaling in control of glucose metabolism. Am. J. Physiol. Endocrinol. Metab., 294：E810-E816, 2008
10) Kawai, M. et al.：Fat targets for skeletal health. Nat. Rev. Rheumatol., 5：365-372, 2009

Chapter 2　6. 臓器間の関係

13　臓器間シグナルによるエネルギー代謝の制御

　全身の各臓器・組織のエネルギー代謝はそれぞれ個別・無関係に行われているのではなく，個体としての代謝を効率よく一方向に導くべく，協調し密接に連関して進められている．脳はエネルギー代謝における臓器間相互作用のオーガナイザーとして，末梢のエネルギー代謝情報を適切に処理し，全身の各臓器にフィードバックする役割を担っている．脳からの出力経路については自律神経系や内分泌系を中心に詳細な検討が行われてきた．一方，入力経路については不明の点も多かったが，近年の研究の発展はそのメカニズムを明らかにしつつある．概念図に示すように脳への入力経路には血流を介する液性因子と神経経路が存在する．本稿では脳への入力経路に焦点を当て，時系列の観点から，エネルギー代謝調節における臓器間相互作用を解説する．

概念図

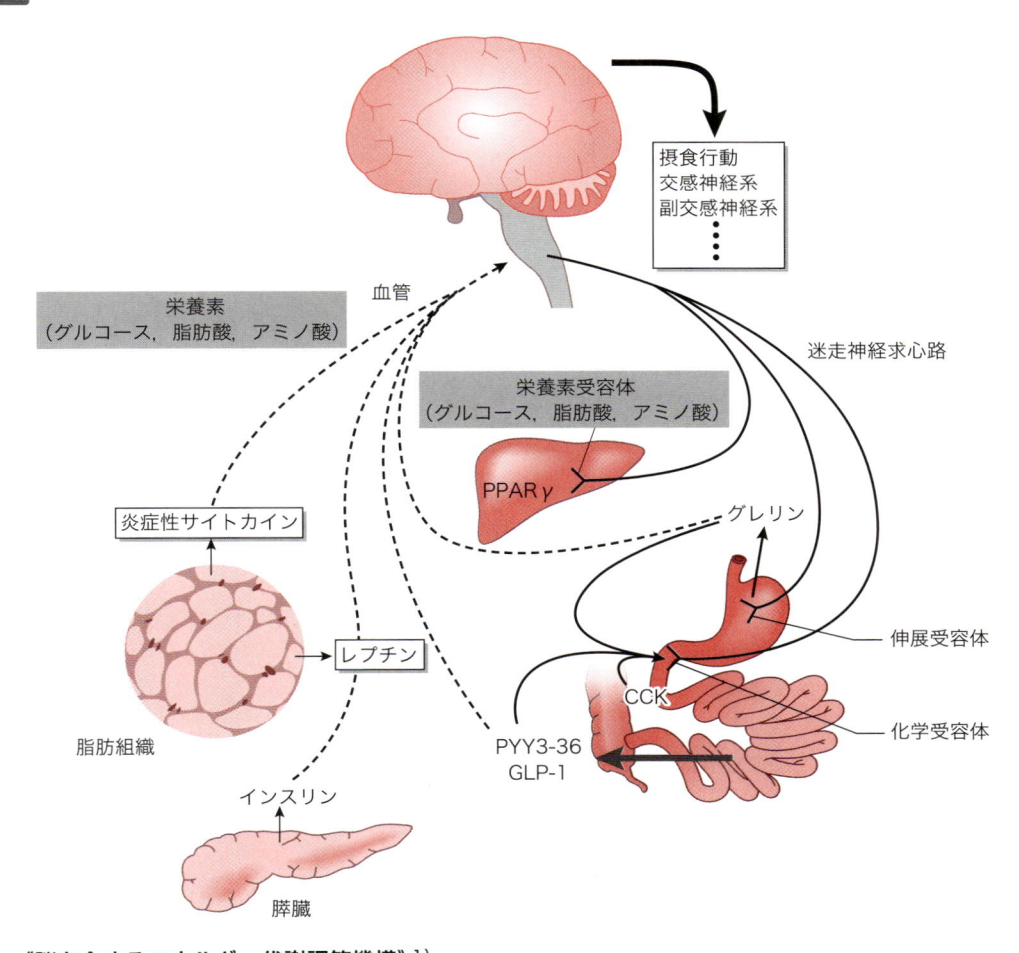

《脳を介するエネルギー代謝調節機構》[1]

表1　腹腔内臓器の神経支配

解剖学的名称	機能的名称
迷走神経	遠心路（＝副交感神経） 求心路
内臓神経	遠心路（＝交感神経） 求心路

■ はじめに

　近年，エネルギー代謝のホメオスタシス維持における臓器間相互作用の重要性が注目されている．なぜなら，その協調的臓器間相互作用の破綻が肥満症/メタボリックシンドローム発症の要因の1つと考えられるからである．脳（中枢）と末梢臓器（肝，胃・腸管，脂肪など）の相互作用もその1つであり，最近の研究の進歩は著しい．脳は栄養状態や諸臓器の代謝に関する情報を受け取り，適切に処理し，再び全身の各臓器にフィードバックする働きを有しており，エネルギー代謝調節のオーガナイザーともいえる．脳からの出力経路である自律神経系や内分泌系については，これまでに詳細な研究が行われてきが，エネルギー代謝情報の脳への入力経路は不明の点が多かった．近年の研究の発展は概念図に示すようにそのメカニズムを明らかにしつつある．エネルギー代謝の短期調節は主に，空腹，食欲，満腹を支配するシグナルとかかわっている．一方，長期の調節は貯蔵エネルギー量，すなわち脂肪蓄積量を反映するシグナルと関連している．本稿では末梢から脳への代謝情報の入力に焦点を当て，臓器間相互作用によるエネルギー代謝調節を時系列の観点から解説する．

1 末梢から脳へのエネルギー代謝情報伝達

　脳への代謝情報の入力としては液性因子と神経経路があげられる．液性因子が脳にその情報を伝達する際，血流を介することは自明であるが，神経経路による情報伝達については若干の解説を加えたい．腹腔内臓器（胃腸管や肝臓など）には迷走神経と内臓神経が分布している．迷走神経構成線維の約75〜90％が，また，内臓神経の約50％が求心性線維であり，案外，遠心路の占める割合が少ない．かつて，自律神経（交感神経と副交感神経）は遠心性の線維のみからなると定義されたこともある．しかし，最近の論文，成書などで自律神経求心路，交感神経求心路および副交感神経求心路などの呼称が用いられていることがあり，以前の定義からすると，求心性線維の働きを理解する際に混乱を来たす一因となっていると思われる（表1）．求心路の機能としては，一般的に迷走神経求心路が臓器の代謝状態などより生理的な情報を伝達し，内臓神経求心路は侵害刺激（noxious stimulation）を伝達しているといわれている[2]．

2 エネルギー状態の短期変化の伝達

1）栄養素

　糖質，脂質，タンパク質は生命活動の維持においてエネルギー源として必須である．それゆえ，脳がこれらの栄養素の充足状態を把握することは，エネルギー代謝調節の観点からしても重要である訳だが，そのメカニズムについては，これまで不明の点が多かった．

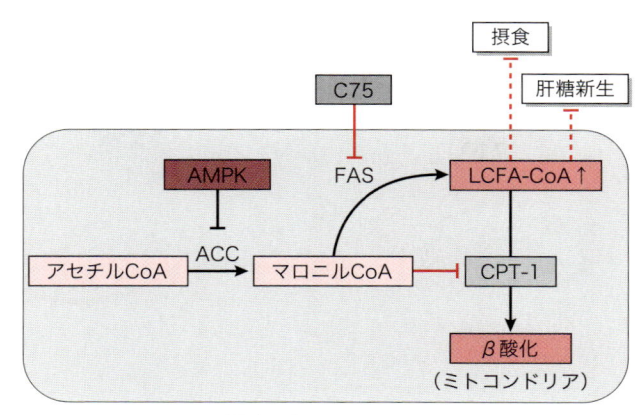

図1　視床下部ニューロンにおける遊離脂肪酸代謝[3]

i) グルコース

　血清グルコース濃度の上昇はグルコース応答性ニューロンによっても感知される．グルコース応答性ニューロンはグルコースによって活性化するグルコース興奮性ニューロン（GE）と抑制されるグルコース抑制性ニューロン（GI）に分けられる．エネルギー代謝や摂食調整に重要な働きを担う視床下部の弓状核は，主にPOMCを発現するPOMCニューロンとNPYとAgRPを発現するNPY/AgRPニューロンによって構成されている．POMCニューロンはGEニューロンであり，NPY/AgRPニューロンはGIニューロンである．POMCは食欲抑制作用を，NPYは食欲促進作用を有しており，これらのニューロンのグルコース応答性は摂食調整に役立っていると考えられる（第2章-5-12参照）．

ii) 遊離脂肪酸

　長鎖遊離脂肪酸やミトコンドリアにおけるβ酸化の律速酵素であるCPT1の阻害薬を脳室内投与すると，摂食抑制や迷走神経（遠心路）を介した肝臓の糖新生の抑制が生じる．また，脳室内に脂肪酸合成酵素（FAS）阻害薬（C75）を投与すると，CPT1の活性を抑制するマロニルCoA濃度が，視床下部で上昇し摂食が抑制されることも報告された．これらの結果は，視床下部ニューロン内における長鎖遊離脂肪酸（LCFA）-CoA濃度が重要であることを示唆していると考えられる（図1）．脳脊髄液の遊離脂肪酸濃度は，血清遊離脂肪酸濃度と正の相関をもち[3]，総じて個体としてのエネルギーの過不足を反映していると考えられるため，このメカニズムの存在はエネルギー代謝の恒常性維持に役立っていると思われる．

iii) アミノ酸

　ロイシン（分枝鎖アミノ酸）を脳室内に投与すると，視床下部（特に弓状核）のmTORの活性が上昇し，摂食が抑制された．さらに，ロイシンの投与によって視床下部のAgRPのmRNAレベルがmTORを介して低下することも示された．これらは視床下部ニューロンへのアミノ酸の直接作用の存在を示唆する結果であり，アミノ酸もエネルギー代謝情報の指標として機能していると考えられる．

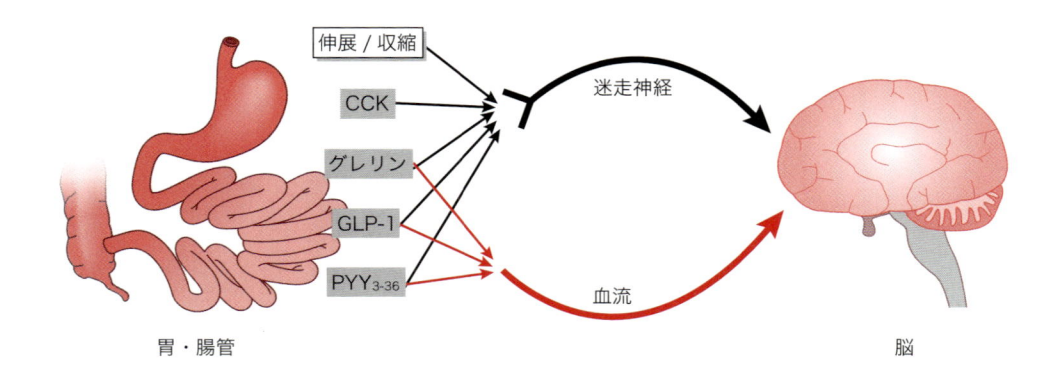

図2 胃腸管から中枢への代謝情報シグナル伝達

2) 末梢神経求心路により伝達される情報

i) 胃腸管からの求心性神経シグナル

　胃・腸管から発信されるエネルギー代謝情報のシグナル因子としては，食事応答性に腸管から分泌される種々のペプチドがあげられる（図2）．CCK（cholecystokinin）は十二指腸や空腸のI細胞から分泌されて迷走神経の求心路を活性化し，そのシグナルは中枢神経系に伝達され摂食抑制が起きる[4]．また，回腸のL細胞から分泌されるGLP-1（glucagon-like peptide-1）[5]やPYY$_{3-36}$[6]も同様の作用を迷走神経求心路および血流を介して生じさせる．一方，空腹時に主に胃より分泌されるグレリンも同様に迷走神経の求心路や血流を介して，こちらは摂食亢進を引き起こす[7]．最近，小腸で吸収された遊離脂肪酸から生じるLCFA-CoAによるシグナルが，迷走神経求心路を介して脳に伝達され，その結果，迷走神経遠心路を通じて肝糖新生の抑制をもたらすことが報告された[8]．自律神経系を介する新たなエネルギー代謝調節のメカニズムとして興味深い．

ii) 肝臓からの求心性神経シグナル

　消化管で吸収されたグルコースは門脈を流れ，まず肝臓に到達する．その解剖学的位置からしても，肝・門脈系が血清グルコースセンサーの働きを有することは合目的的である．肝・門脈系のグルコースセンサーで感知されたシグナルは，迷走神経求心路によって脳に伝達され，摂食抑制，肝のグルコース取り込みの亢進，インスリン分泌の増強，筋肉や脂肪でのグルコース取り込みの亢進などが生じることが報告されている．近年の遺伝子改変マウスを用いた研究によって，このグルコースセンサーに少なくともグルコース輸送担体2（GLUT2）[9]やGLP-1受容体[10]が必要であることが示されたが，解明すべき点も多く残っており，今後の研究の課題と思われる．その他の肝・門脈系のセンサーもさまざまなエネルギー情報を迷走神経求心路によって脳に伝達している．例えば，脂肪酸のβ酸化の阻害剤であるメルカプト酢酸の門脈内投与は，迷走神経肝臓枝の活動性を亢進させ過食を引き起こすが，この過食は迷走神経肝臓枝の切断によって消失する．また，門脈内投与によって迷走神経肝臓枝の活動性が亢進することが，複数のアミノ酸で示されている．

3 エネルギー状態の長期変化の伝達

1）液性因子

ⅰ）レプチン

レプチンは，主に脂肪細胞から分泌され血流を介して中枢神経系（主に視床下部）に作用し，摂食抑制や交感神経系活性化によるエネルギー消費の増加などをもたらすアディポカインである．その産生は脂肪細胞の中性脂肪の蓄積（＝貯蔵エネルギー量）増加に相関して増えるため，長期的なエネルギー代謝状態の恒常性維持に役立っている．

ⅱ）インスリン

肥満によって生じるインスリン抵抗性は個体のインスリン必要量を増加させるため，血清インスリン値の上昇も間接的に個体の長期的なエネルギー状態を反映するといえる．したがって，便宜的に脂肪からの代謝情報シグナルとしてここで採り上げる．近年，インスリンも視床下部に直接作用し，摂食抑制や肝糖新生抑制作用を有することが判明した[11)12)]．例えば，インスリンがニューロンのK_{ATP}チャネルを活性化し，その結果迷走神経を介して肝糖新生を抑制する[13)]ことや，中枢神経特異的インスリン受容体ノックアウトマウスではインスリンによる肝糖新生抑制作用が減弱していることが示されている[14)]．

ⅲ）炎症性サイトカイン

内臓脂肪型肥満を基盤とするメタボリックシンドロームに軽度の炎症が伴うことが知られている．肥満時にはIL-6，TNF-α，IL-1などの炎症性サイトカインの産生が脂肪組織で増加し，この軽度の炎症の一因となっている．発生工学的手法を用いた研究により，感染症などの高度の炎症状態でなくとも，IL-6[15)]やIL-1[16)]が中枢神経系を介してエネルギー代謝を調節していることが示唆されており，メタボリックシンドロームの病態解明の観点からも興味深い．

2）末梢神経求心路により伝達される情報

ⅰ）脂肪組織からの求心性神経シグナル―レプチン感受性の改善―

高脂肪食負荷が継続すると，褐色脂肪組織のUCP1遺伝子[Memo 1]の発現誘導を介した適応性熱産生（adaptive thermogenesis）が増大し，エネルギー代謝の恒常性維持に寄与することが知られている．さらに興味深いことに，肥満になりにくい（肥満抵抗性の）マウスの系統では，白色脂肪組織においてもUCP1遺伝子の発現が多いとの報告もある[17)18)]．白色脂肪組織におけるUCP1遺伝子の誘導は，交感神経刺激によると示唆されており，肥満時に脂肪組織からの分泌が増加するレプチン[Memo 2]も，交感神経の活性化を介して異所性のUCP1発現を白色脂肪組織に誘導する[19)20)]．

> **Memo 1**
> 《UCP（uncoupling protein）》
> ミトコンドリアでは，電子伝達系により内膜をはさんでつくられた電位勾配を利用し，ATP合成酵素によってATPが産生される．UCPはミトコンドリアの内膜にあってプロトン輸送体として働き，この電位勾配を消失させることにより電子伝達系とATP合成とを脱共役するタンパク質である．現在5つのアイソフォーム（UCP1〜5）が存在することが知られている．最初に同定されたUCP1は脱共役の際に熱としてエネルギーを放散する役割をもつ．哺乳類ではその発現のほとんどは褐色脂肪組織に認められ，体温の維持などに重要な役割を果たしており，甲状腺ホルモンや交感神経により発現が増加することが知られている．

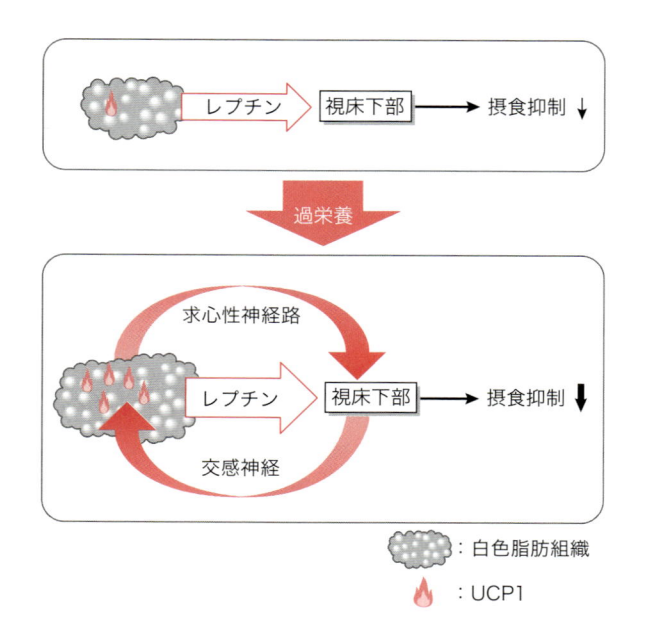

図3 白色脂肪組織のUCP1による視床下部レプチン感受性の調整（仮説）

> **Memo 2**
>
> 《レプチン》
> 主に脂肪細胞から分泌され血流を介して中枢神経系（主に視床下部）に作用し，摂食抑制や交感神経系活性化などをもたらすアディポカイン．一般に脂肪蓄積量とレプチン分泌量の間には，正の相関があることが知られている．肥満症患者の多くは血清レプチン濃度が上昇しているもかかわらず，体重の減少が認められない．つまり，体重のコントロールに関してはレプチンの作用不全（レプチン抵抗性）が存在し，肥満症の悪循環サイクルを形成している．しかし，このようなレプチン抵抗性が生じている状態においても，腎臓を支配する交感神経系の活性化はレプチン作用によって生じ[35]，これは特に選択的レプチン抵抗性とよばれ，肥満症に合併する高血圧症の成因の1つと捉えられている[36]．

著者らはUCP1を白色脂肪組織に後天的に遺伝子導入する手法を用いた研究により，腹腔内の白色脂肪組織からの求心性神経シグナルが視床下部のレプチン抵抗性を改善し，過食を抑制する働きを有していることを見出した[21]．最近，斉藤らの研究グループもUCP1ノックアウトマウスを用いて，白色脂肪組織に発現誘導されるUCP1が視床下部のレプチン感受性を上昇させることを示している[22]．図3に示すように，白色脂肪細胞から分泌されるレプチンは，第一義的に摂食抑制や交感神経活性化によるエネルギー消費亢進を来す．このシステムが過栄養により継続すると交感神経活性化による白色脂肪組織でのUCP1発現誘導を介してさらなるレプチン作用の増強に繋がり得ると思われる．このような二段構えの白色脂肪組織のUCP1誘導を介する体重の恒常性維持機構は，先述の肥満抵抗性のマウスの系統にみられるような，肥満を発症しにくい表現型に寄与しているかもしれない．

ii）肝臓からの求心性神経シグナル

余剰摂取されたエネルギーは，来るべき飢餓に備えて中性脂肪の形でまず白色脂肪組織に貯蔵されるが，脂肪肝は余剰エネルギーが肝細胞にまで蓄積した状態，すなわち長期にわたるエネ

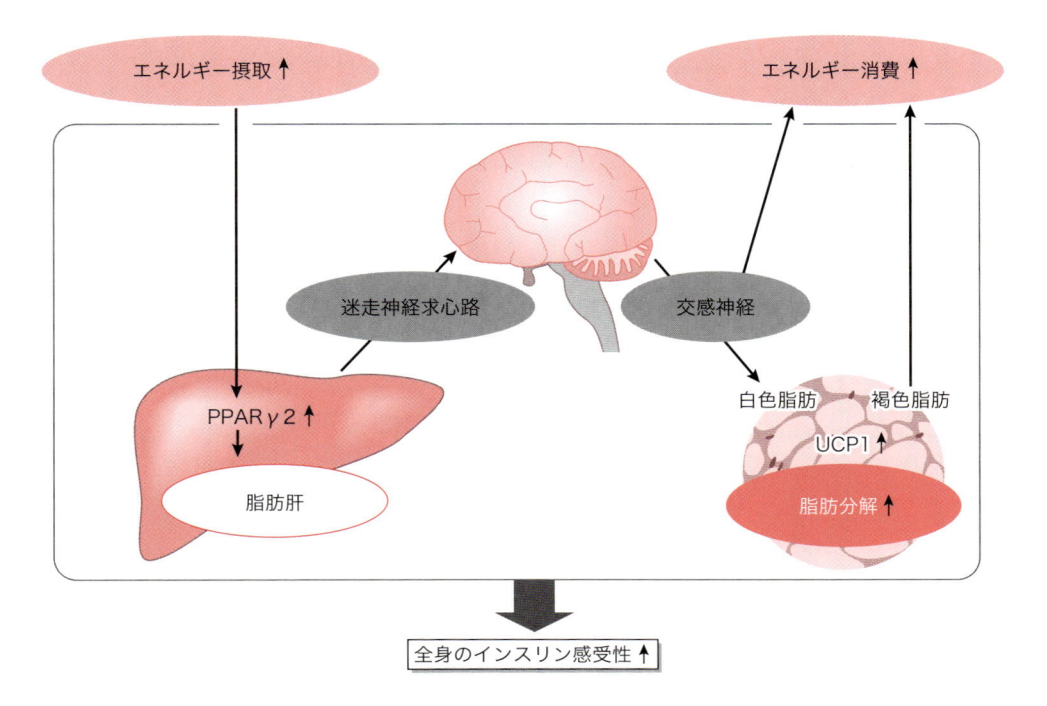

図4 肝臓からの迷走神経求心路を介するエネルギー代謝の恒常性維持機構（仮説）

ギー摂取過多を反映しているともいえる．PPARγ（peroxisome proliferator-activated receptor γ）は非肥満状態では主に脂肪組織に発現する転写因子であるが，脂肪肝では肝臓にも発現が亢進する．また，肝臓特異的にPPARγを欠損させると脂肪肝の形成が抑制され，末梢脂肪の増加とインスリン抵抗性や耐糖能悪化を引き起こすことも示されていた[23]．これらは，肝臓のPPARγが，エネルギー代謝調節における臓器間相互作用において重要な働きを有することを示唆しているが，その具体的な作用メカニズムは不明であった．そこで，著者らは肝臓のPPARγに着目して研究を進めた．その結果，PPARγの発現亢進を伴う肝でのエネルギー蓄積過剰（脂肪肝の状態）が迷走神経求心路を介して脳に伝達され，交感神経を活性化しエネルギー消費を増加させるというフィードバックにより，肥満やインスリン抵抗性を予防するという新たなエネルギー代謝の恒常性維持機構が存在することを見出した[24]（図4）．一方で，この肝臓からの神経シグナルにより交感神経系の活性化をもたらす臓器間相互作用は，肥満の際の血圧上昇に関与することも示唆されている[25]．

最近，肝臓からの別の神経シグナルにより，膵β細胞の増殖やインスリン分泌が調節され，肥満の際の高インスリン血症に関与していることも明らかとなった[26]．肥満症における肝臓由来の神経シグナルの役割を考察する際に興味深いと思われる．

4 臓器間相互作用と生活習慣病

1）レプチン抵抗性

肥満や代謝性疾患の病態形成における臓器間相互作用破綻の例として，まずレプチン抵抗性[Memo 2]があげられる．レプチン抵抗性の形成機序としては以下の2つがよく知られている．①過剰のレプチン受容体の活性化は，視床下部のニューロンでシグナル伝達抑制タンパク質であるSOCS-3

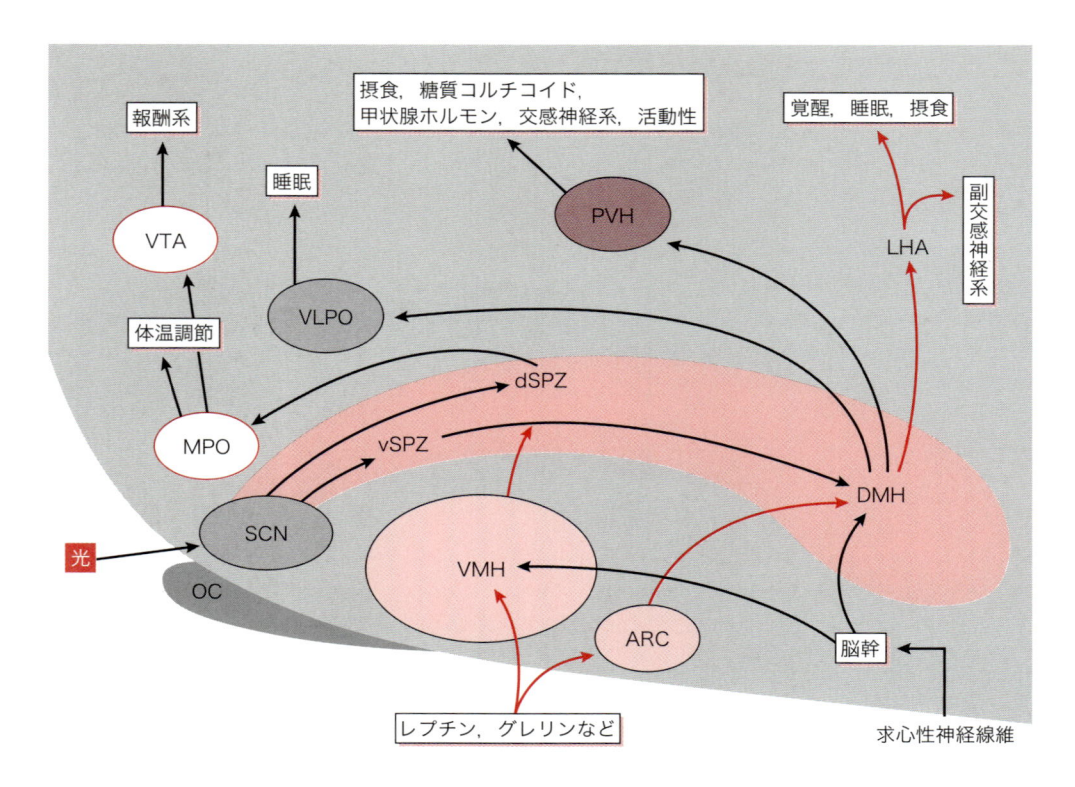

図5　視床下部のニューロンネットワークと出力

OC：視交叉，ARC：弓状核，DMH：背内側核，LHA：外側核，VMH：腹内側核，SCN：視交叉上核，PVH：室傍核，VLPO：腹側外側視索前野，MPO：内側視索前野，dSPZ：背側室傍核下部領域，vSPZ：腹側室傍核下部領域，VTA：腹側被蓋野[37)]

の発現を誘導し，その結果，レプチンシグナル伝達のネガティブ・フィードバックが生じる．②肥満により血液脳関門のレプチン通過性が低下し，高レプチン血症にもかかわらず脳脊髄液中のレプチン濃度が低く，レプチンの作用が中枢神経系に十分に伝達されない．最近，肥満時に生じる視床下部の炎症がレプチン抵抗性の形成に関与しているとの報告がなされており[27)]，興味深い．

エネルギー代謝調節において主要な役割を果している視床下部は，複数の神経核によって構成され，複雑なニューロンネットワークを形成し多様な役割を担っている．近年の研究の進歩は，その複雑なメカニズムを解明してきており，各神経核からの出力の性格も判明しつつある（図5）．このようなネットワークの複雑性が病態の形成，すなわち臓器間相互作用の破綻に関与している可能性も考えられ，その一例として選択的レプチン抵抗性[Memo 2]があげられる．選択的レプチン抵抗性の発現機序はほとんど明らかになっていないが，現時点では2つの可能性が考えられる．1つはニューロン間のネットワークの多様性が関与している可能性である．なぜなら，視床下部の諸核のうちでも，弓状核は種々のレプチン作用に重要であり，室傍核，背内側核，腹内側核，視索前野，などの諸核に軸索を投射しているからである．例えば，このうち，背内側核，腹内側核が腎臓を支配する交感神経の活性化に関与していることが報告されている[29)]．これらから，肥満時の弓状核から諸核へのシグナル伝達の変化の解明が重要であると思われる．さらには視床下部ニューロン内でのレプチンのシグナル伝達は少なくとも4つのシグナル伝達経路（JAK－STAT3経路，PI3-キナーゼ経路，AMPK経路，mTOR経路）を介していることが明らかになっており[30)]，その多様性が関与している可能性も考えられる．

2）概日リズム

　近年，肥満の発症に生活リズムの異常が関与していることが，多数報告され注目されている．例えば，シフトワーカーでは単に生体リズムの異常が起きるだけでなく，肥満や脂質異常症などの代謝異常も有意に発症しやすいことが明らかとなっている[31]．また，視交叉上核（SCN；視床下部を構成する神経核の1つ）を頂点とする体内時計の分子メカニズムの研究から得られた知見は，時計遺伝子Clockの変異マウスが肥満を呈する[32]ことなど，概日リズムとエネルギー代謝調節機構との関連性を強く示唆している．さらに最近，肥満自体も中枢神経系の分子時計の概日リズムの変調に関与することが示された[33]．

3）報酬系

　肥満の要因として，上述のような恒常性維持機構の破綻というメカニズムのみならず，報酬系とよばれる脳機能が，非恒常性維持的に摂食亢進を引き起こすメカニズムの理解が進んできている．この系は，エネルギー代謝の恒常性維持機構（＝視床下部を中心とするネガティブフィードバック機構）を凌駕して，palatable foodを摂取する状態に関与している．従来，薬物依存に関与することが判明している脳機能と相同の部分が多くあり，過食の改善が容易でない理由を説明する可能性がある[34]．

おわりに

　本稿では，エネルギー代謝の短期/長期調節について，神経経路を介した脳への情報入力の観点から概説した．脳は，日々の摂食さらにはエネルギー貯蔵量によって変動する代謝情報を，受容し統合することで，個体のエネルギー代謝の恒常性を司っている．このエネルギー代謝の恒常性維持機構は上述のように二重，三重のシステムから成り立っている訳だが，近年，肥満患者数が非常な勢いで増加している状況を鑑みると，これらのシステムの脆弱性を痛感する．過栄養，運動不足が肥満の要因であることはいうまでもないが，現代社会の不規則な生活様式がエネルギー代謝の恒常性維持機構の破綻に関与していることも報告されてきており，エネルギー代謝を司る臓器間相互作用に影響を及ぼすメカニズムのさらなる解明が期待される．

（山田哲也，片桐秀樹）

参考文献

1) Yamada, T. et al.：Inter-organ metabolic communication involved in energy homeostasis：potential therapeutic targets for obesity and metabolic syndrome. Pharmacol. Ther., 117：188-198, 2008
2) Badman, M. K. & Flier, J. S.：The gut and energy balance：visceral allies in the obesity wars. Science, 307：1909-1914, 2005
3) Lam, T. K. et al.：Hypothalamic sensing of fatty acids. Nat. Neurosci., 8：579-584, 2005
4) Smith, G. P. et al.：Abdominal vagotomy blocks the satiety effect of cholecystokinin in the rat. Science, 213：1036-1037, 1981
5) Abbott, C. R. et al.：The inhibitory effects of peripheral administration of peptide YY (3-36) and glucagon-like peptide-1 on food intake are attenuated by ablation of the vagal-brainstem-hypothalamic pathway. Brain Res., 1044：127-131, 2005
6) Koda, S. et al.：The role of the vagal nerve in peripheral PYY3-36-induced feeding reduction in rats. Endocrinology, 146：2369-2375, 2005

7) Date, Y. et al. : The role of the gastric afferent vagal nerve in ghrelin-induced feeding and growth hormone secretion in rats. Gastroenterology, 123 : 1120-1128, 2002
8) Wang, P. Y. et al. : Upper intestinal lipids trigger a gut-brain-liver axis to regulate glucose production. Nature, 452 : 1012-1016, 2008
9) Burcelin, R. W. et al. : Glucose sensing by the hepatoportal sensor is GLUT2-dependent : in vivo analysis in GLUT2-null mice. Diabetes, 49 : 1643-1648, 2000
10) Burcelin, R. et al. : Glucose competence of the hepatoportal vein sensor requires the presence of an activated glucagon-like peptide-1 receptor. Diabetes, 50 : 1720-1728, 2001
11) Prodi, E. & Obici, S. : Minireview : the brain as a molecular target for diabetic therapy. Endocrinology, 147 : 2664-2669, 2006
12) Plum, L. et al. : Central insulin action in energy and glucose homeostasis. J. Clin. Invest., 116 : 1761-1766, 2006
13) Pocai, A. et al. : Hypothalamic K (ATP) channels control hepatic glucose production. Nature, 434 : 1026-1031, 2005
14) Inoue, H. et al. : Role of hepatic STAT3 in brain-insulin action on hepatic glucose production. Cell Metab., 3 : 267-275, 2006
15) Wallenius, V. et al. : Interleukin-6-deficient mice develop mature-onset obesity. Nat. Med., 8 : 75-79, 2002
16) Garcia, M. C. et al. : Mature-onset obesity in interleukin-1 receptor I knockout mice. Diabetes, 55 : 1205-1213, 2006
17) Prpic, V. et al. : Adaptive changes in adipocyte gene expression differ in AKR/J and SWR/J mice during diet-induced obesity. J. Nutr., 132 : 3325-3332, 2002
18) Watson, P. M. et al. : Differential regulation of leptin expression and function in A/J vs. C57BL/6J mice during diet-induced obesity. Am. J. Physiol. Endocrinol. Metab., 279 : E356-365, 2000
19) Commins, S. P. et al. : Induction of uncoupling protein expression in brown and white adipose tissue by leptin. Endocrinology, 140 : 292-300, 1999
20) Plum, L. et al. : Enhanced leptin-stimulated Pi3k activation in the CNS promotes white adipose tissue transdifferentiation. Cell Metab., 6 : 431-445, 2007
21) Yamada, T. et al. : Signals from intra-abdominal fat modulate insulin and leptin sensitivity through different mechanisms : neuronal involvement in food-intake regulation. Cell Metab., 3 : 223-229, 2006
22) 岡松優子, 斉藤昌之：脱共役タンパク質UCP1によるレプチン感受性の調節. 肥満研究, 14 : 265-267, 2008
23) Matsusue, K. et al. : Liver-specific disruption of PPARgamma in leptin-deficient mice improves fatty liver but aggravates diabetic phenotypes. J. Clin. Invest., 111 : 737-747, 2003
24) Uno, K. et al. : Neuronal pathway from the liver modulates energy expenditure and systemic insulin sensitivity. Science, 312 : 1656-1659, 2006
25) Uno, K. et al. : Hepatic peroxisome proliferator-activated receptor-γ-fat-specific protein 27 pathway contributes to obesity-related hypertension via afferent vagal signals. Eur. Heart J., 2011 (doi : 10.1093/eurheartj/ehr 265)
26) Imai, J. et al. : Regulation of pancreatic beta cell mass by neuronal signals from the liver. Science, 322 : 1250-1254, 2008
27) Kleinridders, A. et al. : MyD88 signaling in the CNS is required for development of fatty acid-induced leptin resistance and diet-induced obesity. Cell Metab., 10 : 249-259, 2009
28) Huang, W. et al. : Circadian rhythms, sleep, and metabolism. J. Clin. Invest., 121 : 2133-2141, 2011
29) Marsh, A. J. et al. : Cardiovascular responses evoked by leptin acting on neurons in the ventromedial and dorsomedial hypothalamus. Hypertension, 42 : 488-493, 2003
30) Myers, M. G. : Mechanisms of Leptin Action and Leptin Resistance. Annu. Rev. Physiol., 70 : 537-556, 2008
31) Biggi, N. et al. : Metabolic syndrome in permanent night workers. Chronobiol. Int., 25 : 443-454, 2008
32) Turek, F. W. et al. : Obesity and metabolic syndrome in circadian Clock mutant mice. Science, 308 : 1043-1045, 2005
33) Kaneko, K. et al. : Obesity alters circadian expressions of molecular clock genes in the brainstem. Brain Res., 1263 : 58-68, 2009
34) Kenny, P. J. : Reward mechanisms in obesity : new insights and future directions. Neuron, 69 : 664-679, 2011
35) Rahmouni, K. et al. : Selective resistance to central neural administration of leptin in agouti obese mice. Hypertension, 39 : 486-490, 2002
36) Katagiri, H. et al. : Adiposity and cardiovascular disorders : disturbance of the regulatory system consisting of humoral and neuronal signals. Circ. Res., 101 : 27-39, 2007
37) Saper, C. B. et al. : Hypothalamic regulation of sleep and circadian rhythms. Nature, 437 : 1257-1263, 2005

第3章

遺伝素因とエピジェネティクス

1　1型糖尿病の遺伝因子 …… 172
2　2型糖尿病の遺伝素因 …… 180
3　代謝とエピジェネティクス …… 190

Chapter 3

1 1型糖尿病の遺伝因子

1型糖尿病は「膵β細胞の破壊的病変でインスリンの欠乏が生じることによって起こる糖尿病」と定義されている．その成因が明らかではない「特発性」と「自己免疫性」に分類されるが，大部分は「自己免疫性」と考えられている．1型糖尿病の発症には遺伝因子と環境因子が関与することが明らかとなっており，1型糖尿病の発症に関与する遺伝子は「疾患感受性遺伝子」とよばれている．HLAに加え，インスリン遺伝子，CTLA4遺伝子，PTPN22遺伝子，IL2RA遺伝子が同定され，ゲノムワイド関連解析（GWAS）により多くの遺伝子座の関与が示唆されている．それぞれのメカニズムの解明が，予防法や治療法の構築に寄与すると考えられる．

概念図

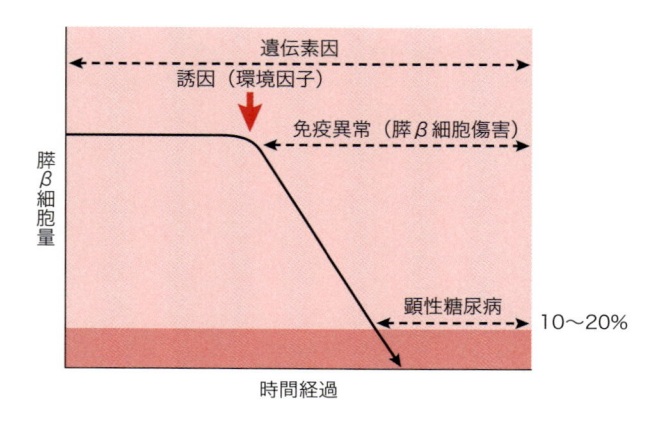

《1型糖尿病の自然経過》

　1型糖尿病は「膵β細胞の破壊的病変でインスリンの欠乏が生じることによって起こる糖尿病」と定義されている．多くの患者で急激に症状が出現することから急性発症する疾患であると認識されていたが，現在では，症例により膵β細胞の破壊速度は異なるが，徐々に膵β細胞量が減少し，最終的に糖尿病を発症し，インスリン依存に至る疾患であると認識されている．

　HLAをはじめとする遺伝素因が強く関与し，何らかの環境因子が免疫異常の誘因あるいは免疫異常の継続の原因となり，膵β細胞が傷害される．膵β細胞量が10～20％に低下した時点で，糖尿病が顕在化し，その後も膵β細胞量の減少が継続すると，インスリン依存に至る．

　本稿では，1型糖尿病の遺伝因子について概説する．1型糖尿病の多くは「自己免疫性」と考えられており，特に断りがない限り，1型糖尿病は「自己免疫性」を示すこととする．

1 1型糖尿病の遺伝

　1型糖尿病の頻度は2型糖尿病に比して低い．そのため，1型糖尿病の家族歴を聴取しても，2型糖尿病のように家族内集積をしているという印象を受けないことが多い．加えて，わが国では1型糖尿病の頻度は欧米に比して低く，一般集団における1型糖尿病の有病率は0.01～0.02％と

きわめて低頻度である．しかし，1型糖尿病患者の同胞における1型糖尿病有病率を一般人口における有病率と比較すると，日本においても一般人口における有病率より明らかに高い．欧米においては，患者の同胞における発症率と一般人口における発症率の率（λs）が約15倍と高値を示すことが報告され，日本においてもλsが100倍以上と報告されており高い家族内集積性が認められる[1]．

家族は遺伝子のみならず環境も共有している．家族内集積は遺伝因子のみならず環境因子の共有によって生じる可能性もある．この点を明らかにするため，環境因子は同程度に共有するが遺伝因子の共有度が異なる一卵性双生児と二卵性双生児における1型糖尿病の一致率の検討が行われた．遺伝情報をすべて共有する一卵性双生児における1型糖尿病の一致率が，一部しか共有しない二卵性双生児より高いことが，欧米・日本いずれにおいても確認されている．これらのことは家族内集積の原因に遺伝因子が関与していることを示しており，1型糖尿病の成因に遺伝因子が関与していることが明らかとなった．

2 疾患感受性遺伝子

疾患感受性遺伝子を同定するためのアプローチとして，疾患メカニズムから考えて発症に関与しそうな候補遺伝子をあげて解析する方法（ファンクショナルクローニング）と，全ゲノム解析により疾患と関連する遺伝子座をマップして染色体上の位置から責任遺伝子を解析する方法（ポジショナルクローニング）がある．

1型糖尿病の多くが膵β細胞に対する臓器特異的な自己免疫疾患であり，発症メカニズムからは，「免疫調節に関与する遺伝子」，「膵β細胞特異的な遺伝子」が重要な候補遺伝子として考えられる．

まず，候補遺伝子解析により，「免疫調節に関与する遺伝子」の代表として，ヒトの腫瘍組織適合遺伝子複合体（major histocompatibility complex：MHC）であるHLA（human leukocyte antigen）遺伝子が同定され，「膵β細胞特異的な遺伝子」の代表としてインスリン遺伝子が同定された．1型糖尿病の疾患感受性にもっとも強く関連する遺伝子はHLA遺伝子であり，HLAにより糖尿病発症の遺伝因子の30〜50％が説明できると考えられている．その他の遺伝子として，CTLA4遺伝子，PTPN22遺伝子，IL2RA遺伝子が同定された．

一方，ポジショナルクローニングの手法からは，同胞（兄弟姉妹）がともに1型糖尿病を発症した家系を多数集めた解析である罹患同胞対法[Memo]による全ゲノム解析が進められた．さらに最近になって，多数の患者集団と対照集団を対象とした網羅的解析（ゲノムワイド関連解析：GWAS）の結果が報告され，現在では40以上の1型糖尿病に関与する染色体領域が見出されている[2]．

> **Memo**
> 《罹患同胞対法》
> 同胞に発症者がいる場合，その2人の間で多型マーカーの一致率を検定する方法．多因子遺伝性疾患の解析に有効であり大きな家系を必要としない利点があるが，通常数百ペアが必要である．

1）HLA遺伝子

ヒトの主要組織適合遺伝子複合体であるHLA遺伝子群は第6番染色体短腕上に存在し，構造と機能からMHCクラスI（A，B，Cなど），MHCクラスII（DP，DQ，DRなど），MHCクラスIII（TNF-αなど）遺伝子に大類され，免疫応答の際の抗原提示に重要な働きを示す分子をコードし

```
HLA-A*02 : 101 : 01 : 02 N
```

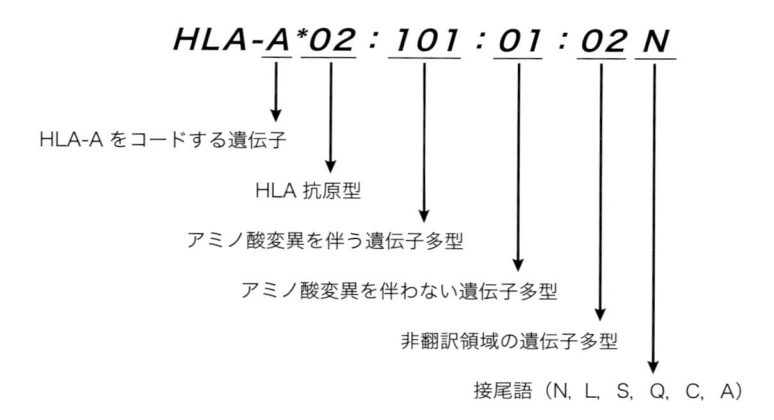

- HLA-A をコードする遺伝子
- HLA 抗原型
- アミノ酸変異を伴う遺伝子多型
- アミノ酸変異を伴わない遺伝子多型
- 非翻訳領域の遺伝子多型
- 接尾語（N, L, S, Q, C, A）

図1　HLA対立遺伝子の表記法[3]

日本組織適合性学会HLA標準化委員会では「検査結果記載法と結果報告書表記法およびアンビギュイティの取扱いの原則」（2003年度版）を「HLAタイピング結果のアリル表記法と結果報告の原則」（2010年度版）に改定した．HLA対立遺伝子の表記法は，A*など遺伝子座名につづき，対立遺伝子を規定する表記区域を"："（コロン）により区切ることとなっている．接尾語は以下のように，抗原分子の発現状態を示している．
N：何らかの異常によりHLA分子が発現できない 'null'
L：HLA分子の発現量に影響を及ぼすような塩基置換をもつ場合 'low'
S：アリル特異性を示す発現分子が可溶性の分泌分子として存在している 'secreted'
Q：HLA分子の発現が疑わしい 'questionable'
C：アリル産物が細胞質内に存在し，細胞表面にはない 'cytoplasm'
A：HLA分子の発現が不明である 'aberrant'

表1　日本人の1型糖尿病に関連するHLA[2]

		感受性	抵抗性
血清学的タイピング	DR	DR4, DR9	DR2 (DR15)※
DNAタイピング	DRB1	*04 : 05	*15 : 01
		*09 : 01	*15 : 02
	DQB1	*04 : 01	*06 : 01
		*03 : 03	*06 : 02
	ハプロタイプ	DRB1*04 : 05–DQB1*04 : 01	DRB1*15 : 01–DQB1*06 : 02
		DRB1*08 : 02–DQB1*03 : 02	DRB1*15 : 02–DQB1*06 : 01
		DRB1*09 : 01–DQB1*03 : 03	

ている．

　HLA分子は，細胞内のペプチドを細胞表面に提示する働きをもち，T細胞に抗原として認識され，免疫反応が惹起される．免疫反応は，クラスⅡ分子による抗原のヘルパーT細胞への提示ではじまり，クラスⅠ分子により提示された抗原を標的として細胞傷害性T細胞が攻撃・破壊することで完結する（**第2章-1-2参照**）．

　HLAの多型はHLA分子の血清学的タイピングにより検出されてきたが，HLA領域の遺伝子多型により分子の多型が規定されていることから，遺伝子レベルでHLAをDNAタイピングする方法が一般化している．同定されたHLA検査のアリル番号は，WHOに設置されているHLA命名委員会により承認・管理されている．近年，HLAのアリル数が急激に増加したため，アリル表記法の変更がなされている（**図1**）[3]．

表2 HLAハプロタイプの1型糖尿病サブタイプ間での比較[6]

	急性発症型	劇症型	緩徐進行型
発症形式	急性に発症	数日間で急激に進行	数年で徐々に進行
成因	自己免疫性	特発性	自己免疫性
DRB1–DQB1 ハプロタイプ		オッズ比※	
DRB1*04：05–DQB1*04：01	3.2	3.4	2.5
DRB1*08：02–DQB1*03：02	4.3	1.1	3.0
DRB1*09：01–DQB1*03：03	2.6	1.8	1.9
DRB1*15：01–DQB1*06：02	0.11	0.92	0.35
DRB1*15：02–DQB1*06：01	0.29	0.47	0.14

※対照群と比較してのオッズ比を示す．
急性発症型では，*DRB1*04：05-DQB1*04：01*，*DRB1*08：02-DRB1*03：02*，*DRB1*09：01–DQB1*03：03*に疾患感受性を，*DRB1*15：01-DQB1*06：02*，*DRB1*15：02-DQB1*06：01*に疾患抵抗性を示す．
オッズ比において，緩徐進行型は急性発症型と同様な傾向を示したが，劇症型では急性発症型と*DRB1*08：02-DQB1*03：02*や疾患抵抗性ハプロタイプとの関連が異なる傾向を示した．

　日本人で1型糖尿病に関連するHLAを表1[4]に示す．一般には隣接した対立遺伝子の組み合わせがセットとして親子間で遺伝する傾向があり，1本の染色体上に連鎖して存在する対立遺伝子の組み合わせがハプロタイプとよばれる．表1にみられるように日本人では*DRB1*04：05–DQB1*04：01*，*DRB1*08：02- DRB1*03：02*，*DRB1*09：01–DQB1*03：03*，が代表的な疾患感受性ハプロタイプで，*DRB1*15：01–DQB1*06：02*，*DRB1*15：02–DQB1*06：01*が代表的な疾患抵抗性ハプロタイプである．日本人と欧米人ではもともと存在するHLAハプロタイプに相違があるため1型糖尿病と関連を示すハプロタイプが異なっており，欧米人では*DRB1*03：01–DQB1*02：01*，*DRB1*04：01- DRB1*03：02*が強い疾患感受性を示す．これらのハプロタイプは日本では認められないかきわめて稀である．一方，疾患抵抗性ハプロタイプでは，欧米人においても日本人と同様に*DRB1*15：01–DQB1*06：02*が抵抗性を示している．このようにHLAが1型糖尿病と関連することは民族を超えて確認されている．

　さらに，われわれの遺伝子は父母から1つずつ受け継いだ2つの対立遺伝子で構成されているため，ハプロタイプの組み合わせにも配慮する必要がある．1型糖尿病の場合，HLAハプロタイプについて，1つが疾患感受性のハプロタイプであっても，もう1つが疾患抵抗性のハプロタイプであった場合，ほとんど1型糖尿病を発症しない．このことは抵抗性のハプロタイプが感受性ハプロタイプに対して優性の傾向にあることを示している．また，DR4ハプロタイプとDR9ハプロタイプでは遺伝様式に違いがあり，DR4ハプロタイプは優性の遺伝形式で疾患感受性を示すのに対して，DR9ハプロタイプは劣性遺伝の様式で疾患感受性を示している[5]．

　また，HLAについては，臨床経過の速さに基づいて分類した3つのサブタイプ，すなわち「急性発症型」に加えて，急激に膵β細胞の破壊が進む「劇症型」と破壊の速度が緩やかな「緩徐進行型」，においても検討がなされている．3つのサブタイプと関連するハプロタイプを表2に示す[6]．

　「緩徐進行型」においては「急性発症型」と同様な傾向を示したが，「劇症型」は他の2つのサブタイプと異なる傾向を示し，各サブタイプ間での相違が認められた．

2）HLA以外の遺伝子

　1型糖尿病の感受性遺伝子は，大きくHLA領域の遺伝子とHLA以外の遺伝子にわかれる．HLA以外の候補遺伝子解析で同定された1型糖尿病の疾患感受性遺伝子として，インスリン遺伝子，

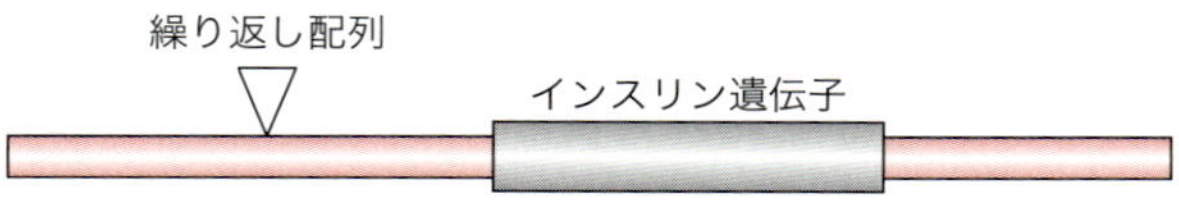

図2　インスリン遺伝子とオリゴヌクレオチド繰り返し配列
第11番染色体短腕上のインスリン遺伝子の約400塩基対上流には，ACAGGGGTGTGGGGをコンセンサス配列とする繰り返し配列が存在する．繰り返しの回数によりクラスI（約40回），II（約85回），III（約150回）と分類される

CTLA4遺伝子，PTPN22遺伝子，IL2RA遺伝子が判明している．しかし，HLA領域の遺伝子が遺伝因子全体の約50％を説明する強い感受性を示すのに対して，非HLA感受性遺伝子の大半の感受性は弱いものと考えられる．

i）インスリン遺伝子

　1型糖尿病は膵β細胞に対する臓器特異的な自己免疫疾患であり，「膵β細胞特異的な遺伝子」が重要な候補遺伝子として考えられる．インスリンは膵β細胞特異的に発現することから，膵β細胞特異性に存在する遺伝子は，1型糖尿病の有力な候補遺伝子である．第11番染色体短腕上のインスリン遺伝子上流には，繰り返し配列（variable number of tandem repeats：VNTR）が存在する．繰り返しの長さの分布は一様ではなく，繰り返しの回数によりクラスI（約40回），II（約85回），III（約150回）と分類される（図2）．この中でクラスIが1型糖尿病疾患感受性に，クラスIIIが疾患抵抗性に関連することが，欧米人において報告されているが，日本人では一般集団の大部分がクラスIを有するために，少数のサンプルでは1型糖尿病との関連の検討が困難であった．しかし，多施設共同大規模研究での多数例での検討の結果，欧米人と同様にクラスIが疾患感受性を示すことが報告された[7]．インスリン遺伝子は，膵β細胞のみならず，胸腺においてもわずかながら発現しており，インスリン遺伝子上流のVNTRの繰り返しの回数によって胸腺でのインスリンの発現量が異なると報告された．インスリン分子は自己反応性T細胞の標的抗原であり，また疾患抵抗性を示すクラスIIIでは胸腺におけるインスリン発現レベルが高いという報告もなされた．そのため発症機序として，疾患感受性を示すクラスIでは胸腺におけるインスリン発現量が低下する結果，インスリン反応性T細胞の除去が不十分となるため1型糖尿病の疾患感受性が増す，と考えられている．

ii）CTLA4遺伝子

　1型糖尿病の多くが膵β細胞に対する臓器特異的な自己免疫疾患であり，「免疫調節に関与する遺伝子」も重要な候補遺伝子として考えられる．CTLA4は活性化T細胞表面に発現されており，CD28がT細胞活性化に関与するのに対して，T細胞活性の抑制に関与する分子である．CTLA4に異常をきたすと，T細胞活性の抑制が不十分となって自己免疫が起こりやすくなる可能性がある．CTLA4遺伝子は第2番染色体長腕上に存在し，CTLA遺伝子多型は自己免疫性甲状腺疾患・1型糖尿病・自己免疫性肝炎などの多くの自己免疫疾患と関連が報告されており，自己免疫疾患全般の発症にかかわると考えられている．

　3′非翻訳領域のCT60多型（rs3087243 G＞A）が欧米で1型糖尿病，自己免疫性甲状腺疾患と関連することが見出されている[8]．しかし，1型糖尿病との関連は有意ではあるものの，自己免疫性甲状腺疾患と比較するとオッズ比ははるかに低く（オッズ比1.15），多数の検体を用いてはじめて疾患の関連が認められている．そのため1型糖尿病の発症頻度が低い日本では単独施設での検討は困難であった．多施設共同研究において，多数例での検討が行われた結果，CT60多型は自己免疫甲状腺疾患を合併する1型糖尿病とのみ有意の関連を示すことが認められた[9]．この結果

を受け，CTLA4と自己免疫疾患の関連を報告した英国のグループによって，さらなる層別解析が行われた．その結果，1型糖尿病とCTLA4のCT60多型との関連は，甲状腺自己抗体を有する1型糖尿病合併症例で，特に顕著であることが確認されている．

iii）PTPN22遺伝子

PTPN22遺伝子も，「免疫調節に関与する遺伝子」であり，PTPN22遺伝子がコードするLYP（lymphoid protein tyrosine phosphatase）は，リン酸化チロシンを脱リン酸化することによりT細胞内のシグナル伝達系を負に制御している．PTPN22遺伝子は第1番染色体短腕上に存在し，LYPの620番目のアミノ酸のアルギニンからトリプトファンへ置換するアミノ酸変異を伴う多型（R620W）（rs2476601 1858C＞T）が1型糖尿病と関連することが欧米において報告されている[10]．

この多型によるアミノ酸変異により，CsKタンパク質がLYPタンパク質と結合できなくなり，T細胞の活性化が起こりやすくなるものと考えられている．この多型の頻度には人種差が存在し，日本人においては，多施設共同研究により約700名の1型糖尿病患者を含む約1500名において検討がなされたが，上述のアミノ酸変異を伴う多型は存在しないことが判明した．しかし，プロモーター領域に存在する多型（rs2488457 G＞C）における検討で，1型糖尿病との関連が示唆されている[11]．欧米人において，プロモーター領域の多型（rs2488457 G＞C）と上述のアミノ酸変異を伴う多型（rs2476601 1858C＞T）に強い連鎖不平衡がみられることから，欧米人におけるプロモーター多型の独立した関連についての，さらなる研究が待たれている．

iv）IL2RA遺伝子

IL2RA（CD25）遺伝子も，「免疫調節に関与する遺伝子」である．サイトカインであるインターロイキン2（IL2）のαサブユニットをコードし，制御性T細胞などに発現し，免疫反応の制御に重要な役割を果たしている．IL2RA遺伝子は第10番染色体短腕上に存在しており，欧米人において，第1イントロンおよび5′上流域の多型と1型糖尿病の関連が報告されている．日本人においても，第1イントロンに存在する2つの多型（rs706778 A＞G, rs3118470 A＞G）が報告され，膵β細胞の破壊の速度へのIL2RA（CD25）遺伝子の関連が示唆されている[12]．

v）その他の候補遺伝子

上述の疾患感受性遺伝子については，疾患の機能面から考えて関与しそうな候補遺伝子をあげ，その遺伝子を解析する方法（ファンクショナルクローニング）で見出されてきた．一方，全ゲノム解析により疾患と関連する遺伝子座をマップして染色体上の位置から責任遺伝子を解析する方法（ポジショナルクローニング）により，表3に示すように，40以上の1型糖尿病疾患感受性遺伝子がリストアップされている．候補遺伝子解析で同定されたHLA遺伝子，インスリン遺伝子，CTLA4遺伝子，PTPN22遺伝子，IL2RA遺伝子についても，ゲノムワイド関連解析の結果，1型糖尿病との関連が指摘されており，有用性が確認されている．日本人においても，ERBBB遺伝子多型（13rs2292399）および第16番染色体におけるCLEC16A遺伝子多型（rs2903692）で1型糖尿病との関連が認められた[13]．

このようにゲノムワイド関連解析の結果を受けて，新たな疾患遺伝子も複数見出されつつある．しかし，ゲノムワイド関連解析では頻度が低い一塩基多型（SNP）での解析が困難であることが原理的に困難であり，頻度は低くとも効果が強い遺伝子を検出することができない．また，多型には人種差があることから，各民族ごとに解析する必要がある．

3 今後への展望

自己免疫機序により発症する1型糖尿病の遺伝素因に，HLAが強く関与することは明らかである

表3　1型糖尿病疾患感受性遺伝子領域[2]

染色体	SNP	関連が推測される遺伝子
1p 13.2	rs2476601	PTPN22
1q 31.2	rs2816316	RGS1
1p 31.3	rs2269241	PGM1
1q 32.1	rs3024505	IL10
2p 25.1	rs1534422	
2q 12.1	rs917997	IL18RAP
2q 24.2	rs1990760	IFIH1
2q 33.2	rs3087243	CTLA4
3p 21.31	rs11711054	CCR5
4p 15.2	rs10517086	
4q 27	rs4505848	IL2
5p 13.2	rs6897932	IL7R
6p 21.32	rs9268645	MHC
6q 15	rs1175527	BACH2
6q 22.32	rs9388489	C6orf73
6q 23.3	rs2327832	TNFAIP3
6q 25.3	rs1738074	TAGAP
7p 12.1	rs4948088	COBL
7p 15.2	rs7804356	
9p 24.2	rs7020673	GLIS3
10p 15.1	ra12251307	IL2RA
10p 15.1	rs11258747	PRKCQ
10q 23.31	rs10509540	C10orf59
11p 15.5	rs7111341	INS
12p 13.31	rs4763879	CD69
12q 13.2	rs2292239	ERBB3
12q 13.3	rs1678536	Multiple
12q 24.12	rs3184504	SH2B3
14q 24.1	rs1465788	
14q 32.2	rs4900384	
15q 25.1	rs3825932	CTSH
16p 11.2	rs4788084	IL27
16p 12.3	rs12444268	
16p 13.13	rs12708716	CLEC16A
16q 23.1	rs7202877	
17p 13.1	rs16956936	
17q 12	rs2290400	ORMDL3
17q 21.2	rs7221109	
18p 11.21	rs1893217	PTPN2
18q 22.2	rs763361	CD226
19q 13.32	rs425105	
20p 13	rs2281808	
21q 22.3	rs11203203	UBASH3A
22q 12.2	rs5753037	
22q 13.1	rs229541	C1QTNF6
Xq 28	rs2664170	

ゲノムワイド関連解析では，多数の一塩基多型（SNP）と多数例のサンプルを用いて，1型糖尿病との関連の有無の解析が行われた．多型をもとに，関連が推測される遺伝子を記載する．

が，その他の遺伝子についてもゲノム情報の整備や遺伝子解析法の進歩によって急速に進展がみられている．

今後，1型糖尿病の遺伝素因が明らかになることで，1型糖尿病の発症メカニズムの解明に貢献することになり，予防法や治療法の構築に寄与すると考えられる．さらに遺伝因子ばかりではなく環境因子をも含めた各因子の相互作用を解明していくことが期待される．

（廣峰義久，池上博司）

参考文献

1) Ikegami, H. & Ogihara, T.：Genetics of insulin-dependent diabetes mellitus. Endocr. J., 43：605-613, 1996
2) Barrett, J. C. et al.：Genome-wide association study and meta-analysis find that over 40 loci affect risk of type 1 diabetes. Nat. Genet., 41：703-707, 2009
3) Marsh, S. G. E. et al.：Nomenclature for factors of the HLA system, Tissue Antigens., 75, 291-455, 2010
4) Ikegami, H. et al.：Genetic Basis of Type 1 Diabetes: Similarities and Differences between East and West. Rev. Diabet. Stud., 5：64-72, 2008
5) Kawabata, Y. et al.：Asian specific HLA haplotypes reveal heterogeneity of the contribution of HLA-DR and -DQ haplotypes to susceptibility to type 1 diabetes. Diabetes, 51：545-551, 2002
6) Kawabata, Y. et al.：Differential association of HLA with three subtypes of type 1 diabetes: fulminant,

slowly progressive and actute-onset. Diabetologia, 52 : 2513–2521, 2009
7) Awata, T. et al. : Insulin Gene/IDDM2 Locus in Japanese Type 1 Diabetes: Contribution of Class I Alleles and Influence of Class I Subdivision in Susceptibility to Type 1 Diabetes . J. Clin. Endocrinol. Metab., 92 : 1791–1795, 2007
8) Ueda, H. et al. : Association of the T-cell regulatory gene CTLA4 with susceptibility to autoimmune disease. Nature, 423 : 506–511, 2003
9) Ikegami, H. et al. : The Association of CTLA4 Polymorphism with Type 1 Diabetes Is Concentrated in Patients Complicated with Autoimmune Thyroid Disease: A Multicenter Collaborative Study in Japan. J. Clin. Endocrinol. Metab., 91 : 1087–1092, 2006
10) Bottini, N. et al. : A functional variant of lymphoid tyrosine phosphatase is associated with type I diabetes. Nat. Genet., 36 : 337–338, 2004
11) Kawasaki, E. et al. : Systematic search for single nucleotide polymorphisms in a lymphoid tyrosine phosphatase gene (PTPN22) : association between a promoter polymorphism and type 1 diabetes in Asian populations. Am. J. Med. Genet. A., 140 : 586–593, 2006
12) Kawasaki, E. et al. : Genetic Association between the Interleukin-2 Receptor-{alpha} Gene and Mode of Onset of Type 1 Diabetes in the Japanese Population. J. Clin. Endocrinol. Metab., 94 : 947–952, 2009
13) Awata, T. et al. : Association of Type 1 Diabetes with Two Loci on 12q13 and 16p13 and the Influence Coexisting Thyroid Autoimmunity in Japanese . J. Clin. Endocrinol. Metab., 94 : 231–235, 2009

Chapter 3

2　2型糖尿病の遺伝素因

2型糖尿病の遺伝素因については，近年「ゲノムワイド相関解析（GWAS）」とよばれる画期的な解析方法により，わが国で同定された*KCNQ1*を含め，40以上報告されている．いずれも頻度の高いSNP（common variant）であるが，単独での効果は弱く（糖尿病オッズ比1.1〜1.4），疾患の予測力は不十分である．またイントロンや遺伝子間領域のSNPが多く，その生物学的機能には不明の点が多い．今後は，より頻度の低いゲノム多様性（rare variant）の関与や，環境因子との相互作用の解明などが期待される．

概念図

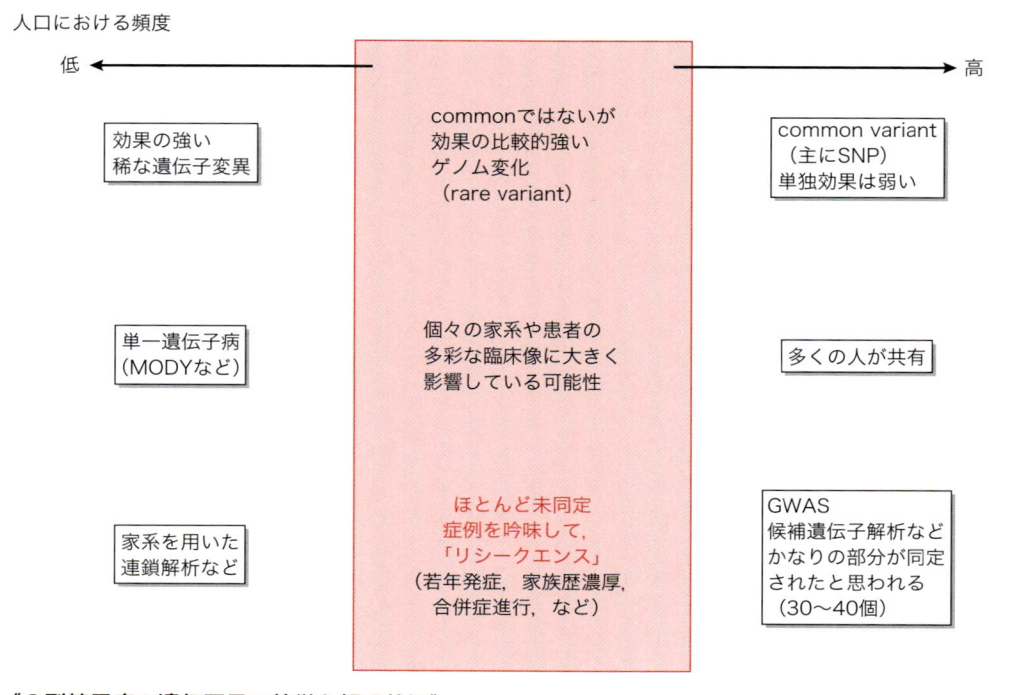

人口における頻度
低 ← → 高

- 効果の強い稀な遺伝子変異
- 単一遺伝子病（MODYなど）
- 家系を用いた連鎖解析など

- commonではないが効果の比較的強いゲノム変化（rare variant）
- 個々の家系や患者の多彩な臨床像に大きく影響している可能性
- ほとんど未同定　症例を吟味して，「リシークエンス」（若年発症，家族歴濃厚，合併症進行，など）

- common variant（主にSNP）単独効果は弱い
- 多くの人が共有
- GWAS　候補遺伝子解析などかなりの部分が同定されたと思われる（30〜40個）

《2型糖尿病の遺伝因子の特徴と解明状況》

■ はじめに

「ヒトゲノム計画」という国際共同研究により，2003年に，30億文字にわたるヒトゲノム配列の解読が宣言された．これはヒト生命科学・医学における最大の成果の1つとされており，ヒトのからだや生命のしくみの解明とともに，「ゲノムの多様性（個人差）」の役割の解明が期待された．ゲノム多様性は，体格や性格，能力を含め，個人のさまざまな特徴の基盤と考えられるが，病気のかかりやすさ（疾患感受性）や薬の効きやすさ（反応性）にも関係する．

いわゆる「多因子遺伝病」の疾患感受性遺伝子の研究は，「ゲノムワイド相関解析（genome-wide association study：GWAS）」とよばれる解析法の普及により，ここ数年急速に進歩した．2型糖尿病はその代表的な成功例であるが，一方で，多因子病の遺伝素因について新たな課題も明

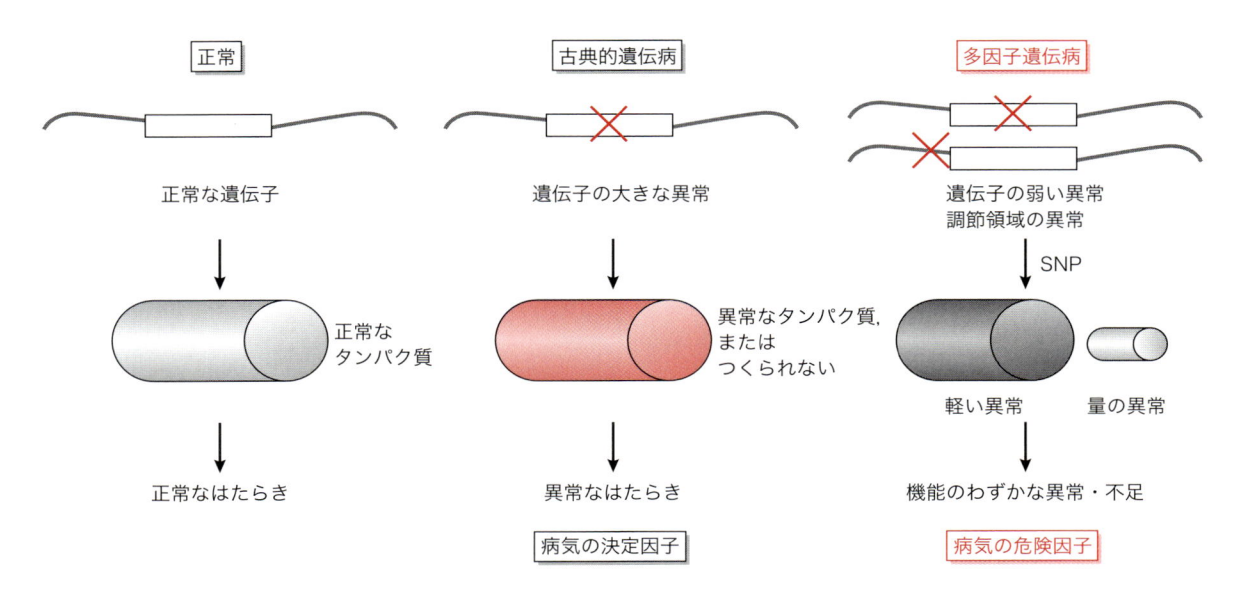

図1　多因子遺伝病の遺伝因子

らかになってきた．本稿ではこうした研究の現状を，世界の動向と合わせて紹介する．

1 ゲノムワイド相関解析（GWAS）と糖尿病

1）多因子疾患の遺伝因子

　　　糖尿病のうち，単一遺伝子の異常で生じるタイプが数％程度あるとされ，MODY（家族性若年糖尿病，maturity-onset diabetes of the young）や新生児糖尿病，ミトコンドリア糖尿病などが知られている．一方，糖尿病の90％以上を占める2型糖尿病は，複数の遺伝子変化の総和として「体質」がかたちづくられる「多因子疾患」である．このタイプの遺伝因子は，疾患のかかりやすさに関係する，いわば危険因子であり，「疾患感受性遺伝子」とよばれる．その本体はやはりゲノムの個人差（ゲノム多様性）だが，主にSNP（s）〔single nucleotide polymorphism（s）：一塩基多型〕とよばれる，集団内で広く共有されるゲノム多様性と考えられた（図1）．

　　　従来の糖尿病の遺伝因子研究の中心は，糖・エネルギー代謝に関与することがわかっている分子について，基礎的知見に基づく「候補遺伝子アプローチ」であった．この方法により，例えば*PPARG*遺伝子（脂肪分化のマスター遺伝子でありインスリン抵抗性改善薬の標的分子であるPPARγをコードする）のPro12Ala多型（12番目のプロリンがアラニンに置換する）が，民族を越えて抗肥満，抗糖尿病効果をもつこと[1]，などが報告されている．しかし，この方法により確立した遺伝因子はごく限られていた．

2）GWASとは

　　　従来の候補遺伝子アプローチと異なり，ゲノム全体を検索して遺伝因子のゲノム上の位置をまず決定する方法があり，ゲノムワイドアプローチとよぶ．これは既知の遺伝子機能に依存しない解析法である．

　　　同一染色体上に近接して存在するSNP同士が，集団内で独立した分布でなく，ある程度連動して分布することを「連鎖不平衡」とよぶ．疾患遺伝子のごく近傍のSNPは，遺伝因子と連鎖不

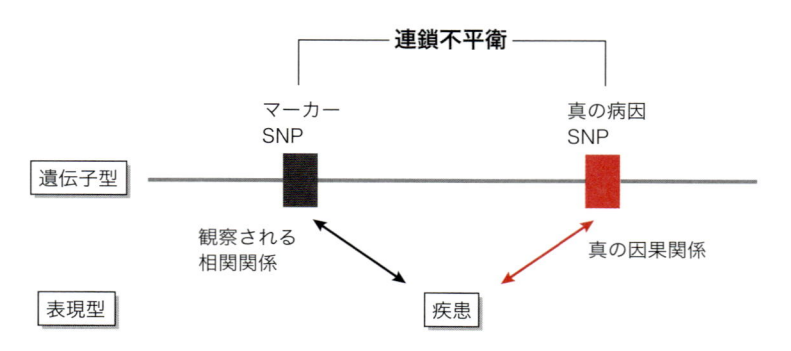

図2 「ゲノムワイド相関解析（GWAS）」の基盤
ゲノム全体にわたりSNPマーカーと疾患との関係を調べる→関連のあった「マーカー」の近傍に「真犯人」の遺伝因子がいると期待される

平衡の関係にあるので，似たような挙動，すなわち非罹患者に比べて罹患者でより頻度が高く存在すると期待される．この性質を利用して，ゲノム全体にわたり十分な数のマーカーSNPと疾患の関係を患者群と対照群で統計学的に比較検討すれば，疾患遺伝因子と連鎖不平衡にあるマーカー，さらには遺伝因子をとらえられる，と期待される．この方法を「ゲノムワイド相関（あるいは関連）解析（略称GWAS）」とよぶ（図2）．

GWASは日本の理化学研究所グループが，先駆的な試みとして行い成果をあげつつあった．2007年頃から，国際ハップマップ計画などによるヒトゲノム情報の蓄積，マイクロアレイやビーズを用いた大規模SNPタイピング技術の開発，バイオインフォマティクスの進歩などにより，10～50万のSNPを「マーカー」として用いるGWASが，より迅速かつ簡便に行えるようになった．GWASは，従来の候補遺伝子アプローチではなしえなかったパワーをもち，多くの疾患で，続々と疾患感受性遺伝子が同定された．しかも得られた遺伝因子は，複数の研究や異なる民族でも再現性が高く，疾患遺伝子研究のブレイクスルーとなった．

2 GWASにより同定された遺伝因子（図3）

２型糖尿病は非常に複雑かつ不均一な病態であり，病態に関与する遺伝子の情報を用いないGWASが，果たして適用できるのか，疑問視する声も少なくなかった．ところが驚いたことに，さまざまな疾患の先陣を切って，白人２型糖尿病を対象にGWASの成果が報告され[2)～6)]，新たな遺伝因子が一気に複数同定された．得られた遺伝因子は，それまで糖尿病への寄与が知られていなかったものが多く，機能さえ不明の遺伝子も含まれる．また，タンパク質コード領域だけでなく，イントロンや遺伝子間領域のSNPが得られることも多い．いくつか機能的な考察がなされている遺伝子を解説する．

1) *TCF7L2*

*TCF7L2*は，現在に至るまで，アジア人も含めほとんどの民族で最も再現性の高い糖尿病感受性遺伝子である．特にイントロン3のSNP（rs7903146およびrs12255372）〔「rs xxxxx」は，米国NCBIによりつけられたSNPの番号〕のリスクアリルが，インスリン分泌低下を介して糖尿病リスクを高める[7)]．最近このSNPを含むゲノム領域がヒト膵島において，遺伝子発現調節に関係する「オープンクロマチン構造」をとっており，SNPによりその状態が変化することが報告され[8)]，

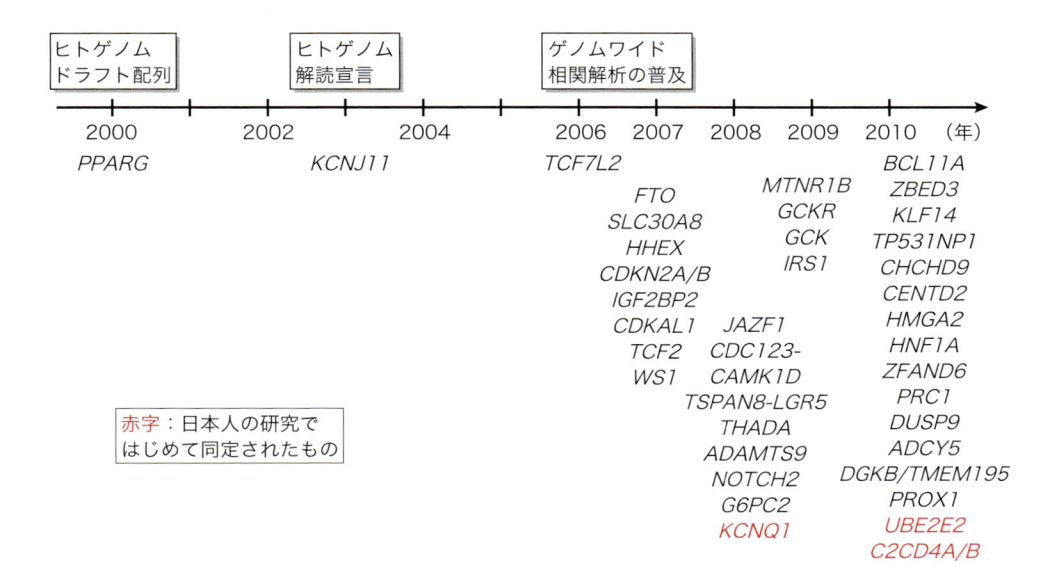

```
ヒトゲノム          ヒトゲノム         ゲノムワイド
ドラフト配列         解読宣言         相関解析の普及
   │                │                │
───┼────┼────┼────┼────┼────┼────┼────┼────┼────┼──→
  2000      2002      2004      2006  2007  2008  2009  2010  （年）
  PPARG     KCNJ11              TCF7L2              BCL11A
                                  FTO      MTNR1B   ZBED3
                                SLC30A8    GCKR     KLF14
                                 HHEX      GCK      TP531NP1
                                CDKN2A/B   IRS1     CHCHD9
                                IGF2BP2             CENTD2
                                CDKAL1   JAZF1      HMGA2
                                TCF2     CDC123-    HNF1A
                                WS1      CAMK1D     ZFAND6
                                        TSPAN8-LGR5 PRC1
                                         THADA      DUSP9
                                        ADAMTS9     ADCY5
                                         NOTCH2    DGKB/TMEM195
                                         G6PC2      PROX1
                                         KCNQ1      UBE2E2
                                                   C2CD4A/B
```

赤字：日本人の研究で
はじめて同定されたもの

図3 主にGWASによる2型糖尿病感受性遺伝子（領域）同定の歴史

このSNPが遺伝子発現調節の変化を生じる可能性が示された．

TCF7L2タンパク質は，遺伝子の発現を制御する「転写因子」であり，成体の膵β細胞にも発現して，その分化・増殖・アポトーシス・インスリン分泌などを直接制御する．また，インクレチン（インスリン分泌刺激作用をもつ）であるGLP-1の膵β細胞の細胞増殖・保護作用や，酸化ストレスに対する防御などに影響する可能性も考えられる．また小腸内分泌細胞L細胞においてGLP-1の発現を調節するとも考えられている．ただし，ヒトにおけるTCF7L2のリスクアリルとインスリン分泌不全の関係の分子メカニズムについては，今後の詳細な検討が待たれる．

2）HHEX

HHEXタンパク質もまた転写因子であり，膵初期発生において上皮に発現すること，あるいは腸管幹細胞維持にも関与するとされることから，膵β細胞の発生あるいは再生，増殖に関与する可能性が考えられている．

3）SLC30A8

SLC30A8は，亜鉛トランスポーターZnT-8をコードする．亜鉛とインスリン分泌や糖代謝との関係にはさまざまな報告があり，ZnT-8は，膵β細胞に特異的に発現するアイソフォームで，顆粒膜および細胞膜に存在する．この遺伝子の，アミノ酸置換を伴う多型（Arg325Trp：rs3266634）について，やはり複数の民族で糖尿病との再現が報告された．ノックアウトマウスでは，膵島のインスリン顆粒の減少と耐糖能異常を示すこと，リスク型のArg325をもつタンパク質の方が，亜鉛輸送活性が低いことが示された[9]．

4）CDKN2A/BおよびCDKAL1

CDKN2Aおよび2Bは，細胞周期関連分子であり，おそらく膵β細胞の増殖や維持に関与するのではないかと考えられている．一方CDKAL1も，細胞周期関連分子と相同性をもつが，最近CDKAL1タンパク質はトランスファーRNAの修飾という，全く異なる機能をもつ可能性が指摘さ

オッズ比
1.4前後

TCF7L2
白人で同定

KCNQ1
日本人で同定

オッズ比
1.1～1.2

CDKAL1　CDKN2B　HHEX

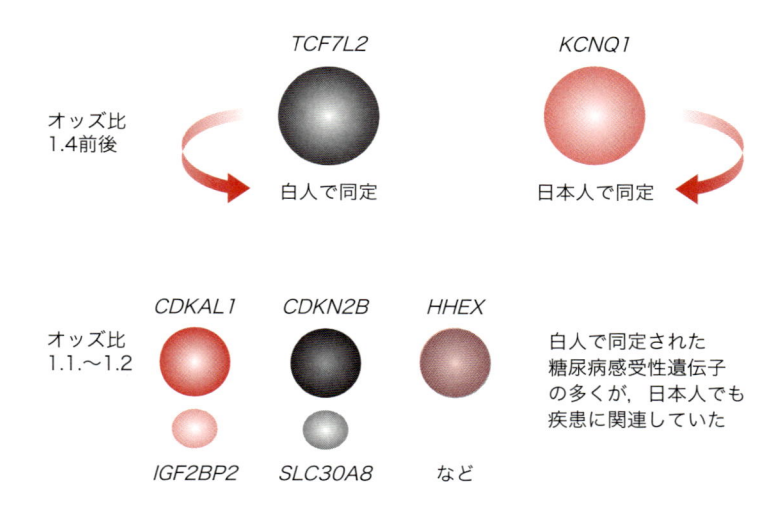

IGF2BP2　SLC30A8　など

白人で同定された
糖尿病感受性遺伝子
の多くが，日本人でも
疾患に関連していた

図4　GWASで得られた2型糖尿病感受性遺伝子
GWASで同定された感受性遺伝子の多くは普遍的であるが，人種により頻度や貢献度は異なる．KCNQ1は，オッズ比で見る限り，TCF7L2と並び，現時点で世界で最も重要な2型糖尿病感受性遺伝子といえる

れ注目されている[10]．

5) *FTO*

　*FTO*遺伝子は，特に肥満を伴う糖尿病に寄与する，全く機能不明の遺伝子として同定された．その後，脂肪組織や視床下部で発現し，絶食・摂食や肥満で発現が変化するほか，核酸の脱メチル化酵素であることが示された[11]．食欲やエネルギー消費の制御，特に中枢では細胞内代謝状態による「エピゲノム」制御に関連するのではないかと考えられている．

6) *KCNQ1*

　白人を対象としたGWASから得られた遺伝因子の多くは，日本人でも糖尿病と相関した．しかし日本人の糖尿病は欧米に比べ肥満度が低く，インスリン分泌低下が主体であり，病態が異なる可能性があるため，日本人を対象とした遺伝因子の網羅的探索が望まれていた．

　国家プロジェクトである「ミレニアムプロジェクト」にて，2002年から，SNP10万個を用いた多段階スクリーニングによるゲノム網羅的解析が行われ，*KCNQ1*という遺伝子のイントロン15領域に，2型糖尿病ときわめて相関の強いSNPが同定された[12]．これらのSNPは，東アジア人だけでなく白人でも糖尿病と強い相関を認め，またインスリン分泌障害を介して2型糖尿病のリスクを上げていることがわかった[12]．全く独立に行われた研究（「オーダーメイド医療実現化プロジェクト」）でも同様の結果が得られており[13]，*KCNQ1*は日本人2型糖尿病において，現時点で最も重要な遺伝子と思われる．現在までに主にGWASにより，世界で40以上の2型糖尿病関連遺伝因子が報告されているが，糖尿病オッズ比で見る限り，*KCNQ1*は1.4程度と，*TCF7L2*と並んで高く（図4），ほかの遺伝因子はだいたい1.1～1.2程度であることから，世界的にみてもヒト2型糖尿病の成因，病態の最も重要な分子といえる．

　一方，同じSNPであっても，人種によりそれぞれのアリル頻度は大きく異なることが，*TCF7L2*や*KCNQ1*でも示されている（図5）．すなわち病態の解明には，それぞれの人種でのGWASが必要であることも初めて明らかになった．

	白人	日本人
TCF7L2 rs7903146	〜25 %	4〜5 %
KCNQ1 rs2237892	92〜95 %	60〜70 %

→やはり各人種で網羅的解析（GWAS）を行う必要性があることを示している

図5 普遍的な糖尿病の遺伝因子でも人種によりSNPの頻度差は大きい

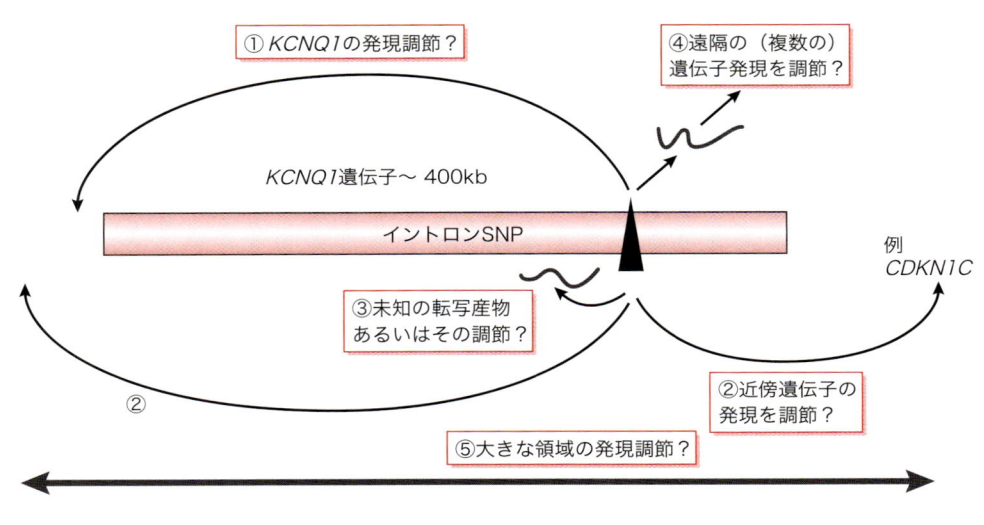

図6 *KCNQ1*遺伝子SNPがもつ機能の可能性

*KCNQ1*は，細胞膜上に存在する電位依存性Kチャネルの1つである，Kv7.1のαサブユニットをコードする．このチャネルは，心筋の活動電位の再分極（活動電位からの膜電位の回復）に重要であり，ヒトにおいてタンパク質構造を変化させる遺伝子変異は，「QT延長症候群」の原因となることが知られていた．しかし糖尿病のなりやすさを担うSNPは，*KCNQ1*のイントロンに存在しており，異なる分子メカニズムが想定される．

*KCNQ1*が膵β細胞で発現していることはわかっているので，もしこのSNPによりチャネルの発現が変化すれば，インスリン分泌も変化する可能性がある[14]．また消化管にも発現することから，膵の発生・分化や，インクレチンの分泌に関与する可能性もあり，リスクアリルの保持者でインクレチン分泌が障害されているという報告[15]もある．

一方，このSNPを含む領域が，*KCNQ1*以外の近傍の遺伝子（例として，細胞周期に関連する*CDKN1C*）の発現調節に関与したり，SNP近傍に未知の転写産物が存在したりする可能性もある．この領域は，DNAメチル化を介して片方の親由来の遺伝子のみ発現される「インプリンティング」とよばれる制御を受けている．最近，由来する親により疾患感受性がかわるSNPが大規模に探索されたところ，*KCNQ1*領域のSNPと糖尿病との関係がこれに該当することがわかり[16]，エピジェネティクスとの関連が注目される．いずれにしてもなぜこのSNPがインスリン分泌低下を生じるのかは，まだ自明でなく，今後の研究課題である（図6）．

7) *UBE2E2*, *C2CD4A-C2CD4B*

　GWASにおける検出力は，解析パネル（サンプル数）が大きいほど，高くなる．ごく最近，日本人2型糖尿病約4,000人を対象としたGWASの結果が発表されたが，これはアジア人としては現時点で最も大規模なGWASである．その結果，*UBE2E2*，*C2CD4A-C2CD4B*という新たな遺伝因子が得られた[17]．このうち，*C2CD4A-C2CD4B*は，白人でも糖代謝異常と関連したが，*UBE2E2*ではそうした効果が確認されず，日本人などアジア人に特有の遺伝因子である可能性も示唆された．ただし，これらの機能的な意義はまだ明らかでない．

3 GWASにより明らかになった遺伝因子の意義と課題

1）得られた糖尿病遺伝因子の臨床的意義

　これまでに*KCNQ1*を含め40以上の2型糖尿病遺伝因子が報告されている．それではこれらはどの程度の臨床的意義をもつのだろうか．

　GWASで報告された遺伝因子を多くもつほど糖尿病発症リスクが高まることが，各人種で報告されている．そこで遺伝因子（SNP）により，ハイリスクの人を特定できれば，予防や早期発見，早期治療につながるのではないかと期待される．しかし最近白人のコホートにおいて，10～20の遺伝因子を用いた「遺伝的スコア」が，糖尿病の発症予測に役立つかどうかという研究がなされ，肥満や環境因子，家族歴など「従来の危険因子」に上乗せできる予測有用性はごくわずかであるという結果であった[18) 19)]．われわれの検討でも，日本人で疾患感受性が報告された*KCNQ1*を含めた11遺伝子を用いて解析すると，リスクアリルを多くもつほど糖尿病発症リスクは高くなるが，これをスコア化した場合の糖尿病発症予測力は高くなかった[20]．糖尿病発症における環境因子の重要性を示すとともに未同定の糖尿病遺伝因子がまだかなり存在すると想定される．

2）現在のGWASで得られない遺伝因子

　より網羅的な遺伝因子の探索として，欧米では複数のGWAS研究を融合して，一次パネルの規模を数千人以上まで大きくして検出力を上げ，新たな糖尿病感受性遺伝子を発表している．また臨床像によりサブグループ化し，疾患の均一度を上げることで，新たな遺伝因子を得ることも期待される．2型糖尿病は非常に不均一な病態であるが，先述した*FTO*は肥満2型糖尿病を対象としたGWASでしか同定されないことが知られている．

　しかし糖尿病に限らず，疾患のheritability（親から受け継いでいる部分）のうち，GWASにより得られた遺伝因子で説明できる割合は，数％～20％程度とされており，そもそもGWASという方法論では，とらえられない遺伝因子が存在することが明らかになってきた．

　GWASは，頻度の高いSNPが生活習慣病の遺伝因子となるという，「common disease-common variant仮説」を基盤としており，前述のように個々の効果や浸透率の比較的弱いSNPしか得られないこともわかってきた．そこで「頻度は比較的稀だが，効果も（浸透率も）もう少し強い」遺伝因子の存在が想定されており，「もう少し強い」遺伝因子の存在（rare variant）が注目されており，例えば日本人やせ型糖尿病に強く相関する*KCNJ15*という遺伝因子が報告されている[21]．「効果の強いrare variantとしての疾患遺伝因子」の中には，こうしたSNP以外のゲノム変化も含まれる可能性が考えられている．

　またこれまで同定された遺伝因子の多くはインスリン分泌障害に関するものであった．GWASあるいはGWAS以外の方法により，インスリン抵抗性の遺伝因子も今後同定されることが期待さ

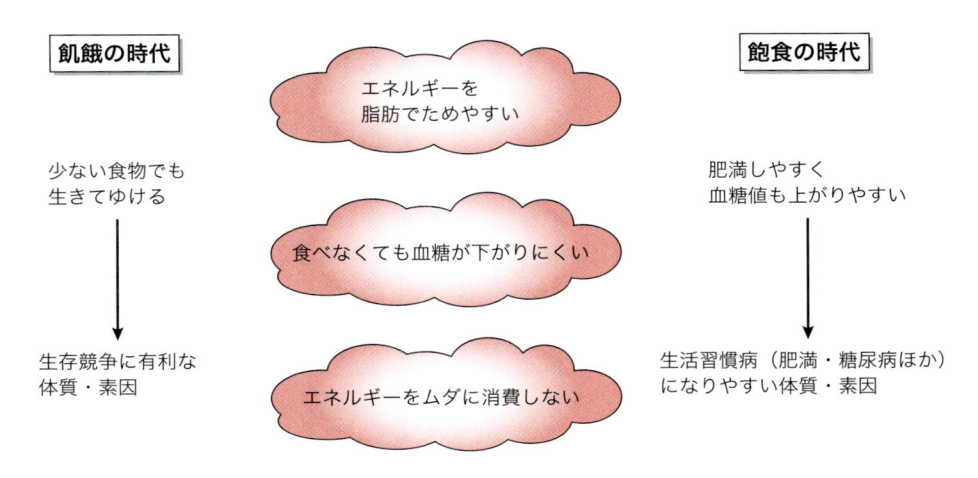

```
飢餓の時代                                    飽食の時代

少ない食物でも         エネルギーを              肥満しやすく
生きてゆける           脂肪でためやすい          血糖値も上がりやすい

     ↓                                              ↓

                    食べなくても血糖が下がりにくい

生存競争に有利な                                生活習慣病（肥満・糖尿病ほか）
体質・素因           エネルギーをムダに消費しない   になりやすい体質・素因

                         「倹約遺伝子説」
```

図7 倹約遺伝子説—生活習慣病・肥満は人間の「業」?!—

れる．

> **Memo**
>
> ヒトゲノムの解析がすすむにつれ，ヒトゲノムには，SNPだけでなく挿入，欠失，コピー数多型（CNV），その他，ゲノムの構造異常とよぶべき大きな変化などが非常に多彩であることがわかってきた．こうした多様性は，集団においては頻度の低い「rare variant」のことが多く，それらを網羅的に同定するために，多くの個人ゲノムをいわゆる次世代シークエンサーを用いて解読（リシークエンス）する，「1000人ゲノム」計画が進められている．疾患感受性遺伝子としての「rare variant」の同定のためには，臨床像から適切な症例や家系を選択して行う解析や，ゲノム領域を絞った解析が期待されている．

4 遺伝素因と環境因子との相互作用

　糖尿病の発症・進展には，遺伝素因のほか，さまざまな環境因子が重要であることは疫学的に明らかである．先に述べたように遺伝素因を多くもつ「ハイリスク」の人に生活習慣介入を行うことにより発症や進展を予防あるいは遅らせることが期待できる．それでは特定の遺伝素因と環境因子の間に相互作用はあるのだろうか．

　生活習慣病の遺伝素因の中には，ある特定の環境因子のもとではじめて効果があらわれるものがある．先述した*PPARG*のPro12Ala多型は，PPARγの生理活性が低下する多型であるが，例えば日本人でも米国へ移住したグループでより顕著にこうした効果がみられる[22]など，より高脂肪食の環境でのみ抗肥満，抗糖尿病効果がみられるという報告がある．これは，「倹約遺伝子説」に合致する例とも考えられる．

> **Memo**
>
> ヒトは進化の過程で長く飢餓の時代を経ており，エネルギーを蓄積しやすく血糖を下げにくい遺伝的素因が，生存競争に有利であったと考えられる．これらは集団の中で広く（高頻度に）保たれたと考えられるが，現代のような飽食の時代では，肥満，インスリン抵抗性，糖尿病などの生

活習慣病の遺伝的背景となった，という考え方があり，これを「倹約遺伝子説」（図7）とよぶ[1]．遺伝因子は糖尿病になっていない人も含め，一般に集団において多くの人が共有しているが，その有力な説明として考えられる．

「薬物」はいわば人工的な環境因子であり，薬物の反応性や副作用の個体差も遺伝素因と環境因子の相互作用といえるだろう．白人の*TCF7L2*のリスクアリルをホモでもつ糖尿病患者は，初回治療においてSU剤で良好なコントロールを得る率が低いこと，BG（ビグアナイド）剤ではSNPによりそのような差はないことが報告されている[23]．*TCF7L2*のリスクアリルは日本人ではあまり頻度が高くなく，*KCNQ1*のSNPなどについてこうした薬剤反応性の違いの有無を検証する価値はあるだろう．最近はBG剤の反応性にかかわる遺伝素因をゲノムワイドに探索し，*ATM*という遺伝子のSNPが関与するとの報告[24]がある．このような遺伝因子は，治療方針決定に役立つ可能性がある．

おわりに

疾患の遺伝因子の研究の遂行には，臨床の現場との密接な協力と，個人の多様性を受容する成熟した社会の存在が必要である．2型糖尿病は，GWASが最も成功した疾患の1つであり，こうした研究が発展すれば，個別化医療・予防への応用についても，生活習慣病のモデルケースとなると期待される．2型糖尿病は，GWASについては，生活習慣病のなかでがんと並び最も成功した疾患の1つであるが，一方で糖尿病を通じてGWASの長所も限界も明らかになりつつある．今後，*KCNQ1*を中心としたわが国独自の検証も含めて，得られた遺伝因子の臨床的意義の確立も必要である．こうした研究が発展すれば，個別化医療・予防への応用についても，糖尿病が生活習慣病のモデルケースとなると期待される．

（安田和基）

参考文献

1) Lohmueller, K. E. et al.：Meta-analysis of genetic association studies supports a contribution of common variants to susceptibility to common disease. Nat. Genet., 33：177-182, 2003
2) Sladek, R. et al.：A genome-wide association study identifies novel risk loci for type 2 diabetes. Nature, 445：881-885, 2007
3) Scott, L. J. et al.：A genome-wide association study of type 2 diabetes in Finns detects multiple susceptibility variants. Science, 316：1341-1345, 2007
4) Zeggini, E. et al.：Replication of genome-wide association signals in UK samples reveals risk loci for type 2 diabetes. Science, 316：1336-1341, 2007
5) Saxena, R. et al.：Genome-wide association analysis identifies loci for type 2 diabetes and triglyceride levels. Science, 316：1331-1336, 2007
6) Steinthorsdottir, V. et al.：A variant in CDKAL1 influences insulin response and risk of type 2 diabetes. Nat. Genet., 39：770-775, 2007
7) Lyssenko, V. et al.：Mechanisms by which common variants in the TCF7L2 gene increase risk of type 2 diabetes. J. Clin. Invest., 117：2155-2163, 2007
8) Gaulton, K. et al.：A map of open chromatin in human pancreatic islets. Nat. Genet., 42：255-259, 2010
9) Nicolson T. J. et al.：Insulin storage and glucose homeostasis in mice null for the granule Zinc transporter ZnT8 and studies of the type 2 diabetes-associated variants. Diabetes, 58：2070-2083, 2009
10) Wei, F. Y. et al.：Deficit of tRNA (Lys) modification by Cdkal1 causes the development of type 2 diabetes in mice. J. Clin. Invest., 121：3598-3608, 2011
11) Gerken, T. et al.：The obesity-associated FTO gene

encodes a 2-oxoglutarate-dependent nucleic acid demethylase. Science, 318 : 1469-1472, 2007
12) Yasuda, K. et al. : Variants in KCNQ1 are associated with susceptibility to type 2 diabetes mellitus. Nat. Genet., 40 : 1029-1097, 2008
13) Unoki, H. et al. : SNPs in KCNQ1 are associated with susceptibility to type 2 diabetes in East Asian and European populations. Nat. Genet., 40 : 1098-1102, 2008
14) Yamagata, K. et al. : Voltage-gated K+ channel KCNQ1 regulates insulin secretion in MIN6 β- cell line. Biochem. Biophys. Res. Commun., 407 : 620-625, 2011
15) Miissig, K. et al. : Association of type 2 diabetes candidate polymorphisms in KCNQ1 with incretin and insulin secretion. Diabetes, 58 : 1715-1720, 2009
16) Kong, A. et al. : Parental origin of sequence variants associated with complex diseases, Nature, 462 : 868-874, 2009
17) Yamanchi, T. et al. : A genome-wide association study in the Japanese population identifies susceptibility loci for type 2 diabetes at UBE2E2 and C2CD4A-C2CD4B. Nat. Genetics, 42 : 864-868, 2010
18) Meigs, J. B. et al. : Genotype score in addition to common risk factors for prediction of type 2 diabetes. N. Engl. J. Med., 359 : 2208-2219, 2008
19) Lyssenko, V. et al. : Clinical risk factors, DNA variants, and the development of type 2 diabetes. N. Engl. J. Med., 359 : 2220-2232, 2008
20) Miyake, K. et al. : Construction of a prediction model for type 2 diabetes mellitus in the Japanese population based on 11 genes with strong evidence of the association J. Hum. Genet., 54 : 236-241, 2009
21) Okamoto, K. et al. : Identification of *KCNJ15* as a susceptibility gene in Asian patients with type 2 diabetes mellitus. Am. J. Hum. Genet., 86 : 54-64, 2010
22) Nemoto, M. et al. : Differential effect of PPAR gamma 2 variants in the development of type 2 diabetes between native Japanese and Japanese Americans. Diabetes Res. Clin. Pract., 57 : 131-137, 2002
23) Pearson, E. R. et al. : Variation in TCF7L2 influences therapeutic response to sulfonylureas, A GoDARTs study. Diabetes, 56 : 2178-2182, 2007
24) Zhou, K. et al. : Common variants near ATM are associated with glycemic response to metformin in type 2 diabetes. Nat. Genet., 43 : 117-120, 2011

Chapter 3

3 代謝とエピジェネティクス

わが国における糖尿病患者，肥満者は近年急激に増加しており，まさに生活習慣病の発症に環境因子の関与が大きいことを示している．栄養状態をはじめとする環境因子による遺伝子発現制御機構，いわゆる「メタボリックメモリー」についてはエピジェネティクスの関与が考えられ，細胞内の代謝産物によるエピジェネティクス制御への関与について概説する．

概念図

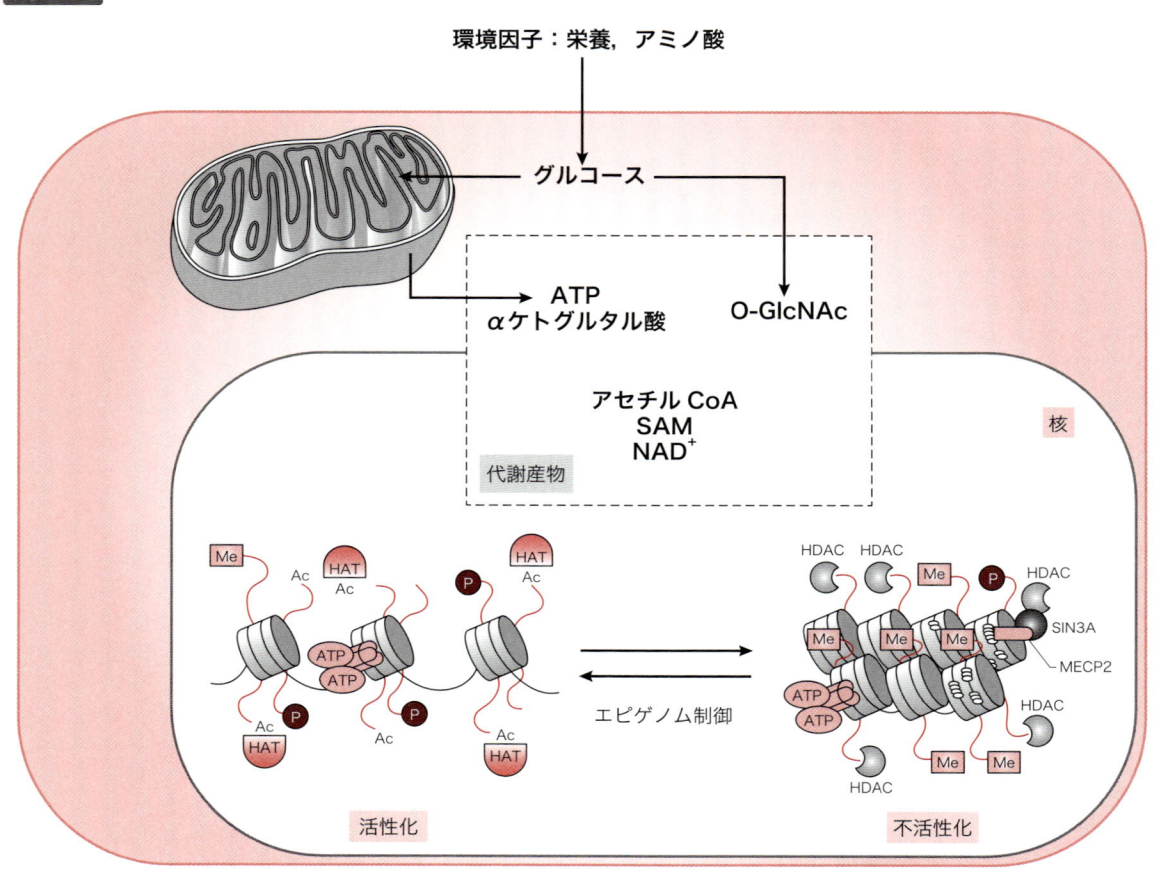

《メタボリックメモリー》

エピジェネティクスとは「DNA塩基配列の変化を伴わずに，染色体機能を制御するしくみ」であり，DNAメチル化やヒストン修飾（アセチル化，メチル化など）などのゲノム上の化学修飾が制御にかかわっており，これらの修飾は代謝環境を含む環境要因によっても変化する（図1）．ヒストン八量体にゲノムDNAが巻き付いた単位がヌクレオソームであり，さまざまなシグナルに応じて修飾が書き込まれることから染色体機能制御の基本単位と言っても過言ではない．ヒストンに生じる化学修飾を連続的な暗号（コード）としてとらえた概念がヒストンコードである（図2）[1]．

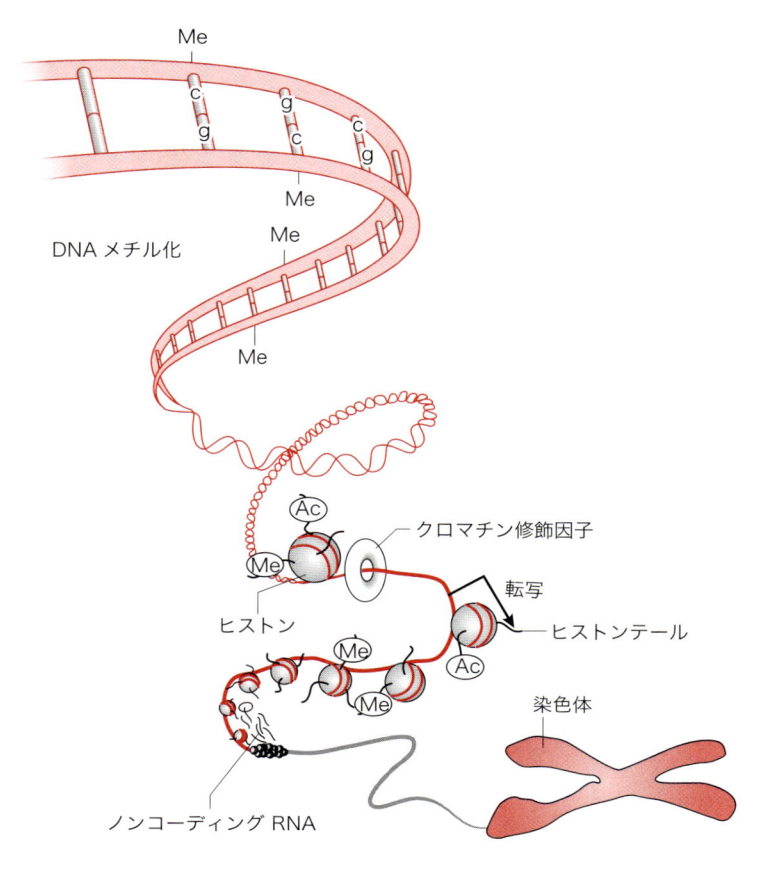

図1 エピゲノム
DNAあるいはヒストンへの化学修飾によってクロマチン状態がダイナミックに変化し，ゲノム情報の読み出しを制御している．ノンコーディングRNAは制御分子としても重要である

　糖尿病をはじめとした生活習慣病は多因子性疾患であり，その遺伝素因については前稿（第3章-1，2）を参照されたい．一方，わが国における糖尿病患者，肥満者は近年急激に増加しており，まさに生活習慣病の発症に環境因子の関与が大きいことを示している．栄養状態をはじめとする環境がいかに遺伝子発現を長期的に制御するのかについてはまだまだ不明の点が多いものの，生活習慣病発症予防を進めるうえでもエピジェネティクスの関与の解明が待たれており，その現状を概説する．

1 エピジェネティクスと代謝

1）過栄養・低栄養とエピジェネティック遺伝

　摂食による母親の肥満が，子の脂肪過多および代謝に有害な影響を及ぼすことは多くの疫学的研究から明らかにされている．また，高脂肪食を与えた母親マウスから生まれたマウスは肥満や糖尿病などの生活習慣病に類似した病態を呈する．体重調節にかかわるホルモン分泌や膵島形成のプログラムへの影響について研究が進んでいる．一方，交配前の父親ラットの高脂肪食摂取が，世代を超えて雌のF_1ラットのβ細胞に「機能不全」をプログラムすることが示された[2]．生殖細胞系列に生じたエピジェネティクスの変化が完全に消去されないままに次世代に受け継がれた可

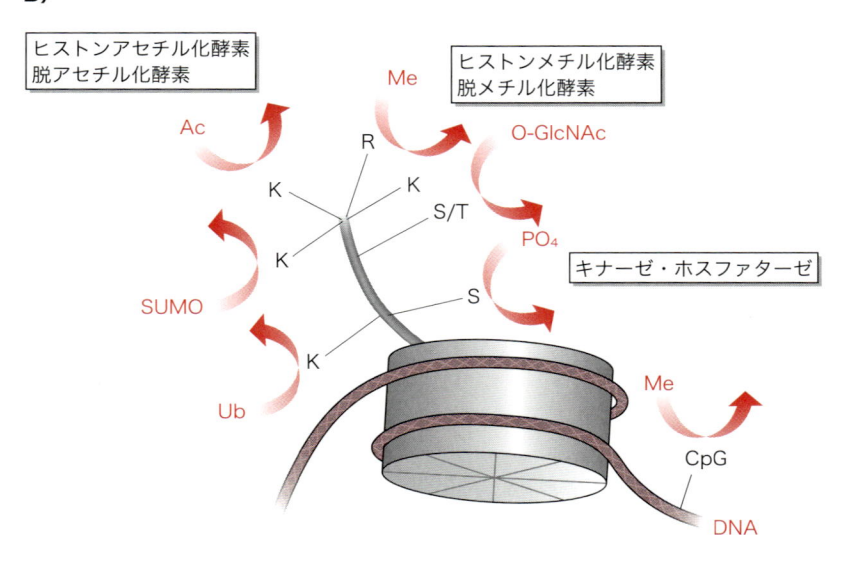

図2 エピジェネティクス修飾
A）DNAメチル化とその消去．B）ヌクレオソームはヒストン八量体にDNAがおよそ2巻きしており，ヒストンテールの部分にさまざまな修飾（ヒストンコード）が書き込まれ，認識タンパク質が結合してクロマチン状態を制御する

能性が示唆されるが，詳細な機構は不明である．

　生殖細胞が形成される際には体細胞に存在するエピジェネティクス修飾は消去され，あらためて生殖細胞特有の修飾が形成される．とりわけ，精子においてはほとんどのヒストンはプロタミンに置換されるが，一部のゲノム領域，特にGC含量の高い領域にはヌクレオソームが残り，親のエピゲノム情報が次世代に伝搬される可能性が示されている[3]．ヌクレオソームが残留した領域ではDNAメチル化の低下との相関も認められている．

　一方で母親の低栄養状態もまた出生児の生活習慣病リスクを増大する．第二次大戦末期のオランダ飢饉時の母親からの出生児は成人後に肥満，耐糖能異常，高血圧を発症しやすい[4]．従来，低出生体重児が将来的に代謝関連疾患の発症リスクが高いことも報告されている．妊娠期の母体のカロリー制限や子宮動脈結紮により子宮内発育遅延（IUGR）の動物モデルが作製される．後者によるIUGRラットは2型糖尿病を呈し，膵臓分化に重要なホメオボックス遺伝子である*Pdx1*遺伝子のプロモーター領域のメチル化やヒストン修飾の変化によりその発現低下が関与する可能性が示されている[5]．マウス膵島におけるPdx1の結合部位をChIP-seqによりゲノムワイドに調べた研究では，その14％がFOXA2の結合部位と重複しており，特異的な遺伝子発現に寄与している

表1 エピジェネティクスにかかわる代謝産物

代謝産物	合成酵素	関与する反応系	結果
アセチルCoA	アセチルCoA合成酵素	アセチルトランスフェラーゼ	ヒストンアセチル化
	ATPクエン酸リアーゼ	アセチルトランスフェラーゼ	ヒストンアセチル化
ATP	ATP合成酵素	キナーゼ	リン酸化
		クロマチンリモデリング複合体	クロマチンリモデリング
FAD$^+$	FMNアデニリルトランスフェラーゼ	LSDファミリー脱メチル化酵素	ヒストン脱メチル化
αケトグルタル酸	Isocitrate dehydrogenase	Jmjファミリー脱メチル化酵素	ヒストン脱メチル化
NAD$^+$（および関係因子）	NMNAT-1（＋NAD$^+$コファクターキナーゼおよび還元酵素）	Sirtuins（NAD$^+$）	ヒストン脱アセチル化
		PARPs（NAD$^+$）	ADPリボシル化
		CtBP（NAD$^+$/NADH）	転写抑制
		Clock:BMAL1［NAD（P）$^+$/NAD（P）H］	DNA結合の調節
		NPAS2:BMAL1［NAD（P）$^+$/NAD（P）H］	DNA結合の調節
OアセチルADPリボース	Sirtuins	Sir2/3/4	酵素活性制御
		MacroH2A1.1	タンパク質相互作用の制御
S-アデノシルメチオニン（SAM）	MatIIα	タンパク質メチル化酵素	ヒストンメチル化
		DNAメチル化酵素	DNAメチル化

ことが示された[6]．IUGRの新生児の臍帯血から得られたCD34$^+$幹細胞では，糖尿病易罹患性遺伝子である*HNF4A*遺伝子座のDNAメチル化亢進が認められた[7]．

2）メタボリックメモリー

過去の血糖コントロールの良し悪しが治療効果の良否に影響するという疫学研究[8)9)]や動物モデルの研究から，栄養環境などにより代謝機能に生じた変化が細胞内に記憶されたかのように長時間持続する状態を「メタボリックメモリー」と表現される．その実態としては不明の点が多いが，エピジェネティクスの関与が示唆されている．

糖尿病モデルdb/dbマウスの大動脈血管平滑筋細胞を*in vitro*培養しても数代は炎症関連の遺伝子発現が亢進している．抑制性ヒストン修飾であるH3K9me3修飾がIL-6やM-CSF等の炎症性サイトカイン遺伝子のプロモーターにおいて低下していることが認められ，メチル化酵素Suv39h1の発現も低下している．また一時的に高血糖状態に曝されたマウスの大動脈内皮細胞においても，NF-κBのp65サブユニットの発現増加とH3K4me1修飾の増加が認められている．

3）エピジェネティクス修飾と代謝産物

エピゲノムの修飾基は，ATP（リン酸基），アセチルCoA（アセチル基），SAM（S-アデノシルメチオニン）（メチル基），などの細胞内の代謝物に由来することが多く，NAD$^+$やαケトグルタル酸は，それぞれヒストン脱アセチル化酵素や脱メチル化酵素の補酵素になっている（表1）[10]．

DNAおよびヒストンメチル化反応においてはSAMをメチル基供与体としている（図3）．SAMはメチオニンから合成され，メチル基を供与した後S-アデノシルホモシステイン（SAH）を生じ，さらに加水分解されてホモシステインとなる．SAHはメチル化酵素の競合阻害作用を有しており，その増加はDNA低メチル化をもたらす[11]．腎不全患者では高ホモシステイン血症が認められ，動脈硬化などの血管障害の誘因となるが，葉酸不足によりホモシステインからメチオニン合成が低

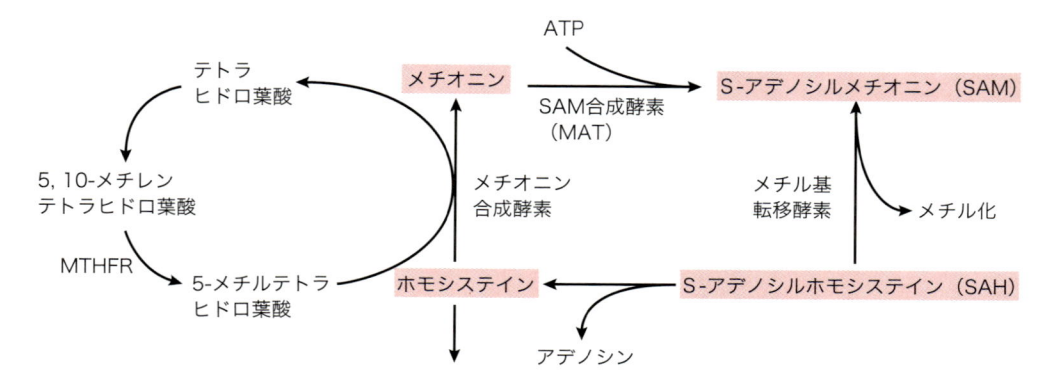

図3 S-アデノシルメチオニンの代謝経路

下している．5-10メチレンテトラヒドロ葉酸還元酵素（MTHFR）の遺伝子変異症例では葉酸投与により，血中ホモシスチンのレベルが低下する．

最近，核内にSAM合成酵素MAT II αを含む複合体の存在が報告され，MAT II βとともにヒストンメチル化酵素G9aも含まれており，NuRD，SWi/SNFなどのクロマチンリモデリング因子との相互作用，エピゲノム制御への関与が示唆されている[12]．実際に放射性標識したメチオニンがMAT II α複合体によりヒストンH1およびH3をメチル化することが示されている．SAMのような代謝産物は産生される局所にとどまらず，速やかに核内で拡散するとも考えられることから，クロマチン局所での合成の意義についてはさらなる解明が期待される．

同様な例としてNAD$^+$の合成酵素であるNMNAT-1（nicotinamide mononucleotide adenylyltransferase-1）も核内に局在し，クロマチン上に動員されることが報告され，SIRT1の制御に関与している[13]．ポリADP-リボシル化（PAR化）もヒストンを含めたタンパク質の翻訳後修飾として重要であり，poly（ADP-ribose）polymerases（PARP）とよばれる一群の酵素によって触媒される．ADPリボースはヒストン脱アセチル化酵素であるSirtuinの制御に関与しており，PARP-1およびPARP-2ノックアウトマウスではエネルギー消費が増加し，肥満しにくい．NAD$^+$レベルの増加あるいはSIRT1発現の増加が関与する[14]．PARP-1も前述のSIRT1同様に核内のNAD$^+$プールからのNAD$^+$の供給を必要とすることから，両者の間にはクロストーク機構が存在する．遺伝毒性ストレス下にはPARP-1が活性化されNAD$^+$が枯渇しSIRT1活性が阻害される一方，SIRT1は直接PARP-1に結合して脱アセチル化することからSIRT1活性化はPARP-1によるPAR合成を抑制する．

グリオーマや白血病のゲノム解析においてイソクエン酸デヒドロゲナーゼ（IDH1およびIDH2）遺伝子変異が報告された．酵素活性の不活化変異ではなく，αケトグルタル酸（α-KG）から2-ヒドロキシグルタル酸（2-HG）を産生し，α-KGを補酵素として利用する酵素群を阻害することから，オンコメタボライト（癌原性代謝産物）というコンセプトがもたらされた[15]．活性阻害を受けるα-KG依存性のジオキシゲナーゼファミリー[16]にはヒストン脱メチル化酵素であるJmjCファミリーや後述するDNA脱メチル化に関与するTETなど数十の遺伝子が含まれており，IDH変異は広汎なエピゲノム変異をもたらすと考えられる（図4）[17]．

β-N-アセチルグルコサミン（O-GlcNAc）はO-GlcNAc転移酵素（OGT）により基質タンパク質に付加される．OGTは細胞核内にも多く存在しており，その糖付加反応は細胞内エネルギー代謝にリンクすることが知られている．ヒストンメチル化酵素であるMLL5複合体にOGTが含ま

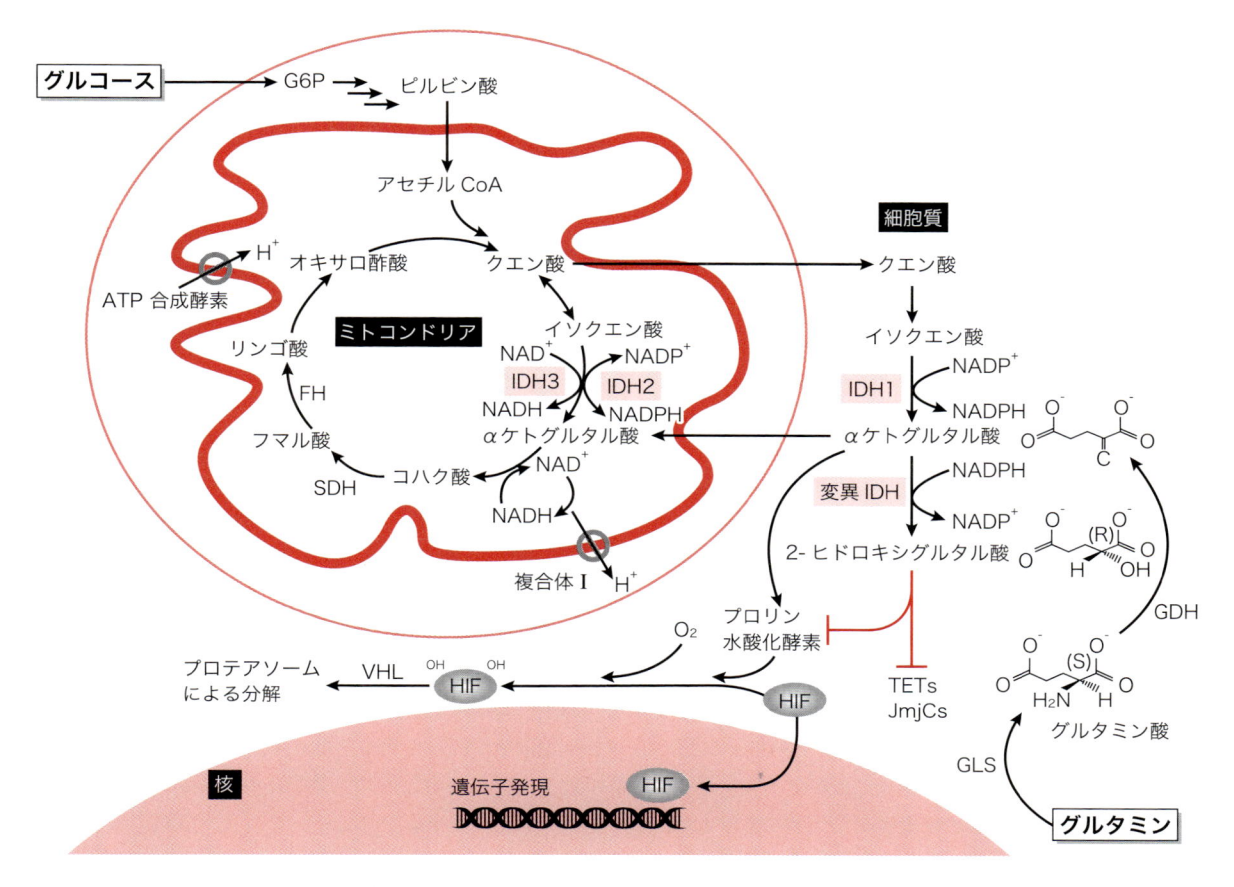

図4 αケトグルタル酸代謝とエピジェネティクス

れることが報告され[18]，さらにMLL5のグリコシル化[19]を行い，その酵素活性および複合体形成にO-GlcNAc付加が不可欠であることが示された．OGTによるO-GlcNAc付加はヒストンタンパク質にも生じることも認められ，新たなヒストンコードと提唱されている[20]．糖鎖解析技術は急速に進展しつつあり[21]，細胞外グルコース濃度などエネルギー状態により核内タンパク質の糖鎖修飾がどのように制御され，エピジェネティクス制御にかかわるか興味深い．

4) エピジェネティクス異常と代謝

ヒストンH3K9の脱メチル化酵素Jhdm2a/JMJD1aノックアウトマウスでは，立石ら[22]および稲垣ら[23]によって肥満，高脂血症などメタボリックシンドロームに特徴的な症状を呈することが報告された．ノックアウトマウスの骨格筋や褐色脂肪細胞ではPPARαや脱共役タンパク質UCP2遺伝子の発現がH3K9me2修飾によってサイレンシングされていることが認められている．さらに同ノックアウトマウスでは呼吸商が夜間も低下しないことから，エネルギー源としての脂肪燃焼が低下していることが示された．

Memo

《呼吸商》
ある時間において生体内で栄養素が分解されてエネルギーに変換するまでの酸素消費量に対する二酸化炭素排出量の体積比のことで，細胞内に取り込む糖質，タンパク質，脂質の吸収比率を内

呼吸でいかに取り込めるかを表している．呼気に含まれるCO_2量を吸気に含まれるO_2量で割った値であり，糖質と脂肪の燃焼の比率．

BAZ1B/WSTFはブロモドメインを有するタンパク質でクロマチンリモデリングにかかわり，ウィリアムズ・ビューレン症候群において欠損する7q11.23領域に含まれる遺伝子の1つとして知られる[24]．ビタミンD受容体の制御にかかわること，高トリグリセリド血症の全ゲノム関連解析でBAZ1Bを含む遺伝子領域の関連が報告されている．

2 エピゲノム解析手法

次世代シークエンサーや質量分析技術の進歩により，転写因子の結合，ヒストン修飾，DNAメチル化の包括的解析が可能となり，エピジェネティックな遺伝子制御機構が続々と明らかになりつつある．代謝病を理解するには細胞あるいはモデル生物の解析に加えて個体レベルの解析が不可欠である．

1) DNAメチル化

哺乳類細胞ではDNAメチル化はCpG配列中のシトシンがメチル化され，細胞分裂に際してDNAが複製される際にもメチル基転移酵素DNMT1によって新生DNAにもメチル化修飾が忠実にコピーされる．なお，ES細胞ではDNAメチル化活性が高いためか，non-CpGのメチル化も高頻度に観察されることが全ゲノムメチル化解析により近年判明した[25]．メチルシトシン（mC）が除去される機構は長年不明であったが，ヒドロキシメチルシトシン（hmC）の存在が注目されている．メチル化シトシンからの水酸化反応を触媒するのがTETタンパク質であり，TET2の変異は白血病に高頻度に認められる．TET1はES細胞で高発現し，CpGアイランドに局在し，メチル化されることを防いでいると考えられている．

DNAメチル化の検出には，メチル化感受性の制限酵素を利用する方法，bisulfite（重亜硫酸塩）法が用いられる．後者はbisulfite処理により，DNA中のメチル化されていない（非メチル化）シトシン残基をウラシルに変換する．一方，メチル化シトシン（5-mC）は本処理によって変換されないため，メチル化シトシンと非メチル化シトシンを識別できる．bisulfite処理したゲノムDNAを用いてSNPアレイの原理で1回のアッセイで数十万カ所のCpGメチル化を測定できるほか，質量分析装置を用いて定量的にメチル化の程度を測定できる．また，次世代シークエンサーにより全ゲノム解析も可能である．ただし，bisulfite処理では上述のhmCとmCは識別できない．

メチル化シトシン結合タンパク質，あるいは5-mCやhmCに対する抗体を用いて修飾されたDNA断片を収集し，シークエンサーによってメチル化領域を決定できる．抗体あるいはカラムによる濃縮を行うため，低CpG領域での検出感度は高くない．

2) GWASとEWAS

ゲノムワイド関連解析（GWAS）により糖尿病をはじめとする種々の多因子性疾患の感受性遺伝子が同定されてきた．とはいえ，まだ見出されていないメカニズムとして環境因子によるエピゲノムの変化が多因子疾患の発症にかかわる可能性が唱えられている．最近のエピゲノム解析技術の進歩はエピゲノム変異とりわけDNAメチル化の多様性と疾患との関連解析[26]（Epigenome wide Association Study：EWAS）も試みられている．もっともDNA解析を行うGWASと異なり，DNAメチル化パターンは組織，細胞種ごとに異なるため，罹患組織からいかに情報を取得するか

が検討事項である．

3) クロマチン免疫沈降（ChIP）によるエピゲノム解析

特定のヒストン修飾，転写因子の結合部位を検出するには，クロマチンとゲノムDNAを固定化後，修飾ヒストンや転写因子に対する特異的抗体を用いて，結合するDNA断片を回収できる．ChIP-seq法は回収したDNAを次世代シークエンサーで配列決定することによって結合部位を特定できることから転写制御のネットワークを解明するためにきわめて強力な技術である．一例としては脂肪細胞分化のマスター制御因子といわれるPPARγのChIP-chip解析により，脂肪細胞代謝に関与する多くの遺伝子プロモーターに結合することが示された．標的遺伝子として分化抑制に働く核内受容体COUP-TFII，ヒストンH4K20のメチル化酵素PR-Set7に加えて，PPARγの脂肪細胞特異的なアイソフォームであるPPARγ2プロモーターも含まれており，フィードバック機構が示された[27]．

4) アレル別遺伝子発現

実際に染色体の機能にどの程度個人差があるかを考えるうえで有用であるのが，2本の染色体間の遺伝子転写の違いである．同一の細胞内環境にもかかわらず，より転写されやすいアレルが存在する．極端な例はX染色体不活化やインプリンティング遺伝子であり，片側の染色体のみから遺伝子発現が行われている．2本の染色体間に存在するSNPを用いて，SNPアレイやRNA-seqによって識別することができる．薬剤刺激時に2本の染色体間で発現量に3倍以上差が認められる遺伝子は数百に及ぶ．

ChIP-seqにより，RNAポリメラーゼIIの局在やヒストン修飾のアレル間の比較も行われている．

5) クロマチンへのアクセス

ヌクレオソームが存在しない領域を検出する方法として，クロマチン固定，DNase I 処理によりDNAをヌクレオソームフリーの部位で切断後，脱架橋して得られたDNAのシークエンス情報からDNase I hypersensitive sites（DHS）を全ゲノムレベルで取得する方法がある．Alanら[28]はヒトT細胞のDHSを測定して，オープンクロマチンの領域の多くは転写開始点（TSS）やCTCF結合部位に一致する一方，細胞種によって異なっており，8割近くが遺伝子のプロモーター領域から離れて存在することを報告した．

ホルマリンによるヒストン―DNAの架橋後にタンパク質除去のためフェノール処理をすることでヒストン結合のないDNAを抽出する方法（formaldehyde-assisted isolation of regulatory elements：FAIRE法）などがある（図5）．FAIRE-seqによる膵島細胞での解析では2型糖尿病関連遺伝子として報告されたTCF7L2遺伝子座イントロンのエンハンサー領域のaccessibilityが高リスクのTアレルで高いことが認められている[29]．FAIRE陽性部位はTSS，CTCF結合部位，転写因子結合部位と重なっており，細胞分化に伴いaccessibilityがダイナミックに変動する．FAIRE陽性領域に共通するモチーフから脂肪細胞分化に転写因子NFIが関与することを見出した[30]．

6) ノンコーディングRNA

次世代シークエンサーによるRNAシークエンシングはゲノムワイドなトランスクリプトーム解析を可能とし，タンパク質をコードしないとされる長鎖ノンコーディングRNAの同定が急速に進んでいる．数千に及ぶlncRNAが既に同定され，細胞あるいは時期特異的に発現しているものが

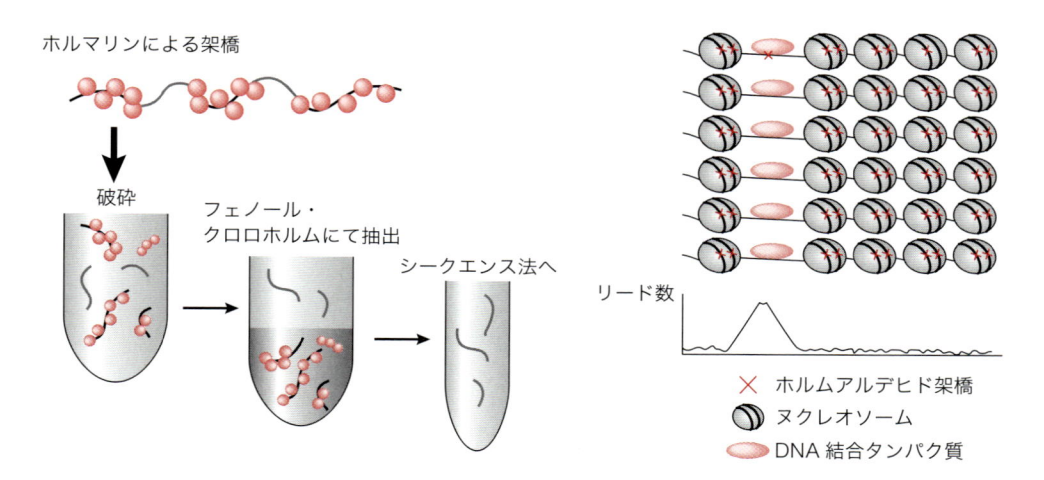

図5 FAIRE法によるクロマチン状態の解析
FAIRE法によりヌクレオソームが結合していないDNAを回収し，ゲノムにアクセス可能なクロマチン領域を同定できる

多く，タイトに制御されていると考えられている[32]．クロマチンリモデリング，転写，スプライシングの制御などを介して細胞分化における転写制御，多能性維持への関与[33]などその機能解明が進んでいるもののヒト疾患との関連については今後の研究が待たれる[34]．

（油谷浩幸）

参考文献

1) Strahl, B. D. & Allis, C. D.：The language of covalent histone modifications. Nature, 403：41-45, 2000
2) Ng, S. F. et al.：Chronic high-fat diet in fathers programs β-cell dysfunction in female rat offspring. Nature, 467：963-966, 2010
3) Vavouri, T. & Lehner, B.：Chromatin organization in sperm may be the major functional consequence of base composition variation in the human genome. PLoS Genet, 7：e1002036, 2011
4) Roseboom, T. J. et al.：Effects of prenatal exposure to the Dutch famine on adult disease in later life：an overview. Mol. Cell Endocrinol., 185：93-98, 2001
5) Park, J. H. et al.：Development of type 2 diabetes following intrauterine growth retardation in rats is associated with progressive epigenetic silencing of Pdx1. J. Clin. Invest., 118：2316-2324, 2008
6) Hoffman, B. G. et al.：Locus co-occupancy, nucleosome positioning, and H3K4me1 regulate the functionality of FOXA2-, HNF4A-, and PDX1-bound loci in islets and liver. Genome Res., 20：1037-1051, 2010
7) Einstein, F. et al.：Cytosine methylation dysregulation in neonates following intrauterine growth restriction. PLoS One, 5：e8887, 2010
8) Cooper, M. E. & El-Osta, A.：Epigenetics：mechanisms and implications for diabetic complications. Circ. Res., 107：1403-1413, 2010
9) Villeneuve, L. M. & Natarajan, R.：The role of epigenetics in the pathology of diabetic complications. Am. J. Physiol. Renal. Physiol., 299：F14-25, 2010
10) Gibson, B. A. & Kraus, W. L.：Small molecules, big effects：a role for chromatin-localized metabolite biosynthesis in gene regulation. Mol. Cell, 41：497-499, 2011
11) Stenvinkel, P. et al.：Impact of inflammation on epigenetic DNA methylation—a novel risk factor for cardiovascular disease? J. Intern. Med., 261：488-499, 2007
12) Katoh, Y. et al.：Methionine adenosyltransferase II serves as a transcriptional corepressor of Maf oncoprotein. Mol. Cell., 41：554-566, 2011
13) Zhang, T. & Kraus, W. L.：SIRT1-dependent regula-

13) tion of chromatin and transcription : linking NAD (+) metabolism and signaling to the control of cellular functions. Biochim. Biophys Acta., 1804 : 1666-1675, 2010
14) Bai, P. et al. : PARP-2 regulates SIRT1 expression and whole-body energy expenditure. Cell Metab., 13 : 450-460, 2011
15) Xu, W. et al. : Oncometabolite 2-hydroxyglutarate is a competitive inhibitor of α-ketoglutarate-dependent dioxygenases. Cancer Cell, 19 : 17-30, 2011
16) Iyer, L. M. et al. : Prediction of novel families of enzymes involved in oxidative and other complex modifications of bases in nucleic acids. Cell Cycle, 8 : 1698-1710, 2009
17) Dang, L. et al. : IDH mutations in glioma and acute myeloid leukemia. Trends Mol. Med., 16 : 387-397, 2010
18) Hart, G. W. et al. : Cycling of O-linked beta-N-acetylglucosamine on nucleocytoplasmic proteins. Nature, 446 : 1017-1022, 2007
19) Fujiki, R. et al. : GlcNAcylation of a histone methyltransferase in retinoic-acid-induced granulopoiesis. Nature, 459 : 455-459, 2009
20) Sakabe, K. et al. : Beta-N-acetylglucosamine (O-GlcNAc) is part of the histone code. Proc. Natl. Acad. Sci. USA, 107 : 19915-19920, 2010
21) Hart, G. W. & Copeland, R. J. : Glycomics hits the big time. Cell, 143 : 672-676, 2010
22) Tateishi, K. et al. : Role of Jhdm2a in regulating metabolic gene expression and obesity resistance. Nature, 458 : 757-761, 2009
23) Inagaki, T. et al. : Obesity and metabolic syndrome in histone demethylase JHDM2a-deficient mice. Genes Cells, 14 : 991-1001, 2009
24) Kitagawa, H. et al. : Williams syndrome is an epigenome-regulator disease. Endoc. J., 58 : 77-85, 2011
25) Lister, R. et al. : Human DNA methylomes at base resolution show widespread epigenomic differences. Nature, 462 : 315-322, 2009
26) Rakyan, V. K. et al. : Epigenome-wide association studies for common human diseases. Nat. Rev. Genet., 12 : 529-541, 2011
27) Wakabayashi, K. et al. : The peroxisome proliferator-activated receptor gamma/retinoid X receptor alpha heterodimer targets the histone modification enzyme PR-Set7/Setd8 gene and regulates adipogenesis through a positive feedback loop. Mol. Cell. Biol., 29 : 3544-3555, 2009
28) Boyle, A. P. et al. : High resolution mapping and characterization of open chromatin across the genome. Cell, 132 : 311-322, 2008
29) Gaulton, K. J. et al. : A map of open chromatin in human pancreatic islets. Nat. Genet., 42 : 255-259, 2010
30) Waki H, et al. Global mapping of cell type-specific open chromatin by FAIRE-seq reveals the regulatory role of the NFI family in adipocyte differentiation. PLoS Genet. 7 (10) : e1002311. 2011
31) Best, J. D. & Carey, N. : Epigenetic therapies for non-oncology indications. Drug Discov. Today, 15 : 1008-1014, 2010
32) Cabili, M. N. et al. : Integrative annotation of human large intergenic noncoding RNAs reveals global properties and specific subclasses. Genes Dev., 25 : 1915-1927, 2011
33) Guttman, M. et al. : lincRNAs act in the circuitry controlling pluripotency and differentiation. Nature, 477 : 295-300, 2011
34) Wapinski, O. & Chang, H. Y. : Long noncoding RNAs and human disease. Trends Cell Biol., 21 : 354-361, 2011

参考図書

1) 実験医学2011年9月号「代謝エピジェネティクス」（企画/中尾光善），羊土社

第4章

合併症の発症機序

1 糖尿病合併症の臨床 ······ 202
2 細小血管症発症の分子機構 ······ 210
3 糖尿病網膜症の発症機序 ······ 215
4 糖尿病性腎症の発症機序 ······ 222
5 糖尿病性神経障害の発症機序 ······ 228
6 糖尿病における動脈硬化症の発症・進展機序 ······ 235

Chapter 4

1 糖尿病合併症の臨床

■ はじめに

　糖尿病は慢性の高血糖を主徴とする疾患群である．この慢性の高血糖は糖尿病に特有な慢性合併症を生じ，この慢性合併症が糖尿病患者さんのQOLを低下させ寿命を短くしている．実際日本糖尿病学会による調査では，糖尿病があると男性で約10歳，女性で約13歳寿命が短くなることが報告されている（表1）[1]．

　慢性の高血糖は各種の血管を障害し，全身の臓器の機能障害をもたらすが，特にその障害があらわれやすい部位・臓器等が知られている．すなわち，網膜，腎臓，神経の細小血管が障害され，それぞれ糖尿病網膜症，糖尿病腎症，糖尿病神経障害を来す．また，より大きな血管も障害され，その動脈硬化の発症および進展が糖尿病により促進することが知られている．これらは糖尿病大血管症と呼ばれており，冠動脈硬化症による心筋梗塞，脳動脈硬化症による脳梗塞等が主なものである．また，神経障害と動脈硬化症による血流障害のために糖尿病患者の下肢に感染，潰瘍ならびに深部組織の破壊性病変が生じることが知られており，これらは糖尿病足病変とよばれる．

　糖尿病は自覚症状に乏しい疾患であり，一般に知られている糖尿病の症状，例えば，多尿，口渇，体重減少，疲労感などを自覚するのは血糖値がかなり上昇してからである（図1）．すなわち，自覚症状が全くなく視力障害や尿毒症の症状によってはじめて糖尿病の存在が判明することもあるので注意しなければならない．

　慢性合併症のなかで，細小血管症の発症には高血糖が大きく関与しているが，大血管症の発症には高血糖のみならず脂質異常症，高血圧，肥満，喫煙など種々の要因が関与している．細小血管症の発症予防という観点からはHbA1c（NGSP）＜6.9％〔HbA1c（JDS）＜6.5％〕が推奨されている．これらの合併症は，慢性の高血糖が1年程度続いて発症するものでなく，より長期間の，例えば3～5年間血糖コントロールの不良状態が続いてはじめて発症すると考えられている．

1 糖尿病合併症（各論）

1）糖尿病網膜症

　わが国の後天的視覚障害の19％を占め，その原因疾患としては緑内障に続き頻度の高い疾患となっている．病期分類としては各種試みられているがDavis分類を基本として
①網膜症なし
②単純網膜症（毛細血管瘤，点状あるいは斑状出血，硬性白斑，網膜浮腫）
③前増殖網膜症（軟性白斑，高度な静脈変化，網膜内細小血管異常などが加わる）
④増殖網膜症（血管新生，網膜前出血，硝子体出血，牽引性網膜剥離などが加わる）
の4期に分類されることが多い．単純あるいは前増殖網膜症では，病変が黄斑部付近でなければほとんど無症状であるが，増殖網膜症では新生血管からの硝子体出血や網膜剥離のため視力障害が生じる．黄斑浮腫は糖尿病網膜症のどの時期にも発生しうる病変であり，単独でも高度の視力障害を来すことがある．

　わが国における報告では，1型糖尿病では罹病期間5年未満で17％，15～19年で81％に糖尿

表1 日本人の平均寿命と糖尿病患者の死亡時平均年齢（文献1より改変）

	1971-1980		1981-1990		1991-2000	
	男性	女性	男性	女性	男性	女性
日本人 （平均寿命）	73.4	78.8	75.9	81.9	77.6	84.6
糖尿病患者 （死亡時平均年齢）	63.1	64.9	66.5	68.4	68.0	71.6
両者の差	−10.3	−13.9	−9.4	−13.5	−9.6	−13.0

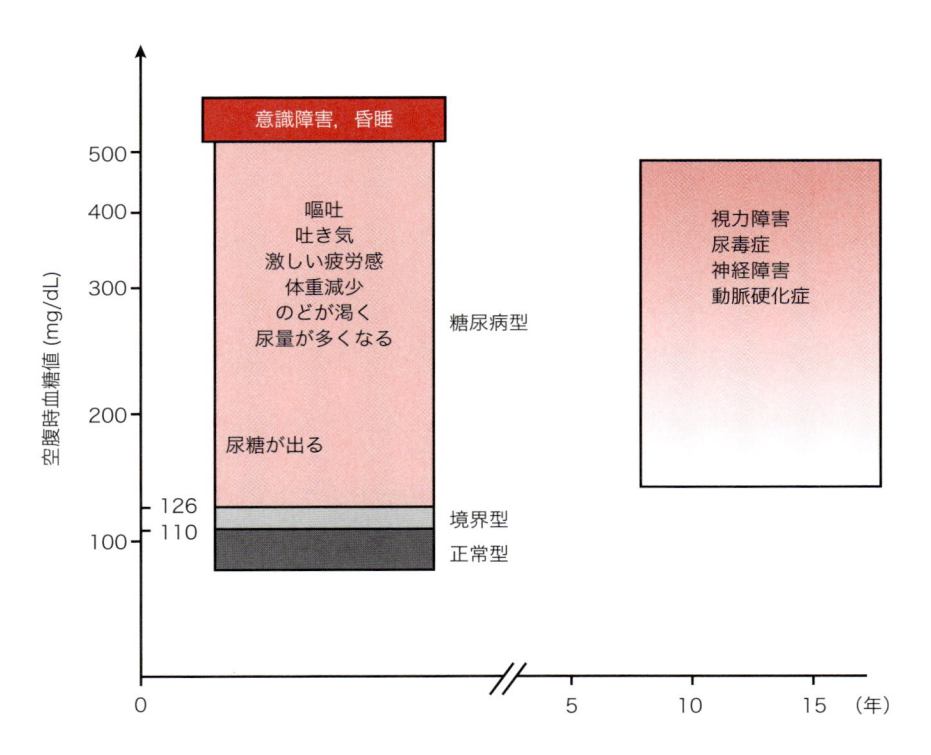

図1 空腹時血糖値と急性慢性合併症

病網膜症の合併が認められる．2型糖尿病では罹病期間5年未満で14％，15～19年で57％に糖尿病網膜症の合併があり，15％は増殖網膜症という[2]．久山町コホート研究では，糖尿病患者の16.9％（1998年），15％（2007年）に糖尿病網膜症がみられ，それらを単純網膜症，前増殖網膜症，増殖網膜症に分類すると1998年は各々9.6％，6.3％，1.0％，2007年は各々10.3％，3.9％，0.5％と，2007年において網膜症の重症化が抑制されていた[3]．

血糖コントロールにより，糖尿病網膜症の発症・進展が1型あるいは2型糖尿病患者で抑制されることは，いくつかの臨床試験で報告されている．わが国のKumamoto Studyでは2型糖尿病患者において糖尿病網膜症の発症・進展を抑制する値としてHbA1c（NGSP）＜6.9％〔HbA1c（JDS）＜6.5％〕をあげている[4]．また，合併する高血圧の治療が糖尿病網膜症の進展に有効であることがUKPDSの成績で示されている[5]．したがって，糖尿病網膜症の発症・進展の予防には血糖と血圧のコントロールが重要なのは明らかである．また最近のDIRECT studyの結果はARB（アンギオテンシン受容体拮抗薬）が血圧降下以外の機序により，網膜症の発症・進展を抑制して

表2　糖尿病腎症病期分類

病期	臨床的特徴		病理学的特徴（糸球体病変）	備考（主な治療法）
	尿タンパク（アルブミン）	GFR（Ccr）		
第1期（腎症前期）	正常	正常 ときに高値	びまん性病変：ない～軽度	血糖コントロール
第2期（早期腎症）	微量アルブミン尿	正常 ときに高値	びまん性病変：軽度～中程度 結節性病変：ときに存在	厳格な血糖コントロール 降圧治療
第3期A（顕性腎症前期）	持続性タンパク尿	ほぼ正常	びまん性病変：中程度 結節性病変：多くは存在	厳格な血糖コントロール 降圧治療・タンパク質制限食
第3期B（顕性腎症後期）	持続性タンパク尿	低下	びまん性病変：高度 結節性病変：多くは存在	厳格な降圧治療 タンパク質制限食
第4期（腎不全期）	持続性タンパク尿	著明低下 （血清Cr上昇）	荒廃糸球体	厳格な降圧治療 低タンパク食・透析療法導入
第5期（透析療法）	透析療法中			移植

降圧療法については「高血圧治療ガイドライン2009（日本高血圧学会）」を参照のこと．
（糖尿病性腎症に関する合同委員会報告．日腎会誌44（1），2002より）

いる可能性を示唆している[6)7)]．

2）糖尿病腎症

　わが国において透析導入の第一原因疾患は2000年度より糖尿病腎症となり，それ以後も第一位を続け，現在では年間16,000人以上が糖尿病腎症のために透析導入を余儀なくされている．糖尿病腎症の病期分類については表2のごとく考えられており，その自然経過に関しては，その発症時期がより明確なことから1型糖尿病に関する成績が多く，微量アルブミン尿の出現により発症し，その80％が10～15年後にタンパク尿が陽性となる顕性腎症に移行する．顕性腎症まで病期が進行すると半数以上の症例で10年以内に末期腎不全に至るというのが一般的な考え方であった．すなわち，以前は不可逆的進行性疾患という考え方が強く，第3期A（顕性腎症前期）はpoint of no returnと考えられ，この病期まで進行するといかなる治療によっても引き戻すことはできず，後は坂道をころがりおちるように進行すると考えられていた．しかしながら非腎不全期の糖尿病腎症患者に膵単独移植を行い10年間観察した所，尿タンパク，Ccr，腎組織所見のいずれもが正常化したことが報告[8)]され，血糖を厳格にコントロールするとpoint of no returnをすぎても腎症が寛解する可能性が示唆された．これ以後早期腎症（微量アルブミン尿）ならびに顕性腎症のいずれの時期においてもremission（寛解）/regression（退縮）は各種の治療により生じうると考えられている．

　Krolewskiらは微量アルブミン尿期の1型糖尿病患者386名を対象にその後6年間追跡し，その間の顕性腎症の累積発症率が19％，逆に正常アルブミン尿期の累積発症率が59％であったことを見出した[9)]．すなわち，従来考えられていた以上に微量アルブミン尿のremissionが認められており，これには微量アルブミン尿の早期発見，HbA1cの低値，収縮期血圧の低値，血中コレステロール値ならびに中性脂肪値の低値が関与することを明らかにした．荒木らは同様の臨床研究を日本人2型糖尿病患者について行い，6年間の追跡で顕性腎症期以上に進展したprogressionが累積発症率で28％，正常アルブミン尿期へ改善したremissionが51％，50％以上尿中アルブミン排泄量が減少したregressionが54％であったことを報告している[10)]．そして，remission/regressionに影響を与える因子として，微量アルブミン尿の早期発見，ACE（アンギオテンシン転換酵

素）阻害薬あるいはARB（アンギオテンシン受容体拮抗薬）の服用，HbA1c低値，収縮期血圧低値が同定された[10]．したがって，早期腎症に対しては，厳格な血糖・血圧管理（ACE阻害薬・ARBの投与を含め）がremission/regressionをもたらすと考えられる．

一方，顕性腎症期に至った症例でもタンパク尿のremission/regressionが生じることが報告されている．この病期における血糖の管理は，腎症の進展に大きな影響を与えるとは考えられておらず，降圧薬による血圧の管理が治療の中心になる．すなわち顕性腎症期の1型糖尿病患者における前向き観察研究の結果，長期間血圧を良好にコントロールすると，例えば平均血圧を約93mmHg（125/75mmHgに相当）にコントロールするとremission（顕性タンパク尿から微量アルブミン尿への改善）が60％，regression（腎機能低下の顕著な抑制）が40％に生じることが報告されている[11]．

3）糖尿病神経障害

糖尿病神経障害は，比較的早期から発症し，糖尿病患者の30〜50％に併発しているという報告が多い．最近，日本糖尿病対策推進会議が行ったアンケート調査によっても糖尿病患者の47％に末梢神経障害を認めている．糖尿病神経障害は代謝障害が主因と考えられる多発神経障害と血管閉塞が主因と考えられる単神経障害に大別される．臨床でみられる多くのものは多発神経障害であり，これはさらに感覚・運動神経障害と自律神経障害にわけられる．前者の症状は異常感覚（しびれ感，ジンジン感），自発痛，感覚鈍麻であり，下肢遠位部末梢側優位に左右対称的に認められる．治療上，最も問題になるのは自発痛であり，糖尿病患者の16〜26％，多発神経障害を有する患者の40〜50％にみられるという[12]．この痛みは，しばしば夜間あるいは血中グルコースの大幅な変動により増悪し，その治療に難渋することがある．自律神経障害は，発汗異常，消化管の運動障害（便通異常），脈拍の異常，起立性低血圧などを呈し，しばしばQOLを障害する．

糖尿病神経障害の発症・進展に最も深く関与するのは血糖コントロールであり，DCCT（後述）では強化療法により糖尿病神経障害の発症が60％抑制されたことが報告されている[13]．またKumamoto Studyでは強化療法により神経伝導速度と振動覚閾値の悪化が有意に抑制されたことを報告している[4]．その他発症・進展に関与するものとしては，高血圧，脂質異常，喫煙，飲酒があり，予防・治療を行うにあたりこれらについても注意する必要がある．

4）大血管障害（動脈硬化症）

図2のUKPDS（後述参照）の成績でみられるように，細小血管症と比較し，糖尿病者の大血管障害発症における血糖コントロールの貢献度は低く，大血管障害の発症には血圧や脂質異常症なども重要な役割を果たしていると考えられている．しかしながら，糖尿病者においては，非糖尿病者と比較して冠動脈疾患の頻度は2〜4倍に上昇しているという報告が多い．フィンランド人における成績では，冠動脈疾患の既往がない糖尿病患者の心筋梗塞発症率は，非糖尿病患者で心筋梗塞の既往がある者の再発率とほぼ同等であることが報告されている[14]．脳血管障害ならびに末梢動脈閉塞症の発症頻度も糖尿病者で高くそれぞれ約2倍，4倍と報告されている[15][16]．

大血管症の危険因子としては，加齢，男性，高血圧，脂質異常，高血糖，肥満，喫煙などが知られており，治療にあたっては，血糖値以外に血圧，血中脂質，体重，喫煙を管理することが重要である．

糖尿病に伴う大血管症の発症・進展の防止のためには，血糖値をできるだけ正常値に近づけた方がよいかどうかは以前から議論のある所であった．ACCORDトライアルでは，心血管疾患の既往かそのリスクを2つ以上もつ10,251名の2型糖尿病患者を対象に，HbA1c（NGSP）6.0％以

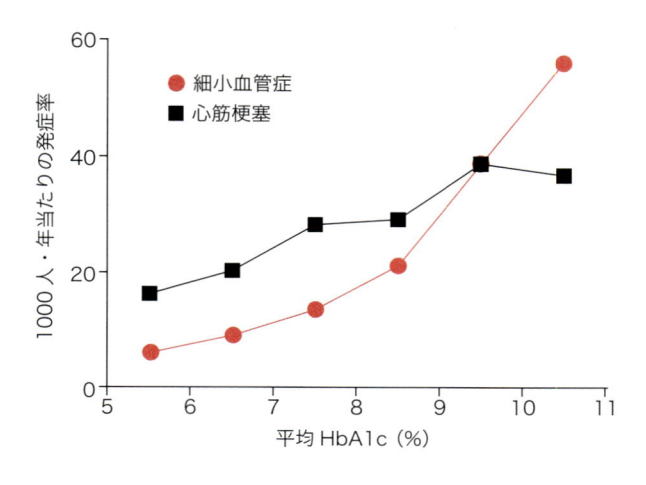

図2 HbA1c値と慢性合併症の発症

Statton, I. M. et al.：BMJ, 321：405-412, 2000より

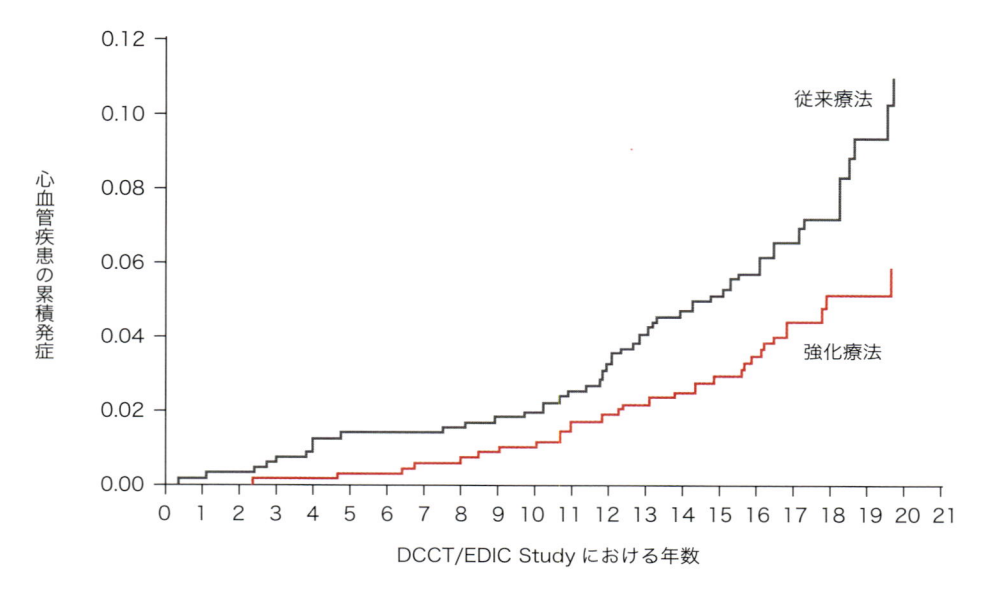

図3 DCCT/EDIC Studyにおける心血管疾患の累積発症

DCCT/EDIC Study Research Group：N. Engl. J. Med., 353：2643, 2005より

下をめざす強化治療群とHbA1c（NGSP）7.0～7.9％をめざす標準治療群の2群にわけ，北米・カナダを中心とした77の臨床施設でこれらの治療が死亡，心血管事故に及ぼす影響について検討された．3.5年間の経過で強化治療群の方が死亡率が高く，また心血管事故の減少もみられないことが判明した．より詳しく検討してみると，強化治療群では標準治療群より3倍以上の頻度で低血糖が生じており，またこの治療期間中に10kg以上体重が増加した人が28％と標準治療群のそれの約2倍であった．これらの結果は，ACCORDトライアルではHbA1c（NGSP）6.0％をめざすあまり，治療による各種副作用が生じていた可能性を示唆している[17]．ADVANCEトライアルでは，大血管障害または細小血管障害の既往あるいは血管障害のリスクを最低1つはもつ11,140名の2型糖尿病患者を対象に，HbA1c（NGSP）6.5％以下をめざす強化治療群とそれぞれの地域のガイドラインのHbA1c（NGSP）をめざす標準治療群の2群にわけ，アジア，オーストラリア，ヨーロッパ，北米の20カ国の215の臨床施設で5年間治療が行われ，これらの治療法が死亡率，

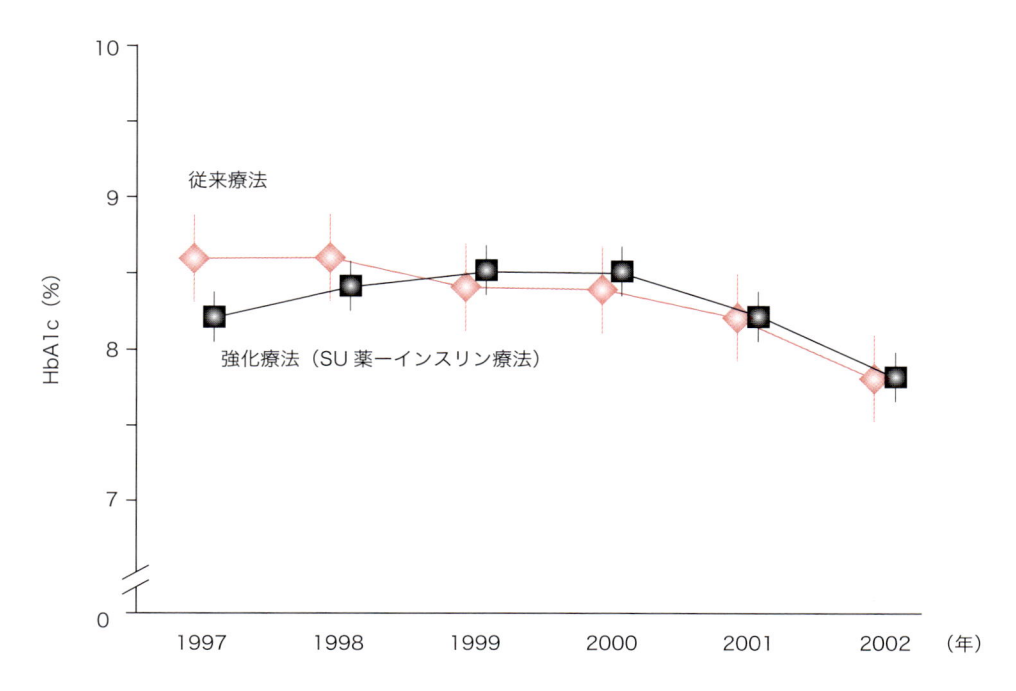

図4 UKPDSの10年間追跡調査における血糖値の変化
Holman, R. R. et al. : N. Engl. J. Med., 359 : 1577, 2008より

大血管障害あるいは細小血管障害のイベント発生に及ぼす影響について検討された．その結果，死亡率，心血管事故の発生率には差を認めなかったが細小血管障害（腎症）の発生率は強化療法により有意に低下した[18]．以上の結果からは，血糖の管理としては低血糖を避け，徐々に目標値をめざすことが重要と考えられる．具体的な数値としては，糖尿病歴が短く心血管病の既往あるいはリスクがない場合はHbA1c（NGSP）6.5％，心血管病の既往あるいはリスクがある場合はHbA1c（NGSP）7.0％をめざすとするのが現時点では妥当と考えられる．

2 メタボリックメモリー

　DCCT（The Diabetic Control and Complication Study）は1441名の1型糖尿病患者を従来療法（1〜2回のインスリン注射/day）と強化療法（3回以上のインスリン注射/day あるいはCSII：持続皮下インスリン注入療法）の2群にわけて1983年から1993年にかけて平均6.5年間治療を行い，合併症の発症進展について調査した大規模臨床研究である．その結果，糖尿病網膜症，腎症，神経障害の発症・進展のいずれもが強化療法によって抑制されることが明らかとなり，DCCTは血糖の厳格な管理が糖尿病合併症（細小血管症）の発症・進展を抑制することを明確に示したはじめての臨床研究となった．DCCT研究終了後，従来療法群の患者さんにも強化療法を行い2005年迄の平均17年間の追跡調査を行った（EDIC Study）．DCCT研究の期間中は，HbA1c（NGSP）が9.8±1.3％，7.9±1.1％と有意に強化療法群で低下していたが，追跡期間中は，7.8±1.3％，7.9±1.1％と両群で血糖コントロールに差はなかった．しかしながら心血管疾患の累積発症は図3に示すごとく，常に強化療法群で低下していた[19]．
　UKPDS（United Kingdom Prospective Diabetes Study）は，4,209名の新しく2型糖尿病と

細小血管症

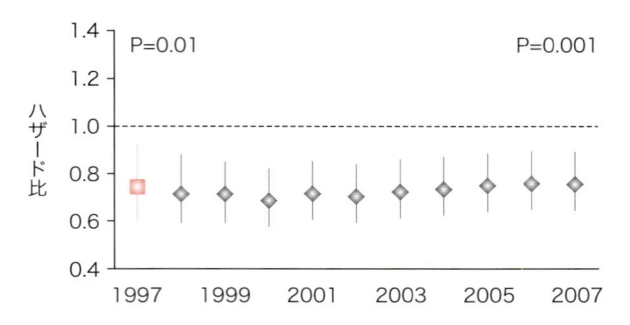

図5 UKPDSの10年間追跡調査における細小血管症の発症

診断された患者さんについて，非肥満者については従来治療群（食事療法を中心として体重を維持する；空腹時血糖270mg/dL未満が目標），強化療法群（インスリンあるいはSU薬により空腹時血糖108mg/dL未満が目標，空腹時血糖がSU薬の極量を用いても108mg/dL以上の時はメトフォルミンあるいはインスリンを追加する）の2群にわけて，1997年までの平均10年間治療を行い，合併症の発症について調査した．その結果，2型糖尿病でも血糖の厳格なコントロールが細小血管症の発症・進展を抑制すること，また，大血管合併症を少なくとも増悪させることがないことが判明した．その後，従来療法群，強化療法群にかかわらず，できるだけ血糖値を正常値に近づけるように1997年から治療を行い，さらに10年間追跡調査を行った．その結果図4に示すごとくその間の両群のHbA1c値（NGSP値）は差がなかったものの，細小血管症の発症は強化療法群で有意に低いままであり（図5），心筋梗塞の発症が低い傾向も続いたままであった[20]．

　すなわちDCCT/EDIC Studyでは初期の6.5年間における厳格な血糖コントロールがその後の15年以上における心血管疾患の発症を減少させた．またUKPDSでは初期の10年間における厳格な血糖コントロールがその後の10年間における細小血管症や心血管疾患の発症を減少させた．このように厳格な血糖コントロールが長期間にわたり糖尿病慢性合併症の発症・進展に抑制的効果をもつことをメタボリックメモリー，記憶効果（memory effect）あるいは遺産効果（legacy effect）とよぶ．同様の効果は血圧に関しては認められないことが明らかになっている．このメタボリックメモリーのメカニズムとしては，エピジェネティクスの関与が想定されており，現在多くの研究が進行中である（本書**第3章-3**ならびに**第4章-6**を参照のこと）．また，このメタボリックメモリーの存在は臨床的には糖尿病においても早期発見・早期治療の重要性を示唆している．

（春日雅人）

参考文献

1) 日本糖尿病学会：糖尿病の死因に関する委員会報告，糖尿病，50：47, 2007
2) 厚生労働省：糖尿病調査研究報告書，平成3年度 疫学統計，33-38
3) 安田美穂：糖尿病網膜症の疫学，Diabetes Frontier, 22：358-361, 2011
4) Ohkubo, Y. et al.：Intenseive insulin therapy prevents the progression of diabetic microvascular complications in Japanese patients with non-insulin-dependent diabetes mellitus：A randomized prospective 6-year study. Diabetes Res. Clin. Pract., 28：103-117, 1995
5) Mathews, D. R. et al.：UK Prospective Diabetes Study Group：Risks of progression of retinopathy and vision loss related to tight blood pressure control in type2 diabetes mellitus：UKPDS69. Arch. Ophthalmol., 122：1631-1640, 2004
6) Sjølie, A. K. et al.：Effect of candesartan on progression and regression of retinopathy in type 2 diabetes (DIRECT-Procect2)：a randomized placebo-controlled trial. Lancet, 372：1385-1393, 2008
7) Chaturvedi, N. et al.：Effect of candesartan on prevention (DIRECT-Protect1) of retinopathy in type 1 diabetes：randomized, placebo-controlled trials. Lancet, 372：1394-1402, 2008
8) Fioretto, P. et al.：Reversal of lesions of diabetic nephropathy after pancreas transplantation. N. Engl. J. Med., 339：69-75, 1998
9) Perkins, B. A. et al.：Regression of microalbuminuria in type 1 diabetes. N. Engl. J. Med., 348：2285-2293, 2003
10) Araki, S. et al.：Factors associated with frequent remission of microalbuminuria in patients with type 2 diabetes. Diabetes, 54：2983-2987, 2005
11) Hovid, P. et al.：Remission and regression in the nephropathy of type 1 diabetes when blood pressure is controlled aggressively. Kidney Int., 60：277-283, 2001
12) Partanen, J. et al.：Natural history of peripheral neuropathy in patients with non-insulin-dependent diabetes mellitus. N. Engl. J. Med., 333：89-94, 1995
13) The Diabetes Control and Complications Trial (DCCT) Research Group：The effect of intensive treatment of diabetes on the development and progression of long-term complications in insulin-dependent diabetes mellitus. N. Engl. J. Med., 329：977-986, 1993
14) Haffner, S. M. et al.：Mortality from coronary heart disease in subjects with type 2 diabetes and in non-diabetic subjects with and without prior myocardial infarction. N. Engl. J. Med., 339：229-234, 1998
15) Iso, H. et al.：Type 2 diabetes and risk of non-embolic ischaemic stroke in Japanese men and women. Diabetologia, 47：2137-2144, 2004
16) Newman, A. B. et al.：Ankle-arm index as a marker of atherosclerosis in the Cardiovascular Health Study：Cardiovascular Heart Study (CHS) Collaborative Research Group. Circulation, 88：837-845, 1993
17) ACCORD：The Action to Control Cardiovascular Risk in Diabetes Study Group：Effects of intensive glucose lowering in type2 diabetes. N. Engl. J. Med., 358：2545, 2008
18) ADVANCE：The ADVANCE Collaborative Group：Intensive blood glucose control and vascular outcomes in patients with type2 diabetes. N. Engl. J. Med., 358：2560, 2008
19) Nathan, D. M. et al.：Intensive diabetes treatment and cardiovascular disease in patients with type 1 diabetes. N. Engl. J. Med., 353：2643-3653, 2005
20) Holman, R. R. et al.：10-year follow-up of intensive glucose control in type 2 diabetes. N. Engl. J. Med., 359：1577-1589, 2008

Chapter 4

2 細小血管症発症の分子機構

糖尿病細小血管症の発症・進展の分子機構として，高血糖による細胞内代謝異常，後期糖化反応生成物（advanced glycation end-products：AGE）の形成・蓄積，酸化・小胞体（ER）ストレスの亢進，炎症，血管内皮前駆細胞（endothelial progenitor cells：EPC）の数・質の低下が考えられている．さらに最近では，合併症にかかわるマイクロRNA（miRNA），エピジェネティクスに関する報告もある．

概念図

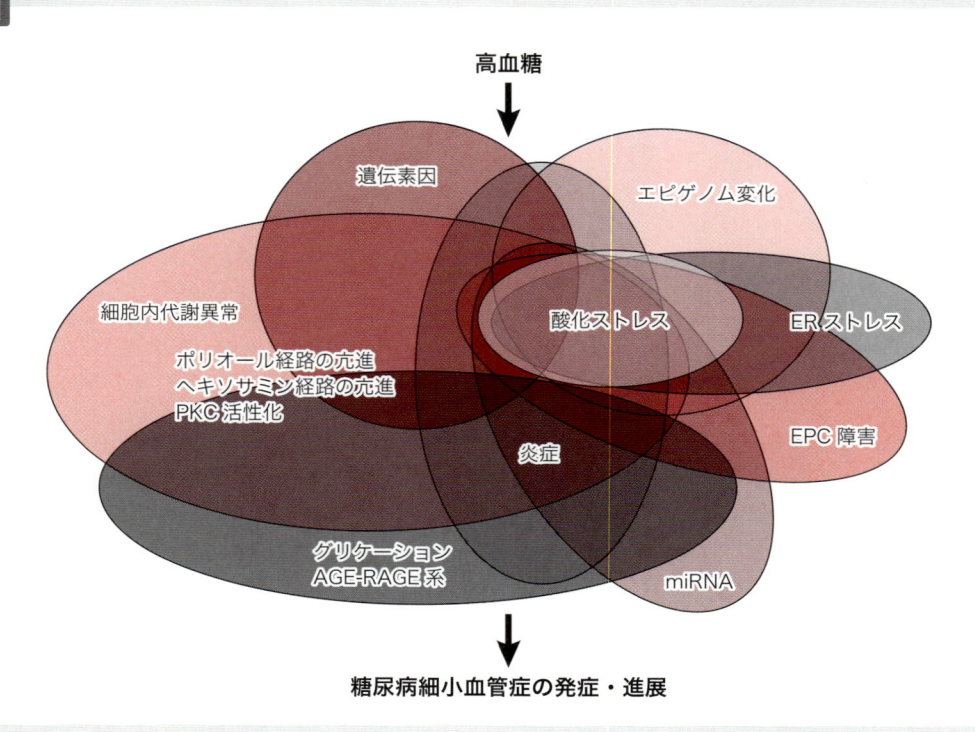

```
                        高血糖
                          ↓
        遺伝素因              エピゲノム変化
  細胞内代謝異常
    ポリオール経路の亢進      酸化ストレス     ERストレス
    ヘキソサミン経路の亢進
    PKC活性化                                  EPC障害
                          炎症
        グリケーション
        AGE-RAGE系              miRNA
                          ↓
              糖尿病細小血管症の発症・進展
```

持続する高血糖状態が糖尿病細小血管症の発症・進展の原因であることは，厳格な血糖コントロールによってその発症が抑制されることにより明らかである．糖尿病細小血管症の1つである網膜症は糖尿病罹病期間とともにその累積頻度は直線的に増加する．しかし，腎症の頻度は20〜25年で全体の30％程度でその後一定状態となり，以後の発症はほとんどない．つまり，糖尿病細小血管症に至るまでには糖尿病自体を引き起こす遺伝性素因に加え，細小血管症を増悪させる遺伝因子自体の存在を伺わせる．これに加え，食事，ストレス，運動，感染症をはじめとした環境因子も深くかかわりうる．これまでの多くの研究によって，高血糖により生じるポリオール経路・ヘキソサミン経路・プロテインキナーゼC（PKC）経路の亢進などにみられる細胞内代謝異常，後期糖化反応生成物（advanced glycation end-products：AGE）の形成・蓄積，酸化ストレスの亢進，小胞体（ER）ストレスの亢進，サイトカインの上昇にみられる炎症などが糖尿病細小血管症の発症・進展に関与していることが明らかにされてきた．最近では血管内皮前駆細胞（endothelial progenitor cells：EPC）の数・質の低下，合併症にかかわるmiRNA，さらにエピ

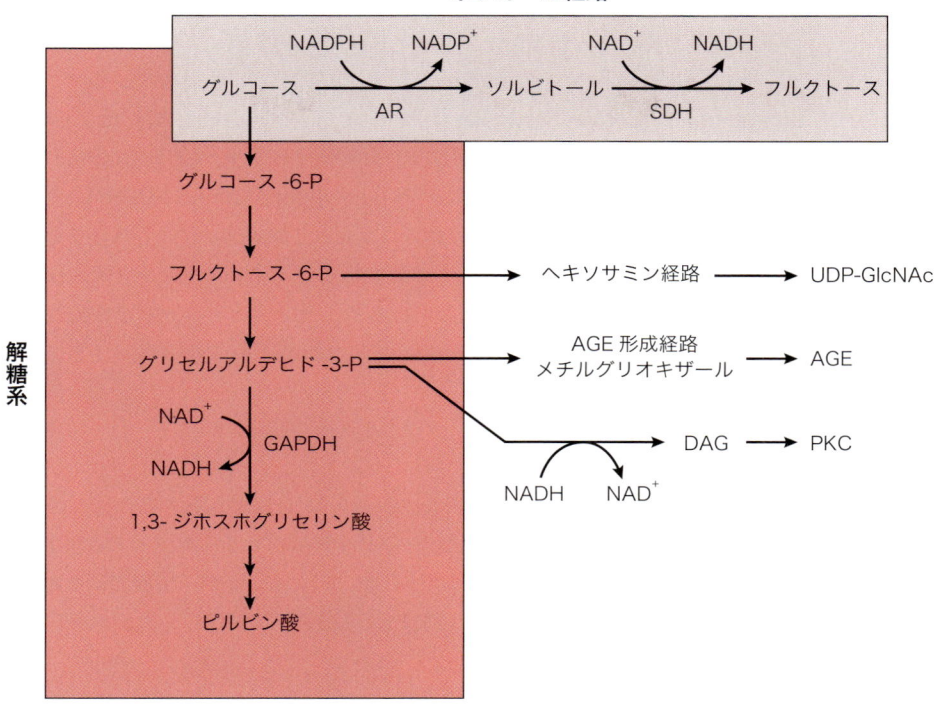

図1 糖尿病における細胞内代謝異常

AR：aldose reductase, SDH：sorbitol dehydrogenase, GAPDH：glyceraldehydes-3 phosphate dehydrogenase, UDP-GlcNAc：uridine 5'-diphospho-N-acetylglucosamine, AGE：advanced glycation end-products, PKC：protein kinase C

ジェネティクスに関する報告もされるようになっている．各論は次稿以降に委ね，本稿では細小血管症の発症に共通する分子機構につき概略してみたい．

1 細胞内代謝異常

1）ポリオール経路の亢進（図1）

ポリオール経路は解糖系の側副路であり，律速酵素であるアルドース還元酵素（aldose reductase：AR）によりグルコースからソルビトールに，さらにソルビトール脱水素酵素（sorbitol dehydrogenase：SDH）によりソルビトールはフルクトースに変換される．ARのグルコースとの親和性は低いため正常血糖状態においてはソルビトールの生成はきわめて少ないが，高血糖ではこの経路が亢進しソルビトールが細胞内に蓄積する．ソルビトールの蓄積は浸透圧上昇を引き起こし直接の細胞傷害の原因となりうる．またこの経路による酵素NAD^+から$NADH$への変換による細胞内$NADH/NAD^+$比の上昇，補酵素NADPHの減少によっても細胞機能障害が生じる．糖尿病細小血管症におけるポリオール経路の意義はアルドース還元酵素阻害薬（aldose reductase inhibitor：ARI）を用いた薬理学的な効果で検討されている．

2）ヘキソサミン経路の亢進（図1）

もう1つの解糖系の側副路であるヘキソサミン経路は，フルクトース-6-リン酸（fructose-6-phosphate：F6P）から律速酵素であるグルタミンフルクト-6リン酸アミドトランスフェラーゼ（glutamine：fructose-6-phosphate amidotransferase：GFAT）によりグルコサミン-6リン酸（glucosamine-6-phosphate：GlcN6P）に変換された後，UDP（uridine 5′-diphospho）-N-アセチルグルコサミン-6リン酸（UDP-N-acetylglucosamine：UDP-GlcNAc）となる系である．細胞内のUDP-GlcNAcはその転移酵素によりセリン・スレオニン残基をO-グリコシド結合型N-アセチルグルコサミン修飾する．その結果として，インスリンシグナル伝達などのリン酸化がかかわる経路に影響を与えるとの報告がある．トランスケトラーゼ活性化作用のあるベンホチアミン，抗酸化薬，PARP〔poly（ADP-ribose）polymerase〕阻害薬はヘキソサミン経路を抑制することが知られている[1) 2)]．

3）PKC経路の活性化

糖尿病状態では*de novo* DG（diacylglycerol）合成が亢進することによりPKCが活性化される．ポリオール経路の亢進も加えて細胞内NADH/NAD^+比を上昇させDG産生を促進する[3)]．PKCにはアイソフォームがあり，網膜ではPKCα，$\beta1$，$\beta2$，εが，腎臓ではそれらに加えてδの活性化も報告されている．実験動物においてPKCδ阻害薬は網膜症，腎症，神経症ともに効果があると報告されている．

2 AGE

グルコースに代表される還元糖のアルデヒド基とタンパク質のアミノ基が非酵素的に反応することによりAGEが形成される．糖に限らずアルデヒド基を有する物質であればこの反応が生じる．グルコースの自己酸化，脂質過酸化，解糖系の中間代謝産物などから生じるグリオキサール，メチルグリオキサール，グリコールアルデヒド，グリセルアルデヒド，3-デオキシグルコソン等のアルデヒドなどもグルコース以上に高い反応性をもち，AGE形成に深く関与する（図1）[4)]．このようなAGEの生成反応は循環血液中，細胞外マトリックス，細胞内いずれにおいても起こりうる．また最近では，体内に蓄積するAGEの供給源として，外界からつまり食事由来のAGEの重要性も認識されているが，実際の生体への影響については不明な点も多い．糖尿病においては，持続的な高血糖によってAGE形成が促進され，糖尿病細小血管症を引き起こす原因となりうる．RAGE（receptor for AGE）はAGEを認識する細胞表面受容体である．最近では，AGE以外のRAGEリガンドであるHMGB-1（high mobility group B-1），S100タンパク質，LPS（lipopolysaccharide）なども糖尿病細小血管症の発症・進展に関与していると考えられている[5)]．AGE-RAGE系は，細胞内酸化ストレスの増強とそれに引き続く転写因子NFκBの活性化を介し，VEGF，TNF-α，IL-1β，IL-6，MCP-1などのサイトカインの分泌を促す．RAGE過剰発現トランスジェニックマウスは進展した糖尿病腎症の病像を示し[6)]，逆にRAGEノックアウトマウスでは糖尿病腎症は防止された[7)]．

3 細胞のストレス

1）酸化ストレス

酸化ストレスとは細胞内外に発生する活性酸素種（ROS）あるいは活性窒素種（NOS）により

組織や細胞が受けるストレスのことである．糖尿病においては，酸化ストレス産生系の亢進とともに，スーパーオキシドジスムターゼ（SOD），カタラーゼ，グルタチオンペルオキシダーゼ，ペルオキシレドキシンなどの消去系の低下も考えなくてはならない．種々の抗酸化薬の投与によって糖尿病モデル動物における糖尿病細小血管症が防止・改善されることが報告されている．ポリオール経路の亢進，ヘキソサミン経路の亢進，PKC活性化やAGE生成の過程においても酸化ストレスが増強しうる．糖尿病ではミトコンドリアにおける酸化ストレスの亢進がPARP活性化を介して解糖系のGAPDH（glyceraldehydes-3 phosphate dehydrogenase）をポリADP-リボシル化し不活性化させる[1]．その結果，ポリオール経路の亢進，ヘキソサミン経路の亢進，PKC活性化やAGE生成を亢進しうる．

2）ERストレス

小胞体（ER）は，タンパク質や脂質の生合成，細胞内Ca^{2+}のホメオスタシスの制御を行っている．ER内での新生ポリペプチドは分子シャペロンや折りたたみ関連酵素により正しく折りたたまれ，翻訳後修飾を受けた後，細胞外あるいは膜上に運ばれる．しかし，ERで折りたたみに失敗したタンパク質は細胞質に移送されプロテアソーム系で分解処理される．何らかの原因でERに異常なタンパク質が蓄積して，機能障害を引き起こすことをERストレスという．糖尿病状態は酸化ストレスの増強，虚血，低酸素，細胞内栄養飢餓などの環境変化が原因となりERストレスが増強し，細胞傷害を引き起こす．

4 その他発症にかかわる要因

1）炎症

糖尿病における高血糖は炎症性サイトカイン（IL-1β，TNF-α，IL-6など）の分泌を促し，血管内皮細胞における接着因子の発現を増加させ白血球の浸潤・集積を来す．炎症と共通した特徴が認められる．炎症の場所は主として血管であり，その程度もごく軽度であることからlow grade inflammationあるいはmicroinflammationとも表現される．ポリオール代謝異常，ヘキソサミン経路，PKC活性化，AGE形成，酸化・ERストレスなど複合的な要因により炎症状態が惹起される．

2）EPC

EPCは糖尿病においてその数が低下し，血管内皮細胞への分化成熟という質の面でも低下することが知られている．EPCの傷害は直接，血管内皮細胞のホメオスタシス維持機構を低下させ，細小血管症発症・進展に繋がると考えられる．糖尿病マウスで骨髄におけるEPC産生障害が報告されている．

3）遺伝素因

候補遺伝子から解析するアプローチによって，腎症ではレニン―アンジオテンシン系とくにアンジオテンシン変換酵素（ACE）遺伝子の多型が，網膜症においてはVEGF遺伝子プロモーター，アルドース還元酵素（AKR1B1）の5'端リピート，RAGE遺伝子プロモーターの多型とミスセンス多型，エリスロポイエチン遺伝子プロモーター多型，PAI-1（plasminogen activator inhibitor-1），PON1（paraoxonase 1），NOS3（endothelial NOS, nitric oxide synthase 3）多型などが報告されている．ゲノムワイド解析からは，SLC12A3遺伝子（Na/Cl共輸送体），ELMO1

遺伝子（アポトーシスの細胞貪食），NCALD遺伝子（neurocalcin）などが腎症と相関すると報告されている．今後の遺伝子機能解析の結果や長期予後との関係の解明が待たれる．

4）エピゲノム

高血糖代謝異常によるDNAメチル化やヒストン修飾などの，いわゆるエピゲノム調節が細小血管症の発症・進展にもかかわると考えられている．高血糖ではヒストンH3K3，H3K9のメチル化・脱メチル化とのかかわりが報告されている[8]．

5）miRNA

miRNAとは細胞に存在する長さ20〜30塩基程度の一本鎖RNAであり，その機能はターゲットである遺伝子の発現抑制にある．現在，糖尿病腎症においてはmiR-21がPTENの発現を介して，網膜症腎症両者においてmiR-29およびmiR-192がコラーゲン遺伝子，miR-93がVEGF遺伝子発現を介してかかわっていると報告されている[9]．今後，細小血管症の発症・進展の原因となりうるのかを検討する必要がある．

（山本靖彦，山本　博）

参考文献

1) Hammes, H. P. et al.：Diabetic retinopathy：targeting vasoregression. Diabetes, 60：9-16, 2011
2) Brownlee, M.：The pathology of diabetic complications. A unifying mechanism. Diabetes, 54：1615-1625, 2005
3) Koya, D. & King, G. L.：Protein kinase C activation and the development of diabetic complications. Diabetes, 47：859-866, 1998
4) Nagai, R. et al.：Significance of advanced glycation endproducts in aging-related disease. Anti-aging Med., 7：112-119, 2010
5) Yamamoto, Y. & Yamamoto, H.：RAGE-mediated inflammation and diabetic vascular complications. J. Diabetes. Invest., 2：155-157, 2011
6) Yamamoto, Y. et al.：Development and prevention of advanced diabetic nephropathy in RAGE-overexpressing mice. J. Clin. Invest., 108：261-268, 2001
7) Myint, K. M. et al.：RAGE control of diabetic nephropathy in a mouse model：effects of RAGE gene disruption and administration of low-molecular weight heparin. Diabetes, 55：2510-2522, 2006
8) Cooper, M. E. & El-Osta, A.：Epigenetics：mechanism and implications for diabetic complications. Cir. Res., 107：1403-1413, 2010
9) Kantharidis, P. et al.：Diabetic complications：the microRNA perspective. Diabetes, 60：1832-1837, 2011

Chapter 4

3 糖尿病網膜症の発症機序

近年の細胞生物学的研究の進歩は，糖尿病網膜症の発症機序として血管内皮増殖因子が関与する炎症病態であることを明らかにした．その結果，レーザー網膜光凝固など従来の治療に加えて，抗VEGF療法や抗炎症ステロイド薬が網膜症診療に登場した．さらに，海外の複数の大規模臨床試験の結果から，組織（網膜）レニン-アンジオテンシン系の関与が示された．網膜RAS活性化の下流でVEGFなどさまざまな炎症関連因子が誘導される分子病態も明らかにされた．

概念図

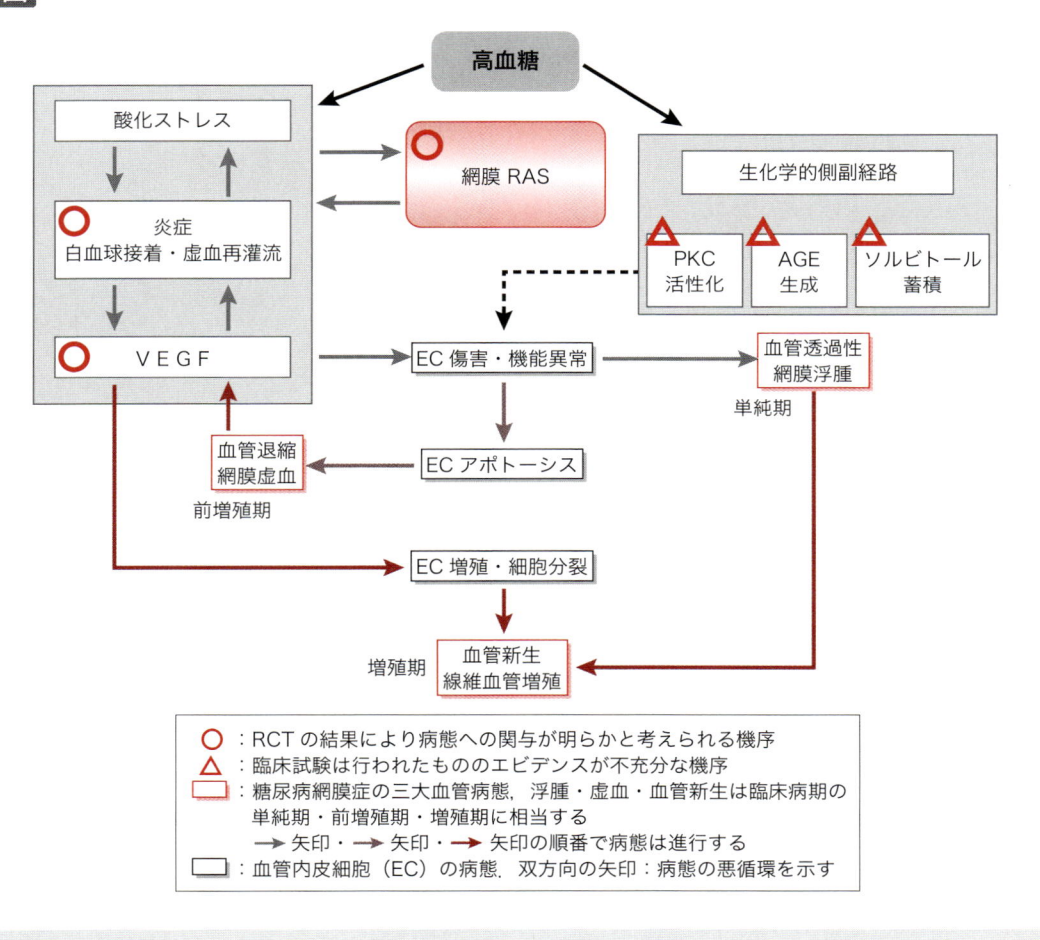

```
                           高血糖
            ┌────────────────┼────────────────┐
            ↓                ↓                ↓
       酸化ストレス      ○ 網膜RAS      生化学的側副経路
            ↓                               △PKC △AGE △ソルビトール
       ○ 炎症                                 活性化  生成   蓄積
         白血球接着・虚血再灌流
            ↓                        ┌─────────────────┐
       ○ VEGF ──────────→ EC傷害・機能異常 ──→ 血管透過性
            ↑                          ↓              網膜浮腫
       血管退縮                     ECアポトーシス       単純期
       網膜虚血 ←────
       前増殖期
            ↓
                          EC増殖・細胞分裂
                                ↓
                   増殖期    血管新生 ←────
                            線維血管増殖
```

○：RCTの結果により病態への関与が明らかと考えられる機序
△：臨床試験は行われたもののエビデンスが不充分な機序
□：糖尿病網膜症の三大血管病態，浮腫・虚血・血管新生は臨床病期の単純期・前増殖期・増殖期に相当する
　→矢印・→矢印・→矢印の順番で病態は進行する
□：血管内皮細胞（EC）の病態．双方向の矢印：病態の悪循環を示す

1 臨床試験の結果から発症機序を考える

糖尿病網膜症の診療はこの10年あまりで大きく変革した．手術機器の改良により終末期の増殖網膜症の手術成績は向上し，分子病態の解明により血管内皮増殖因子（vascular endothelial growth factor：VEGF）阻害薬による薬物療法が導入された．これらは，網膜症診療の前線の眼

科医にとって画期的な進歩であった．数々の細胞生物学的研究や臨床検体データから網膜症に炎症が関与することが明らかにされ，抗炎症ステロイド薬も使用されるようになった．しかしながら，最近の長期成績では副作用の出現が問題視されている．

また，多くの疫学調査や介入試験により網膜症と全身危険因子との関係も検討され，血糖・血圧管理の重要性に加えて，脂質管理の意義については臨床試験（FIELD, ACCORD）の結果から議論されている（フェノフィブラートによる網膜症へのベネフィットが脂質の改善と相関しない）．

一方，腎症を含めた全身管理の一環としてレニン-アンジオテンシン系（renin-angiotensin system：RAS）の抑制は，網膜症の発症・進行の防止につながることが複数の臨床試験（EUCLID, DIRECT, RASS）で複数のRAS抑制薬（リシノプリル，カンデサルタン，ロサルタン，エナラプリル）によって示された．これは血圧に依存しない組織（網膜）RASの抑制効果と考えられ，網膜症の長期マネージメントにとって網膜RASの制御が有益であることを示している．

この他にも，高血糖による3大生化学経路への介入として，プロテインキナーゼ（PK）Cβ阻害薬（ルボキシスタウリン），終末糖化産物（AGE）阻害薬（アミノグアニジン），アルドース還元酵素阻害薬（ARI）（エパルレスタット）の網膜保護効果については，さらなるエビデンスが要求されている．

以上のように，分子メカニズムが明らかになるにつれて薬物療法の選択肢は増加する一方であるが，ランダム化対照試験（RCT）により病態への関与が明らかにされた治療戦略は，抗VEGF療法・ステロイド療法・RAS抑制のみである．そこで以下，糖尿病網膜症の発症機序として**概念図**に示したVEGF・炎症・網膜RASなどについて紹介する．

2 VEGFによる発症機序

眼内血管新生は，糖尿病網膜症や加齢黄斑変性など重篤な視力障害に至る網膜疾患における共通の進行期病態である．近年の細胞生物学的研究の進歩は眼内血管新生の責任分子がVEGFであることを明らかにしたため，VEGFを分子標的とした治療戦略の確立に向けて複数の新薬が開発された．VEGF分子に結合しその生物活性を阻害する方法は複数あるため，これが現存のVEGF阻害薬の多様性につながっている．大腸がんを適応としながら眼内使用が未認可のまま世界的に広まった中和抗体製剤ベバシズマブの他に，わが国では加齢黄斑変性を適応疾患として，ペガプタニブ，ラニビズマブが2008年，2009年と相いついで厚生労働省の認可を受け，さらに3剤目のアフリベルセプトの第3相臨床試験が終了した．基本構造だけをみてもペガプタニブはアプタマーという修飾RNA分子，ラニビズマブは中和抗体可変領域断片，アフリベルセプトは2つのVEGF受容体融合タンパク質であり，そもそも創薬デザインから大きく異なっている（**表1**）．VEGFは血管透過性因子でもあることから，糖尿病黄斑浮腫に対する改善効果が期待されてきた．最近になって糖尿病黄斑浮腫を対象としたRCTの良好な成績が次々に報告されたが（**表2**），長期にわたる継続投与の安全性・有効性についてはいまだ明らかにされていない．糖尿病網膜症は慢性疾患であるため，網膜症に対する抗VEGF療法はいつまで続けるべきか，硝子体手術やレーザー治療といかに組み合わせて行くか，などといった至適な治療プロトコールを検討していくことは今後の課題である．

> **Memo**
> 《ペガプタニブによる臨床試験》
> Macugen 1013 Study Groupによる糖尿病黄斑浮腫に対する第2/3相RCTの2年成績では[1]，6週間隔でペガプタニブ0.3mgの硝子体注射群（107眼）とsham（疑似）注射群（100眼）が比較

表1 各種VEGF阻害薬の薬剤特性

薬剤名（商品名）	分子量（kD）	創薬デザイン	阻害分子	販売認可（海外/日本）—加齢黄斑変性を適応として—
ペガプタニブ（Macugen®）	50	アプタマー	VEGF165	2004年/2008年
ベバシズマブ（Avastin®）	150	中和抗体	VEGF	未認可/未認可
ラニビズマブ（Lucentis®）	50	中和抗体断片	VEGF	2006年/2009年
アフィリベルセプト（VEGF Trap-EyeまたはEylea®）	110	VEGF受容体融合タンパク質	VEGF PlGF等のVEGFホモログ分子	2011年/2012年（予定）

表2 糖尿病黄斑浮腫に対するVEGF阻害薬の臨床試験

臨床試験	発表ジャーナル（発行年）	眼数	VEGF阻害薬と対照群の治療
READ-2	Ophthalmology 2010	166	ラニビズマブ vs レーザー
RESOLVE	Diabetes Care 2010	151	ラニビズマブ vs sham
Macugen 1013 [1]	Ophthalmology 2011	260	ペガプタニブ vs sham
RESTORE [4]	Ophthalmology 2011	345	ラニビズマブ vs レーザー
DRCR.net	Ophthalmology 2011	854	ラニビズマブ vs トリアムシノロン
DA VINCI	Ophthalmology 2011	221	アフィリベルセプト vs レーザー

検討された．平均視力変化はペガプタニブ群とsham群でそれぞれ6.1文字改善と1.3文字改善，focal/gridレーザー光凝固治療を要した割合はそれぞれ25.2％と45.0％で，これらは2群間で有意差を示した．これらの結果から，ペガプタニブの糖尿病黄斑浮腫に対する有効性が示されたとともに，下記のラニビズマブの有効性と大差がないことから，網膜症病態に関与するVEGF165アイソフォーム[2][3]の重要性が再確認された．

> **Memo**
> 《ラニビズマブによる臨床試験》
> RESTORE Studyは[4]，糖尿病黄斑浮腫に対するラニビズマブ0.5 mg硝子体注射と従来のレーザー治療の効果が比較検討された第3相RCTである．この1年成績では，「ラニビズマブ + shamレーザー」群（116眼），「ラニビズマブ＋レーザー」群（118眼），「sham注射＋レーザー」群（111眼）の視力変化はそれぞれ6.1文字，5.9文字，0.8文字の改善であった．したがって，ラニビズマブはレーザー治療より視力改善効果が強く，さらにラニビズマブにレーザー治療を併用してもラニビズマブ単独の効果と同等であることから，レーザー治療と比べてラニビズマブの有効性が明らかにされた．

3 炎症による発症機序

糖尿病網膜症の病態責任分子として注目を集めたVEGF研究に並行して，白血球・炎症との関連を解析する一連の研究により，糖尿病網膜症における浮腫病態は白血球が関与する炎症の結果

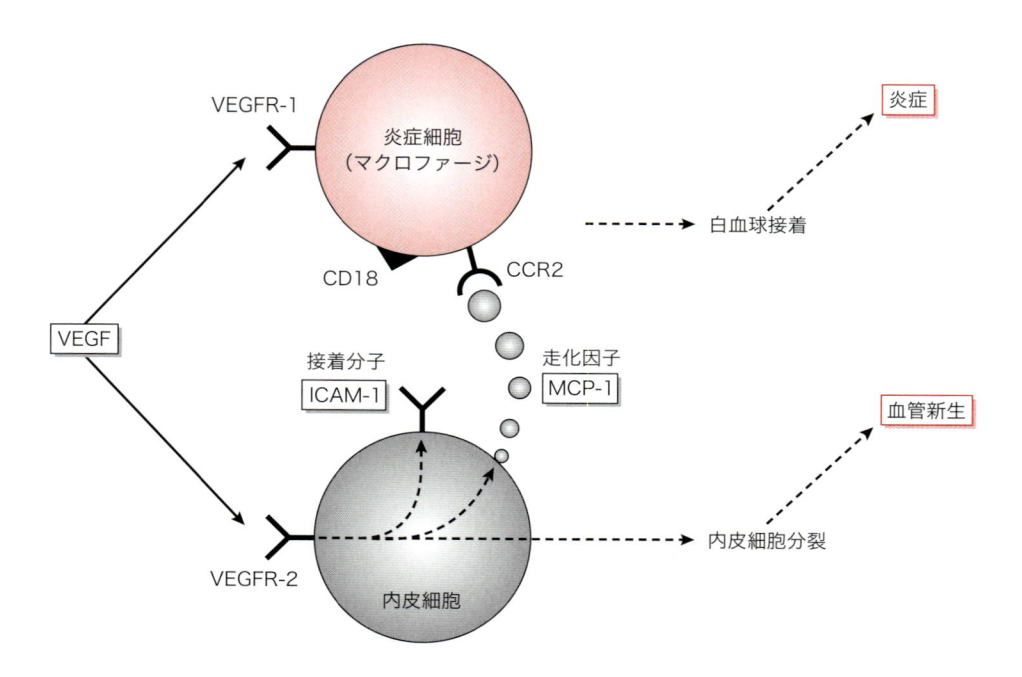

図1　VEGFによる炎症と血管新生

であることが明らかになった[5]．さらに，VEGFが白血球を誘導して網膜の血管透過性を亢進させることもわかり（図1），VEGFは血管新生因子としてのみならず炎症性サイトカインとしても網膜症病態に関与することが示された[3)6)7]．VEGFと炎症病態との関連が明らかにされたことで，糖尿病網膜症は炎症性疾患と理解されるようになった．このような背景により，抗炎症ステロイド薬の黄斑浮腫に対する臨床応用が広まり，その有効性が数多くの短期報告で示された．抗炎症ステロイド薬はVEGFを含めて複数の炎症関連分子を抑制する反面，白内障や緑内障といった副作用もあるため，RCTによる長期成績が注目された．その結果，副作用の問題に加えて，レーザー治療や抗VEGF療法と比較しての優位性が認められない点などから[8)9]，短期報告から期待された有用性は長期成績では否定的であることが示された．しかしながら，眼内レンズ眼に限定すれば抗VEGF療法と同等の視力が得られていることから結果の解釈には注意を要する．

4　網膜RASによる発症機序

　RASには，同じRAS分子群を使いながらも生体にもたらす作用の全く異なる循環RASと組織RASがある．循環RASは血管系の収縮やナトリウム保持により高血圧に関与するため，RAS抑制薬は一般に高血圧の治療薬として使用されている．一方，組織RASは生活習慣病における標的臓器の炎症，線維化，血管新生など組織リモデリングに関与すると考えられ，組織RASの抑制は糖尿病血管合併症に保護的に作用することが期待される．糖尿病動物モデルにおいて組織（網膜）RAS活性化によるVEGFを含めた炎症機転の分子メカニズムが解明されている[10)11]．
　EUCLIDでは[12]，高血圧のない1型糖尿病患者に対するACE阻害薬（リシノプリル）がプラセボ群と比較して糖尿病網膜症の非増殖期から増殖期への進行を50％抑制することが報告された．
　DIRECTでは，高血圧のない1型糖尿病[13]および高血圧をコントロールされた2型糖尿病患者[14]において，ARB（カンデサルタン）の網膜症に対する発症予防効果および進行抑制効果がそ

表3　RAS抑制薬の糖尿病網膜症に対する臨床試験

臨床試験	DMの病型	ARB	ACE-I
EUCLID（1998）[12]	1型	−	リシノプリル
DIRECT（2008）[13]	1型	カンデサルタン	−
DIRECT（2008）[14]	2型	カンデサルタン	−
RASS（2009）[15]	1型	ロサルタン	エナラプリル

れぞれ報告され，糖尿病におけるARBの網膜保護効果に大きな関心が集まった．

さらに，1型糖尿病患者を対象としたRAS Study（RASS）でもACE阻害薬（エナラプリル）またはARB（ロサルタン）による網膜症抑制効果が報告され[15]，ACE阻害薬またはARBの種類を問わずRAS抑制薬のクラスエフェクトであることが決定的となった（表3）．

これらの報告において正常血圧患者はRAS抑制薬により2〜3 mmHgの血圧下降がみられたが，ACCORD-Eye[16]で示されたように正常血圧より下げても網膜症の進行抑制にベネフィットがないことから，血圧下降に依存しない効果と推測される．したがって，血圧コントロールにより網膜症の進行抑制を示したUKPDS[17]とは機序が明らかに異なると考えられる．このようにRAS抑制薬は，糖尿病網膜症のリスクファクターである高血圧の改善のみならず（循環RASの抑制），血圧に依存しない網膜症の進行メカニズムとして組織RASの抑制によりベネフィットをもたらすと注目されている．

5 高血糖による3大分子経路

解糖系で処理されない余剰なグルコースは，ジアシルグリセロール産生，非酵素的糖化反応，ポリオール経路といった側副経路で代謝される．したがって，プロテインキナーゼC（protein kinase C：PKC）活性化，終末糖化産物（advanced glycasion end-products：AGE）生成，ソルビトール蓄積は，高血糖に続発する代表的な3つの生化学的経路である．これら3経路による病態メカニズムの制御は，さまざまな糖尿病合併症の抑制のために期待されているが，網膜症に対する臨床応用のためにはさらなるエビデンスが要求されている．

> **Memo**
> 《PKCβ阻害薬》
> PKC-DRS2 Groupによる糖尿病網膜症に対するRCTの3年成績では[18]，ルボキシスタウリンにより，視力低下，レーザー治療の必要性，黄斑浮腫の進行が軽減された．しかしながら，PKC-DMES Studyの3年成績では，これほどの有効性が認められず，ルボキシスタウリンの効果は限定的と考えられ，さらなるRCTによる再検証が求められている

> **Memo**
> 《AGE阻害薬》
> ACTION I Investigator Groupによる1型糖尿病に対するRCTの2〜4年成績では[19]，アミノグアニジン（ピマゲジン）により網膜症の進行が抑制された．しかし，この後は肝障害，貧血など副作用の問題から次のRCT（ACTION II）が継続されず，実用化は困難と考えられている．他のAGE阻害薬のRCTの結果が待たれる

> **Memo**
>
> 《ARI》
> ADCTとよばれるランダム化試験（プラセボ対照ではない）の3年成績では[20]，エパルレスタットにより網膜症の進行が抑制された．現在のところRCTの結果は存在しないものの，糖尿病網膜症においてアルドース還元酵素の遺伝子多型が認められたこともあり，ARIの有用性が期待されている

（石田　晋）

参考文献

1) Sultan, M. B. et al. ; Macugen 1013 Study Group. : A phase 2/3, multicenter, randomized, double-masked, 2-year trial of pegaptanib sodium for the treatment of diabetic macular edema. Ophthalmology, 118 : 1107-1118, 2011
2) Ishida, S. et al. : Coexpression of VEGF receptors VEGF-R2 and neuropilin-1 in proliferative diabetic retinopathy. Invest. Ophthalmol. Vis. Sci., 41 : 1649-1656, 2000
3) Ishida, S. et al. : A. P. VEGF164 is proinflammatory in the diabetic retina. Invest Ophthalmol. Vis. Sci., 44 : 2155-2162, 2003
4) Mitchell, P. et al. ; RESTORE study group. : The RESTORE study : ranibizumab monotherapy or combined with laser versus laser monotherapy for diabetic macular edema. Ophthalmology, 118 : 615-625, 2011
5) Miyamoto, K. et al. : Prevention of leukostasis and vascular leakage in streptozotocin-induced diabetic retinopathy via intercellular adhesion molecule-1 inhibition. Proc. Natl. Acad. Sci. USA, 96 : 10836-10841, 1999
6) Ishida, S. et al. : VEGF164-mediated inflammation is required for pathological, but not physiological, ischemia-induced retinal neovascularization. J. Exp. Med., 198 : 483-489, 2003
7) Miyamoto, K. et al. : Vascular endothelial growth factor (VEGF) -induced retinal vascular permeability is mediated by intercellular adhesion molecule-1 (ICAM-1). Am. J. Pathol., 156 : 1733-1739, 2000
8) Campochiaro, P. A. et al. ; FAME Study Group. : Long-term benefit of sustained-delivery fluocinolone acetonide vitreous inserts for diabetic macular edema. Ophthalmology, 118 : 626-635, 2011
9) Diabetic Retinopathy Clinical Research Network (DRCR. net), et al. : Three-year follow-up of a randomized trial comparing focal/grid photocoagulation and intravitreal triamcinolone for diabetic macular edema. Arch. Ophthalmol., 127 : 245-251, 2009
10) Nagai, N. et al. : Suppression of diabetes-induced retinal inflammation by blocking the angiotensin II type 1 receptor or its downstream nuclear factor-kappaB pathway. Invest. Ophthalmol. Vis. Sci., 48 : 4342-4350, 2007
11) Satofuka, S. et al. : (Pro) renin receptor-mediated signal transduction and tissue renin-angiotensin system contribute to diabetes-induced retinal inflammation. Diabetes, 58 : 1625-1633, 2009
12) Chaturvedi, N. et al. : Effect of lisinopril on progression of retinopathy in normotensive people with type 1 diabetes. The EUCLID Study Group. EURODIAB Controlled Trial of Lisinopril in Insulin-Dependent Diabetes Mellitus. Lancet, 351 : 28-31, 1998
13) Chaturvedi, N. et al. : Effect of candesartan on prevention (DIRECT-Prevent 1) and progression (DIRECT-Protect 1) of retinopathy in type 1 diabetes : randomised, placebo-controlled trials. Lancet, 372 : 1394-1402, 2008
14) Sjolie, A. K. et al. : Effect of candesartan on progression and regression of retinopathy in type 2 diabetes (DIRECT-Protect 2) : a randomised placebo-controlled trial. Lancet, 372 : 1385-1393, 2008
15) Mauer, M. et al. : Renal and retinal effects of enalapril and losartan in type 1 diabetes. N. Engl. J. Med., 361 : 40-51, 2009
16) ACCORD Study Group ; ACCORD Eye Study Group, et al. : Effects of medical therapies on retinopathy progression in type 2 diabetes. N. Engl. J. Med., 363 : 233-244, 2010
17) UK Prospective Diabetes Study Group : Efficacy of

atenolol and captopril in reducing risk of macrovascular and microvascular complications in type 2 diabetes : UKPDS 39. BMJ, 317 : 713-720, 1998
18) PKC-DRS2 Group, et al. : Effect of ruboxistaurin on visual loss in patients with diabetic retinopathy. Ophthalmology, 113 : 2221-2230, 2006
19) Bolton, W. K. et al ; ACTION I Investigator Group. : Randomized trial of an inhibitor of formation of advanced glycation end products in diabetic nephropathy. Am. J. Nephrol., 24 : 32-40, 2004
20) Hotta, N. et al. : Long-term clinical effects of epalrestat, an aldose reductase inhibitor, on diabetic peripheral neuropathy : the 3-year, multicenter, comparative Aldose Reductase Inhibitor-Diabetes Complications Trial. Diabetes Care, 2, 2006

Chapter 4

4 糖尿病性腎症の発症機序

わが国における糖尿病患者は約740万人であり，腎症は30〜40％でみられ，合併症対策が最も重要である．特に腎症は他の大血管合併症を併発し，心腎連関として近年注目を浴びている．末期腎不全で透析導入される患者は毎年増加しており30万人におよぶ透析患者になっている．その原因疾患として糖尿病性腎症が急激な増加を示しており45％以上を占める．糖尿病性腎症の病理学的特徴はメサンギウム基質拡大・糸球体硬化症と糸球体基底膜の肥厚である．腎機能低下はメサンギウム基質増生およびそれによる尿細管間質の線維化進展が主な要因である．糖尿病性腎症におけるメサンギウム基質増生の主たる因子であるⅣ型コラーゲンの産生機序に転写因子Smad1が直接制御すること，さらには，Smad1は他の細胞外基質タンパク質産生や細胞の形質変化なども制御しており，糸球体硬化症の発症・進展において中心的な役割を果たしていることを証明している．さらにヒト糖尿病性腎症における早期腎症のバイオマーカーとしての期待がもたれる．

概念図

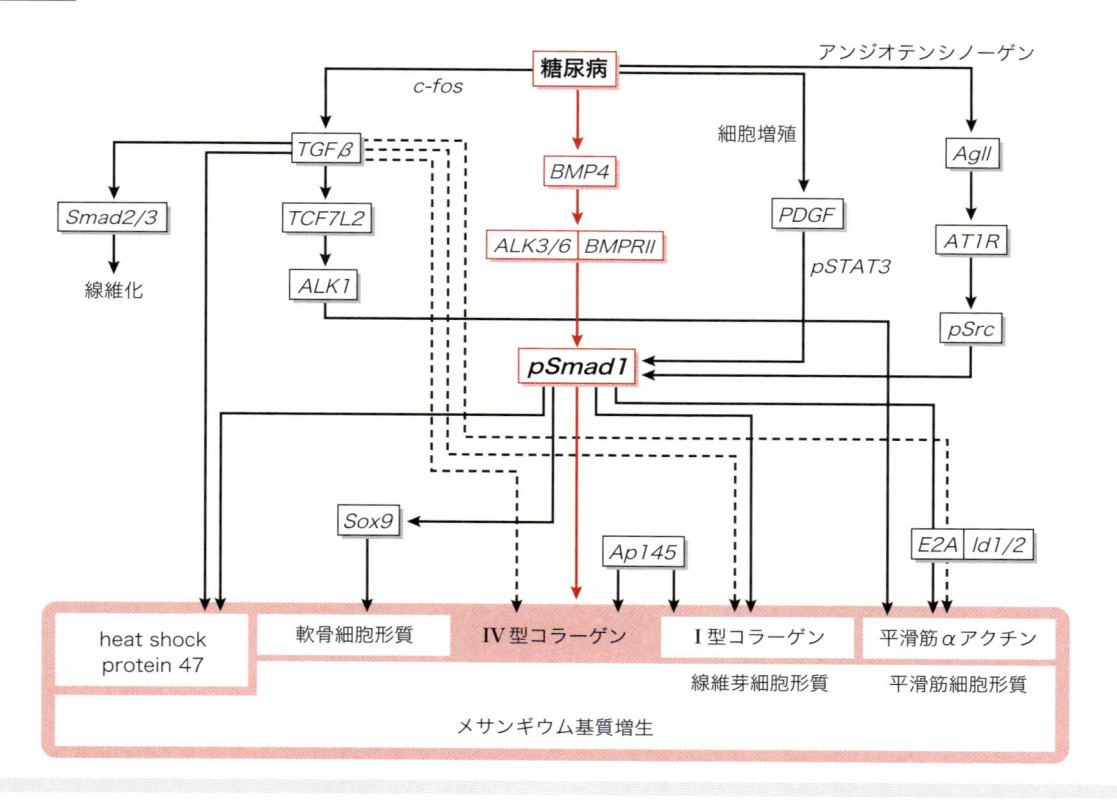

1 糖尿病性腎症の病態

臨床上重要なことは腎機能低下とタンパク質尿である．腎機能低下はもちろん腎不全への進展のマーカーであり，タンパク尿はその増悪により低タンパク質血症が起こり，有効循環血液量の低下，凝固機能の亢進（血栓症），易感染性などを惹起する．糖尿病性腎症の病理学的特徴はメサ

ンギウム基質拡大・糸球体硬化症と糸球体基底膜の肥厚である．しかし腎組織の解析では以前考えられていたより，さらに複雑な病態を呈することが報告されている．しかしその主たる病態に注目すると，腎機能低下はメサンギウム基質増生およびそれによる尿細管間質の線維化進展が主な要因であり，タンパク質尿の原因は糸球体基底膜の肥厚によるチャージバリアーおよびサイズバリアーの破綻をきたしたことによる．したがって，糸尿病性腎症における最も重要な病態に焦点を当てるべきであり，腎機能低下の重要な因子であるメサンギウム基質拡大に注目されるべきである．

> **Memo**
>
> 《メサンギウム基質》
> 腎糸球体はメサンギウム細胞，糸球体内皮細胞，糸球体上皮細胞（たこ足細胞）で構成されている．このメサンギウム細胞周囲には基質が存在し，病変では著明な産生亢進が起こり，メサンギウム基質拡大や糸球体硬化病変といわれている．メサンギウム基質拡大は糖尿病の早期腎症からみられる重要な所見である．病理学的には periodic acid schiff (PAS) 染色や periodic acid methenamine (PASM)（塗銀染色）で陽性に染まるのが特徴である．

2 糖尿病の病期

　糖尿病腎症の自然経過を理解する必要がある．特に糖尿病発症の時期，機能変化の時期，早期腎症の時期，顕性腎症の時期，進行増悪期など時間経過を考慮する必要がある．1 型糖尿病において，糖尿病発症から機能的な変化（可逆性アルブミン尿，糸球体濾過値上昇，腎肥大）を来し，2〜5 年で構造的な変化を来す．その時期になると糸球体基底膜の肥厚とメサンギウム基質の拡大（すなわち糸球体硬化症）を来し，臨床的には微量アルブミン尿，糸球体高血圧を呈する．この時期を早期腎症といわれている．さらに高血糖や高血圧が存在すると，腎障害が進展しタンパク尿を来し顕性腎症になる．これは point of no-return と指摘され，早期腎症の時期における治療の重要性が強調されている．早期腎症の診断として微量アルブミン尿が用いられているが，心血管イベントのマーカーとしてはすぐれているが，早期腎症の主たる病変であるメサンギウム基質増生や糸球体硬化症を反映しない．

3 糖尿病性腎症の診療の現状とその問題点

　Mauer らの報告によると，ヒト 1 型糖尿病の腎組織で確認した論文があり，その腎機能低下と関連があるのは global sclerosis の頻度であり，またメサンギウム基質増生である[1]．腎機能低下は糸球体基底膜肥厚などとは関連がなく，癒着病変も主たる進行因子でない．

　また微量アルブミン尿から顕性腎症に進展する頻度は 10 年あまりの経過をみた大規模研究で 1 型糖尿病および 2 型糖尿病とも 18〜30 % であり，初期の報告 80 % 前後とは大きく異なる．

　さらに Chavers らは 1 型糖尿病で正常アルブミン尿群，微量アルブミン尿群を比較して，腎組織の検討を行っている．メサンギウム基質増生や糸球体硬化症とアルブミン尿群との関連は認められなかった．ただし微量アルブミン尿群で高血圧や腎機能低下がある群は糸球体硬化症の進展を認めた[2]．2 型糖尿病でも守屋らによって同様の報告がされている．したがって早期腎症をいかに捉えるかが今後の課題である．

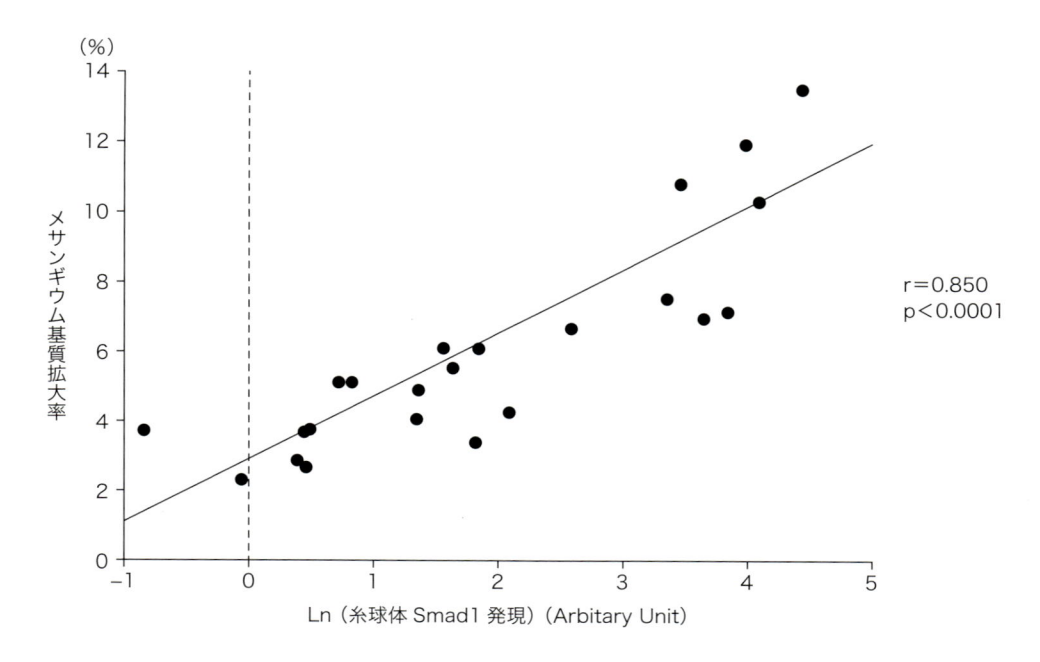

図1 糸球体Smad1発現はメサンギウム基質拡大と相関する[6)7)]

(縦軸: メサンギウム基質拡大率 (%), 横軸: Ln（糸球体Smad1発現）(Arbitary Unit), r=0.850, p<0.0001)

4 高血圧への関与

　糖尿病性腎症は塩分感受性高血圧の主たる原因であり，塩分制限が必要である．塩分摂取により高血圧が増悪し，高血圧増悪が腎機能障害進展を来すので，塩分制限・血圧管理が重要である．

　早期腎症から顕性腎症への進展を阻止することの重要性が報告され，その目的でACE（アンジオテンシン変換酵素）阻害薬やARB（アンジオテンシンⅡ受容体拮抗薬）が用いられる．その結果，顕性腎症発症の頻度を有意に抑制し，腎機能の増悪阻止傾向や腎死の発症頻度低下も報告されている．

　一方大規模臨床研究（多くの糖尿病症例が含まれているが）を再解析すると，10研究中6研究で有意にARB治療群が腎機能低下阻止効果を示し，4研究では有意差を認めなかった．その解析でARBは腎機能低下と尿細管間質の線維化を伴うような症例で有意に効果を認めた．これら症例ではアンジオテンシンⅡ（AngⅡ）の意義が報告されている．

5 成因解析に基づく研究とその意義

1）糖化終末産物（AGE）による解析

　近年われわれは糖尿病性腎症における重要な組織病変であるメサンギウム基質拡大・糸球体硬化症の主たる成分であるα1/α2 Ⅳ型コラーゲンの制御分子を研究している．メサンギウム細胞はAGEの特異受容体を有し，AGE刺激により細胞外基質産生を亢進させる．それは転写レベルの制御であり，AGE刺激によりα1/α2 Ⅳ型コラーゲンに直接結合する新たな分子をゲルシフトアッセイで認めた[3)4)]．

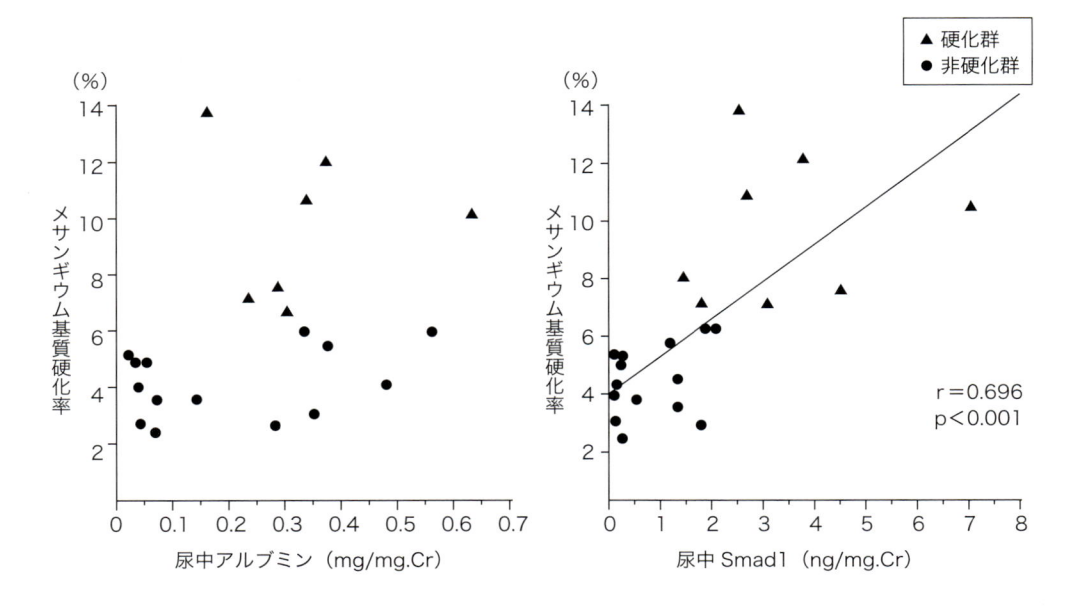

図2 メサンギウム基質増加と尿中Smad1排泄[8]

2) Smad1のクローニング

　yeast one hybrid法を用い α1/α2 IV型コラーゲンに結合する分子としてSmad1をクローニングした．in vitroにおけるSmad1 と α1/α2 IV型コラーゲンプロモーターとの結合をChiP法で認めた．さらにSmad1導入による α1/α2 IV型コラーゲンの転写活性の著明な亢進を認めた．糖尿病性腎症のモデル動物であるストレプトゾトシン誘発糖尿病（STZ）ラットを用いた実験で糸球体硬化症とSmad1の関係を検討すると，糸球体中のSmad1，リン酸化Smad1は硬化群でのみ発現亢進が確認され，非硬化群や正常群ではほとんど検出されなかった（図1）．さらにSmad1尿中排泄量が組織におけるメサンギウム基質拡大と有意の相関を認め早期腎症における新たなマーカーになると考えられた（図2）[5〜8]．

3) AngⅡとSmad1

　AngⅡの下流で，チロシンキナーゼの1つであるSrc kinaseを介した，Smad1活性化の新たなシグナル経路AgⅡ―Src―Smad1を見出した．in vivo, in vitroにおけるARBの投与により，この経路を遮断することで，腎症の進行抑止にかかわる機構を証明した．ARBによる糸球体硬化の進行抑制の機序が明らかとなり，ARBの抗硬化作用を介した腎保護作用も裏付けられた[7)8]．

4) コラーゲン特異的シャペロンタンパク質（heat shock protein 47）

　糖尿病性腎症は基質産生増加であり，その主たる成分であるコラーゲンに特異的なシャペロンタンパク質であるheat shock protein 47もSmad1シグナルを介して産生亢進が惹起されることを明らかにした[9]．

5) Smad1の制御機構

　さらにSmad1の制御分子としてBone Morphogenetic Protein4（BMP4）が決定分子であることをin vitroおよびin vivoで証明した．BMP4のconditional knock-in miceではタモキシフェ

タモキシフェン投与5日後の腎病変

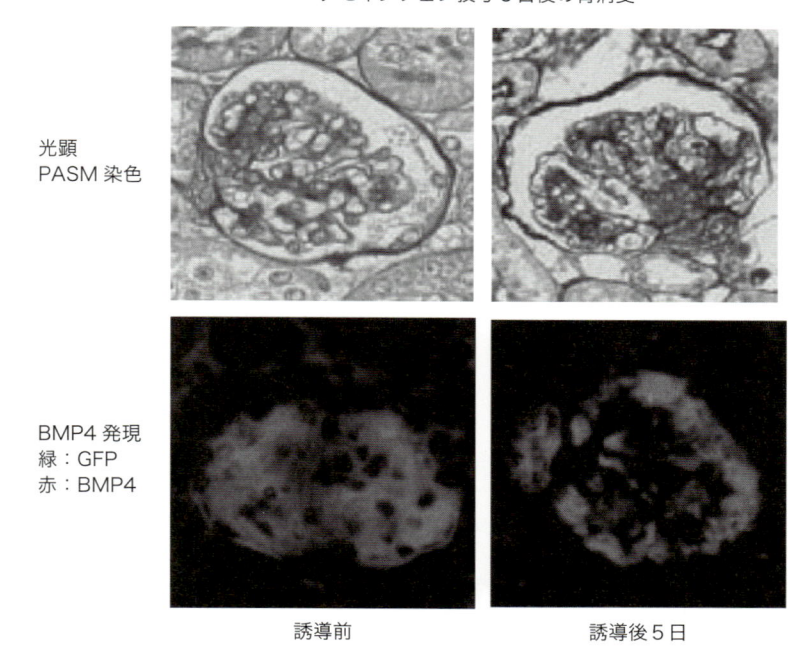

光顕
PASM染色

BMP4発現
緑：GFP
赤：BMP4

誘導前　　　　　　　誘導後5日

図3　誘導型BMP4トランスジェニックマウスの腎組織病変[10]
カラーアトラス図2参照

ンによる誘導後5日で著明なメサンギウム基質増生を認め，糖尿病性腎症に類似の病変を認め，リン酸化Smad1の発現がkey分子であることを明らかにした[10]（**図3**）．

6）新たな形質変化である軟骨形質の獲得

また糖尿病性腎症の主たる病変であるメサンギウム基質増生は細胞の形質変化を伴い，平滑筋細胞基質の著明な増加のみならず，新たな軟骨形質も獲得することをはじめて見出した．その機序にBMP4－Smad1－Sox9経路が作用していることをはじめて明らかにした[11]．

6 今後の展望

われわれは糖尿病性腎症における主たる病態因子であるIV型コラーゲンの産生機序に転写因子Smad1が直接制御すること，さらには，Smad1は他の細胞外基質タンパク質産生や細胞の形質変化なども制御しており，糸球体硬化症の発症・進展において中心的な役割を果たしていることを証明してきた[12]．今後，Smad1とその関連分子による病態のさらなる解明により，早期腎症のバイオマーカーの確立および分子標的薬に期待がもたれている．

（土井俊夫）

参考文献

1) Mauer, S. M. et al. : Structural-functional relationships in diabetic nephropathy. J. Clin. Invest., 74 : 1143-1155, 1984
2) Chavers, B. M. et al. : Glomerular lesions and urinary albumin excretion in type I diabetes without overt proteinuria. N. Engl. J. Med., 320 : 966-970, 1989
3) Doi, T. : Receptor-specific increase in extracellular matrix production in mouse mesangial cells by advanced glycosylation endproducts is mediated via platelet derived growth factor. Proc. Natl. Acad. Sci. USA, 89 : 2873-2877, 1992
4) Iehara, N. et al. : Advanced glycation end products modulate transcriptional regulation in mesangial cells. Kidney Int., 50 : 1166-1172, 1996
5) Abe, H. et al. : Type IV collagen is transcriptionally regulated by Smad1 under advanced glycation end product (AGE) stimulation. J. Biol. Chem., 279 : 14201-14206, 2004
6) Matsubara, T. et al. : Expression of Smad1 is directly associated with glomerulosclerosis in diabetic nephropathy. Lab. Invest., 86 : 357-368, 2006
7) Mima, A. et al. : Angiotensin II-dependent Src and Smad1 signaling pathway is crucial for the development of diabetic nephropathy. Lab. Invest., 86 : 927-939, 2006
8) Mima, A. et al. : Urinary Smad1 is a novel marker to predict later onset of mesangial matrix expansion in diabetic nephropathy. Diabetes, 57 : 1712-1722, 2008
9) Ohashi, S. et al. : Advanced glycation end products increase collagen-specific chaperone protein in mouse diabetic nephropathy. J. Biol. Chem., 279 : 19816-19823, 2004
10) Tominaga, T. et al. : Activation of BMP4 signaling leads to glomerulosclerosis that mimics diabetic nephropathy. J. Biol. Chem., 286 : 20109-20116, 2011
11) Kishi, S. : Sox9 Protein Induces a Chondrogenic Phenotype of Mesangial Cells and Contributes to Advanced Diabetic Nephropathy. J. Biol. Chem., 286 : 32162-32169, 2011
12) Takahashi, T. et al. : Activation of STAT3/Smad1 is a key signaling pathway for progression to glomerulosclerosis in experimental glomerulonephritis. J. Biol. Chem., 280 : 7100-7106, 2005

Chapter 4-5 糖尿病性神経障害の発症機序

多発神経障害は糖尿病の合併症の中で最も頻度が高く早期からみられる．罹病期間，高血糖の度合いと並行して進展することから，長期にわたる代謝異常がその成因に関与している．高血糖に基づくポリオール代謝亢進やグリケーションなどの生化学的異常に加えて，末梢神経系の解剖学的特徴が感覚神経遠位優位の軸索変性をもたらす．臨床的には，無症状から次第に神経変性・脱落に基づく症候の発生をみることになる．早期からの成因に基づく治療が，多発神経障害の発症，進展を阻止することになる．

概念図

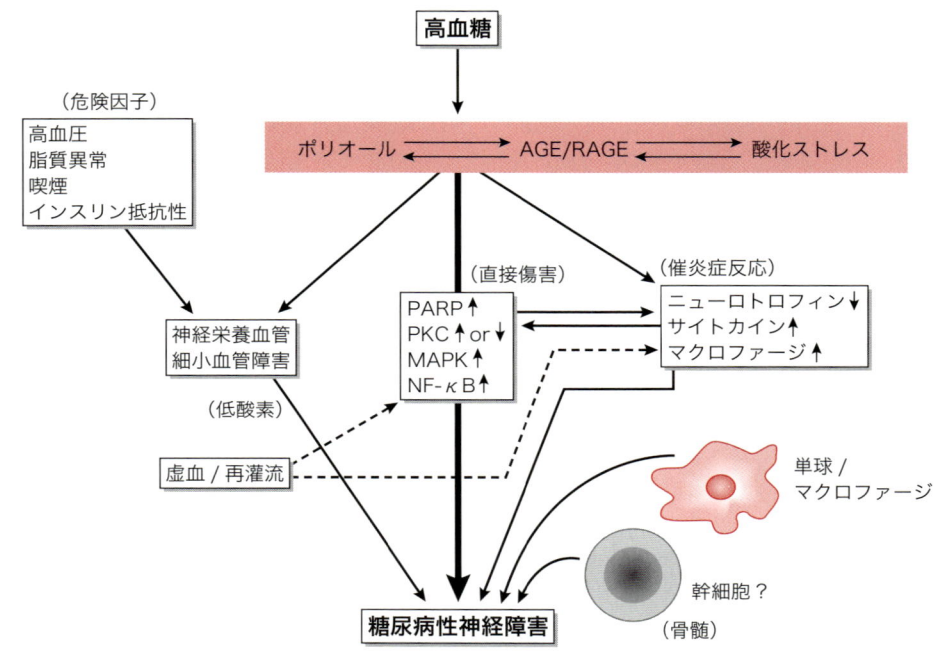

```
                          高血糖
                            ↓
   (危険因子)      ポリオール ⇔ AGE/RAGE ⇔ 酸化ストレス
   高血圧
   脂質異常
   喫煙                         (直接傷害)    (催炎症反応)
   インスリン抵抗性              PARP↑        ニューロトロフィン↓
                                PKC↑ or ↓    サイトカイン↑
   神経栄養血管                  MAPK↑        マクロファージ↑
   細小血管障害                  NF-κB↑
        (低酸素)
        虚血/再灌流                              単球/マクロファージ
                                                幹細胞？
                       糖尿病性神経障害          (骨髄)
```

《糖尿病性神経障害の成因と危険因子》
高血糖から惹起される種々の代謝異常が直接神経組織を傷害しPoly-ADP-ribose polymerase（PARP）活性化，protein kinase C（PKC）活性異常（血管では上昇，神経では低下），MAPKやNF-κBなどを活性化し神経障害をもたらす．一方で，神経栄養血管の細小血管障害も起こる．また，神経組織は催炎症状態となる．これらの過程には骨髄から遊走する細胞も関与する．高血圧などの危険因子は主に血管異常を介して神経障害の進展を促進する

■ はじめに

糖尿病では高頻度に神経系が侵される．主な病型としては動眼神経麻痺や近位筋萎縮をもたらす単神経障害と感覚障害や自律神経異常をもたらす多発神経障害とに大別される[1]．単神経障害は血糖コントロールとの相関はなく，血栓や血管炎による血管閉塞に起因し，自然軽快する特徴があり，その頻度は低い．多発神経障害は糖尿病合併症の中で最も早期から起こり，最も頻度が高い．無症状のまま進行し，いったん痛みや異常感覚などの症状が出現すると難治性で治療に難

渋し，足の潰瘍や壊疽をもたらし，足切断や，寿命の短縮化を導く．このような事実から，糖尿病に最も特徴的な，最も厄介な合併症ともいわれる．以下，多発神経障害（以下神経障害）の発症機序について述べる．

1 神経障害の発症進展の危険因子

これまでの疫学研究から，糖尿病性神経障害の最大の原因として，高血糖の持続がある．米国の1型糖尿病の10年にわたる調査で，強化インスリン療法群で，通常インスリン療法群に比し，新規神経障害発症を8％減少したとしている．さらに，この研究終了後の合併症発症に与える影響を追跡調査した結果，強化インスリン療法群で終了後もその効果が持続し，通常インスリン療法に比し有意に合併症発症頻度を抑制した．すなわち，長期にわたる血糖制御が重要な因子であることを実証している．一方，1型糖尿病での神経障害発症進展の前向き調査では，血糖コントロール，罹病期間に加えて，高血圧，喫煙，肥満，脂質異常が有意な危険因子としてあげられている．

2 神経障害が起こる解剖学的および生化学的特徴

糖尿病性神経障害の発症機序を考えるうえで，重要なことは末梢神経系の解剖学的および生化学的特徴である[2]（図1）．解剖学的特徴としてまず，細胞体に比しその軸索突起はきわめて長いことがあげられる．それゆえ，細胞体からの軸索輸送の障害などが起こりやすく，末端が最も影響を受けやすい．とくに感覚神経は細胞体も小さく，双極性軸索突起を中枢側，末梢側に進展させ，その栄養は軸索流に乗って末端まで運ばれる．長い経路の間にいろいろな場所で圧迫，浮腫などの影響を受け，その結果末端での軸索が変性していく．一方，末梢神経は血管支配が乏しく，血流自律調節が難しい．感覚神経節では有窓血管となっており，神経血管関門が欠如している．その結果，いろいろな環境因子への暴露でダメージを受けやすい．また，坐骨神経幹では，神経栄養血管の数が少なく容易に虚血に陥りやすい．

生化学的特徴も神経障害の発症に寄与している．末梢神経系はインスリンに依存せず高血糖依存性にエネルギー代謝を営んでいる．したがって濃度勾配として糖輸送体を通って神経組織内にグルコースが流入する．細胞内では，ミトコンドリアを介した解糖系で代謝されるほか，過剰なグルコースはアルドース還元酵素を介したポリオール代謝によってソルビトール，フルクトースへと代謝される．一方，過剰なグルコースは組織タンパク質と非酵素的に糖化（グリケーション）を起こし，中間糖化物から最終的にタンパク質同士が架橋形成し，終末糖化産物（advanced glycation end-products：AGE）をつくる．寿命の長いタンパク質はAGE化を起こしやすいことから，神経組織，間質基質タンパク質など，末梢神経系では糖尿病で広汎なAGE沈着を認める．一方，AGEはその受容体（receptor for AGE：RAGE）と結合し細胞生物反応を起こし細胞傷害をもたらす．

3 高血糖に基づく神経障害発症機序

1）ポリオール代謝

解糖系側鎖路としてのポリオール代謝亢進が神経障害の主要な発症機序として確立されている（図2）．高血糖となると過剰なグルコースがアルドース還元酵素（AR）を介し，ソルビトールと

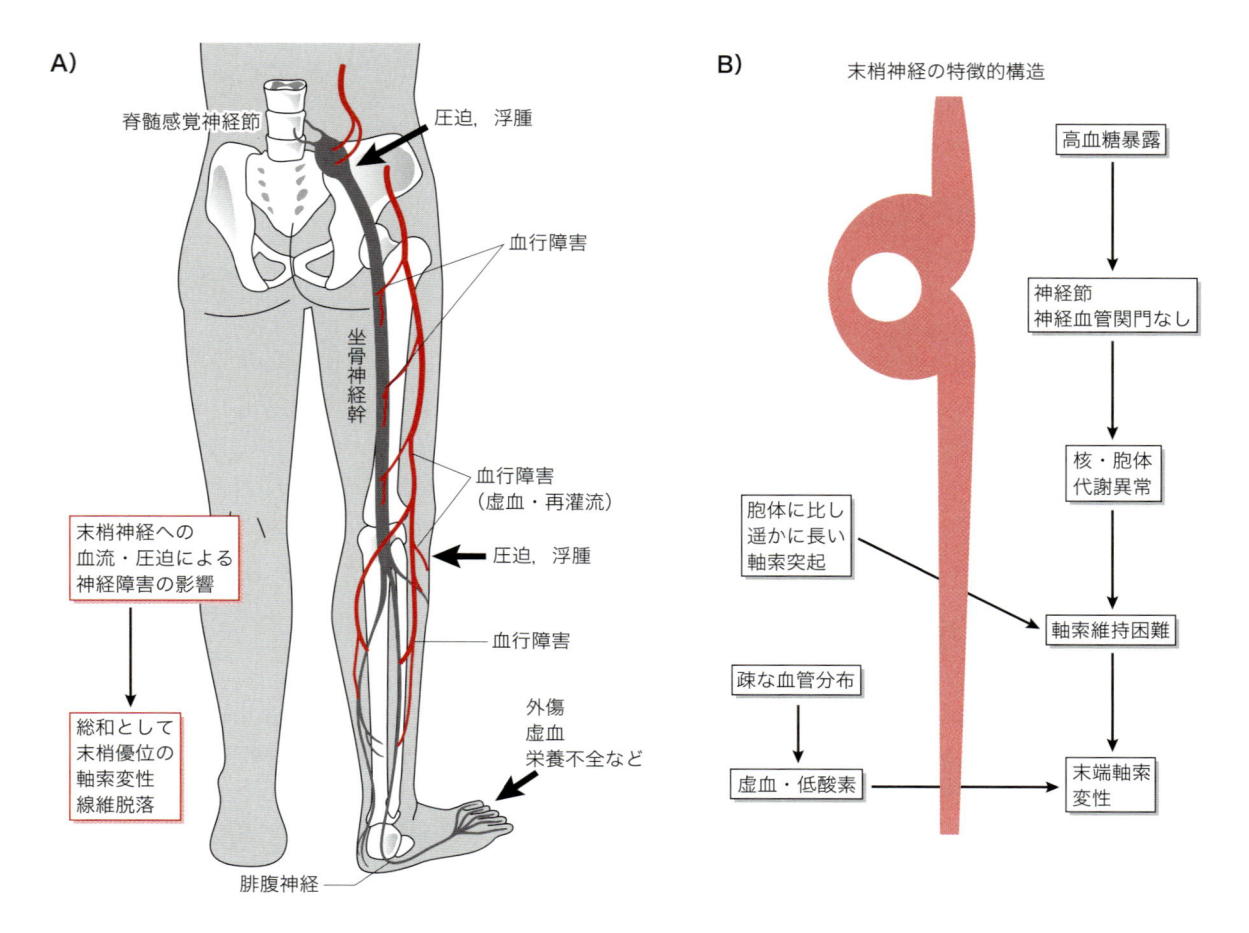

図1 糖尿病性神経障害の病理学的背景となる解剖学的特徴

脊髄後根から出た坐骨神経は長い経路を通り，脛骨，腓骨，腓腹神経に分布する．その経路の中で，圧迫，血流障害の影響を受け局所的な脱髄，軸索（Waller）変性を起こす．遠位になるほどその影響を集計として大きく受け，遠位優位の軸索変性・線維脱落がもたらされる（A）．一方，組織学的にも脊髄感覚神経節は有窓血管となっており，神経血管関門が脆弱化している．その結果，種々の影響を受けやすく神経節細胞の代謝異常，軸索維持が困難となる．また，感覚神経は細胞体に比し，極端に長い軸索突起であることから，軸索流など容易に影響を受けやすい（B）．一方，末梢神経幹は疎な血管支配を受け，虚血に陥りやすい．これらの解剖学的特徴が糖尿病での末端性軸索変性の成立に関与している

なり，ソルビトールからフルクトースへと代謝される．本来は浸透圧調節やエネルギー補填のためのポリオール代謝とされているが，過剰なソルビトール蓄積や，ソルビトールからフルクトースへの変換の過程で，細胞傷害機構が発生する[2]．ソルビトール蓄積から，ミオイノシトール，タウリン，アデノシンなどほかの浸透圧調節物質の減少が起こり，その結果細胞内シグナル因子であるホスファチジルイノシトール減少やPKC（protein kinase C）異常がもたらされる．一方，ポリオール代謝亢進でAR活性化が起こると補酵素のNADPHが同時に消費されるため，NADPHを必要とするNO産生が枯渇し，またグルタチオン産生減少が起こる．NO減少から血管拡張不全，透過性亢進，虚血がもたらされるとともにグルタチオン減少から活性酸素過剰産生が起こる．これらの分子機構がNa, K-ATPase低下とともに神経伝導速度遅延や，形態学的な神経線維径減少を引き起こす．ARを欠損させたマウスでは糖尿病を惹起しても，グルタチオンが保たれ，神経障害が防御される．実際，AR阻害薬（ARI）が臨床応用されているが3年間の臨床投与で神経伝導

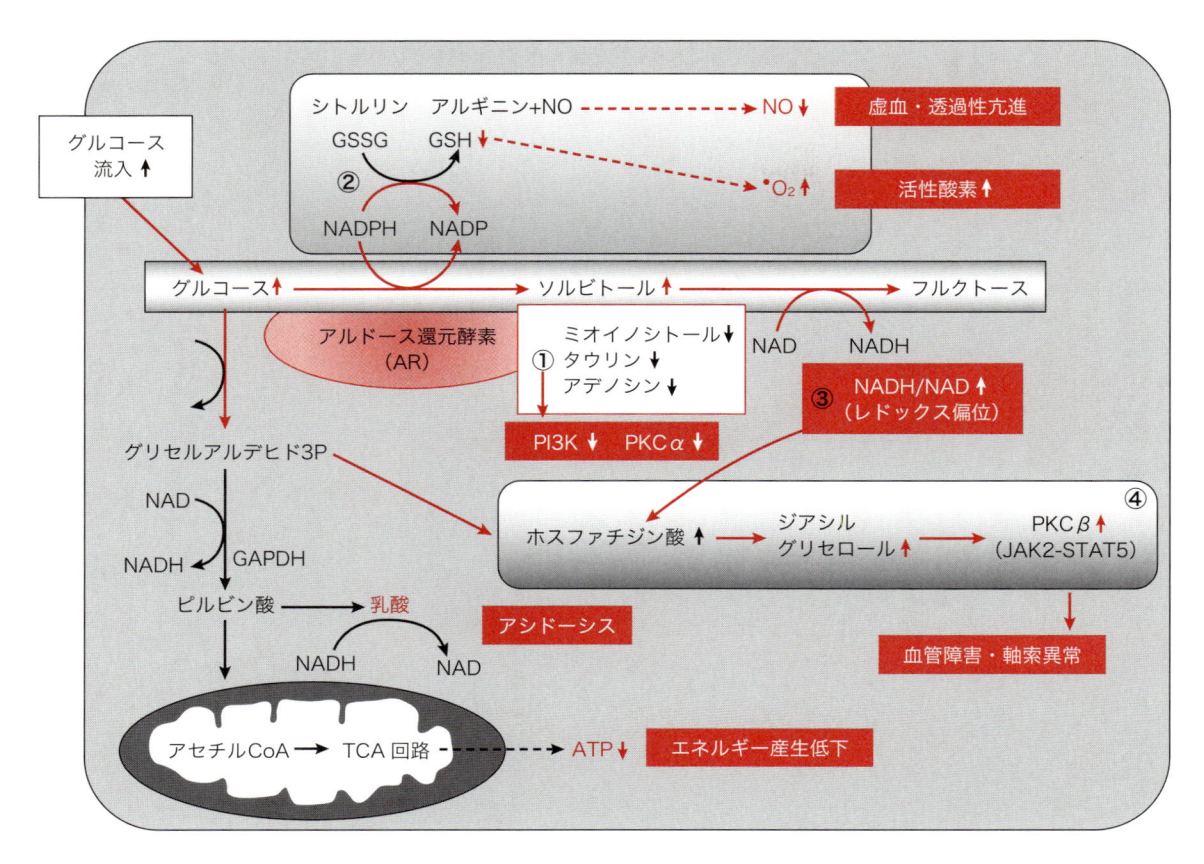

図2 糖尿病性神経障害の発症にかかわるポリオール代謝の役割

正常血糖状態では、細胞内に入ったグルコースはミトコンドリアの解糖系を通りATP産生に用いられる。高血糖状態では過剰なグルコースが側鎖路としてのポリオール代謝に入る。そこでは、アルドース還元酵素（AR）を介しソルビトールへ、ソルビトールからフルクトースへと代謝される。過剰に蓄積されたソルビトールは浸透圧調節のため、他の浸透圧調節にかかわるミオイノシトール、タウリン、アデノシンなどを減少させる。その結果、シュワン細胞でのホスファチジルイノシトールキナーゼ（PI3K）やPKCα活性が低下する（①）。一方、ソルビトール変換が亢進するとNADPH補酵素が消費され、NADPHを同じく利用するグルタチオン産生系、NO産生系が作動しなくなり、活性酸素上昇、NO低下が起こる（②）。これが虚血、細胞傷害をもたらす。また、ソルビトールからフルクトースへの代謝亢進ではNADからNADHへとレドックス偏位が起こる（③）。アシドーシス、活性酸素の発生とともに、血管壁、軸索に分布するPKCβ活性低下が起こる（④）。活性酸素発生はミトコンドリアでも起こるが、ミトコンドリア障害からエネルギー産生低下も起こり、神経は変性に陥る

速度遅延などで反映される神経障害の進展が抑制されることが示されている．

2）AGE/RAGE

　高血糖をもとにしたタンパク質糖化からのAGE産生およびRAGEとの結合反応も神経障害の発症および症候の発現と関連する．軸索骨格の糖化による軸索輸送の障害や，基底膜タンパク質ラミニンの糖化による軸索再生の障害などが神経病変の進展に寄与すると推定されている．実際，ヒト糖尿病神経では過剰なAGE沈着がみられ，神経線維の脱落と関連している．AGEの生成阻害作用のあるアミノグアニジンやOPB9195を糖尿病ラットに投与した実験では神経伝導速度や神経形態の改善がみられている．末梢神経ではシュワン細胞や血管内皮細胞でRAGE発現を示す．AGEがRAGEと結合することにより細胞内でNADPHオキシダーゼ活性化が起こり活性酸素の発生を促す．それとともに核内にNF-κB転写因子活性化が起こる（図3）．その結果，血管変化とともに

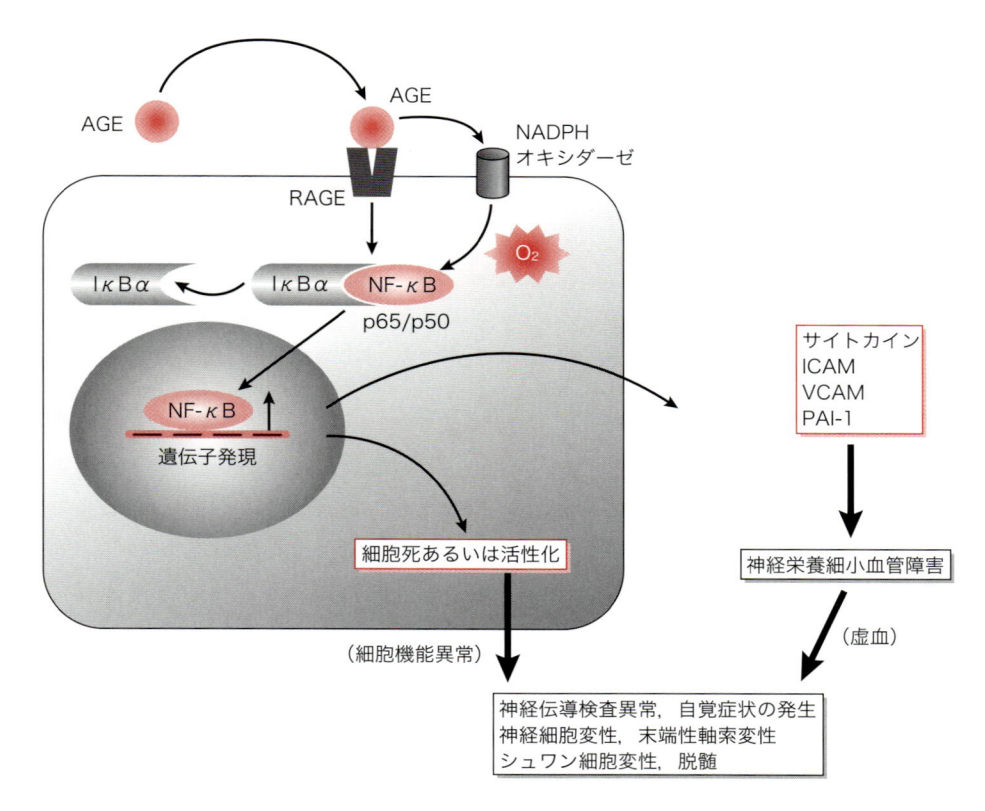

図3 糖尿病性神経障害の発症にかかわるAGE/RAGE反応

糖尿病では過剰なAGEが神経内外で産生される．AGEはその受容体のRAGEと反応する．RAGEは末梢神経でのシュワン細胞や血管内皮細胞に表出している．AGEはRAGEと結合しNADPHオキシダーゼ活性化，活性酸素の発生を通してシグナル活性化，NF-κBという転写因子を活性化させ，細胞のアポトーシス，傷害機構を作動させる

に神経線維の異常が惹起される．正常ラットにAGEを投与することにより，Na, K-ATPase活性低下とともに神経伝導速度遅延が起こり糖尿病ラット類似の所見を示す[3]．このとき，同時に酸化ストレスDNA傷害マーカーである8OHdG（8-hydroxydeoxyguanosine）およびNF-κB発現亢進がみられている．血管内皮細胞でのRAGE過剰発現を示すトランスジェニックマウスを糖尿病にした場合，同レベルの高血糖であっても対照糖尿病マウスに比し，より高度の神経伝導速度の遅延をもたらす．これに対し，RAGEノックアウトマウスでは，糖尿病状態での神経障害の発症進展が抑制されている[4]．

3）酸化ストレスの関与

糖尿病ラットの末梢神経では酸化ストレスからの細胞傷害を示す8OHdG発現の亢進がみられ，抗酸化薬による神経伝導速度などの改善をみる．解糖過程においてミトコンドリアは重要な役割をもっており，細胞内シグナルの活性化とともにアポトーシス機構を作動させる．そこでは，チトクロームCの放出とともにカスパーゼ3の活性化を起こす．過剰なグルコースは電子伝達系で活性酸素を産生し，ミトコンドリア電位を低下させ，ATP産生を低下させる．核ではPARP（poly-ADP-ribose polymerase）活性化を起こし，細胞傷害をもたらすとともに，細胞内での神経栄養因子であるNT-3（neurotrophin-3）やNGF（nerve growth factor）の低下を起こす．

酸化ストレスの発生はミトコンドリアで生じることが多いが，ミトコンドリア以外の細胞内小

器官も酸化ストレス発生源として働いている．ゴルジ器や小胞体（ER）での酸化ストレスもアポトーシス誘導性に作用するばかりでなく，オートファジーからの細胞死も惹起する．実際，高血糖に伴う窒素・酸素ストレスがPARPを活性化させ，細胞機能異常をもたらし神経伝導速度遅延や末梢神経病変をもたらすことが報告されている．

4）炎症反応の関与

ヒト糖尿病や糖尿病動物の末梢神経でマクロファージやときにリンパ球を中心とした炎症性細胞浸潤がみられ，TNF（tumor necrosis factor）-α，インターロイキンなどのサイトカインの産生亢進のあることが示されている．糖尿病ラットで抗炎症薬であるCOX（cyclooxygenase）-2阻害薬やチアゾリジンなど抗炎症効果のある薬剤投与で，神経伝導速度などの改善がみられている[5]．また，COXノックアウトマウスでは糖尿病状態でも神経障害の軽減がみられている．炎症反応の亢進により，ERKやp38などのストレス応答性MAP（mitogen-activated protein）キナーゼの活性が促進され，その結果，NF-κBなど転写因子の核内移行が起こる．この炎症過程がPARP活性化を生じ，転写活性促進などをもたらし神経障害を導く．

糖尿病では血管壁，脂肪織など多くの組織で炎症反応が高まるが，そこには骨髄からの幹細胞あるいは単核球細胞の遊走が病変修飾に作用している．炎症修復性に作用する幹細胞の減少や，炎症促進性に作動するTNF-α産生細胞などの存在も最近報告されている．

4 神経障害と関連する遺伝因子

神経障害発症に関する因子を遺伝子の網羅的解析からアプローチする方法が試みられている．STZ誘発糖尿病ラット脊髄感覚神経節での遺伝子解析では，糖尿病誘発後短期では，血糖上昇に伴う糖代謝系の変化が主体であり，経過とともに，酸化ストレスに関する因子や，神経変性，あるいは神経再生に関与する因子の変化をみている[6]．同じようにFeldmanらは2型糖尿病モデルのdb/dbマウスの坐骨神経を用いて解析を行っている．その結果，神経変性，アポトーシスに関する因子，酸化ストレスに関する因子の動きをみている[7]．このように，遺伝子解析によっても，多様な遺伝子の変化がみられていることから，神経障害の成因が多因子であり，それによって対策も複合的に考慮する必要がある．一方，ヒト糖尿病で神経障害と関連する遺伝子検索では，遺伝子多型としてNa, K-ATPase，SOD（superoxide peroxidase），AR，TNF-αなどの関連が報告されている．

まとめ

神経障害は無症状，無自覚のまま進展する．ケアが必要となる症候性神経障害では治療抵抗性の進展期であることがほとんどである．早期神経障害であれば神経の可塑性も大きい．したがって，アキレス腱反射や振動覚検査による早期神経障害の検出に努めること，生活習慣の改善，血糖制御，AR阻害薬など成因に基づく対策を積極的に進めることが糖尿病患者の全身管理の上で不可欠である．そのことが，終局的に糖尿病患者のQOL改善，寿命の延長につながる実りの多い結果をもたらすことになる．

（八木橋操六）

参考文献

1) Tesfaye, S. et al. : Toronto Diabetic Neuropathy Expert Group. Diabetic neuropathies : update on definitions, diagnostic criteria, estimation of severity, and treatments. Diabetes Care, 33 : 2285-2293, 2010
2) Yagihashi, S. et al. : Mechanism of diabetic neuropathy. Where are we now and where to go ? J. Diabetes Invest., 2 : 18-32, 2011
3) Nishizawa, Y. et al. : Neuropathy induced by exogenously administered advanced glycation end-products. J. Diabetes Invest., 1 : 40-49, 2010
4) Toth, C. et al. : Receptor for advanced glycation end products (RAGEs) and experimental diabetic neuropathy. Diabetes, 57 : 1002-1017, 2008
5) Yamagishi, S. et al. : Correction of protein kinase C activity and macrophage migration in peripheral nerve by pioglitazone, peroxisome proliferator activated-gamma-ligand, in insulin-deficient diabetic rats. J. Neurochem., 104 : 491-499, 2008
6) Price, S. A. et al. : Identification of changes in gene expression in dorsal root ganglia in diabetic neuropathy : correlation with functional deficits. J. Neuropathol. Exp. Neurol., 65 : 722-732, 2006
7) Pande, M. et al. : Transcriptional profiling of diabetic neuropathy in the BKS db/db mouse : a model of type 2 diabetes. Diabetes, 60 : 1981-1989, 2011

参考図書

1)「糖尿病性神経障害の新知識」,（八木橋操六/編, 豊田隆謙/監）東京医学社, 2008
2)「Diabetic neuropathy. 2nd Edition」,（Dyck, P. J., Thomas, P. K.）WB Saunders Co., 1999

Chapter 4
6 糖尿病における動脈硬化症の発症・進展機序

糖尿病大血管症の成立には高血糖以外に脂質異常・高血圧等が重層的に関与している．その中でも確認が遅れていた高血糖の意義が，最近のUKPDS, DCCT-EDIC, ACCORDなどの大規模臨床研究によって確立された．高血糖は動脈壁において活性酸素（ROS）の産生を増加させ，その結果，炎症関連遺伝子群の発現を誘導する．ヒストン修飾によるエピゲノム変化がその間の介在する機序として注目されている．臨床的に発見された糖尿病大血管症のmetabolic memory, legacy effectにも，エピゲノムの関与が示唆されている．

概念図

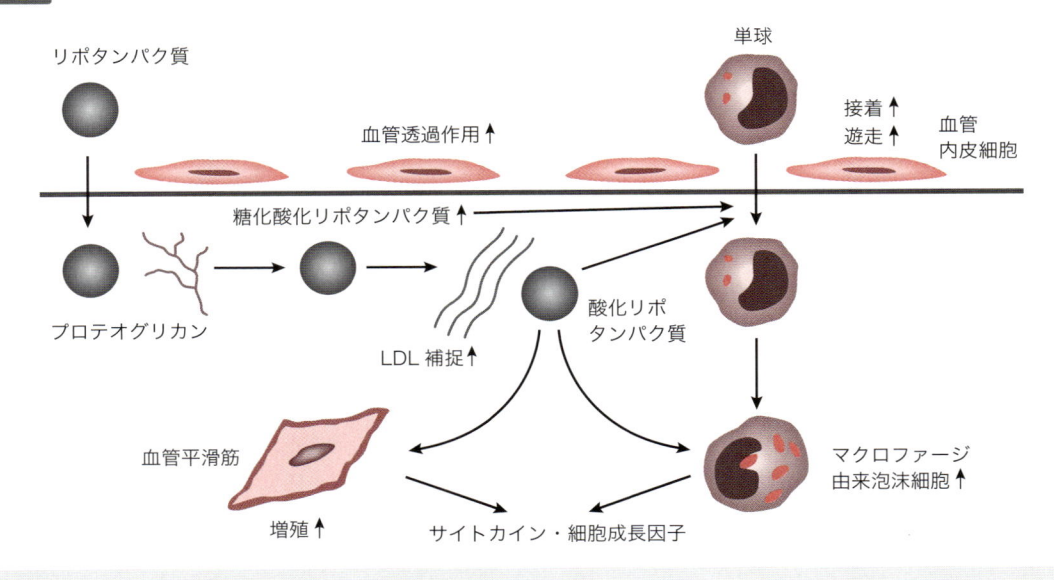

（リポタンパク質／プロテオグリカン／糖化酸化リポタンパク質↑／LDL補捉↑／酸化リポタンパク質／単球／接着↑／遊走↑／血管内皮細胞／血管平滑筋／増殖↑／サイトカイン・細胞成長因子／マクロファージ由来泡沫細胞↑／血管透過作用↑）

1 高血糖は動脈硬化発症のリスクか？

糖尿病は動脈硬化の主要なリスクファクターの1つである．2型糖尿病については，高血糖以外にも，高血圧や脂質異常のような複数の動脈硬化リスクファクターを合併しやすく，これらが総体として動脈硬化の発症と進展を促進する．したがって，高血糖との関係が明確な細小血管症と比較すると，大血管症（動脈硬化症）の形成における高血糖の意義は長い間議論の対象であった．

大血管症における高血糖の意義が確立されたのは，比較的最近になってからである．その根拠として大きく2種類の疫学研究の成果をあげることができる．1つは，2型糖尿病のようなマルチプルリスクファクターの併存がない1型糖尿病においても，HbA1cが高値なほど冠動脈疾患も脳血管障害も発症率の増加がみられること，複数の研究で示された点である．2つ目は，血糖低下療法による心血管イベント発症の抑制効果が，SU薬やインスリン治療においても示された点である．2型糖尿病を対象としたUKPDSと，1型糖尿病を対象としたDCCT-EDICの2種類で示されたことが重要である．なぜなら，それまでにも，メトフォルミン，ピオグリタゾン，アカルボー

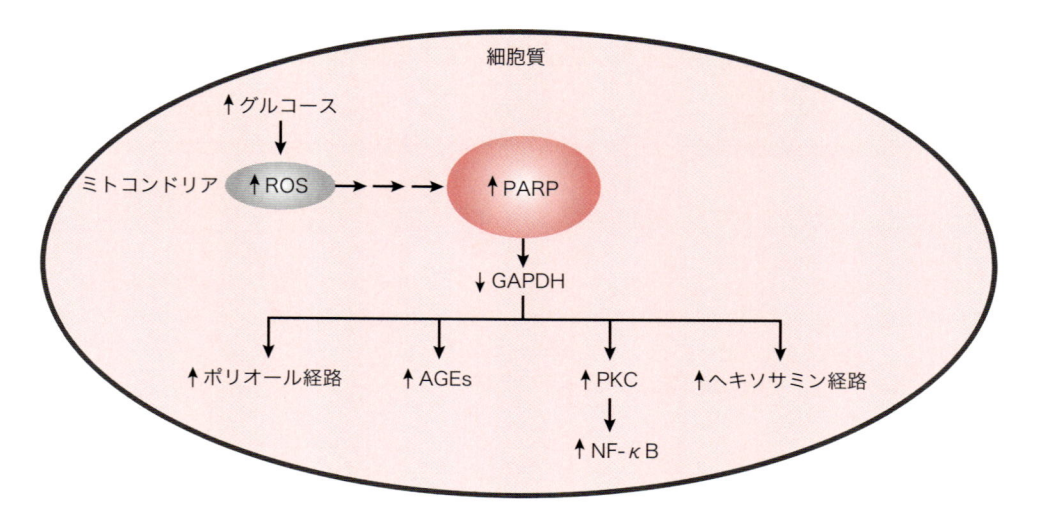

図1 高血糖による細胞傷害の機序

スを用いた血糖低下治療において，心血管イベント抑制効果が示されてきたが，これらの薬剤は，インスリン抵抗性改善や血圧低下効果などの血糖低下作用以外の効果を有するため，血糖低下の直接効果としてイベントが抑制されたと必ずしも断定できなかったからである．

2 高血糖は活性酸素やAGEを介して血管の炎症を惹起する

細胞を用いた *in vitro* の実験によって，高血糖は血管を構成する細胞に多様な変化をもたらすことが示されてきた（概念図）[1]．例えば，血管内皮細胞を高血糖に暴露すると，NF-κBが活性化され，その結果，細胞接着因子やMCP-1の発現が増加し，単球の接着が促進される．単球を高血糖状態で培養すると，IL-1β，IL-6などの炎症性サイトカインやCD36，MCP-1の発現が増加する．高血糖は血管平滑筋の増殖を促進する．さらに，血管平滑筋の産生する細胞間マトリックスの種類にも変化をもたらす．

それでは，高血糖はどのようにこれらの変化を引き起こすのだろうか？ 高血糖で増加する活性酸素（ROS）が細小血管障害の発症機序として注目されている[2]．高血糖では，ポリオール経路，タンパク質の糖化，プロテインキナーゼC，ヘキソサミン経路が活性化されることが示されてきた．しかし，これらそれぞれの経路の阻害剤を投与しても，細小血管症は抑制されない場合が多く，それぞれの間の関係は一見バラバラにみえる．Brownleeは，それらすべての経路の上流にあるROSの産生増加の存在に注目した．ROSはDNA損傷を招き，その結果，活性化されたpoly（ADP-ribose）polymerase（PARP）によって増加したADPリボースがGAPDH（glyceraldehyde-3 phosphate dehydrogenase）を不活化する（図1）．GAPDHの活性低下によって，ポリオール経路，タンパク質の糖化，プロテインキナーゼC，ヘキソサミン経路すべての経路の活性化が説明できる．一方，UCP1やMnSODを過剰発現はROSの増加を抑制する．

ただし，ミトコンドリアにおけるROS産生亢進は，血糖の上昇がそのまま細胞内のグルコース濃度の上昇に反映される細小血管症の標的細胞では，主要なROS産生亢進経路と考えられるが，細胞内へのグルコース取り込みがインスリンにより調節される他の多くの細胞では別の機序を考える必要がある．

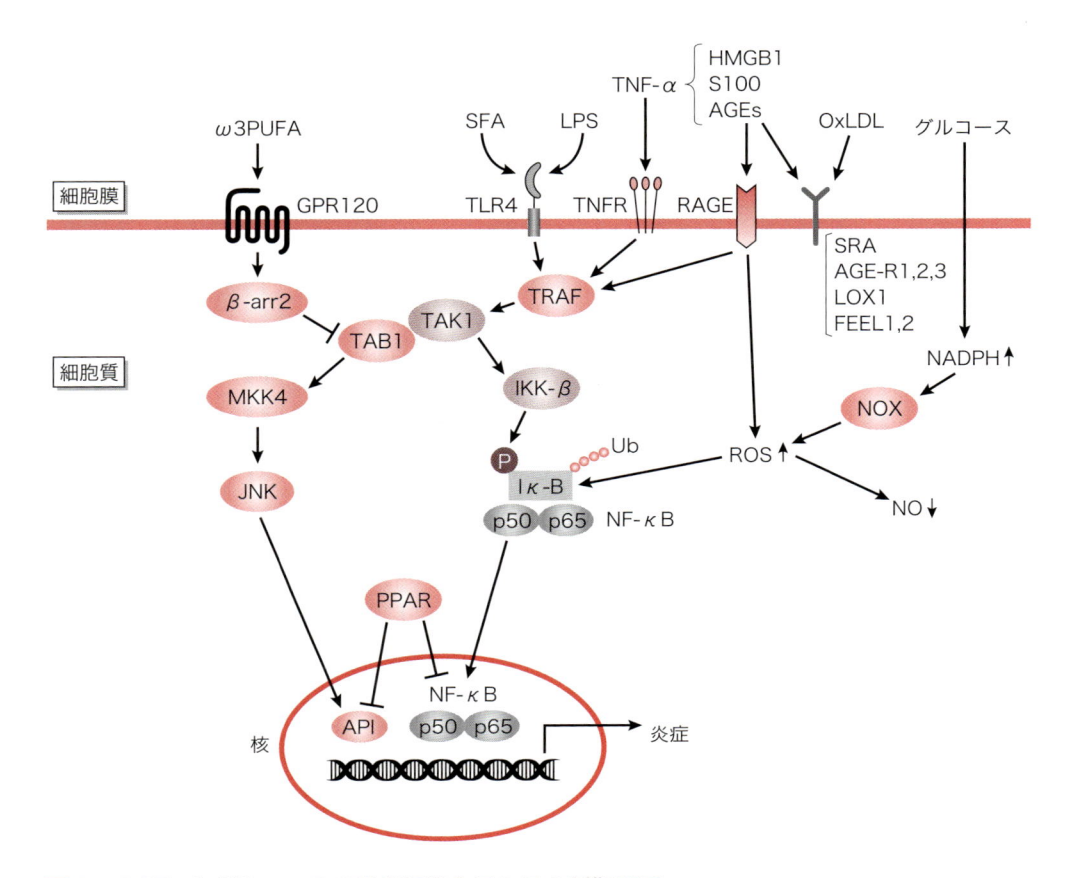

図2 AGEsとグルコースの炎症促進作用とその制御因子

　血管においてはNADPHオキシダーゼ（Nox）が，ROSの供給源として有力視されている（図2）[3]．Noxには7種類のアイソザイムが知られており，そのうち，Nox1，Nox2，Nox4，Nox5の4種類が血管にも存在する（図3）．Nox1, 2, 5はエンドソームの膜が細胞膜に存在するため，産生されたO_2^-は一度，細胞外へ放出される．細胞内へは外から再度取り込まれたり，H_2O_2に変換されて作用する．一方，Nox4は小胞体膜と存在するため産生されたO_2^-は，細胞内ですぐに作用できる．糖尿病動物の血管におけるNox1の活性化と誘導が報告されている．

　後期糖化最終産物（advanced glycation end product：AGE）はRAGE（receptor for AGE）とよばれる受容体に結合して，NF-κBを活性化する（図2）．RAGEの機能を阻止すると，動脈硬化の形成が抑制されることが知られている[4]．RAGE以外にもAGE結合能を有する受容体は複数存在し，AGE—RAGEシグナルを調節して動脈硬化の進展にかかわっている可能性がある[5]．

3 高血糖によるエピゲノム変化がmetabolic memoryの正体か？

　血糖低下治療の心血管イベント抑制効果が遅れて発揮されるmetabolic memory, legacy effectの存在が，前述のDCCT-EDICやUKPDSで明らかにされた．metabolic memoryがエピゲノム変化によって説明できる可能性が示され，注目されている[6]．動脈硬化の形成に重要な役割を担う単球，血管平滑筋，血管内皮細胞の炎症関連遺伝子は高ブドウ糖によるエピゲノムの調節を受ける（図4）．例えば，THP-1細胞のTNF-αプロモーター上に動員されるヒストンH3の9番目の

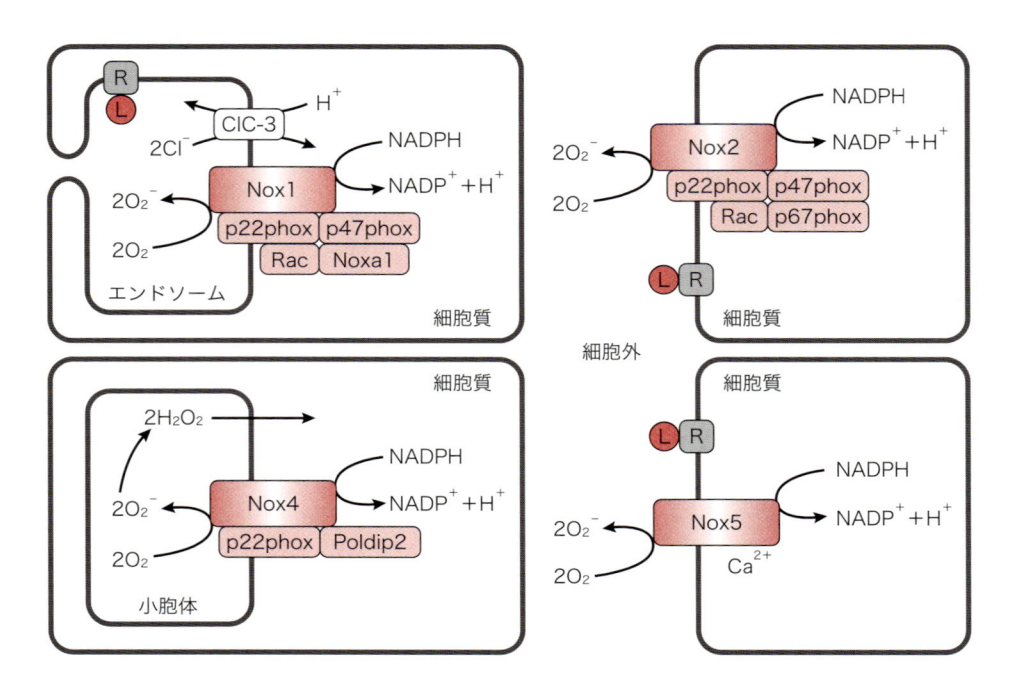

図3 血管構成細胞に発現するNox

リジン残基H3K9とH3K14のアセチル化を促進し，COX-2プロモーター上に動員されるH3K9のアセチル化を促進する[7]．糖尿病患者由来単球でもH3K9とH3K14のアセチル化が促進していた．血管平滑筋の炎症関連遺伝子，IL-6，MCSF，MCP-1のプロモーター上のH3K9は逆に抑制された．これら炎症関連遺伝子は，NF-κBによる転写制御を受ける．そのp65サブユニットの大動脈内皮細胞における発現は16時間の高グルコース暴露で亢進し，グルコース濃度を正常に戻してからも6日間持続した．MCP-1やVCAM-1も，同様な時間経過を示した．H3K4をモノメチル化するSet7がp65プロモーターに動員され，H3K4m1が増加した．これらの変化は，Set7のノックダウンで抑制され，UCP1，MnSOD，GLO1を過剰発現によるROS産生の抑制によっても消失した．グルコースクランプを用いて，マウスを6時間高血糖状態にすると，*in vitro*と同様に，H3K4m1の増加と，p65の発現増加が観察された．

> **Memo**
>
> 《metabolic memory・legacy effect》
> 血糖低下療法の血管合併症抑制効果が遅れて出現する現象を指す．1型糖尿病を対象にした臨床試験DCCTで，6.5年間の強化治療では大血管症の発症の有意な抑制は観察されなかったが，介入を中止し約10年間追跡した時に心血管イベントの有意な抑制が認められた．2型糖尿病を対象にしたUKPDS80研究でも，インスリン治療群とSU薬治療群の最初の5年間の介入期間では観察されなかったイベント抑制効果が，介入中止後9年追跡した時に遅れて検出された．血圧低下治療ではこの効果は観察されなかった（UKPDS81）．

それでは血糖をできるだけ低下させれば動脈硬化は阻止しうるのであろうか？治療によってHbA1cを正常値に近づけても，必ずしも心血管イベントは抑制されないかもしれないという，介入試験の結果が報告され，議論をよんでいる[8]．その1つのACCORD試験では，強化治療群においてむしろ死亡率が増加した．HbA1c低値群ではHbA1c高値群と同様に死亡率が増加する現象

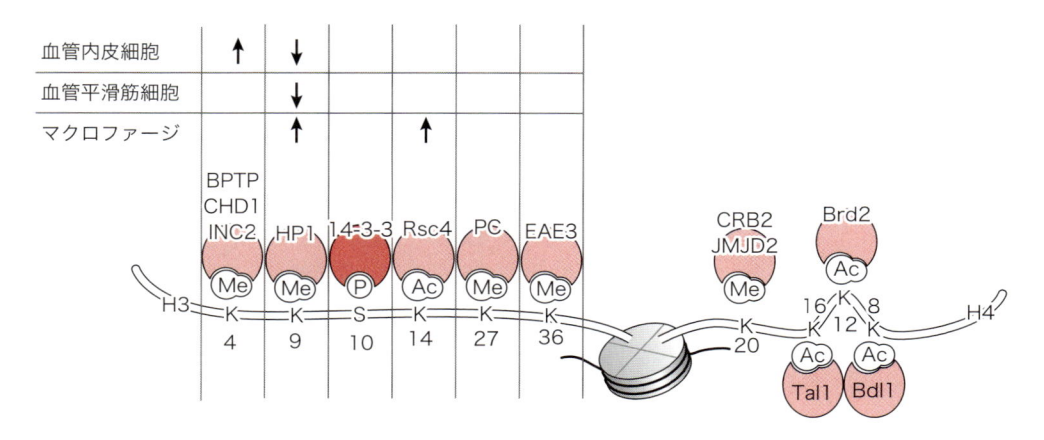

図4 高血糖によるヒストン修飾

は他の非介入試験でも認められる現象であり，その機序に関して激しい論争が続いている．

最も支持を集めている機序は，積極的血糖低下療法によって頻発する低血糖の関与である．低血糖時には複数のインスリン拮抗ホルモンが分泌される．特に，カテコラミン分泌に伴う交感神経緊張による血圧の上昇が心血管イベントの発症を誘発した可能性が推測される．また，血糖変動性の動脈硬化促進的作用を支持する臨床データも報告されている．

4 マクロファージのインスリン抵抗性も泡沫化と細胞死を制御する

全身のインスリン抵抗性は高血糖や脂質異常を伴い，その結果，動脈硬化促進的に働くと考えられてきた．インスリン抵抗性改善薬のチアゾリジン誘導体を投与したマウスでは動脈硬化の病変面積が縮小した[9]．最近は，動脈硬化巣を構成する細胞群におけるインスリン抵抗性の動脈硬化促進作用が明らかにされている[10]．

糖尿病患者から採取した単球マクロファージでは，インスリン受容体の発現とキナーゼ活性が低下し，インスリンによる下流シグナル（IRS2，PI3K，AKT）の活性化にも低下が認められる．

インスリン受容体を肝臓に発現させて，致死を免れたインスリン受容体ノックアウトマウスから採取したマクロファージでは，CD36とスカベンジャー受容体A（SR-A）の発現が亢進し，変性LDLの取り込みとそれに続く泡沫化の亢進が観察された．さらに，これらのマクロファージは遊離コレステロールや酸化LDL添加で誘導されるアポトーシスが亢進していた（図5）．

インスリン受容体ノックアウトマウスの骨髄の移植をうけたLDL受容体ノックアウトマウスでは動脈硬化が増悪した．しかしすべての実験結果がマクロファージのインスリン抵抗値が直接動脈硬化促進的に作用することを示している訳ではない．例えば，PPARγノックアウトマウスやLysMCreでマクロファージ特異的にPPARγをノックアウトしたマウスの骨髄移植を受けたLDL受容体ノックアウトマウスでも動脈硬化の増悪が報告されている．LysMCreでマクロファージ特異的にインスリン受容体を欠損させたアポEノックアウトマウスでは動脈硬化の病変面積は減少し，IRS2とアポEのダブルノックアウトマウスの胎仔肝臓の移植を受けたアポEノックアウトマウスの動脈硬化病変面積も減少すると報告された．

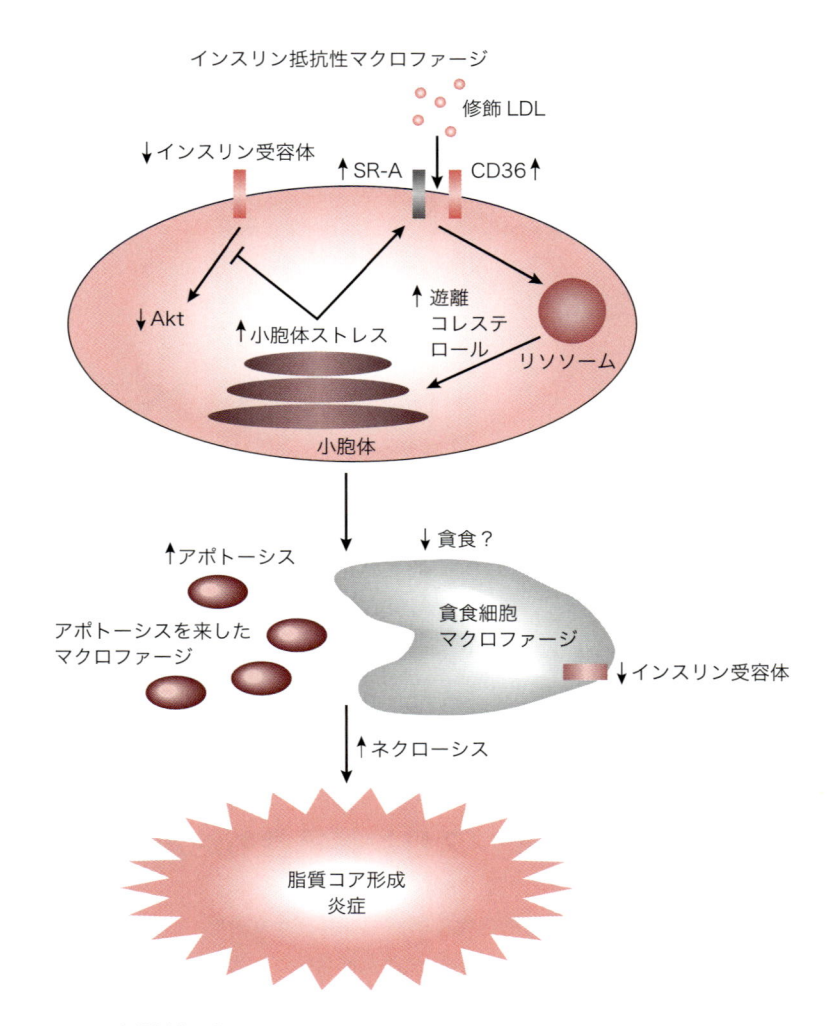

図5 インスリン抵抗性に偏ったマクロファージが細胞死を来し，脂質コアを形成する機序

5　全身の炎症や脂質も自然免疫の制御によって動脈硬化の形成に与る

　動脈硬化は血管の炎症と捉えられている．また，肥満や2型糖尿病では脂肪組織の炎症が病態形成に重要な役割を果たしていることが知られている．したがって，糖尿病と動脈硬化には炎症という共通のプロセスが介在しているともいえる．例えば，肥満では脂肪組織でIL-6の産生が亢進し，IL-6は肝臓からCRPの分泌を促進する．CRPは炎症のマーカーというにとどまらず，血管組織に直接作用して動脈硬化の形成に与るという説も提唱されている．

　動脈硬化プラークの主要構成細胞のマクロファージは飽和脂肪酸によって免疫的に活性化される．飽和脂肪酸はToll-like受容体4（TLR4）に直接リガンドとして結合して活性化する（図2）．一方，EPAやDHAのようなn-3多価不飽和脂肪酸（PUFA）には，飽和脂肪酸のマクロファージ活性化作用に拮抗する働きが知られていた．GPR120がn-3 PUFAの受容体として，TLR4のシグナルに拮抗するのがその機序であるらしい（図2）[11]．このようなマクロファージの活性化調節は，動脈硬化とインスリン抵抗性の両者の成立にかかわる．

　マクロファージはコレステロールをエステル体として細胞内の脂肪滴に蓄積して，泡沫細胞と

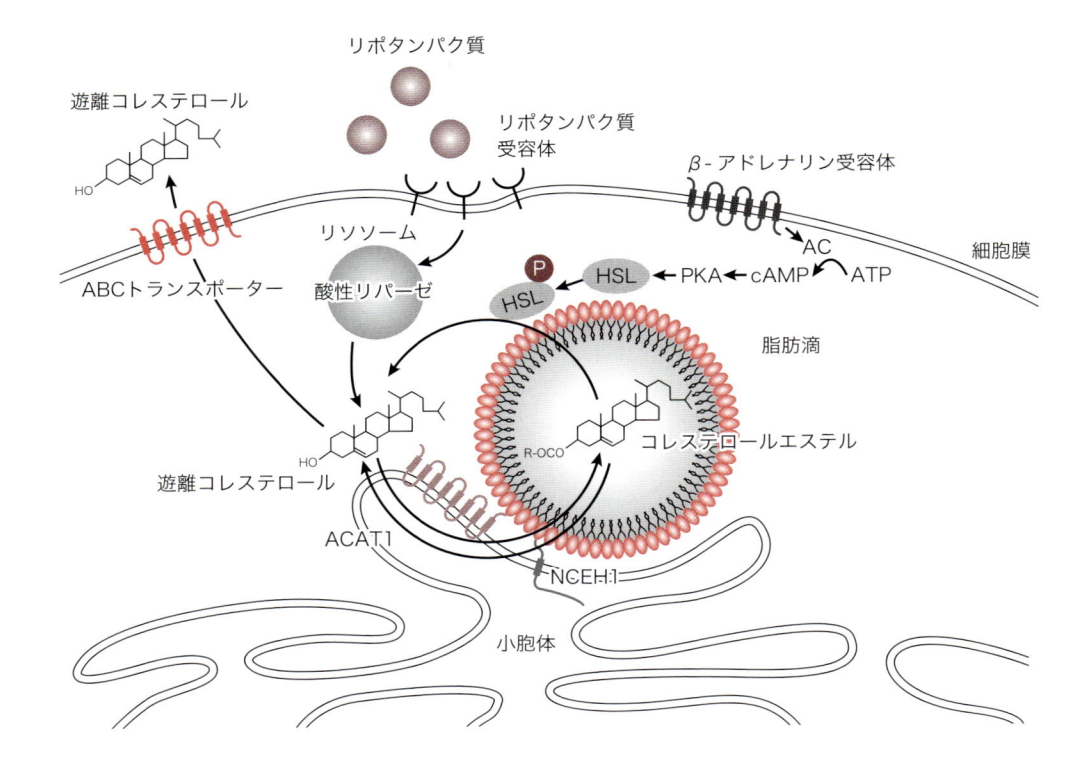

図6 マクロファージにおけるコレステロールエステルの生成と水解機序

よばれる形態を呈する．遊離コレステロールはアシルCoA：コレステロールアシル転移酵素（ACAT）によってエステル化を受ける．一方，コレステロールエステルの水解に与る酵素の正体は長らく不明であった．著者らは，NCEH1がコレステロールエステルの主要な水解酵素であり，その欠損は動脈硬化病巣面積の増大を来すことを報告した（図6）[12)13)]．

6 アディポカインも動脈硬化と関係？

2型糖尿病ではアディポネクチンの血中濃度の低下が観察される．アディポネクチンノックアウトマウスでは動脈硬化の増悪が，アディポネクチントランスジェニックマウスでは血管内皮損傷後の内膜肥厚が抑制されている．低アディポネクチン血症は心血管イベントの増加が報告されており，2型糖尿病における動脈硬化進展に関与している可能性がある．

7 インクレチンやチアゾリジン誘導体などとの関連

GLP-1アナログのエクセナチドとリラグルチドではマウスの動脈硬化を抑制する作用が報告された[14)]．単球を介する抗炎症作用と解釈されている．DPP-4阻害薬にはGLP-1増加作用は弱いので，動脈硬化に対する作用が主にインクレチン受容体を介する作用であるなら，GLP-1アナログ製剤に比較すると，動脈硬化に対する作用も小さいと予想される．しかし，DPP-4は免疫細胞にも発現し，非選択的な他のDPP阻害は，副作用としてだけでなく，動脈硬化抑制効果という血糖降下作用を越えた薬効に繋がる可能性が期待されている．市場に出ているDPP-4阻害薬の中にも，

一部には心血管イベント抑制効果を示す結果が示されている．

おわりに

糖尿病の動脈硬化を論ずるには，血清脂質異常，高血圧，血小板機能異常，凝固線溶系異常，血管内皮異常なども議論する必要がある．しかし，本稿では，紙面の制約のため，これらの重要なトピックを割愛せざるを得なかった．これらの論点に関しては他の総説を参照されたい[1) 15)]．

（石橋　俊）

参考文献

1) Mazzone, T. et al. : Cardiovascular disease risk in type 2 diabetes mellitus : Insights from mechanistic studies. Lancet, 371 : 1800-1809, 2008
2) Brownlee, M. : The pathobiology of diabetic complications : A unifying mechanism. Diabetes, 54 : 1615-1625, 2005
3) Lassegue, B. & Griendling, K. K. : Nadph oxidases : Functions and pathologies in the vasculature. Arterioscler Thromb. Vasc. Biol., 30 : 653-661, 2010
4) Goldin, A. et al. : Advanced glycation end products : Sparking the development of diabetic vascular injury. Circulation., 114 : 597-605, 2006
5) Tamura, Y. et al. : Feel-1 and feel-2 are endocytic receptors for advanced glycation end products. J. Biol. Chem., 278 : 12613-12617, 2003
6) El-Osta, A. et al. : Transient high glucose causes persistent epigenetic changes and altered gene expression during subsequent normoglycemia. J. Exp. Med., 205 : 2409-2417, 2008
7) Miao, F. et al. : In vivo chromatin remodeling events leading to inflammatory gene transcription under diabetic conditions. J. Biol. Chem., 279 : 18091-18097, 2004
8) Skyler, J. S. et al. : Intensive glycemic control and the prevention of cardiovascular events : Implications of the accord, advance, and va diabetes trials : A position statement of the american diabetes association and a scientific statement of the american college of cardiology foundation and the american heart association. Circulation, 119 : 351-357, 2009
9) Chen, Z. et al. : Troglitazone inhibits atherosclerosis in apolipoprotein e-knockout mice : Pleiotropic effects on cd36 expression and hdl. Arterioscler Thromb. Vasc. Biol., 21 : 372-377, 2001
10) Liang, C. P. et al. : The macrophage at the crossroads of insulin resistance and atherosclerosis. Circ. Res., 100 : 1546-1555, 2007
11) Oh, D. Y. et al. : Gpr120 is an omega-3 fatty acid receptor mediating potent anti-inflammatory and insulin-sensitizing effects. Cell, 142 : 687-698, 2010
12) Sekiya, M. et al. : Ablation of neutral cholesterol ester hydrolase 1 accelerates atherosclerosis. Cell Metab., 10 : 219-228, 2009
13) Sekiya, M. et al. : The role of neutral cholesterol ester hydrolysis in macrophage foam cells. J Atheroscler Thromb., 18 : 359-364, 2011
14) Arakawa, M. et al. : Inhibition of monocyte adhesion to endothelial cells and attenuation of atherosclerotic lesion by a glucagon-like peptide-1 receptor agonist, exendin-4. Diabetes, 59 : 1030-1037, 2010
15) Chait, A. & Bornfeldt, K. E. : Diabetes and atherosclerosis : Is there a role for hyperglycemia? J. Lipid Res., 50 Suppl : S33, 2009

第5章

糖尿病治療薬とその作用機序

1 SU薬と速効型インスリン分泌促進薬 ……… 244
2 α-グルコシターゼ阻害薬 ……… 250
3 ビグアナイド薬 ……… 256
4 チアゾリジン薬 ……… 261
5 DPP-4阻害薬とGLP-1受容体作働薬 ……… 267

Chapter 5

1 SU薬と速効型インスリン分泌促進薬

SU薬および速効型インスリン分泌促進薬は，K_{ATP}チャネルのSUR1サブユニットに結合してチャネル活性を抑制することで膵β細胞インスリン分泌を促進する．各薬剤は，薬剤構造ならびに受容体への親和性の違いにより特徴的な薬理特性を示す．膵外作用に関する報告ならびに同作用の薬剤間の相違も指摘されている．新たな展開としてK_{ATP}チャネル遺伝子異常による新生児糖尿病患者に対するSU薬の治療適用に関する知見が集積されつつある．

概念図

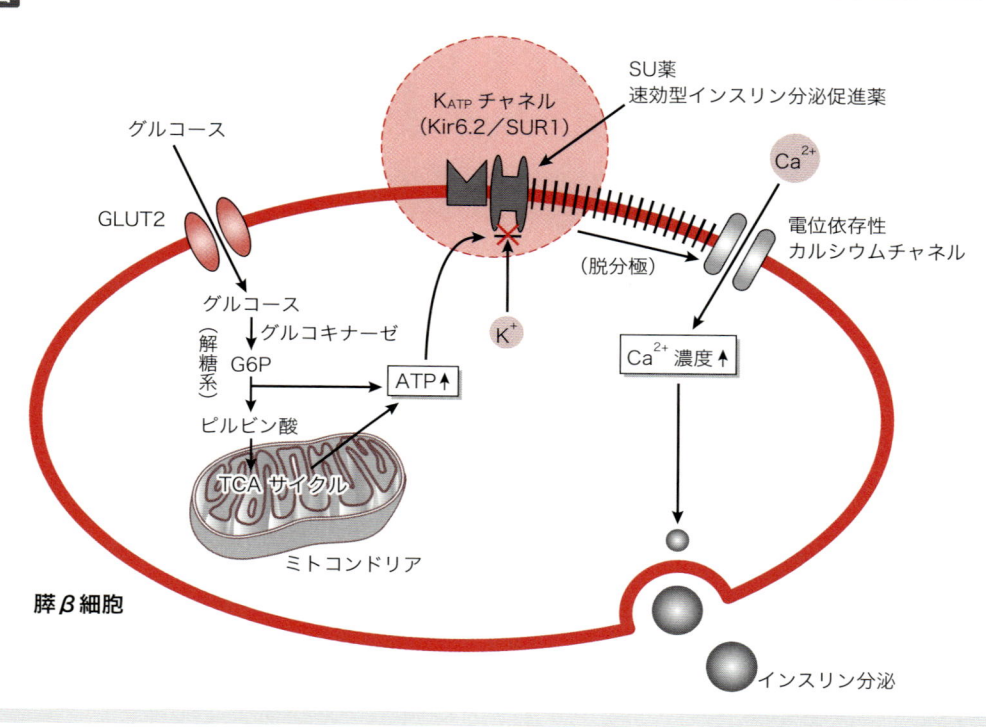

はじめに

　2型糖尿病治療に用いられる経口血糖降下薬の中で，膵β細胞インスリン分泌を促進する薬剤（インスリン分泌促進薬）には，薬剤構造にスルホニル尿素（SU）構造を有するSU薬，速効型インスリン分泌促進薬（グリニド）さらに最近使用可能となったDPP-4阻害薬がある．欧米人糖尿病患者は平均BMIが30以上と肥満体型でインスリン抵抗性を主とするのに対し，日本人糖尿病患者は平均BMI 23〜24と非肥満体型でインスリン分泌障害を主とする場合が多く，インスリン分泌低下を補い利便性の点からも優れている経口インスリン分泌促進薬は臨床の場で広く用いられている．本稿では，SU薬および速効型インスリン分泌促進薬に焦点を絞り，作用機序および特性を概説する（DPP-4阻害薬は**第5章-5参照**）．

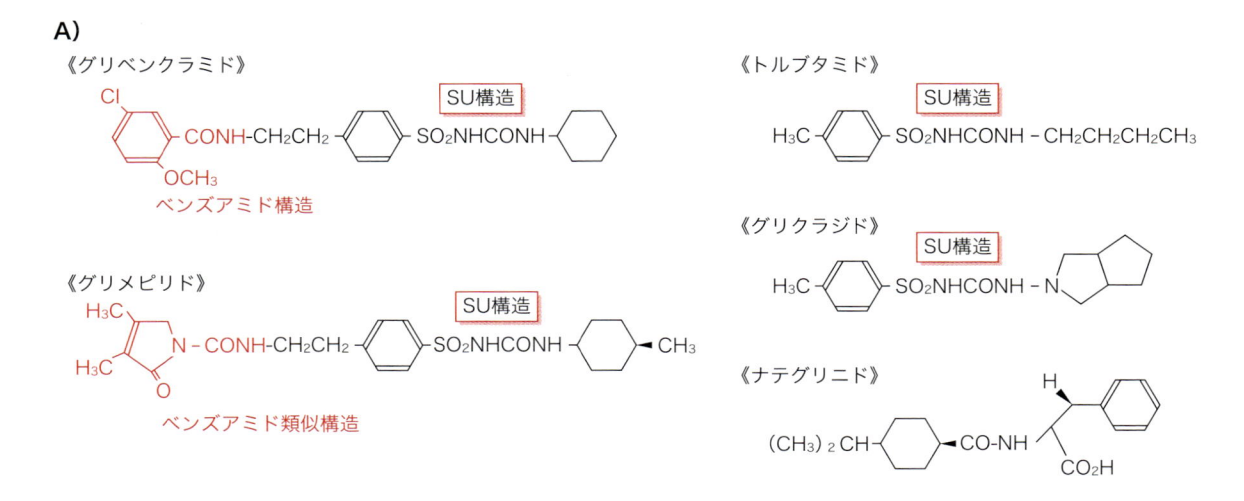

図1 薬剤構造と受容体上の結合部位
A) 代表的SU薬および速効型インスリン分泌促進薬（ナテグリニド）の薬剤構造．SU構造のみを有する薬剤とSU構造およびベンズアミド構造（類似構造）を有する薬剤がある．B) SU薬および速効型インスリン分泌促進薬のSUR1上の結合部位．B：ベンズアミド結合部位，T：トルブタミド結合部位

1 SU薬および速効型インスリン分泌促進薬の薬剤構造

　SU薬は受容体であるSUR1と結合するうえで重要な薬剤構造を有しており，その代表的な構造としてSU構造とベンズアミド構造がある（図1）．SU薬の種類によってSU構造のみを有するもの，SU構造とベンズアミド構造（またはベンズアミド類似構造）の両者を有するものがあり，それぞれ受容体上の1カ所あるいは2カ所で結合し，薬剤の受容体親和性（結合力）等に関与する[1]（図1）．一方，速効型インスリン分泌促進薬に関して，ナテグリニドはD-フェニルアラニン誘導体，ミチグリニドはベンジルコハク酸誘導体，レパグリニドは安息香酸誘導体であり，SU構造をもたない．ナテグリニドおよびミチグリニドはSUR1上のトルブタミド結合部位またはその近傍に結合し，レパグリニドはSUR1上のベンズアミド結合部位に結合し薬効を発揮すると考えられている．

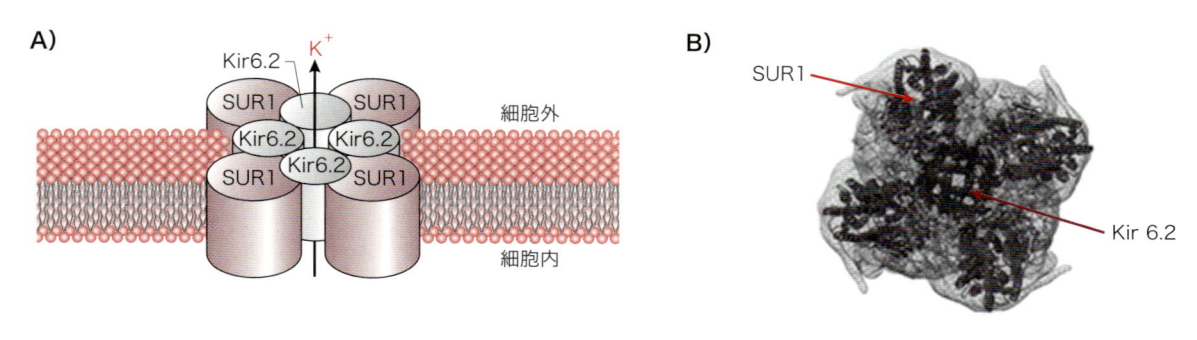

図2 K_ATPチャネルの構造

A）K$_{ATP}$チャネルのサブユニット構成の模式図．Kir6.2およびSUR1サブユニット各々4つずつで，ヘテロ八量体として機能する．B）K$_{ATP}$チャネルの三次元構造（Mikhailov, M. V., et al.：EMBO J., 2005より転載）

2 K$_{ATP}$チャネルの構造

　K$_{ATP}$チャネルは，生理的条件でのグルコース応答性インスリン分泌調節に必須である．ATP Binding Cassette（ABC）タンパク質に属し機能調節サブユニットであるSURサブユニット（SUR1，SUR2A，SUR2B）および内向き整流性K$^+$チャネルに属しK$_{ATP}$チャネル孔（ポア）を形成するKirサブユニット（Kir6.1，Kir6.2）の2種類のサブユニット，各々4個ずつで構成され，ヘテロ八量体として機能する[2]（図2）．SU薬および速効型インスリン分泌促進薬は，SUR1サブユニットに結合して主たる薬効を発揮する．同チャネルは膵β細胞以外にもさまざまな組織に発現しており，2種類の構成サブユニット各々のアイソフォームが存在し，各々の組み合わせにより組織特異的K$_{ATP}$チャネルを形成する．各組織での機能的役割として，膵β細胞（Kir6.2/SUR1）ではインスリン分泌調節に[3]，心筋・骨格筋（Kir6.2/SUR2A）では虚血時の心筋保護作用（ischemic preconditioning）[4]および糖取り込み調節，疲労時の骨格筋保護に[5]，平滑筋（Kir6.2/SUR2B）では平滑筋のトーヌス調節に，血管平滑筋（Kir6.1/SUR2B）では血管拡張・収縮調節に，大脳黒質（Kir6.2/SUR1）では低酸素時の痙攣の抑制に[6]，視床下部腹内側核（Kir6.2/SUR1）では低血糖時のグルカゴン分泌調節に[7]関与している（表1）．膵β細胞型K$_{ATP}$チャネルはさまざまな薬剤の標的タンパク質となっており，SU薬およびグリニド薬はSUR1サブユニットに結合して主作用を発揮し，ニューキノロン系抗菌薬およびクラス1a群抗不整脈薬の一部はKir6.2に結合し副作用としてインスリン分泌を増強し低血糖を惹起する．ニューキノロン系抗菌薬ガチフロキサシンは上記機序による副作用としての低血糖発現が一因となり2003年に糖尿病患者に対し使用禁忌となり，2008年にはわが国での販売は中止となっている．

3 SU薬および速効型インスリン分泌促進薬による膵β細胞インスリン分泌機序

　グルコース，SU薬および速効型インスリン分泌促進薬によるインスリン分泌機序で主要な経路と考えられている膵β細胞型K$_{ATP}$チャネルを介する経路において，グルコースは，糖輸送担体GLUT2を介して細胞内へ取り込まれ，解糖系およびミトコンドリア内での酸化的リン酸化によりATPが産生されATP/ADP比が増大する．ついで細胞内ATP/ADP比増大によるK$_{ATP}$チャネルの閉鎖，細胞内K$^+$の細胞外流出の抑制，膵β細胞膜電位の上昇による脱分極とそれに伴う電位依存性Ca^{2+}チャネルの開口が起こり，細胞内へのCa^{2+}流入による分泌顆粒の細胞膜への融合と顆粒

表1　各組織でのK_{ATP}チャネルのサブユニット構成

発現組織	サブユニット構成	各組織で想定される役割
膵β細胞	Kir6.2/SUR1	インスリン分泌調節
心筋・骨格筋	Kir6.2/SUR2A	虚血時の心筋保護作用，糖取り込み調節，疲労時の骨格筋保護
平滑筋	Kir6.2/SUR2B	平滑筋のトーヌス調節
血管平滑筋	Kir6.1/SUR2B	血管拡張・収縮調節
大脳黒質	Kir6.2/SUR1	低酸素時の痙攣の抑制
視床下部腹内側核	Kir6.2/SUR1	低血糖時のグルカゴン分泌調節

機能調節サブユニットであるSURサブユニット（SUR1, SUR2A, SUR2B）および内向き整流性K^+チャネルでチャネル孔（ポア）を形成するKirサブユニット（Kir6.1, Kir6.2）の2種類のサブユニットの組み合わせで組織特異的K_{ATP}チャネルを形成し，各組織で重要な役割を担っている

中のインスリン分泌が惹起される（**概念図**）（triggering pathwayあるいはK_{ATP} channel-dependent pathway）．SU薬およびグリニド薬は細胞内代謝ステップを介さず，直接，膵β細胞K_{ATP}チャネルSUR1サブユニットの細胞内領域に結合し，以下，グルコースの場合と同様，K_{ATP}チャネルの閉鎖，細胞膜の脱分極，電位依存性Ca^{2+}チャネルの開口，細胞内へのCa^{2+}流入を引き起こし，最終的にインスリン分泌を惹起する．SU薬および速効型インスリン分泌促進薬は，膵β細胞K_{ATP}チャネルのSUR1サブユニットに結合しインスリン分泌を惹起するという点では共通であるが，グリニド薬はSU薬と比べ体内への吸収，血中半減期および血中からの消失速度が速く，K_{ATP}チャネルへの親和性などの特性も異なり，糖尿病の病態に応じて使い分ける必要がある．

最近，上記経路以外の経路として，一部のSU薬がcAMP結合タンパク質であるEpac2（cAMP-GEFII）を介してインスリン分泌を増強することが報告された[8]．Epac2はインクレチン薬の薬効発現の際のPKA非依存経路に関与する．Epac2は，主に神経細胞，神経内分泌細胞および内分泌細胞に発現し，2つのcAMP結合ドメインを有し，低分子量Gタンパク質であるRap1に対するグアニンヌクレオチド交換因子（GEF）活性を有している．Epac2はGEF活性によりRap1を活性化し，活性化されたRap1は種々の細胞機能調節に関与することとなり，膵β細胞においてはインスリン分泌を促進する．しかしながら生理的条件下でのSU薬刺激によるインスリン分泌全体に占めるEpac2を介する経路の関与割合等に関しては検討段階であり知見の集積が待たれる．

> **Memo**
> Epac2によるRap1の活性化にはEpac2のGEF活性の発揮が必要である．Epac2はcAMPが未結合の状態では，構造的に折りたたまれたような構造をしており，cAMPがEpac2のcAMP結合ドメインに結合すると，構造変化が起こり，Rap1に対するGEF活性を発揮する．その結果，Rap1はGDP型（不活性型）からGTP型（活性型）に変換され，活性化される．

4　SU薬の膵外作用

1）心筋虚血時の心筋保護作用に対する影響

SU薬には，上述のようにSU構造のみを有する薬剤およびSU構造とベンズアミド構造の両方を有する薬剤が存在する．ベンズアミド構造を有する薬剤は，心筋・骨格筋型K_{ATP}チャネルを構成するSUR2Aにも結合可能であることから，グリベンクラミド等のベンズアミド構造を有する薬剤の膵外作用，特に心筋への影響が検討された．通常，心筋・骨格筋型K_{ATP}チャネル（Kir6.2/SUR2A）はほとんど閉鎖されており，心筋虚血時に心筋内ATP濃度が低下することにより開口し

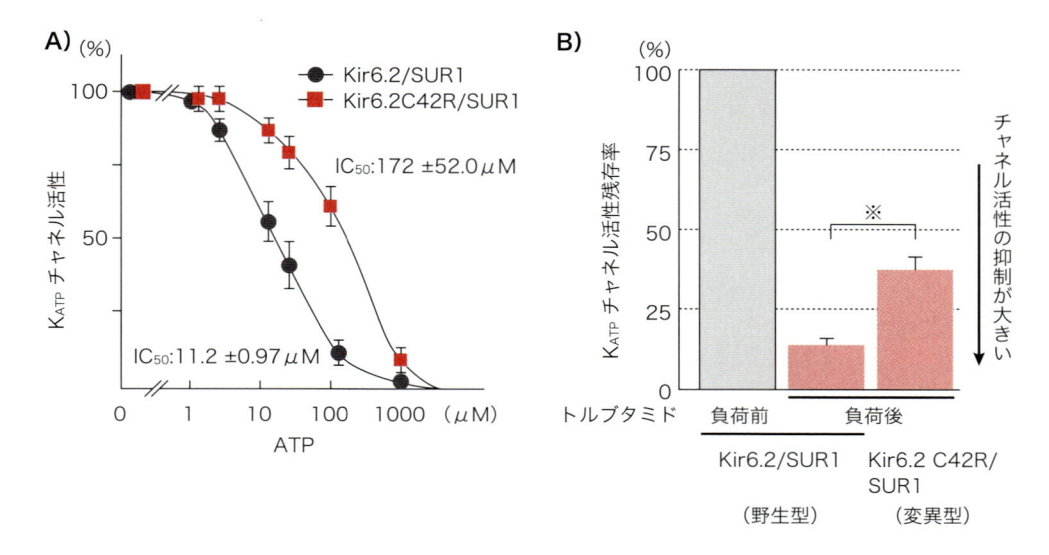

図3 Kir6.2遺伝子異常によるK$_{ATP}$チャネル特性の変化

わが国におけるKir6.2遺伝子異常(Kir6.2C42R)による新生児糖尿病症例(自験例)に関する*in vitro*解析.電気生理学的手法によりATP感受性(A)およびSU薬(トルブタミド100μM)感受性変化(B)を検討した.Kir6.2遺伝子変異により,ATP感受性の低下を認めた.SU薬に対する反応性は低下を認めるものの反応性の残存を認めた

心筋保護作用にかかわることが,Kir6.2遺伝子ノックアウトマウスを用いた検討等により示唆されている.心筋・骨格筋型K$_{ATP}$チャネル活性を十分抑制し得る高濃度のグリベンクラミド等が負荷された場合,心筋型K$_{ATP}$チャネル活性が阻害される可能性が想定される.ヒトでの検討でもグリベンクラミド内服下の心筋虚血状態でのK$_{ATP}$チャネルを介した心筋保護作用の抑制が報告された[9].しかしながら,ヒトにおけるこれらSU薬による虚血心筋保護作用減弱効果に関しては今なお議論の多いところである.

2) グリクラジドの抗酸化作用

酸化ストレスは,インスリン抵抗性を増悪し,血管内皮機能低下させ,種々の糖尿病合併症の発症・進展に関与する.SU薬グリクラジドでは,ラジカルスカベンジャーとしての特性を有し,血糖低下を介する以外の機序での抗酸化作用を有する可能性が報告されている.その効果発現には,グリクラジド薬剤構造中のアザビシクロオクチル環(azabicyclo-octyl ring)が重要で,同構造が関与したラジカル捕捉による活性酸素およびフリーラジカルの減少がそのメカニズムとして考えられている.

3) 速効型インスリン分泌促進薬による抗酸化作用

速効型インスリン分泌促進薬は,糖尿病患者において食後の高血糖をタイミングよく抑制し,1日3回内服によりパルス状のインスリン分泌パターンを形成し,慢性高インスリン血症を起こすことなく血糖値を低下させることが可能であり,この血糖改善効果を介する抗酸化作用が報告されている.さらに速効型インスリン分泌促進薬レパグリニドでは上記血糖改善作用を介する抗酸化作用のみならず,それ以外の機序での抗酸化作用を有する可能性が報告されている.その他,速効型インスリン分泌促進薬による食後脂質代謝異常の改善効果,血糖降下作用と独立した抗動脈硬化作用,肝糖代謝異常(NASHおよびNAFLD等)の改善などの可能性を示唆する報告は散見さ

れるがいまだ議論の多いところである．

5 SU薬による治療対象候補の新たな展開

　新生児糖尿病は新生児期に高血糖，多尿，脱水等の症状で発症しインスリン治療を必要とする病態で，インスリン治療を離脱できない永続性と，徐々に内因性インスリン分泌が回復しインスリン治療離脱が可能な一過性新生児糖尿病に大別される．中でも永続性新生児糖尿病は，従来，インスリン治療が生涯必要とされてきた．最近，K_{ATP}チャネルを構成するKir6.2およびSUR1遺伝子の異常が，新生児糖尿病の発症原因遺伝子となり得ることが判明した．さらに同遺伝子異常によるSU薬反応性の残存が実験的に示され（図3），SU薬による治療の可能性が示唆された．その後，Kir6.2遺伝子異常糖尿病患児に対するインスリン療法から経口血糖降下薬（SU薬）への切替えに関する検討がなされ，SU薬治療は，少なくとも短期的には安全であり，インスリン療法よりも患者利便性のうえでも，血糖コントロールのうえでも有用であると報告された[10]．しかしながら同一遺伝子上の変異であっても，変異部位によりSU薬反応性残存の程度が大きく異なり，遺伝子変異部位に応じたSU薬薬効変化程度およびSU薬による長期治療経過における薬効変化等の検討課題が残っており，今後さらなる基礎的，臨床的知見の集積が期待される．

（長嶋一昭，稲垣暢也）

参考文献

1) Ashfield, R. et al.：Identification of the high-affinity tolbutamide site on the SUR1 subunit of the K_{ATP} channel. Diabetes, 48：1341-1347, 1999
2) Seino, S. et al.：Physiological and pathophysiological roles of ATP-sensitive K^+ channels. Prog. Biophys. Mol. Biol., 81：133-176, 2003
3) Inagaki, N. et al.：Reconstitution of IK_{ATP}：an inward rectifier subunit plus the sulfonylurea receptor. Science, 270：1166-1170, 1995
4) Suzuki, M. et al.：Role of sarcolemmal K_{ATP} channels in cardioprotection against ischemia/reperfusion injury in mice. J. Clin. Invest., 109：509-516, 2002
5) Gong, B. et al.：A K_{ATP} channel deficiency affects resting tension, not contractile force, during fatigue in skeletal muscle. Am. J. Physiol. Cell Physiol., 279：C1351-1358, 2000
6) Yamada, K. et al.：Protective role of ATP-sensitive potassium channels in hypoxia-induced generalized seizure. Science, 292：1543-1546, 2001
7) Miki, T. et al.：ATP-sensitive K^+ channels in the hypothalamus are essential for the maintenance of glucose homeostasis. Nat. Neurosci., 4：507-512, 2001
8) Zhang, C. L. et al.：The cAMP sensor Epac2 is a direct target of antidiabetic sulfonylurea drugs. Science, 325：607-610, 2009
9) Lee, T. M. & Chou, T. F.：Impairment of myocardial protection in type 2 diabetic patients. J. Clin. Endocrinol Metab., 88：531-537, 2003
10) Pearson, E. R. et al.：Neonatal Diabetes International Collaborative Group. Switching from insulin to oral sulfonylureas in patients with diabetes due to Kir6.2 mutations. N. Engl. J. Med., 355：46, 2006

参考図書

1) 『インスリン分泌促進薬』（清野　裕/編），フジメディカル出版，2006
2) 『日本臨床　増刊　新時代の糖尿病学（1）―病因・診断・治療研究の進歩―』，日本臨床社，2008

Chapter 5

2　α-グルコシダーゼ阻害薬

α-グルコシダーゼ阻害薬（α-GI）は，小腸粘膜で二糖類と競合することによって，同部に存在する種々の二糖類分解酵素（α-グルコシダーゼ）の働きを阻害し，二糖類から単糖類への分解を抑制する．上部小腸で分解されなかった二糖類は，下部小腸に至って吸収されるため，食後の糖類の吸収が小腸全体におよび，食後血糖値の上昇が緩やかで，血糖値の復帰に時間を要する血糖曲線が得られる．α-GIの服用により，糖尿病やIGT患者の心血管疾患リスクが有意に抑制され，またIGTからの糖尿病発症率を有意に低下させ得ることが，大規模なエビデンスで示されている．

概念図

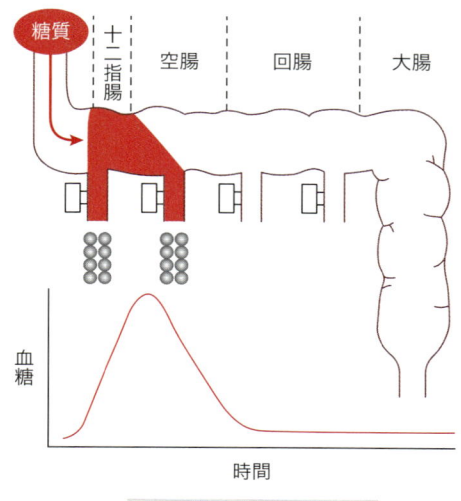

通常の糖質吸収のパターン

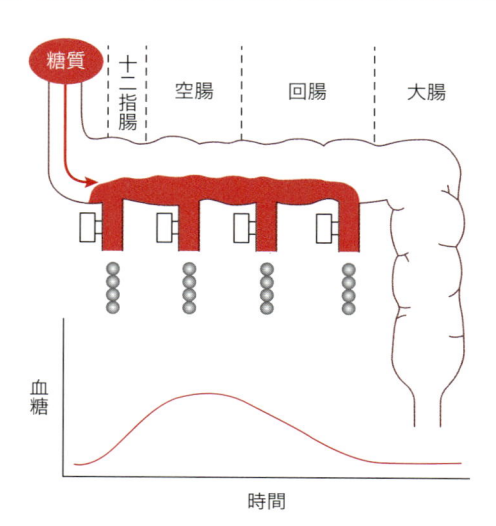

α-グルコシダーゼ阻害薬を至適用量投与した場合

《α-グルコシダーゼ阻害薬の作用機序》

1　α-グルコシダーゼ阻害薬の作用機序

　糖尿病患者にみられる，食後と食前の血糖値の変動幅を抑制する目的で，炭水化物の消化吸収を修飾し，糖質吸収の遅延を生じさせるα-グルコシダーゼ阻害薬（α-glucosidase inhibitor：α-GI）が開発された．一般に食事で摂取する糖質は，約60％が炭水化物，約30％がショ糖であるが，これらの多糖類は，まず唾液，膵液中のα-アミラーゼにより二糖類にまで分解を受ける．二糖類は，小腸上部に到達したところで，小腸粘膜刷子縁に存在する二糖類分解酵素（α-グルコシダーゼ）によって単糖類に分解され，主として上部小腸において吸収される．α-GIは，二糖類と競合することによって，種々の二糖類分解酵素の働きを阻害する薬剤であり，二糖類から単糖類への分解を抑制する（表1）[1]．α-GI投与により，通常単糖類が吸収される上部小腸で分解されなかった二糖類は，下部小腸に至って分解を受け吸収されることになる．このように，食後の糖類の吸収が，上部小腸だけでなく小腸全体に及んで行われるため，食後血糖値の上昇が緩やかで，

表1　日本で発売されているα-グルコシダーゼ阻害薬

一般名（商品名）	分子量	阻害する酵素		剤形（mg）/ 用量（mg）
アカルボース（グルコバイ®）	645.61	小腸粘膜由来	グルコアミラーゼ スクラーゼ マルターゼ	50, 100 / 150〜300
		膵由来	α-アミラーゼ	
ボグリボース（ベイスン®）	267.28	小腸粘膜由来	スクラーゼ マルターゼ イソマルターゼ	0.2, 0.3 / 0.6〜0.9
ミグリトール（セイブル®）	207.28	小腸粘膜由来	スクラーゼ マルターゼ イソマルターゼ ラクターゼ	25, 50, 75 / 150〜225

血糖値の復帰に時間を要するパターンをとり，結果的に食後血糖ピーク値の低下が得られる（概念図）．また，血糖値のピークが低下するため，境界型や発症早期の症例ではインスリンの過分泌が抑制でき，インスリン治療中の患者ではインスリン使用量を減少でき，結果的に肥満の抑制にもつながる．

2011年現在わが国で使用可能なα-GIは表1に示す3種類である．ボグリボースとミグリトールはα-グルコシダーゼ阻害作用のみをもつが，アカルボースはα-アミラーゼ阻害作用ももち，でんぷんからオリゴ糖への変換も阻害する．アカルボースとボグリボースはほとんど体内に吸収されずに排泄されるが，ミグリトールは，他の二剤と異なり50〜100%が上部小腸において吸収されるという特徴がある．このため，腸内での薬剤濃度は小腸上部で高く小腸下部で非常に低くなり，糖質の吸収阻害効果は十二指腸・空腸上部で非常に強く，空腸下部は非常に弱くなるという独特の吸収パターンとなる．その結果，他の二剤とは異なり，食後血糖上昇のピークが遅延する血糖パターンを示す[2]．このように，三剤の間で，薬剤自体の吸収機序や対象となる阻害酵素のスペクトラムがそれぞれ若干異なるため，十分な効果が得られない場合には他のα-GIへのスイッチが有効な場合もある．

最近，α-GI服用時に食後のインクレチン分泌が変化することが報告されている[3)4)]．これは，α-GIにより糖質吸収が小腸上部から下部へとシフトするため，小腸上部（L細胞）からのGIP分泌が減少し，小腸下部（K細胞）からのGLP-1分泌がより増強されるという機序が指摘されている．このことから，α-GI服用時にDPP-4阻害薬を追加投与すると，通常より高濃度の内因性GLP-1が利用でき，糖代謝改善に有利にはたらく可能性が指摘されている[5]．

2 α-グルコシダーゼ阻害薬の適応・使用法・副作用

α-GIは，1型，2型を問わず，食後血糖値が高値を示す糖尿病患者に用いられる．2型糖尿病の自然歴において，発症早期あるいは発症以前の境界型糖尿病の段階から，すでに食後のインスリン初期分泌低下がはじまっており，空腹時血糖値が上昇するよりもかなり以前の時点から食後血糖値が上昇しはじめることが知られている（食後高血糖）．内外の多くの疫学データにより，糖負荷後の血糖値上昇をきたすタイプの境界型（Impaired Glucose Tolerance：IGT）は，糖負荷前の血糖値上昇をきたすタイプの境界型（Impaired Fasting Glycemia：IFG）に比べて，心血管疾患のハイリスクであることや，境界型糖尿病患者ですでに動脈硬化の進展がみられることなどが示されており，糖尿病患者のみならず，境界型患者においても，食後高血糖を早期に検出し管

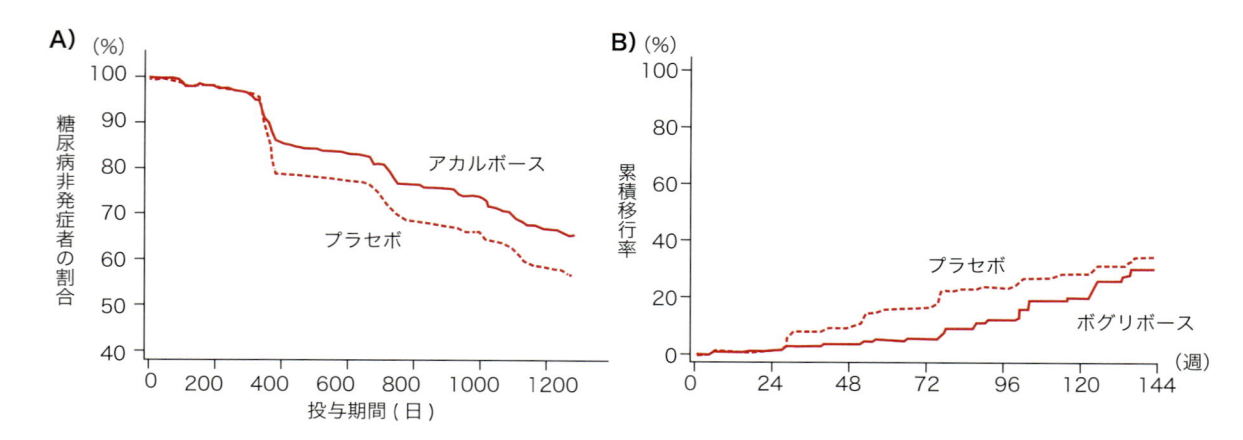

ボグリボース　(n=897)(n=736)(n=326)(n=146)(n=80)(n=49)(n=29)
プラセボ　　　(n=881)(n=765)(n=385)(n=180)(n=120)(n=73)(n=33)

図1　2型糖尿病発症抑制効果を示した臨床試験
A) STOP-NIDDM試験．BMI 25kg/m^{2}以上の白人IGT患者をアカルボース（300mg/日）群（n＝682），プラセボ群（n＝686）に無作為割付け，二重盲検下に前向きに観察．糖尿病の累積非発症率に対するアカルボース，プラセボ投与の効果（Kaplan-Meier分析）を示す．（HR 0.75；95％CI 0.63-0.90，p＝0.0015）[6]．B) VICTORY試験．日本人IGT患者をボグリボース（0.6mg/日）群（n＝897），プラセボ群（n＝883）に無作為割付け，二重盲検下に前向きに観察．糖尿病の累積発症率に対するボグリボース，プラセボ投与の効果（Kaplan-Meier分析）を示す．（HR 0.595；95％CI 0.433-0.818，p＝0.0014）[7]

　理する必要がある．α-GIは，このような発症早期あるいは境界型の患者から，インスリン治療で食後高血糖が制御できない患者まで，幅広い適応がある．α-GIは，わが国では低血糖の少なさを理由に汎用されてきた側面があったが，近年は，このような変化を背景として，本来の開発目的により適った形で使用法が拡大しつつある．

　服用方法として，炭水化物が小腸上部に達する前に，同部でα-グルコシダーゼが阻害されている必要があるため，必ず食直前に服用する．食後では効果がない．また，効果の持続は一回の食事だけであり，毎食前に服用する必要がある．

　高頻度にみられる副作用は，腹部膨満・鼓腸・放屁・便秘・下痢などの消化器症状であるが，これらは，大腸に到達した未吸収の二糖類が腸内細菌により分解され，有機酸やガスが生成するためであるとされる．ミグリトールは上記のような吸収機序に基づき，大腸へ流入する二糖類が少なくなり，消化器症状は比較的軽度にとどまるとされる．いずれの薬剤の場合も，このような消化器系症状は服薬継続による軽減され（それまで使用されていなかった小腸下部のα-グルコシダーゼが徐々に作用しはじめ，小腸上皮に存在する糖輸送担体の分布が上部小腸から小腸全体へと拡大することにより，大腸まで達する二糖類が減少するためと考えられている），少量より開始し，効果を見ながらゆっくり増量することで軽減できることが多い．腸内ガスの増加が腸閉塞の誘引となることがあるので，投与中も十分な観察が必要である．また，頻度は非常に低いが（0.1％以下），アカルボース，ボグリボースでは，黄疸，重篤な肝機能，劇症肝炎が報告されており，定期的な肝機能検査が推奨されている．

　なお，単独投与時やインスリン抵抗性改善薬との併用時には，低血糖のリスクは非常に低いが，SU薬などのインスリン分泌刺激薬やインスリンとの併用時には低血糖が出現する可能性がある．α-GI投与時に低血糖が出現した際には，ショ糖の摂取では回復に時間を要するため，必ずブドウ

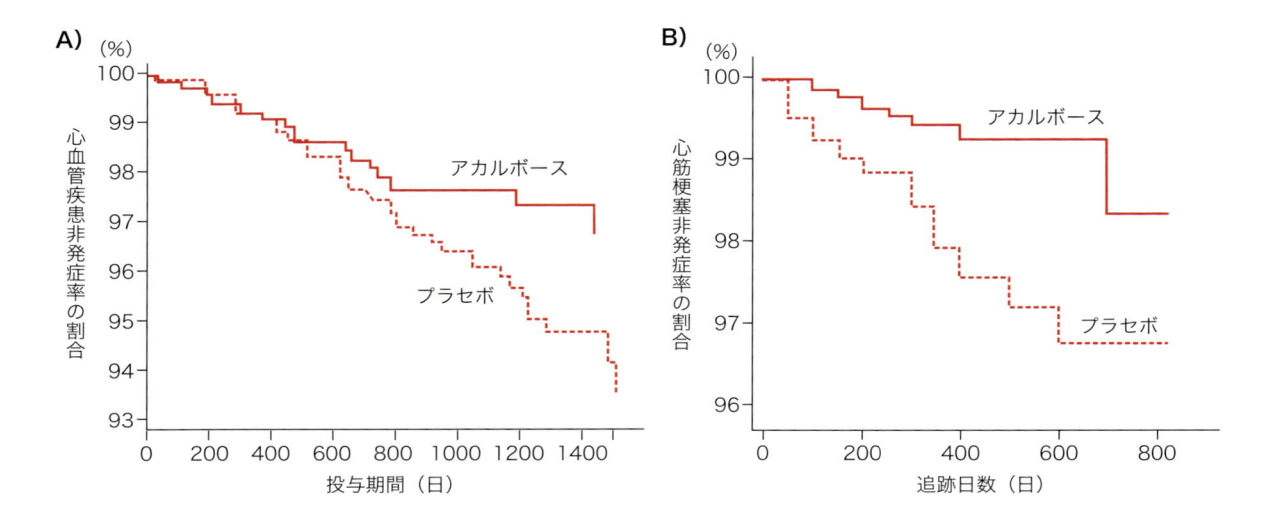

図2 心血管疾患発症抑制を示した臨床試験
A）STOP-NIDDM試験．BMI 25 kg/m²以上の白人IGT患者をアカルボース（300 mg/日）群（n＝682），プラセボ群（n＝686）に無作為割付け，二重盲検下に前向きに観察．心筋梗塞の累積非発症率に対するアカルボース，プラセボ投与の効果（Kaplan-Meier分析）を示す．（HR 0.09；95％CI 0.01-0.72, p＝0.02）[8]．B）MeRIA[7]．欧米で施行された，2型糖尿病を対象にしたプラセボ対照無作為化二重盲検比較試験（薬剤投与期間52週以上）7種類のメタ解析．アカルボース投与1248例，プラセボ投与932例の2型糖尿病患者が対象．心筋梗塞の累積非発症率に対するアカルボース，プラセボ投与の効果（Kaplan-Meier分析）を示す．（HR 0.36；95％CI 0.16-0.80, p＝0.0120）[9]

糖を摂取するよう十分な指導を行う必要がある．

3 α-グルコシダーゼ阻害薬のエビデンス

1）α-グルコシダーゼ阻害薬による糖尿病発症抑制

　欧州を中心とした9カ国で行われたStudy to prevent non-insulin-dependent diabetes mellitus（STOP-NIDDM）試験は，白人肥満IGT患者1429例（平均BMI：アカルボース群31.0，プラセボ群30.9 kg/m²）を，アカルボース（300mg/日）投与群（n＝682）またはプラセボ投与群（n＝686）に無作為に割付け，1年ごとに糖負荷試験を実施して糖尿病の発症を評価した大規模臨床試験で，α-GIによる2型糖尿病発症予防効果が検討された[6]．平均3.3年間の追跡が行われ，試験終了時の糖尿病発症率は，プラセボ群41.5％に対してアカルボース群32.4％と，アカルボース投与による有意な減少を認めた（図1A）．また，服薬中止によってこの効果が消失したため，アカルボースが糖尿病への進展阻止効果を有することが示された．これは食後血糖値の有意な低下が長期間維持されたことと，アカルボース群でみられた有意な体重減少を背景としてもたらされたものと考えられる．

　最近わが国で行われた多施設共同試験（VICTORY試験）では，日本人IGT患者1780名を，ボグリボース（0.6mg/日）投与群（n＝897，平均BMI：25.76kg/m²），プラセボ投与群（n＝883，平均BMI：25.89kg/m²）に無作為割付けし，約3年間にわたって前向きの観察が行われた．観察期間中2型糖尿病に移行した患者数は，ボグリボース群50例，プラセボ群106例であり，ボグリボース投与による糖尿病発症リスクの有意な低下が示された［p＝0.0014, HR 0.595（95％CI：0.43-0.82）］．同時に，試験期間中正常型へ復帰した患者数はボグリボース群599例，プラ

イベント	ハザード比 (95%信頼区間)	リスク減少率 (%)	0 0.5 1.0 1.5 2.0	p値
冠動脈疾患				
心血管疾患死	0.62 (0.19-2.05)	38%		0.4368
心筋梗塞	0.36 (0.16-0.80)	64%		0.0120
狭心症	0.79 (0.45-1.36)	21%		0.3883
心不全	0.55 (0.21-1.45)	45%		0.2251
冠動脈血行再建術	0.78 (0.24-2.56)	22%		0.6784
末梢血管障害	0.75 (0.36-1.58)	25%		0.4558
脳卒中／脳血管発作	0.75 (0.31-1.81)	25%		0.5269
総心血管イベント	0.65 (0.48-0.88)	35%		0.0061

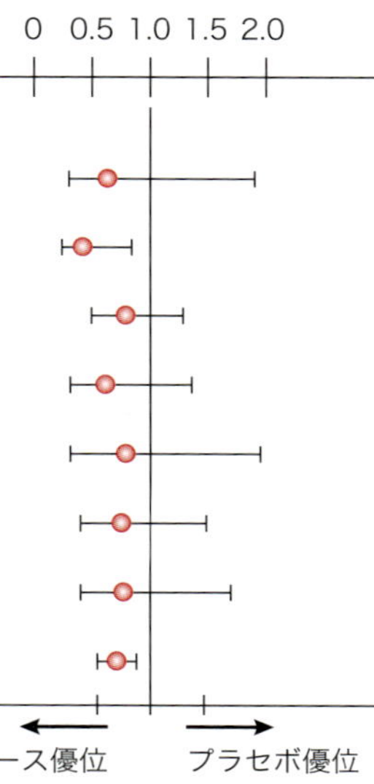

← アカルボース優位　　プラセボ優位 →

図3　MeRIA[7]
欧米で施行された，2型糖尿病を対象にしたプラセボ対照無作為化二重盲検比較試験（薬剤投与期間52週以上）7種類のメタ解析．すべての心血管イベントの発生率，心血管疾患死，心筋梗塞，狭心症，心不全，脳卒中，末梢循環障害などの発症率に対するアカルボース，プラセボ投与の効果の比較（ハザード比）を示す[9]

セボ群454例であり，正常血糖への復帰率もボグリボース投与によって増加することが示された[$p<0.0001$, HR 1.539 (95% CI：1.357-1.746)][7]（図1B）．

わが国では，この結果に基づいて，高血圧症，脂質異常症（高TG血症，低LDL血症），肥満症，2親等以内の糖尿病家族歴のいずれかを有し，食事療法および運動療法を3〜6カ月間行っても改善しない「耐糖能異常」(IGT)患者について，2型糖尿病の発症抑制を目的としたボグリボース（0.6mg/日）の使用が，2009年10月厚生労働省から認可された．短期的な糖尿病発症予防のみならず，動脈硬化性疾患の発症抑制をも見通した長期的な医療費削減が考慮されたこの決定は画期的であり，増え続ける糖尿病と血管合併症の制圧に向けて，薬物療法による一次予防に踏み込んだ姿勢は非常に意義深いものと思われる．

2）α-グルコシダーゼ阻害薬による心血管疾患抑制

STOP-NIDDM試験からは，アカルボース群における心血管疾患発生率の抑制や（図2A），頸動脈内膜中膜厚（intra media thickness：IMT）肥厚の抑制も報告され，α-GI投与が，糖尿病発症抑制や動脈硬化進展抑制を通じて大血管障害発症抑制をもたらす可能性が示された．この結果は，逆に，食後血糖の上昇が心血管疾患のリスク因子であることを裏付ける強力なエビデンスともなった[8]．α-GIが動脈硬化抑制性に働く機序としては，食後のグルコーススパイクの抑制が血管内皮障害を軽減する直接効果のほかに，高インスリン血症の是正，GLP-1分泌促進などの関与も示唆される．

さらに，欧米において施行された，2型糖尿病を対象にしたプラセボ対照無作為化二重盲検比較試験（薬剤投与期間52週以上）7種類のメタ解析（Meta-analysis of Risk Improvement with Acarbose：MeRIA[7]）は，合計2180例（アカルボース投与1248例，プラセボ投与932例）の2

型糖尿病患者が含まれ，アカルボース投与により，心筋梗塞発症リスク［HR 0.36（95％CI 0.16-0.80），p＝0.0120］（図2B）やすべての心血管イベントの発生率［HR 0.65（95％CI 0.48-0.88），p＝0.0061］が有意に低下することが示され，冠動脈疾患（心血管疾患死，心筋梗塞，狭心症，心不全，冠動脈血行再建術），末梢血管障害，脳卒中／脳血管発作，総心血管イベントなどについてアカルボース投与が有利であるという傾向が示された（図3）[9]．

以上のようにα-GIを用いた食後高血糖改善が，わずか数年間のオーダーでIGTや糖尿病患者の心血管疾患リスクの抑制に働くことが大規模な前向き試験によって明らかとなっており，空腹時血糖値やHbA1cだけでなく，1日を通じた良好な血糖管理の重要性が強く示唆されている．

（柱本　満）

参考文献

1) Laube, H. : Acarbose. An update of its therapeutic use in diabetes treatment. Clin. Drug Invest., 22 : 141-156, 2002
2) Arakawa, M. et al. : Miglitol suppresses the postprandial increase in interleukin 6 and enhances active glucagon-like peptide 1 secretion in viscerally obese subjects. Metabolism, 57 : 1299-306, 2008
3) Narita, T. et al. : Miglitol induces prolonged and enhanced glucagon-like peptide-1 and reduced gastric inhibitory polypeptide responses after ingestion of a mixed meal in Japanese Type 2 diabetic patients. Diabet Med., 26 : 187-188, 2009
4) Seino, Y, et al. : Efficacy and safety of alogliptin in Japanese patients with type 2 diabetes mellitus : a randomized, double-blind, dose-ranging comparison with placebo, followed by a long-term extension study. Curr. Med. Res. Opin., 27 : 1781-1792, 2011
5) Moritoh, Y. et al. : Combination treatment with alogliptin and voglibose increases active GLP-1 circulation, prevents the development of diabetes and preserves pancreatic beta-cells in prediabetic db/db mice. Diabetes Obes. Metab., 12 : 224-w33, 2010
6) Chiasson, J. L. et al. : STOP-NIDDM Trial Research Group. Acarbose for prevention of type 2 diabetes mellitus : the STOP-NIDDM randomised trial. Lancet, 359 : 2072-2077, 2002
7) Kawamori, R. & Voglibose, Ph-3 Study Group : Voglibose for prevention of type 2 diabetes mellitus : a randomised, double-blind trial in Japanese individuals with impaired glucose tolerance. Lancet, 373 : 1607-1614, 2009
8) Chiasson, J. L. et al. : STOP-NIDDM Trial Research Group. Acarbose treatment and the risk of cardiovascular disease and hypertension in patients with impaired glucose tolerance : the STOP-NIDDM trial. JAMA, 290 : 486-494, 2003
9) Hanefeld, M. et al. : Acarbose reduces the risk for myocardial infarction in type 2 diabetic patients : meta-analysis of seven long-term studies. Eur. Heart J., 25 : 10-16, 2004

Chapter 5

3 ビグアナイド薬

ビグアナイド薬の代表であるメトフォルミンは，経口糖尿病薬の第一選択薬として推奨され，現在世界で一億人以上の患者に処方されている．この薬の特徴は，インスリン分泌と体重増加を促進することなく血糖コントロールを改善することである．その主たる作用機序は，糖新生の抑制による肝糖放出量の減少である．近年，欧米において大規模臨床試験が数多く実施され，その安全性と有効性を支持するエビデンスが確立された．また分子レベルでの作用機序に関する研究も精力的に行われ，今後，ビグアナイド薬のより詳しい生体作用の理解と，それに伴う，より積極的な使用が期待されている．

概念図

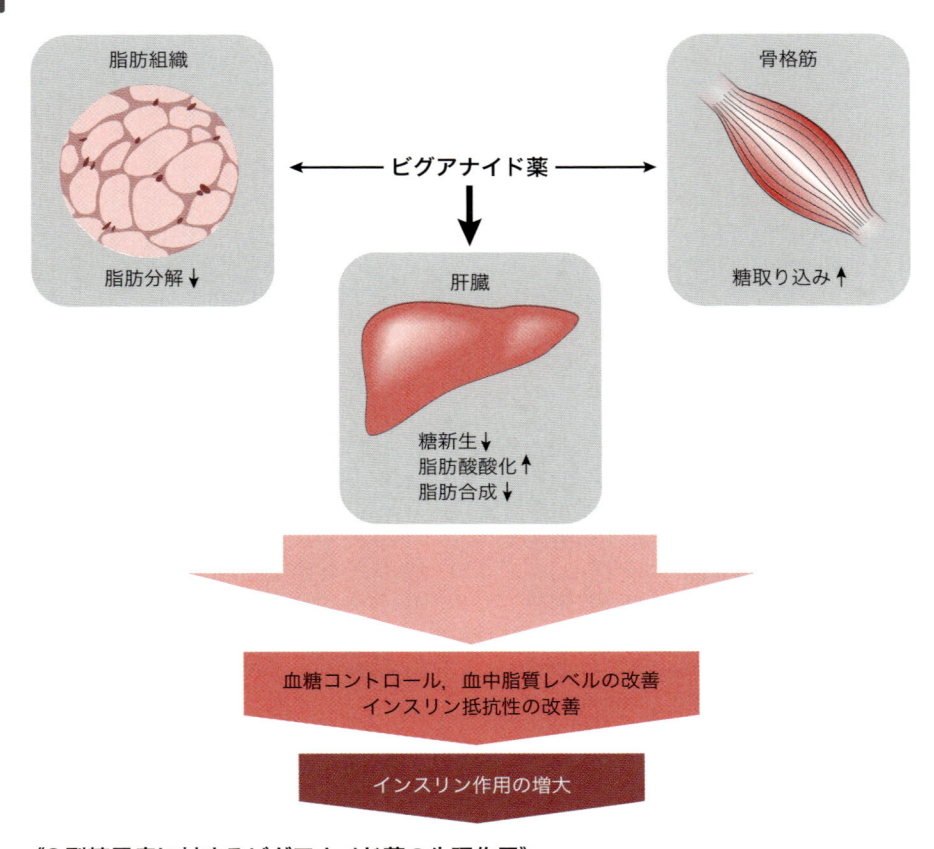

脂肪組織：脂肪分解↓

骨格筋：糖取り込み↑

肝臓：糖新生↓　脂肪酸酸化↑　脂肪合成↓

↓

血糖コントロール，血中脂質レベルの改善
インスリン抵抗性の改善

↓

インスリン作用の増大

《2型糖尿病に対するビグアナイド薬の生理作用》

1 ビグアナイド薬の歴史，発展と実際

ビグアナイド薬のルーツを調べると，牧草あるいは，薬草として広く知られているガレガソウ（草）Memo にたどりつく．ガレガ草は中世ヨーロッパにおいて，多尿や口渇などの典型的な糖尿病症状を緩和する作用があることが知られていた．1918年，エール大学のWatanabeは，ガレガ草の抽出成分であるグアニジン（guanidine）をウサギに投与すると，血糖降下作用が認められるこ

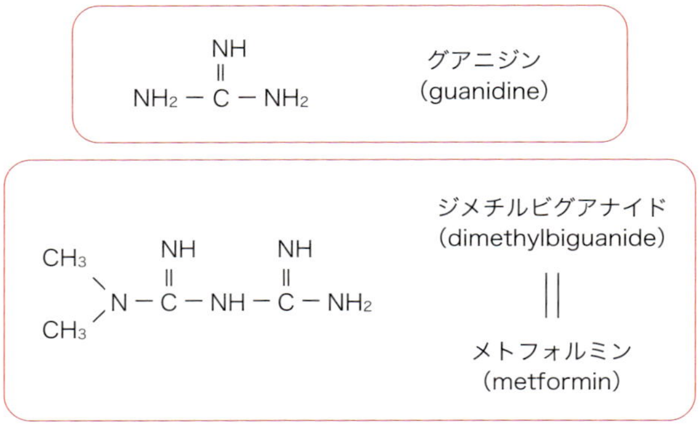

$$NH_2-\overset{\overset{NH}{\|}}{C}-NH_2 \qquad \text{グアニジン (guanidine)}$$

$$\overset{CH_3}{\underset{CH_3}{\diagdown}}N-\overset{\overset{NH}{\|}}{C}-NH-\overset{\overset{NH}{\|}}{C}-NH_2 \qquad \begin{array}{c}\text{ジメチルビグアナイド}\\\text{(dimethylbiguanide)}\\\|\\\text{メトホルミン}\\\text{(metformin)}\end{array}$$

図1 グアニジン,メトホルミンの化学構造

とを報告した.しかし,グアニジンには生体に対して強い毒性作用があり,そのままでは薬として使用不可能であった.グアニジンの血糖降下作用を保ったまま,この化合物の毒性を抑制するためにさまざまな工夫がなされ,最終的にはグアニジン環を2つ結合させたビグアナイド〔biguanide,つまり2つ(bi)のグアニジン(guanidine)を意味する〕(図1)という化学物を合成することで決着した.

> **Memo**
> 《ガレガソウ(別名,フレンチライラックあるいはゴーツルー)》
> マメ科ガレガ属に分類され,学名をガレガオフィキナリス(Galega Officinalis L.)という.オフィキナリスは薬草を意味し,ガレガは「乳の出をよくする」という意味で,家畜の乳生産量を増やす目的で,この草がよく使われていたようである.

1950年代には,3種類(類似化学構造体)のビグアナイド薬,「フェンフォルミン(phenformin)」,「ブフォルミン(buformin)」,「メトホルミン(metformin)」が相ついで開発され,糖尿病治療薬として広く使用されるようになった.しかし,1970年代後半に,米国でフェンフォルミンを服用した患者に乳酸アシドーシス Memo による死亡症例が相ついで報告されたことから,日本を含めた多くの国々でビグアナイド薬の発売が中止,あるいは投与量制限が実施され,この薬の使用頻度は極端に低下した.

> **Memo**
> 《乳酸アシドーシス》
> 血液中に乳酸が蓄積して血液pHが低下している状態.ビグアナイド薬の致死性副作用の1つ.発症機序は,ビグアナイド薬の薬理作用(肝臓や骨格筋での酸化的リン酸化抑制,および肝糖新生抑制)と関連している.前者は組織中での乳酸酸化の抑制と解糖の亢進によって乳酸放出を増加させる方向に,後者は糖新生基質としての血中乳酸の利用を抑制する方向に作用する.

1980〜1990年代に,ビグアナイド薬の生理作用とメカニズムに関する基礎,および臨床研究による知見が蓄積され,この薬(とくにもっとも広く処方されているメトホルミン)の再評価を求める機運が世界各国で高まった.1998年の英国におけるUKPDS(United Kingdom Prospective Diabetes Study)と2002年の米国でのDPP(Diabetes Prevention Program)をはじめとする,大規模で組織的な臨床試験が実施され,メトホルミンの安全性と有効性を客観的

に支持するエビデンスが提示された．UKPDSの主な結果として，肥満2型糖尿病の患者に対するメトフォルミン投与が，体重の増加，低血糖の発症を引き起こさずに，糖尿病合併症の発生，また心筋梗塞などの糖尿病に関連した死亡，総死亡率の減少効果を発揮することが報告された．また，重篤な副作用として懸念されていた乳酸アシドーシスの頻度は，心機能，腎機能障害や重症肝障害，高齢者など高リスク群への投与をしない限り，きわめて低いこと（＜1/100,000）が判明した．これらの結果を受けて，2006年に出されたADA（American Diabetes Association）とEASD（European Association Study of Diabetes）による合同ガイドラインでは，メトフォルミンは2型糖尿病に対する第一選択薬として推奨されるようになった．

　日本におけるメトフォルミンの最大承認用量は，従来，750mg/日と，海外のそれ（2500〜3000mg/日）と比較して少なく制限されていた．しかし，上記の海外動向を受けて臨床試験が行われ，平成22年より2250mg/日まで引き上げられた．今後，わが国においても，メトフォルミンが2型糖尿病の治療薬として，より積極的に使用される見通しである．

2 生理作用とメカニズム

　肝臓は血糖調節に重要な臓器である．空腹時においては，糖新生やグリコーゲン分解によって肝糖放出が増加することで正常血糖が維持される．しかし，2型糖尿病においては，主に糖新生の亢進によって肝糖放出が過剰に増加し，空腹時高血糖の成立に寄与する．一方，食事後に上昇した血糖は，膵臓から放出されたインスリンにより速やかに正常域に戻される．これはインスリンが肝臓や骨格筋に作用し，肝糖放出を抑制するとともに筋細胞への糖取り込みを促進することによる．しかし，2型糖尿病においては，肝臓や筋肉におけるインスリン抵抗性のため，これらの作用が低下している．

　メトフォルミンの主要な血糖降下作用は，インスリンとは異なる作用機序（インスリン受容体とその下流分子の活性化を伴わない）を介して糖新生を抑制し，肝糖放出量を減少させることである．メトフォルミンが細胞内に取り込まれるためには，細胞膜上に存在するOCT1（organic cation transporter 1）という輸送タンパク質が重要な役割を果たしている（図2）．OCT1の発現レベルが内因的に低い，あるいは欠損する細胞では，メトフォルミンの細胞内取り込み速度が著しく低い．またOCT1の発現を遺伝子操作によって不活性化させたマウスでは，メトフォルミン投与による血糖降下作用が消失する[5]．肝臓はOCT1の発現が他の組織にくらべて高く，また，消化管から吸収されたメトフォルミンが最初に通過する臓器であることから，肝細胞では高濃度のメトフォルミンがOCT1を介して効率的に取り込まれると推察される．

　2001年に発表されたZhouらの研究において，メトフォルミンがラット肝細胞や骨格筋のAMPK（5'-AMP-activated protein kinase）を活性化することが報告され[6]，長らく不明であったこの薬の作用メカニズム解明へ大きな一歩が踏み出された．細胞内に取り込まれたメトフォルミンは，ミトコンドリア細胞膜に結合してATP合成を阻害する作用をもち，この結果，細胞は，緩やかなエネルギー低下状態に陥る（図2）．AMPKは，細胞内のエネルギー状態をAMP/ATP比という形で認識し，この比が上昇した場合（すなわち細胞内エネルギーが低下した場合）に活性化される．活性化されたAMPKは，エネルギーを消費する細胞活動（糖新生やタンパク質合成など）を抑制し，また同時にエネルギー合成活動（脂肪酸化によるATP合成など）を促進する[2]．つまりAMPKは，細胞のエネルギー状態（ATP濃度）を一定に保つためのmaster regulatorとして機能する．Zhouらの報告[6]においても，メトフォルミンによるAMPK活性化に伴って，肝細胞における糖新生抑制，脂肪酸酸化亢進，脂質合成抑制が生じること，さらには骨格筋における糖取り込みが誘導さ

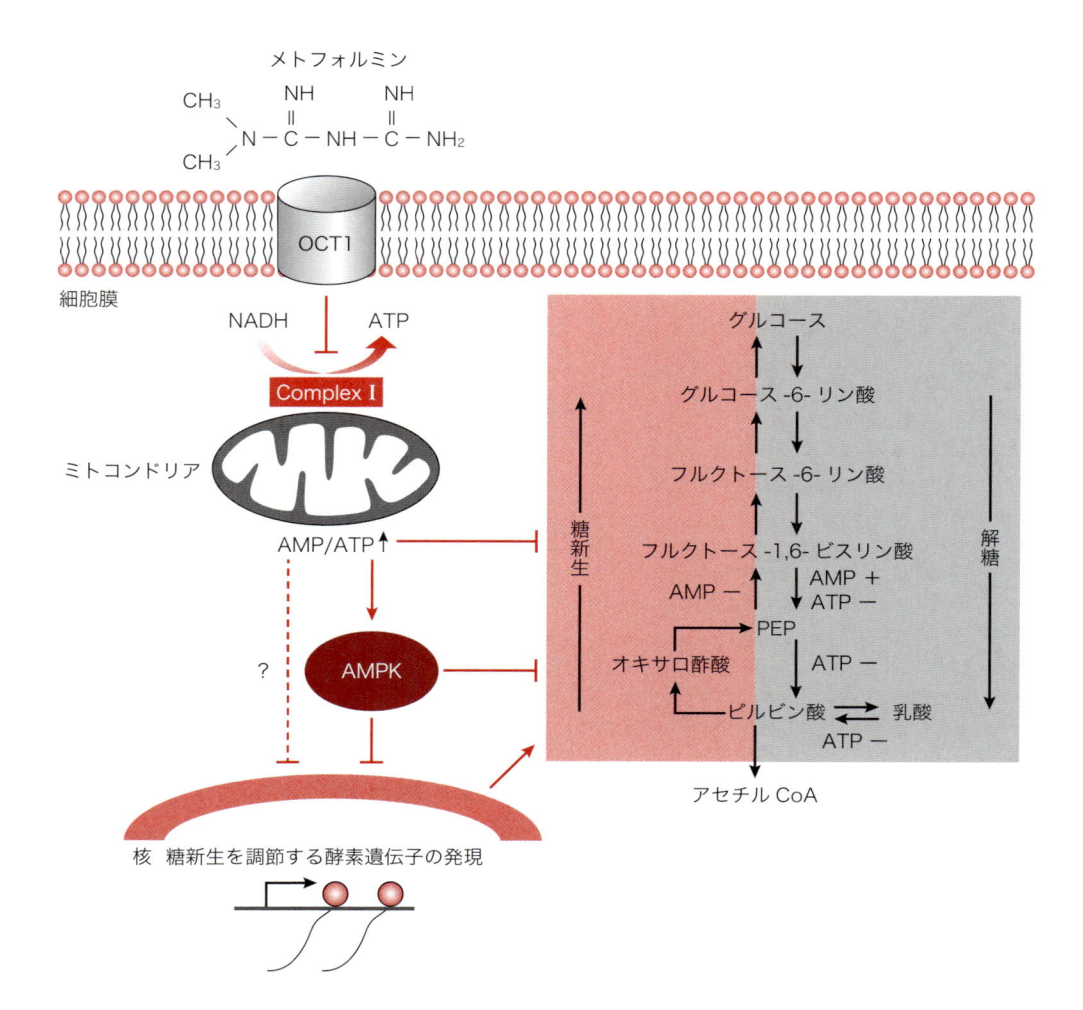

図2 肝細胞におけるビグアナイド薬(メトフォルミン)の分子作用メカニズム

メトフォルミンは,おもにOCT1を介して肝細胞内に取り込まれ,ミトコンドリア膜(Complex I)に結合し,酸化的リン酸化を阻害する.これによって,ミトコンドリアにおけるATP産生能が低下し,細胞内AMP/ATP比が上昇する.これは,AMPKの活性促進,AMP,あるいはATP濃度依存的代謝酵素の活性/不活性化を招き,糖新生の各プロセス(糖新生を制御する酵素,そしてその酵素をコードする遺伝子の発現)の阻害と解糖作用の促進を引き起こすと考えられている(+また,→は促進,−また,⊣は抑制を意味する.PEP:phosphoenolpyruvate,NADH:nicotinamide adenine dinucleotide)(文献4の図1を参考に作成)

れることが示された.

　著者(坂本)らは,最近,メトフォルミンがAMPK活性化を介さずに抗糖尿病作用を発揮できることを報告した[1].これは,①肝臓におけるAMPKの働きを遺伝子操作によって完全に抑制したマウスにおいても,メトフォルミンの血糖降下作用や肝糖放出抑制作用が,野生型マウスと同じように生じる,②AMPK活性化薬(A-769662)でマウス初代培養肝細胞を刺激しても,サイクリックAMP類似体(dibutyryl cAMP)による糖新生促進作用が抑制されない,などの実験証拠によるものである.もちろん,遺伝子操作(AMPK遺伝子の不活性化)に伴って生体に生じた生理反応がAMPKのもつ作用を代償した可能性や,マウスに特異的に生じる現象である可能性は否定できない.しかし,これらのことは,メトフォルミンによる細胞内エネルギー低下自体が糖

新生に必要なエネルギー供給不足を招く可能性や，メトフォルミンがAMPK以外の代謝酵素を介して糖新生を抑制する可能性を提示するものである．さらには，メトフォルミンの糖・脂質代謝改善効果には，長期的な服薬に伴うインスリン抵抗性改善や糖毒性解除を介した二次的作用が関与している可能性も考えられる．このように，メトフォルミンの作用機序の詳細については，今後の研究に期待するところが大きい．

おわりに

　大規模臨床試験による安全性，有効性を示すエビデンスの確立，そして，個体，また分子レベルでの作用メカニズムの理解によって，ビグアナイド薬は「古くて新しい薬剤」として再注目されるようになった．さらに最近では，メトフォルミンに対する反応性の個人差を遺伝子レベルで説明する試みも行われ，*OCT1*遺伝子の一塩基多型（single nucleotide polymorphism：SNP）が，メトフォルミンの細胞内取り込みや血糖降下作用を規定する可能性が報告されている[5]．また，これまでがん抑制タンパク質をコードする遺伝子として知られてきた*ATM*（ataxia telangiectasia-mutated）を含む遺伝子座のSNPが，メトフォルミンによる血糖降下作用の程度と相関することが示され[7]，またAMPK活性化に影響を与える可能性が報告された．これらのSNPデータは，今のところ，メトフォルミンに対する反応性の個人差の数パーセントを説明するに過ぎないと考えられる．しかし，今後さらに遺伝子解析技術の発展，また組織的で大規模な患者遺伝子データベースの充実，さらにデータ情報処理/解析（バイオインフォマティクス）技術の発展によって，より正確に薬効と遺伝子多型の相関が明らかになるであろう．これによって，将来的にはより安全かつ効率的にメトフォルミンの使用が可能になるかもしれない．

（坂本　啓，林　達也）

参考文献

1) Foretz, M. et al. : Metformin inhibits hepatic gluco-neogenesis in mice independently of the LKB1/AMPK pathway via a decrease in hepatic energy state. J. Clin. Invest., 120 : 2355-2369, 2010
2) Hardie, D. G. : AMP-activated protein kinase as a drug target. Annu. Rev. Pharmacol. Toxicol., 47 : 185-210, 2007
3) Kirpichnikov, D. et al. : Metformin : an update. Ann. Intern. Med., 137 : 25-33, 2002
4) Miller. R. A. & Birnbaum, M. J. An energetic tale of AMPK-independent effects of metformin. J. Clin. Invest., 120 : 2267-2270, 2010
5) Shu, Y. et al. : Effect of genetic variation in the organic cation transporter 1 (OCT1) on metformin action. J. Clin. Invest., 117 : 1422-1431, 2007
6) Zhou, G. et al. : Role of AMP-activated protein kinase in mechanism of metformin action. J. Clin. Invest., 108 : 1167-1174, 2001
7) Zhou, K. et al. : Common variants near ATM are associated with glycemic response to metformin in type 2 diabetes. Nat. Genet., 43 : 117-120, 2011

Chapter 5

4 チアゾリジン薬

糖尿病治療薬の中で，チアゾリジン薬はインスリン抵抗性改善薬として位置付けられている薬剤である．本薬剤は，核内受容体PPARγのリガンドとして作用し，インスリン抵抗性を改善し血糖低下作用を有するのみならず，抗動脈硬化作用，抗炎症作用も有していることが示されている．PPARγは脂肪細胞に高発現していることから，他の糖尿病薬と異なり，チアゾリジン薬は脂肪細胞に作用するきわめてユニークな薬剤といえる．

概念図

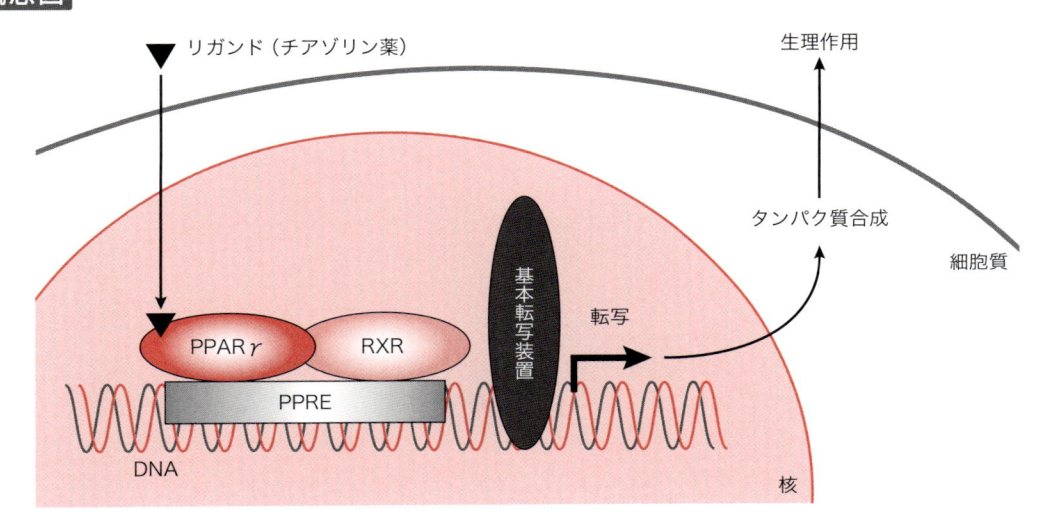

1 PPAR

PPAR (peroxisome proliferators-activated receptor) は，核内受容体スーパーファミリーに属するリガンド未知のいわゆるオーファン受容体として，1990年にマウス肝臓のcDNAライブラリーよりクローニングされた[1]．このときに発見されたのがPPARαであり，現在では，3つのサブタイプ（α，δ，γ）に分類されている．核内受容体スーパーファミリーは，転写促進領域（A/B），DNA結合領域（C），ヒンジ領域（D），リガンド結合・転写促進領域（E/F），と共通した構造を有している（図1A）．N端部に位置するA/B領域に存在するAF-1 (activation function 1) ドメインは恒常的な転写促進能を有する一方，C端部に位置するE/F領域に存在するAF-2 (activation function 2) ドメインはリガンド結合依存的な転写促進能を有する．そして，このAF-1とAF-2活性は，細胞種によっても異なり，また同じ細胞であっても細胞の状態によって変化する．

PPARsは，サブタイプ間でリガンド結合領域に多様性があり，また，他の核内受容体に比してリガンド結合ポケットの体積が大きいことも特徴の1つである．甲状腺ホルモン受容体（TR）のリガンド結合ポケットが600Å^{3}であるのに対して，PPARαは1,400Å^3，PPARδは1,230Å^{3}で，

A)

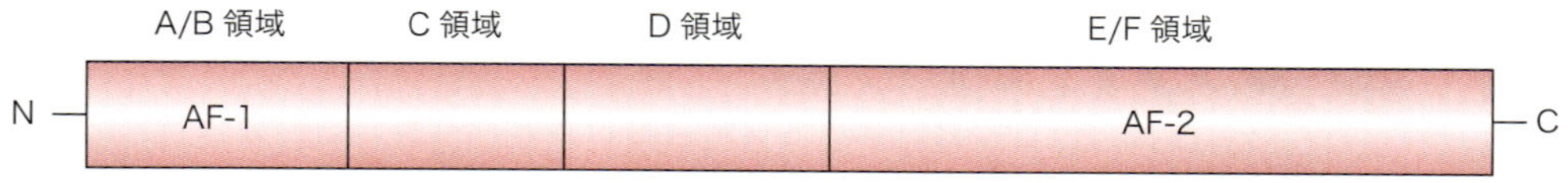

| A/B領域 | C領域 | D領域 | E/F領域 |

N — AF-1 — — — AF-2 — C

B)

PPAR	主な生体内リガンド	代表的な合成リガンド	主要発現臓器	主な機能
PPARα	長鎖脂肪酸 OEA	フィブラート系薬剤 Wy14643	肝臓 骨格筋 心臓，腎臓	脂肪酸酸化 飢餓応答
PPARδ	長鎖脂肪酸	GW501516	全身	脂肪酸酸化 エネルギー消費
PPARγ	長鎖脂肪酸 15d-PGJ2 脂肪酸酸化物 (9-HODE, 13-HODE)	チアゾリジン薬	脂肪細胞	脂肪合成 脂肪細胞分化 アディポサイトカイン制御

OEA：oleoylethanolamide, 15d-PGJ2：15-deoxy-Δ(12,14)-prostaglandin J2, 9-HODE：9-hydroxyoctadecadienoic acid, 13-HODE：13-hydroxyoctadecadienoic acid

図1　PPARs
A) PPARsを含む核内受容体スーパーファミリーの共通構造．AF-1：activation function 1，AF-2：activation function 2．B) PPARのサブタイプとそのリガンド，発現臓器，機能

　PPARγは最も大きく1,630Å^{3}である．そして，リガンドのポケット占有率は，他の核内受容体が90％以上であるのに対し，PPARγに至ってはその特異的合成リガンドでも50％未満である．このようなことから，ある種のアンジオテンシンⅡ受容体拮抗薬がPPARγのパーシャルアゴニストとして作用することも理解できる．長鎖不飽和脂肪酸はPPARsの共通した生体内リガンドであること，またPPARsの標的遺伝子群の中でも脂質代謝関連酵素が多く占めていることから，生体内の脂質代謝の中心的役割を果たしていることが想定されている（図1B）．

　リガンド依存的に活性化されたPPARsはRXR（retinoid X receptor）とヘテロ二量体を形成してPPAR応答領域（PPRE）を有する遺伝子プロモーター上に結合し，標的遺伝子を制御する．PPARsの作用を考えるうえで，その組織分布は重要である．PPARαは主に肝臓，心臓，腎臓，骨格筋などに発現しており，PPARδは普遍的に発現している．PPARγは，3つのアイソフォーム（γ1，γ2，γ3）が存在しており，とくにPPARγ2は脂肪細胞特異的に発現している[2]．

2　PPARγとチアゾリジン薬

　PPARγは，脂肪細胞分化を司るマスターレギュレーターとして基礎的な研究が進められてきた[3]．興味深いことに，脂肪燃焼を促進するPPARαやPPARδと異なり，PPARγの活性化により脂肪合成が促進される．チアゾリジン薬は，肥満モデルマウスにおける血糖低下作用を示す化合物として見つかってきた薬剤であり，当初はその機序は不明であった[4]．その後，本薬剤が血糖低下作用のみならず，脂肪細胞分化誘導作用を有していることが明らかにされ[5]，チアゾリジン薬がPPARγに直接結合して転写活性化能を上昇させること，すなわちPPARγのリガンドとして作用することが示された[6]．以降，PPARγが糖尿病治療の標的分子として捉えられ，また脂肪細胞も糖尿病治療の分子的な標的臓器として考えられるようになった．

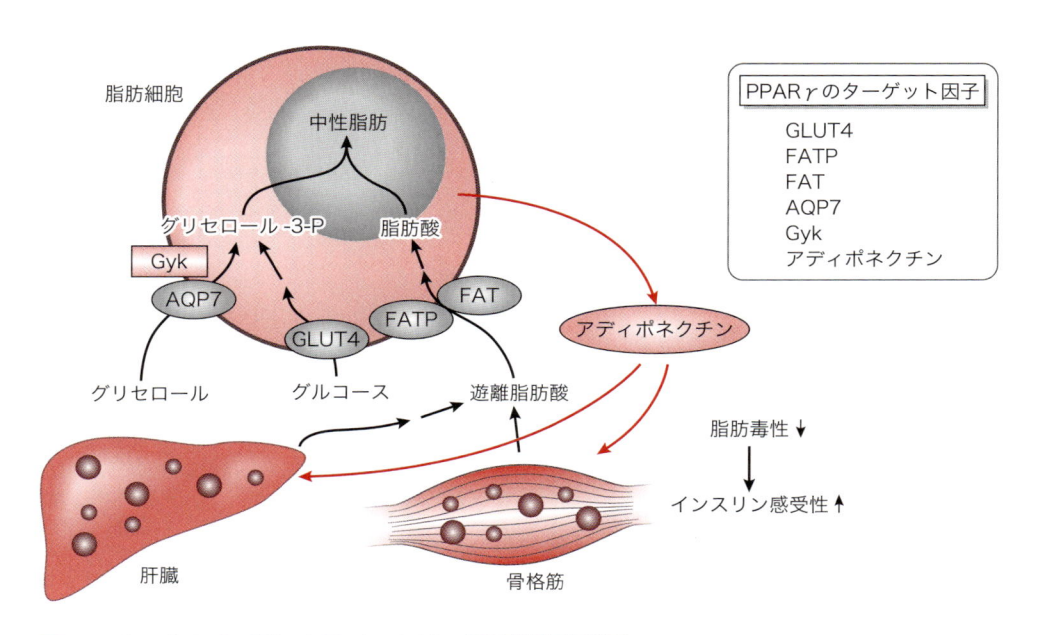

図2 チアゾリジン薬によるインスリン抵抗性改善機序

3 チアゾリジン薬の作用機序

　チアゾリジン薬のインスリン抵抗性改善作用の機序として，PPARγの標的分子の協調的な変化に基づく糖代謝改善がまずあげられる（図2）．肥満2型糖尿病では，インスリン標的臓器である肝臓や骨格筋に脂肪が蓄積し，いわゆる「脂肪毒性」によりインスリン作用が低下していることが想定されている．脂肪細胞において，脂肪酸輸送にかかわるFAT（fatty acid translocase）やFATP（fatty acid transporter protein），グルコース取り込みにかかわるGLUT4（glucose transporter 4），グリセロールチャネルAQP7（aquaporin 7）やグリセロールをグリセロール3リン酸へ変換するGyk（glycerol kinase）などは，いずれもチアゾリジン薬により正に制御され，脂肪細胞においては中性脂肪の合成が促される．また，血中FFAの脂肪細胞への取り込み亢進により，肝臓や骨格筋に蓄積した脂肪が脂肪細胞へと流れるようになり，「脂肪毒性」が軽減する．さらに，チアゾリジン薬により正に制御される血中アディポネクチン濃度が上昇する．以上のように，チアゾリジン薬はインスリン抵抗性を改善すると考えられる[7)〜9)]．

　チアゾリジン薬により，脂肪細胞分化により新たに生じた小型脂肪細胞の増加，アポトーシスによる大型脂肪細胞の減少を引き起こして脂肪組織を構成する脂肪細胞にも変化を生じる[10)]．さらに，チアゾリジン薬は抗炎症作用，酸化ストレス低下作用を有していることも示されており[11)]，肥満脂肪組織で生じている慢性炎症を改善することで，インスリン抵抗性を軽減する可能性がある．チアゾリジン薬の抗炎症作用機序として，PPARγのSUMO修飾がかかわっていることが示されている[12)]．

　インスリン抵抗性改善作用とは独立して，チアゾリジン薬は動物および細胞実験にて，抗動脈硬化作用を有していることが示されている（図3）．その1つの機序として，抗動脈硬化分子であるアディポネクチンを上昇させる作用を介しているものと考えられる[11)]．また，チアゾリジン薬は血管構築細胞に直接作用し，血管平滑筋増殖抑制やマクロファージへの抗炎症作用を有していることからも，抗動脈硬化作用を発揮する[13)]．

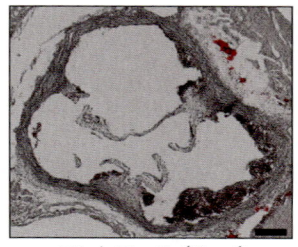

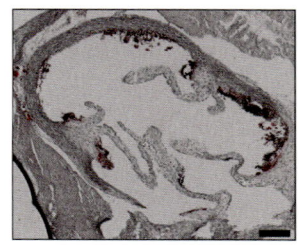

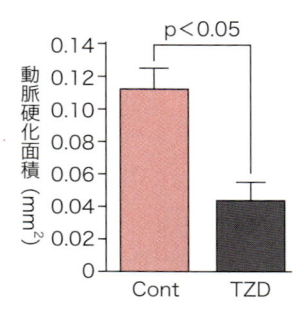

図3 チアゾリジン薬による動脈硬化抑制効果

動脈硬化モデルマウスであるアポE欠損マウスにチアゾリジン薬（TZD）を投与したときの大動脈切片．赤く染色されている部分が動脈硬化巣である（文献11より転載，引用）（カラーアトラス図3参照）

4 チアゾリジン薬の臨床効果

　現在，わが国においては，チアゾリジン薬としてはピオグリタゾンのみが保険適応となっている．ピオグリタゾンを用いた大規模臨床試験として，PROactive study（PROspective pioglitAzone Clinical Trial In macroVascular Events study）がある．本試験では，プラセボ群と比較して，ピオグリタゾン群では，インスリン治療を開始した症例は53％へと有意に減少したことが示されている．このPROactive studyは，大血管障害の既往のある2型糖尿病を対象としており，ピオグリタゾンの心血管イベントの二次予防効果が示された[14]．さらに，本試験のサブ解析にて脳卒中の既往がある集団を抽出してみると，ピオグリタゾンは脳卒中の再発を予防することが示された[15]．

　PERISCOPE study（Pioglitazone Effect on Regression of Intravascular Sonographic Coronary Obstruction Prospective Evaluation study）は，冠動脈における動脈硬化プラーク体積を，グリメピリド群とピオグリタゾン群とで検討したものである．18カ月間フォローの結果，動脈硬化プラーク体積がグリメピリド群では増加したのに対して，ピオグリタゾン群では減少しており，両群間で有意な差がみられた[16]．一般的にLDL-コレステロール値と動脈硬化プラーク退縮率とは正の相関を示すことが知られている（図4）．興味深いことに，PERISCOPE studyではグリメピリド群とピオグリタゾン群のLDL-コレステロール値は同等であったにもかかわらず，ピオグリタゾン群で動脈硬化プラーク退縮率が大きく，スタチンを用いた同様の試験でみられるLDL-コレステロール値と動脈硬化プラーク退縮率との相関直線からは外れている．このことは，ピオグリタゾンが，スタチン系薬剤とは異なる機序で，抗動脈硬化作用を有していることが臨床的にも示唆された結果であろう．

　しかしながら，わが国では承認されていないチアゾリジン薬であるロシグリタゾンが，心血管イベントを増加させる可能性があるとして，現在では欧州で販売中止されている．また，米国においては，ロシグリタゾンは，他の糖尿病治療薬でコントロールが不十分で，かつピオグリタゾンが使用できない場合にのみ使用可能という制限がなされている．このような結果は，チアゾリ

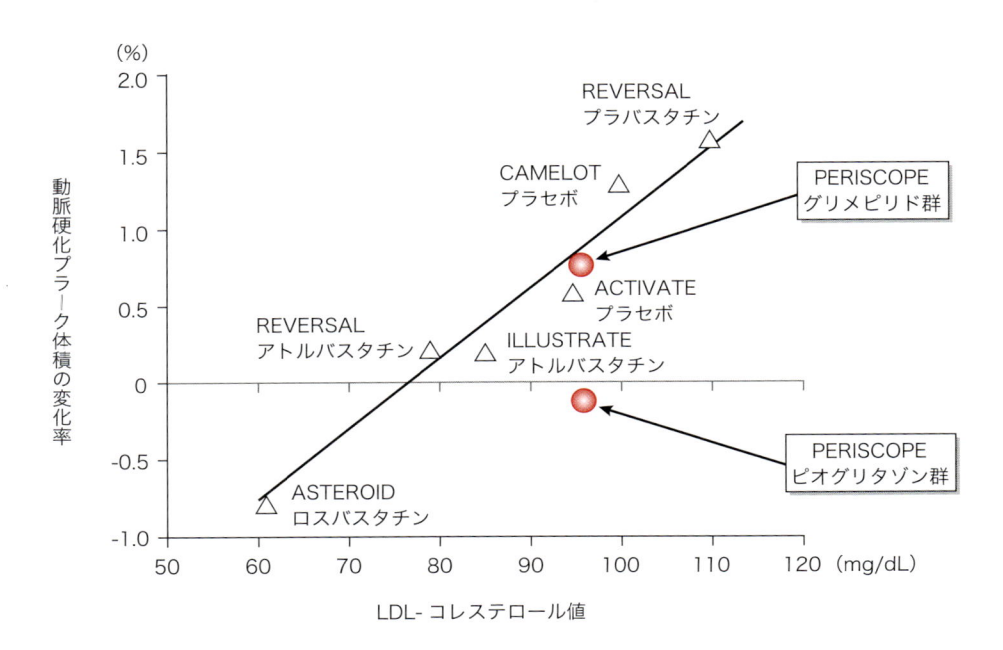

図4 動脈硬化プラーク体積とLDL-コレステロール値

ジン薬に必ずしも共通した副作用ではない可能性があり，今後さらなる臨床的な検討が必要と思われる．また，フランスにおいてピオグリタゾンは膀胱がんの発症率を増加させるという報告がなされており，米国FDAにおいても膀胱がん患者へのピオグリタゾン投与は避けるよう勧告された．今後，日本人での検証が必要と思われる．

（前田法一，下村伊一郎）

参考文献

1) Issemann, I. & Green, S. : Activation of a member of the steroid hormone receptor superfamily by peroxisome proliferators. Nature, 347 : 645-650, 1990
2) Tontonoz, P. et al. : mPPAR gamma 2 : tissue-specific regulator of an adipocyte enhancer. Genes Dev., 8 : 1224-1234, 1994
3) Tontonoz, P. et al. : Stimulation of adipogenesis in fibroblasts by PPAR gamma 2, a lipid-activated transcription factor. Cell, 79 : 1147-1156, 1994
4) Fujiwara, T. et al. : Characterization of new oral antidiabetic agent CS-045. Studies in KK and ob/ob mice and Zucker fatty rats. Diabetes, 37 : 1549-1558, 1988
5) Sato, M. et al. : Functional studies of newly synthesized benzoic acid derivatives : identification of highly potent retinoid-like activity. J. Cell Physiol., 135 : 179-188, 1988
6) Lehmann, J. M. et al. : An antidiabetic thiazolidinedione is a high affinity ligand for peroxisome proliferator-activated receptor gamma (PPAR gamma). J. Biol. Chem., 270 : 12953-12956, 1995
7) Maeda, N. et al. : PPARgamma ligands increase expression and plasma concentrations of adiponectin, an adipose-derived protein. Diabetes, 50 : 2094-2099, 2001
8) Maeda, N. et al. : Diet-induced insulin resistance in mice lacking adiponectin/ACRP30. Nat. Med., 8 : 731-737, 2002
9) Maeda, N. et al. : Metabolic impact of adipose and hepatic glycerol channels aquaporin 7 and aquaporin 9. Nat. Clin. Pract. Endocrinol. Metab., 4 : 627-634, 2008
10) Okuno, A. et al. : Troglitazone increases the number of small adipocytes without the change of white adi-

pose tissue mass in obese Zucker rats. J. Clin. Invest., 101 : 1354-1361, 1998

11) Hiuge-Shimizu, A. et al. : Dynamic changes of adiponectin and S100A8 levels by the selective peroxisome proliferator-activated receptor-gamma agonist rivoglitazone. Arterioscler Thromb. Vasc. Biol., 31 : 792-799, 2011

12) Glass, C. K. & Ogawa, S. : Combinatorial roles of nuclear receptors in inflammation and immunity. Nat. Rev. Immunol., 6 : 44-55, 2006

13) Plutzky, J. : The PPAR-RXR transcriptional complex in the vasculature : energy in the balance. Circ. Res., 108 : 1002-1016, 2011

14) Dormandy, J. A. et al. : PROactive investigators. Secondary prevention of macrovascular events in patients with type 2 diabetes in the PROactive Study (PROspective pioglitAzone Clinical Trial In macroVascular Events) : a randomised controlled trial. Lancet, 366 : 1279-1289, 2005

15) Wilcox, R., et al. : PROactive Investigators. Effects of pioglitazone in patients with type 2 diabetes with or without previous stroke : results from PROactive (PROspective pioglitAzone Clinical Trial In macroVascular Events 04). Stroke, 38 : 865-73, 2007

16) Nissen, S. E. et al. : PERISCOPE Investigators. Comparison of pioglitazone vs glimepiride on progression of coronary atherosclerosis in patients with type 2 diabetes : the PERISCOPE randomized controlled trial. JAMA., 299 : 1561-1573, 2008

Chapter 5
DPP-4阻害薬とGLP-1受容体作動薬

食事摂取に伴い消化管から分泌されるインクレチンは標的細胞に働き，さまざまな作用を発揮する．GLP-1受容体作動薬は薬理的な高濃度のGLP-1シグナルによって，膵島からのインスリン分泌を促進するとともに，中枢神経系や胃などに作用し体重減少も期待される．一方，DPP-4阻害薬はGLP-1とGIPの両方のシグナルを生理的な濃度で活性化するため，膵島からのインスリン分泌促進はあるが，薬理的な濃度を必要とするGLP-1の中枢神経系や胃への作用は弱く，GIPによる脂肪細胞への脂肪蓄積作用も活性化するため，体重には大きな影響を与えない．

概念図

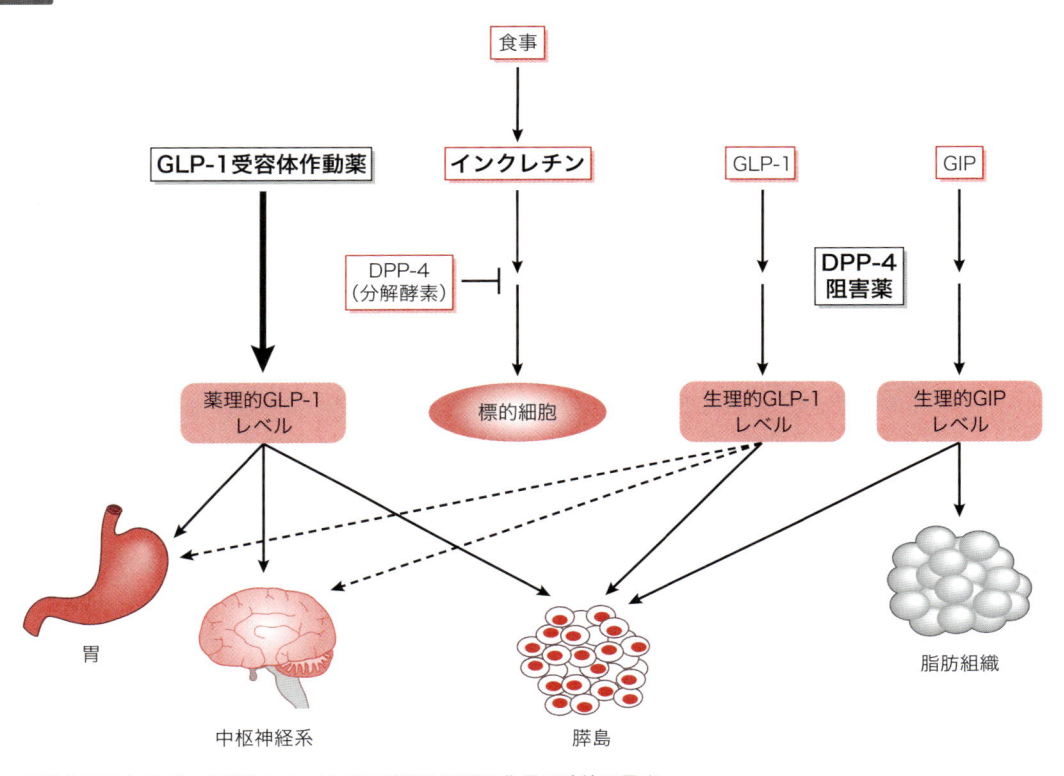

薬理作用はあるが，生理的なレベルでの効果や不明の作用は破線で示す

1 インクレチンとは

　十二指腸粘膜の抽出物に糖尿病患者の尿糖を減少させる作用があることが報告されたのは約100年前のことである．消化管由来のインスリン分泌促進因子はインクレチンと総称されるが，その実体は上部消化管に存在するK細胞から分泌されるGIP（gastric inhibitory polypeptide）と下部消化管に存在するL細胞から分泌されるGLP-1（glucagon-like peptide-1）という2つの消化管ホルモンである．

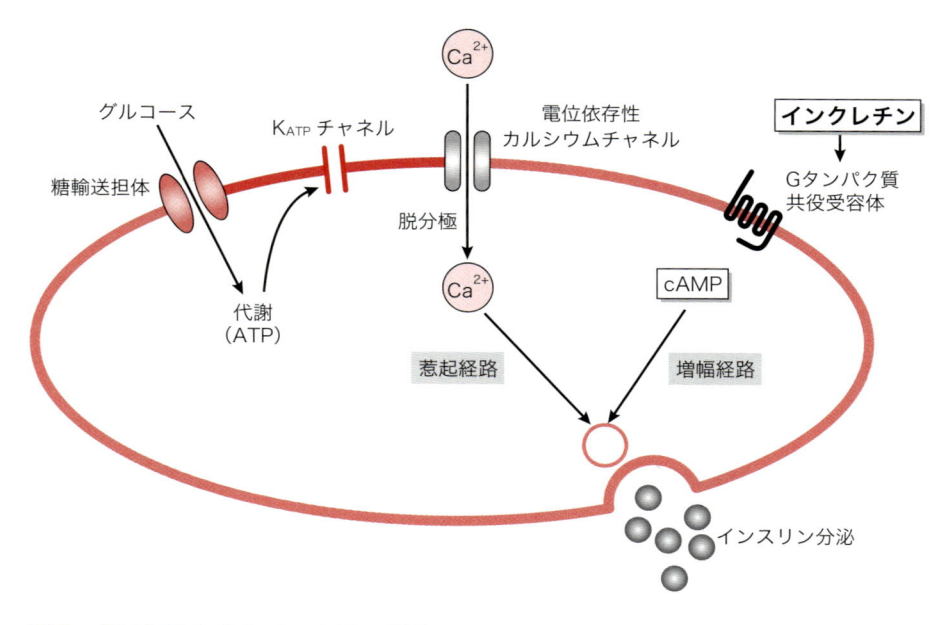

図1 膵β細胞からのインスリン分泌
グルコースによる惹起経路とインクレチンによる増幅経路でインスリンが分泌される

　GIPはGIP遺伝子から転写・翻訳され生成される42個のアミノ酸からなるペプチドであり，GLP-1はグルカゴン遺伝子からの31個（あるいはC端がアミド化された30個）のアミノ酸からなるペプチドが活性型である．いずれも，血中でタンパク質分解酵素であるDPP-4（dipeptidyl-peptidase-4，N端から2番目のアミノ酸がプロリンあるいはアラニンであるペプチドの場合，この部位でペプチドを切断する酵素）によって分解され不活性型となり，その半減期は数分間と短い．

　これらの活性型のペプチドは，標的細胞膜に発現する受容体（GIP受容体，GLP-1受容体）に結合する．これらは，促進性Gタンパク質と共役する7回細胞膜を貫通する受容体であり，細胞内cAMP濃度を上昇する．

2 インクレチンの膵作用

　インクレチンの最も重要な標的細胞は膵β細胞である．グルコース応答性のインスリン分泌促進機構は図1のように考えられている．すなわち，膵β細胞に取り込まれたグルコースは解糖系・TCAサイクルならびに電子伝達系で代謝され，ATPを産生する．このATPによって細胞膜上のATP感受性カリウム（K_{ATP}）チャネルが閉鎖し，それに引き続く細胞膜の脱分極ならびに電位依存性カルシウムチャネルの開口によって細胞内カルシウム濃度が上昇する．この結果，インスリンが開口放出される．この経路をインスリン分泌の惹起経路とよぶ．

　一方，インクレチンは膵β細胞膜の受容体に作用し，細胞内cAMP濃度が上昇する．その結果，インスリン開口放出の効率が上昇する．この経路をインスリン分泌の増幅経路とよぶ．惹起経路が作動していない低血糖の状態ではインクレチンはインスリン分泌を促進しないが，惹起経路が作動している食後にはインクレチンはインスリン分泌をさらに促進することができる．

　このようなインクレチンの生理的な意義については次のように考えられる．まず，インクレチ

ンの受容体ノックアウトマウスにはインスリン値には野生型と差異がないが，糖負荷直後のインスリン値の上昇は低下していた[1]．その結果として，空腹時の血糖値ではなく，負荷後の血糖値がさらに上昇していた．したがって，生理的な濃度のインクレチンは食後のインスリン分泌を調節することで食事に伴う血糖変動を抑制し血糖値の恒常性維持に寄与している．

さらに，インクレチンは膵β細胞量にも関与していることが示唆されている．例えば，齧歯類の糖尿病モデルにインクレチン薬を投与すると，膵β細胞のアポトーシスが抑制される．また，単離したヒトの膵島にGLP-1を投与しても，同様にアポトーシスが減少することが示されている．ただ，このような効果がヒトの糖尿病患者でも認められるかどうかについては，現時点でははっきりしない．

3 インクレチンの膵外作用

インクレチンの受容体は生体内の各種臓器で発現している．これらにおいても効果を発現しており，インクレチンの膵外作用と称されている．GLP-1受容体とGIP受容体は組織発現様式が異なるので，それぞれの膵外作用は全く異なる．

GLP-1の膵外作用の1つに食欲抑制作用がある[2]．この機序として，GLP-1が直接的に視床下部の満腹中枢を抑制するだけではなく，GLP-1が自律神経系求心路に作用することが間接的に視床下部の満腹中枢を抑制することも考えられている．その結果，体重が減少することが期待できるが，GLP-1受容体ノックアウトマウスには食餌摂取量や体重に大きな違いがないことから，生理的な濃度のGLP-1が食欲抑制作用を発揮するかは不明である．

また，GLP-1には胃運動抑制作用がある．その結果として，満腹感が増大し食事摂取量の減少に繋がる．また，胃内容物が緩徐に小腸へと移動するので，吸収が遅延し血糖上昇の抑制にも繋がる．ただし，この作用も薬理的な高濃度のGLP-1を必要とする．

一方，GIPの膵外作用の1つに脂肪細胞に直接作用することで脂肪を蓄積する作用がある[3]．マウスにおいてGIPシグナルを遮断すると，高脂肪食・過食・加齢という肥満を来しやすい条件でも脂肪蓄積が抑制されたので，生理的な濃度のGIPは脂肪細胞へ脂肪を蓄積させると考えられる．その結果として，体重増加に繋がる．正常耐糖能者の網羅的な遺伝子解析を行った研究において，GIP受容体遺伝子の1つのSNPが，2時間後の血糖値の上昇，インスリン分泌の低下，ならびに，低体重に繋がっていることが報告された[4]．このことは，ヒトにおいてもGIPの脂肪蓄積作用があることを示唆している．

このように，膵作用については，GLP-1とGIPは同じ方向（インスリン分泌促進）に作用するが，膵外作用においては異なり，とくに体重に関して，GLP-1は体重減少の方向（食欲抑制や胃運動抑制），GIPは体重増加の方向（脂肪蓄積）に作用する．このようなGLP-1とGIPの膵外作用の違いが，インクレチン薬の効果の違いに繋がっている．

4 インクレチン薬

既存のインスリン分泌促進薬であるスルホニル尿素（SU）薬やグリニド薬がK_{ATP}チャネルに作用し惹起経路を活性化するのに対し，インクレチンは増幅経路を活性化するため，新たなインスリン分泌促進薬としての開発が進められた．課題は，GLP-1もGIPも生体内ではDPP-4によって不活化されることである．そのため，DPP-4によって不活化されずにGLP-1受容体に作用するGLP-1受容体作動薬とDPP-4そのものの活性を抑制するDPP-4阻害薬が開発され，わが国の臨

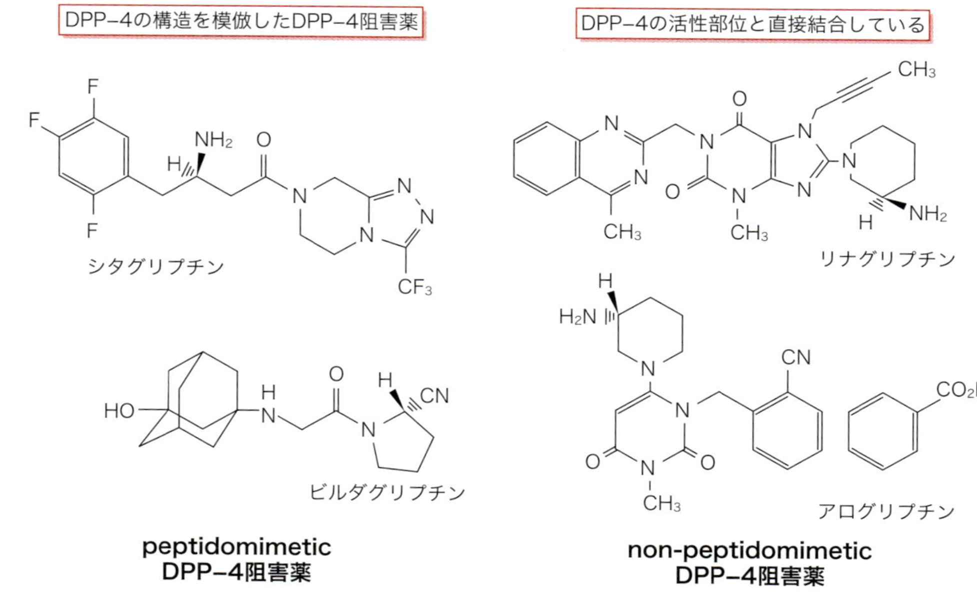

図2　DPP-4阻害薬の構造

床の場でも用いられるようになった．

5 GLP-1受容体作動薬

本薬剤は，生化学的にはGLP-1との類似性からGLP-1アナログ，薬理学的にはGLP-1受容体に作用することからGLP-1受容体作動薬，生理学的にはGLP-1作用を発揮することからGLP-1ミメティクス（あるいはインクレチンミメティクス）とよばれる．わが国においては，リラグルチドとエキセナチドが使用されている．リラグルチドは，ヒトGLP-1のアミノ酸を一部置換したうえで脂肪酸を付加することで，血中ではアルブミンなどと結合するためDPP-4による分解から免れる．また，エキセナチドはトカゲの唾液腺から単離されたペプチドでGLP-1受容体に結合するが，N端から2番目のアミノ酸がグリシンであるためDPP-4によって分解されない．

GLP-1受容体作動薬を投与すると，血中レベルは10倍以上に増加して生理的な作用に加えて薬理的な作用も発揮する．したがって，GLP-1受容体作動薬は，膵β細胞に作用することでインスリン分泌を促進し，血糖値の降下ならびに変動の減少を来す．わが国の治験においては，HbA1c値は約1.5％低下し，食後血糖値の低下も確認された．このように，血糖コントロールについて海外の成績に勝っている．

また，膵外作用による体重減少も期待される．わが国の治験では体重は不変に留まったが，海外における成績では，体重減少が確認され，とくに体重を増加させることの知られるインスリン治療との差は顕著である．

6 DPP-4阻害薬

本薬剤は，生化学的にはグリプチン製剤，薬理学的にはDPP-4阻害薬，生理学的にはインクレ

チンの血中レベルを増加させることでインクレチン作用を増強させるのでインクレチンエンハンサーとよばれる．わが国ではすでに4種類のDPP-4阻害薬（発売開始順にシタグリプチン，ビルダグリプチン，アログリプチン，リナグリプチン）が使用されている（図2）．いずれもDPP-4に対して強い阻害活性を有するが，DPP-8やDPP-9などの類縁酵素の阻害活性に違いがあり，酵素上の活性部位に直接結合しているアログリプチンとリナグリプチンはDPP-4阻害の選択性がより高いことが知られている．

DPP-4阻害薬は，血中のインクレチンレベルを数倍に増加させ，生理的な作用を増強する．また，GLP-1シグナルを特異的に活性化するGLP-1受容体作動薬と異なり，DPP-4作動薬はGLP-1とGIPの両方のシグナルを活性化する[1]．したがって，DPP-4作動薬は，膵β細胞に作用することでインスリン分泌を促進し，血糖値の降下ならびに変動の減少を来す．わが国の治験においては，HbA1c値は1%弱低下し，食後血糖値の低下も確認されている．

体重に対する効果はニュートラルで，GLP-1受容体作動薬と異なり減少は期待されない．これは，GLP-1シグナルを薬理的な濃度まで上昇させないこと，ならびに体重増加作用のあるGIPシグナルを増加させることによる．

7 インクレチン薬の多面な効果

もともと血糖コントロールの改善を期待して開発されたインクレチン薬であるが，これに加えて多面な効果（pleiotropic effect）のあることがわかってきた．

例えば，循環器系に及ぼす影響である．GLP-1の投与で心筋梗塞後の心筋の動きが改善することなどが報告されているが，DPP-4作動薬のメタ解析でも心血管イベントを抑制することが報告された．また，DPP-4作動薬投与で，骨折リスクが軽減することも報告された[5]．これらは，今後前向き研究で確認されるとともに，その詳細な作用機序の解明が求められる．

（山田祐一郎）

参考文献

1) Hansotia, T. et al.: Double incretin receptor knockout (DIRKO) mice reveal an essential role for the enteroinsular axis in transducing the glucoregulatory actions of DPP-IV inhibitors. Diabetes, 53: 1326-1335, 2004
2) Turton, M. D. et al.: A role for glucagon-like peptide-1 in the central regulation of feeding. Nature, 379: 69-72, 1996
3) Miyawaki, K. et al.: Inhibition of gastric inhibitory polypeptide signaling prevents obesity. Nat. Med., 8: 738-742, 2002
4) Lyssenko, V. et al.: Pleiotropic effects of GIP on islet function involve osteopontin. Diabetes, 60: 2424-2433, 2011
5) Monami, M. et al.: Dipeptidyl Peptidase-4 Inhibitors and Bone Fractures: A meta-analysis of randomized clinical trials. Diabetes Care, 34: 2474-2476, 2011

第6章

関連分野の最近の進歩

1　non-coding RNAによる代謝調節 ……………………………………… 274
2　分子時計の異常による肥満・糖尿病の発症 …………………………… 278
3　代謝とオートファジー …………………………………………………… 285
4　インスリン様シグナルと寿命・老化の制御 …………………………… 291
5　糖尿病・肥満モデルマウスの最近の進歩 ……………………………… 297

Chapter 6

1 non-coding RNAによる代謝調節

ゲノムからはさまざまな種類のRNAが転写されるが，それらは，タンパク質をコードするcoding RNAとnon-coding RNA（ncRNA）に大別される．RNAは複雑な二次構造，三次構造をとりうることから，さまざまな分子を標的として，転写・翻訳過程を含めて多様な生物学的機能を調節する．最近，RNA干渉の発見を含め，特にncRNAを中心に，RNAの多彩な機能の詳細がようやく明らかになりつつある．ゲノムワイドな解析テクノロジーにより，新規ncRNAも多数同定されつつあり，今後，それらによる細胞代謝調節機構も解明される可能性がある．

概念図

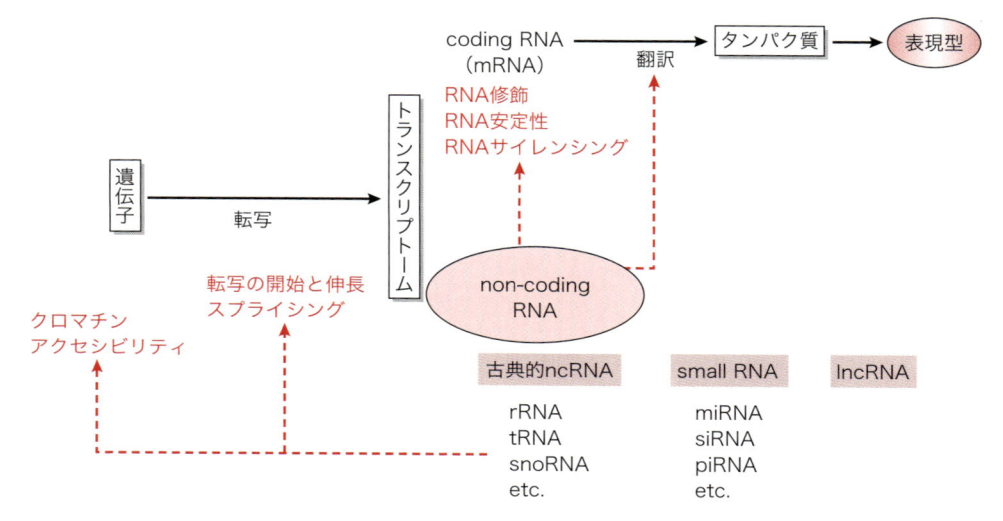

non-coding RNAはセントラルドグマ（黒矢印）に付随する多様な調節ネットワーク（赤字および，赤点線）を形成し，細胞の機能発現に関与する．これらが，代謝調節に関与している例も報告されつつある

■ はじめに

RNA分子は，遺伝情報をコードするゲノム発現の最初の産物であり，タンパク質をコードするcoding RNAと，タンパク質をコードしないncRNAに大別される．coding RNAはメッセンジャーRNA（mRNA）と同義であり，翻訳によってタンパク質が合成されるが，細胞内においてmRNAは全RNA量の数％未満に過ぎず，ほとんどはrRNAを中心としたハウスキーピングncRNAであり，さらに多様なncRNAの存在が明らかになってきた．これらncRNAは，「生化学反応の触媒」，「タンパク質に対する結合と，その活性調節」，「核酸に対する塩基対結合」といった機能を示すが，以下のように分類される．

1）小分子RNA（small RNA）

20〜30塩基長のRNAであり，Argonauteファミリータンパク質との結合によって機能発現されることが特徴である[1]．microRNA（miRNA），small interfering RNA（siRNA），Piwiinteracting RNA（piRNA）などが知られ，最も研究されているmiRNAに関しては，データベース（miRBase）上，1,200種類以上ものヒトmiRNAが登録されている（2011年4月現在）．

2）古典的ハウスキーピングncRNA

リボソームにアミノ酸を運搬し，合成中のペプチド鎖に転移させるトランスファーRNA（tRNA），タンパク質合成の場であるリボソームを構成するリボソームRNA（rRNA），RNAスプライシングに関与するsmall nuclear RNA（snRNA），核小体に多く存在しRNA分子の修飾を行うsmall nucleolar RNA（snoRNA）などが知られている．

3）長鎖ncRNA（lncRNA）

現在，lncRNAの定義は，「プライマリーあるいはスプライスされた転写産物として機能しうるncRNAのうち，既知のsmall RNA（miRNA, piRNAなど）とハウスキーピングRNA（tRNA, snoRNA, snRNAなど）を除外したもの」，とされる[2]．サイズは100〜100,000塩基程度であり，ほとんどは核に局在するが，主に細胞質に存在するものもあり，スプライシングおよびポリアデニル化の有無に関しては多様である．

これらのncRNAは，糖脂質代謝，あるいはその異常に起因する疾患の発症機序にどの程度関与しているであろうか．その可能性につき，最近の知見も交えつつ考察を試みる．

1 古典的ncRNAと代謝

1）rRNA

rDNA遺伝子の核小体における転写は，タンパク質合成を司るリボソームサブユニット合成のために重要であり，細胞増殖刺激，あるいは，栄養状態の好転を反映して増加する．飢餓や栄養の枯渇状態において，rRNAの転写は減少し，タンパク質合成が低下するために，代謝を含めた全体的な細胞の活動性低下が起こる[3]．

2）tRNA

近年，ゲノムワイド相関解析（GWAS）により，多くの2型糖尿病感受性多型が同定された．*CDKAL1*遺伝子領域の一塩基多型（SNP）はその1つであるが，最近，*CDKAL1*遺伝子とtRNAの意外な関連性を示す研究成果が報告された[4]．膵β細胞特異的*Cdkal1*遺伝子のノックアウトマウスはグルコース刺激に対するインスリン分泌の低下と耐糖能異常を示したが，興味深いことに，Cdkal1はtRNA$^{\text{Lys (UUU)}}$の特定の塩基を転写後に修飾し，これがリジンの翻訳に重要であることが示された．ノックアウトマウスにおいては，プロインスリンが正確に翻訳されず，小胞体ストレスが病態に関与していた．

tRNA遺伝子はミトコンドリアゲノムにもコードされており，22種類が存在する．興味深いことに，ミトコンドリアゲノム変異の約半数以上はミトコンドリアtRNA遺伝子に存在することが知られている．通常，ミトコンドリア病により好気的エネルギー産生の障害と嫌気的エネルギー産生の亢進が引き起こされ，糖尿病の合併はtRNA$^{\text{Leu (UUR)}}$ A3243G, tRNA$^{\text{Leu (UUR)}}$ T3271C, tRNA^{Lys} A8296Gなどに認められる[5]．

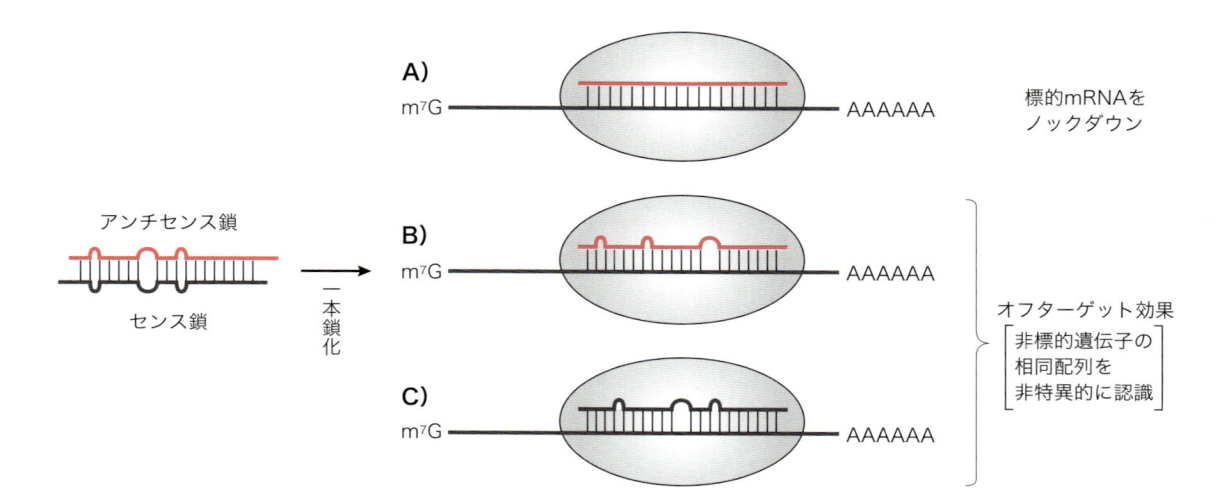

図1 RNAサイレンシング機構とその機能的な特徴

miRNAは二本鎖の状態でArgonauteタンパク質に取り込まれた後に一本鎖化され，相補的な標的mRNAの翻訳は抑制される（A）．塩基対の相補性が不十分でも，他のmRNAにセンス鎖あるいはアンチセンス鎖が非特異的に結合し，翻訳を抑制してしまうことがあり，オフターゲット効果と呼ばれる（B, C）．m7G：mRNA 5'末端の7-メチルグアノシンキャップ構造．AAAAAA：mRNA 3'末端のポリ（A）鎖

2 miRNAと代謝

　成熟miRNAの5'末端側に位置する〜8塩基長の配列は"シード配列"と呼ばれ，mRNAには，主として3'非翻訳領域に，シード配列と不完全な相補配列が存在することがあり，miRNAの作用標的となりうる．すなわち，相補配列を介した結合によって，標的mRNAのタンパク質翻訳過程が抑制されたり，RNA干渉の機序によって，標的mRNAが分解されることもある[1]．1つのmiRNAが非常に多くの遺伝子発現を調節し，すなわち細胞機能を変化させうるが（図1），このような理由もあり，miRNA医薬の開発は容易ではない．近年，がんにおける機能的な意義が注目されているが，膵β細胞，脂肪細胞，肝臓といった代謝を司る臓器にも発現が認められ，細胞の増殖やその他の機能に関与することを示す多数の報告がある[6]．最近，miR-103・miR-107[7]，*let-7*[8]のインスリン感受性との関与も報告されており，種々の代謝経路における新たな機能的意義が今後も見出される可能性がある．

3 snoRNAと代謝

　snoRNAはおよそ60〜300塩基からなるRNAである．2種類のクラスに大別され，短い塩基対を形成し，それぞれ2'-O-メチル化あるいはシュードウリジン化といったRNA修飾を誘導することにより，遺伝子発現調節機能を発揮すると考えられている．rRNA，snRNA，mRNAなどが標的となるが，標的遺伝子の明らかでないものも数多く存在している．
　プラダーウィリー症候群は，父親由来の15番染色体母親性インプリンティング領域の欠損によって発症する．この領域にはsnoRNAの*HBII-52*がコードされており，本症例においてはHBII-52を発現せず，標的であるセロトニンレセプターの5-HT（2C）R遺伝子の異常スプライシングが起こり，病態形成に関与していることが明らかにされた[9]．
　最近になり，CHO細胞を用いた実験によって，60Sリボソームタンパク質に属する*ribosomal*

protein L13a（*rpL13a*）遺伝子座にコードされる3種類のsnoRNA（U32a, U33, U35a）が脂肪毒性の存在下に誘導されることが示された．また，これらsnoRNAのノックダウン実験によって，脂肪毒性によって生じた酸化ストレス・小胞体ストレスに起因する細胞死が抑制され，また，これらsnoRNAは，ストレスの存在下において細胞質に蓄積が認められた．マウス肝を用いた実験においては，リポ多糖によって誘導された酸化ストレスにより，これらsnoRNA発現が亢進し，そのノックダウンによって酸化ストレスの軽減が認められた．よって，これらsnoRNAが脂肪毒性に促進的に作用し，あるいは各種代謝ストレス反応のメディエーターとして機能する可能性があるとされ，新たなsnoRNAの機能性が示された[10]．

4 lncRNAと代謝

近年，網羅的な解析法が長足の進歩を遂げており，ゲノムの多くの領域が転写されていることが明らかになりつつあるが，その多くがlncRNAとされる．2007年には次世代シークエンサーが出現し，細胞・組織に発現する転写産物の全体像を，定量性，解像度，網羅性，特異性の面から，より精確に把握することが可能となり[11]，多くの臓器特異的な新規lncRNAも同定されつつある．GWASによって同定された疾患感受性遺伝子多型は，イントロンや遺伝子間領域に存在することが多く，その機能の多くは謎に包まれているが，こうした領域にlncRNAが存在する可能性がある．2型糖尿病と相関するSNPが，lncRNAである*KCNQ1OT1*[12][13]や*ANRIL*（*CDKN2A/2B*座位）[14]の近傍に存在する例が存在することから，代謝調節と関連した機能的意義の解明は今後の研究課題として注目される．

（南茂隆生，安田和基）

参考文献

1) Bartel, D. P. : MicroRNAs : Target Recognition and Regulatory Functions. Cell, 136 : 215-233, 2009
2) Amaral, P. P. : lncRNAdb : a reference database for long noncoding RNAs. Nucleic Acids Res., 39 : D146-D151, 2010
3) Boulon, S. et al. : The Nucleolus under Stress. Mol. Cell, 40 : 216-227, 2010
4) Wei, F. Y. et al. : Deficit of tRNALys modification by Cdkal1 causes the development of type2 diabetes in mice. J. Clin. Invest., 121 : 3598-3608, 2011
5) Levinger, L. et al. : Mitochondrial tRNA 3′ end metabolism and human disease. Nucleic Acids Res., 32 : 5430-5441, 2004
6) Fernandez-Valverde, S. L. et al. : MicroRNAs in β-Cell Biology, Insulin Resistance, Diabetes and Its Complications. Diabetes, 60 : 1825-1831, 2011
7) Trajkovski, M. et al. : MicroRNAs 103 and 107 regulate insulin sensitivity. Nature, 474 : 649-653, 2011
8) Zhu, H. et al. : The Lin28/let-7 Axis Regulates Glucose Metabolism. Cell, 147 : 81-94, 2011
9) Kishore, S. et al. : The snoRNA HBII-52 Regulates Alternative Splicing of the Serotonin Receptor 2c. Science, 311 : 230-232, 2006
10) Michel, C. I. et al. : Small Nucleolar RNAs U32a, U33, and U35a Are Critical Mediators of Metabolic Stress. Cell Metab., 14 : 33-44, 2011
11) van Bakel, H. et al. : Most "Dark Matter" Transcripts Are Associated With Known Genes. PLoS Biol., 8 : e1000371, 2010
12) Yasuda, K. et al. : Variants in KCNQ1 are associated with susceptibility to type 2 diabetes mellitus. Nat. Genet., 40 : 1092-1097, 2008
13) Unoki, H. et al. : SNPs in KCNQ1 are associated with susceptibility to type 2 diabetes in East Asian and European populations. Nat. Genet., 40 : 1098-1102, 2008
14) Wang, X. et al. : The Long Arm of Long Noncoding RNAs : Roles as Sensors Regulating Gene Transcriptional Programs. Cold Spring Harb. Perspect. Biol., 3 : a003756, 2011

Chapter 6

2 分子時計の異常による肥満・糖尿病の発症

哺乳類の生体リズムは，時計遺伝子とよばれる複数の遺伝子群により制御されている．時計遺伝子は，相互に発現調節して約24時間のリズムを分子レベルで生み出しており，このリズム発振機構は分子時計とよばれている．興味深いことに，分子時計の研究が進むにつれて，時計遺伝子が生体リズムだけではなく，リズムとはかけ離れた生理機能をも調節していることが明らかになった．例えば，分子時計はエネルギー代謝の日内リズムのみならず，エネルギーバランスも調節している．そして現在，分子時計の異常が，肥満・糖尿病の発症とも密接にかかわっていることが解明されつつある．

概念図

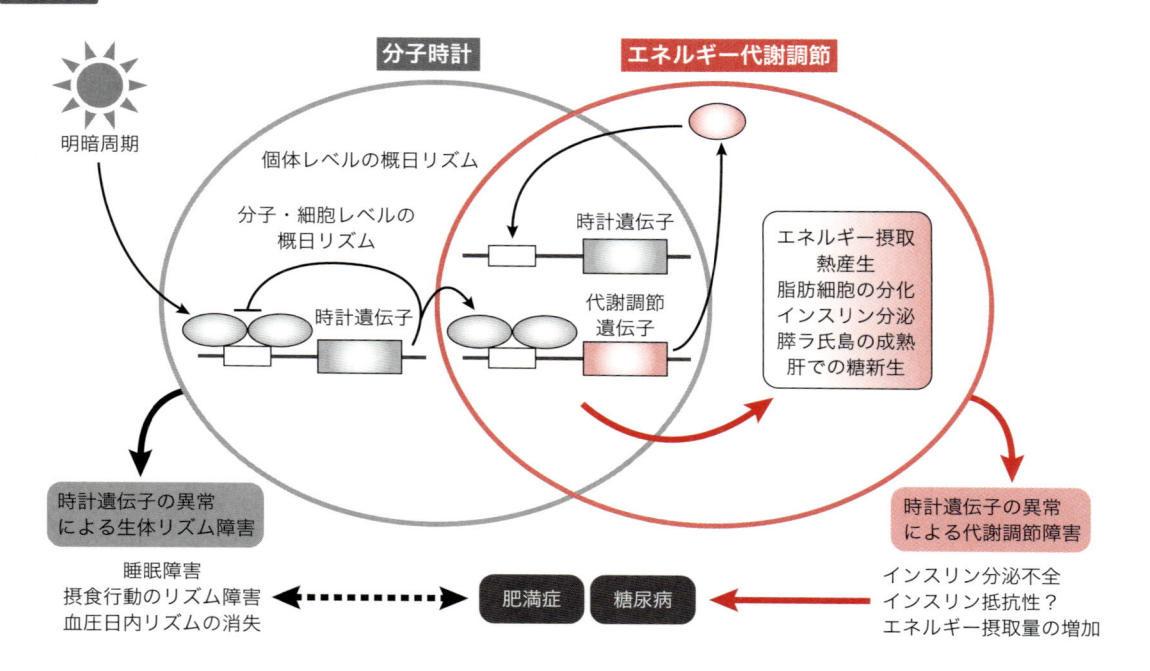

《分子時計とエネルギー代謝調節のクロストーク》
時計遺伝子はエネルギー代謝を直接制御し，時計遺伝子自身もさまざまな代謝調節遺伝子による調節を受ける

　糖・脂質代謝の調節には，明瞭な日内リズムがあることが知られている．例えば，肝臓での糖新生やコレステロールの生合成は睡眠時に活発になる．このようなエネルギー代謝調節の日内リズムは，体内時計とよばれる生体システムによって制御されている．体内時計は，エネルギー代謝調節に限らず，睡眠・覚醒，消化吸収，呼吸，循環等，ほとんどすべての生理機能のリズム調節にかかわっている．これらの生理機能が高まる時間はそれぞれで異なるが，時間ごとの需要に応じて最大限に働かせているのが体内時計である．このことから，体内時計は「個体のもつさまざまな生理機能を時間依存的に最適化する最も重要な生体システムである」といっても過言ではない．

体内時計が多くの生理機能の時間依存的調節の源になっていることを考えると，体内時計の異常が生体にとってさまざまな不具合を引き起こすことは想像に難くない．事実，生体リズムの異常が，代謝異常などの多くの疾患の発症に関与していることが報告されるようになった．これらの報告に大きく寄与したのが，1990年代に入ってからの哺乳類の体内時計の分子メカニズム，すなわち分子時計の発見である．分子時計のメカニズムの解明により，生体リズムが分子レベルで観察できるようになり，時計遺伝子の異常がさまざまな疾患の発症に関与していることが分子レベルで明らかになりつつある．

本稿では，体内時計の基本概念に加えて，分子時計の異常と肥満・糖尿病の発症との結びつきについて概説する．

1 哺乳類の体内時計

1) 生体リズムを制御する視交叉上核

哺乳類の体内時計の中枢は，視床下部の視交叉上核にある．視交叉上核が体内時計の中枢であるといわれる理由は，①視交叉上核が生体外の明暗周期の情報を受け取り，その周期に同期した日内リズムを生み出すことができるだけではなく，②たとえ明暗周期のような生体外の時間的情報がなくても，視交叉上核自体で概日リズムを発振することができるからである．実際，視交叉上核を破壊された実験動物は，睡眠・覚醒や自発行動等の概日リズムあるいは日内リズムを正常に維持することができない．

> **Memo**
> 概日リズム（circadian rhythm）とは，ラテン語の *circa diem*（約1日）に由来し，約24時間のリズムのことを指す．概日リズムは，生体外の時間を知る方法がない場合，とくに明暗周期から隔絶された場合にみられる．例えば，マウスを恒暗状態に置くと24時間より若干短い周期で活動する．これに対して，マウスを24時間の明暗周期で飼育すると24時間ちょうどの周期で活動する．この正確に24時間のリズムは，約24時間の概日リズムと区別して日内リズム（diurnal rhythm）とよばれる．

2) 分子時計の発見とその意義

視交叉上核が体内時計の中枢であるという発見は，神経解剖学的に重要なものであったが，視交叉上核の役割をさらに掘り下げて確立するに至ったのは分子時計の解明によるところが大きい[1]．分子時計の研究は，ショウジョウバエや植物等で先行していたが，哺乳類においても他の生命体と同様の基本構造をもった分子時計が存在することが証明された．Takahashiらのグループは，突然変異誘発物質（N-ethyl-N-nitrosourea）を用いてマウスのゲノムに無作為に突然変異を導入し，それらのマウスの中で概日リズムの異常をもつ個体がいることを確認した[2]．このことから，Takahashiらは哺乳類の生体リズムも遺伝子によって制御されていることを確信し，この個体を用いて時計遺伝子のクローニングに成功した[3]．これが，哺乳類で最初にクローニングされた時計遺伝子 *Clock* である．*Clock* の発見後，*Bmal1*，*Period*（*Per1* および *Per2*），*Cryptochrome*（*Cry1* および *Cry2*）等さまざまな時計遺伝子が同定され，現在わかっている分子時計の基本的なメカニズムは以下のようになる（図1）．

まず，細胞質内でbHLH（basic helix-loop-helix）型転写因子であるCLOCKとBMAL1がヘテロ二量体を形成する．このヘテロ二量体は核内に移行し，別の時計遺伝子 *Per* および *Cry* のプロ

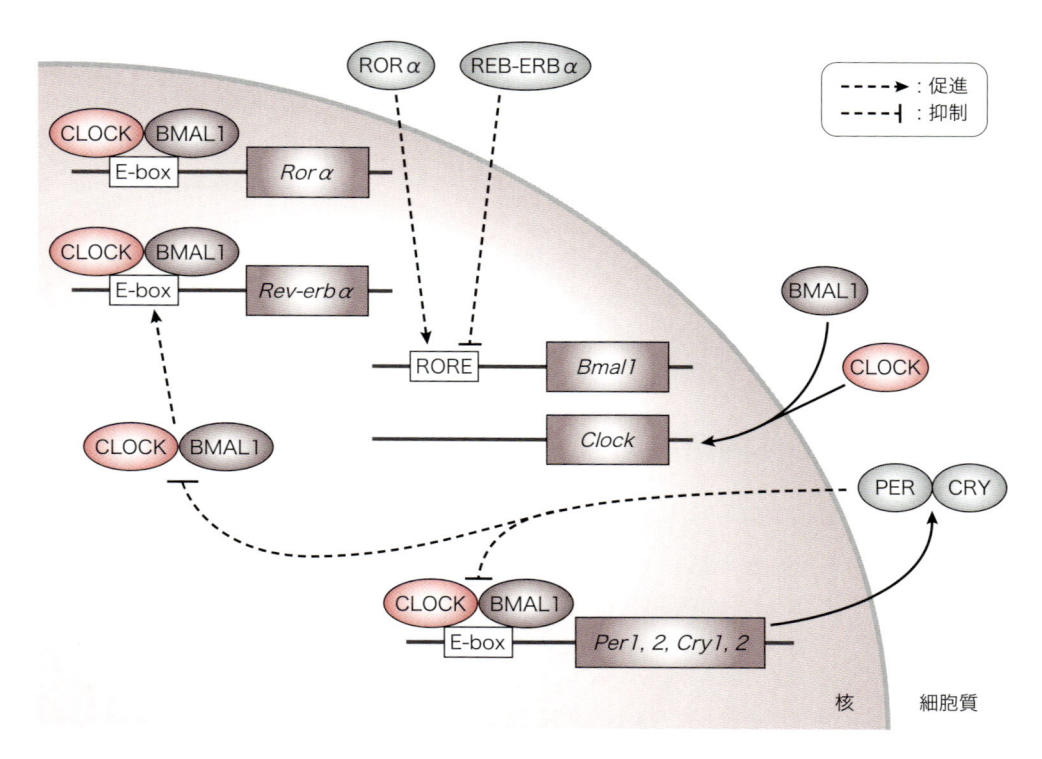

図1 哺乳類の分子時計
分子時計を構成する時計遺伝子の多くは転写因子であり，相互に発現調節することで複数のフィードバックループを形成している．フィードバックループの存在により，分子レベルで自律的な概日リズムを発振することができる

モーター領域にあるE-boxに結合してそれらの転写を促進する．転写・翻訳されたPERおよびCRYは，複合体を形成して核内に移行しCLOCK：BMAL1の転写活性を抑制する．このフィードバック機構により，時計遺伝子PerとCryは自らの転写・翻訳を減少させ，それに伴いCLOCK：BMAL1の転写活性が再び高まる．このようにして，時計遺伝子の転写・翻訳はフィードバックループを形成することで自律的に調節されている．細胞〜個体レベルで発振する内因性の概日リズムは，このフィードバックループの調節周期が約24時間であることに依存している．

　分子時計のもつフィードバックループには，この他にも時計遺伝子Rev-erbαやRorαを介したものがある（図1）．これらの時計遺伝子もPerやCryと同様にE-boxをもち，CLOCK：BMAL1が結合することで転写が促進される．転写・翻訳されたREV-ERBαとRORαは，Bmal1のもつRORE（retinoic acid receptor-related orphan receptor response element）に結合することで，REV-ERBαはBmal1の転写を抑制し，RORαは促進する．このようにRev-erbαとRorαはBmal1と相互に発現調節しあうことで時計遺伝子PerやCryとは別のフィードバックループを形成している．

　複数のフィードバックループからなる分子時計の発見は，単に分子・細胞レベルのリズム発振機構を解明しただけではなく，体内時計が生体システムとしてどのように制御されているのかをも明らかにした．体内時計の中枢が視交叉上核にあることはすでに述べたが，驚くべきことに，分子時計は視交叉上核のみならず，視交叉上核以外の中枢神経組織および末梢組織にも存在することが明らかになった．分子時計が解明された当時，これらの末梢の分子時計は視交叉上核からのシグナルがなければ機能しないものと考えられていた．しかしながらその後，視交叉上核の役割

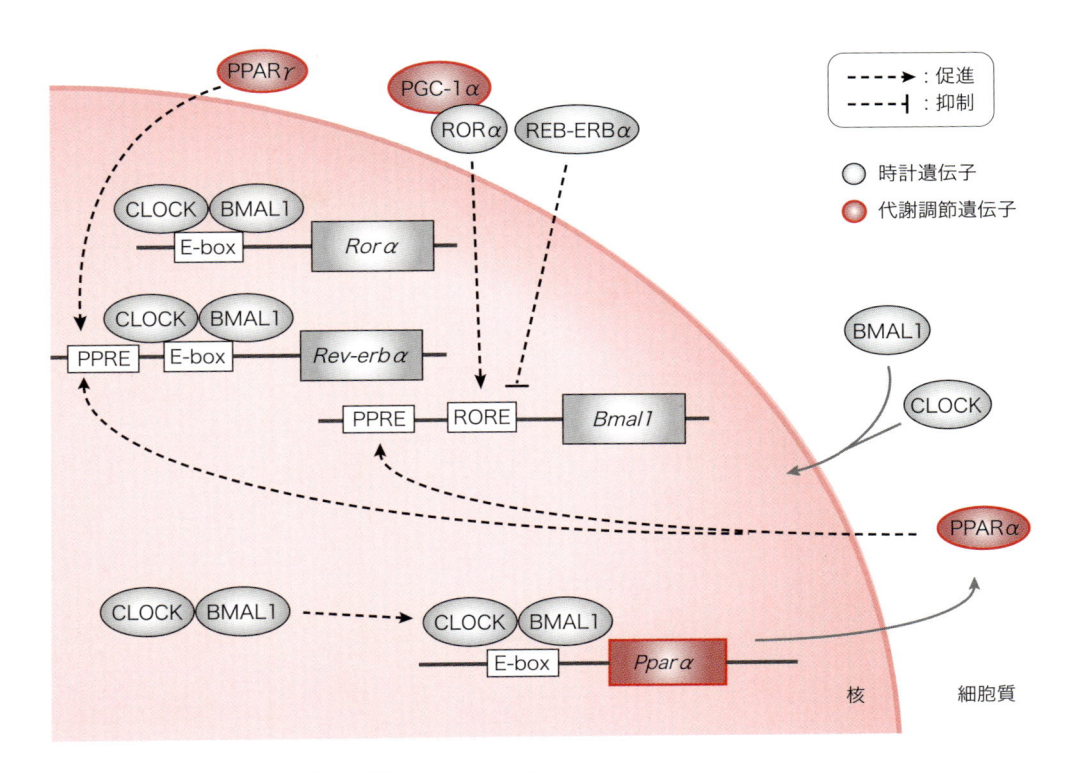

図2 時計遺伝子と代謝調節遺伝子の相互作用
時計遺伝子は，代謝調節遺伝子 *Pparα* の転写を直接制御しているが，時計遺伝子自体もさまざまな代謝調節因子によって発現調節されている

が，末梢の分子時計を機能させることではなく，機能している末梢の分子時計を自らの周期に同期させることであるということが解き明かされた．すなわち，たとえ視交叉上核の情報を受けなくても，末梢の分子時計はそれ自体自律的に機能する能力をもつことが明らかになった[4]．

2 分子時計の異常と肥満症

1）分子時計の異常から肥満症へ

分子時計が視交叉上核だけではなく全身の細胞1つ1つに存在し機能しているという事実から，分子時計の異常がさまざまな臓器障害あるいは生理機能異常をもたらすのではないかということは容易に想像できる．実際，時計遺伝子 *Clock* の発見の契機になった *Clock* 変異マウスが，生体リズムの異常のみならず，エネルギーバランスの異常により肥満症を発症することが報告された[5]．さらに，*Clock* 変異マウスは高脂血症および後述する耐糖能異常も合併することが明らかになった．*Clock* 変異マウスは，生体リズムの異常に伴い，夜行性のマウスがあまり餌を摂取しない明期において暗期と同程度の餌を摂取する．この明期でのエネルギー摂取量の増加が，*Clock* 変異マウスの一日の総エネルギー摂取量の増加に寄与している．*Clock* 変異マウスの肥満症がどのようにして起きるのかは，実際のところはよくわかっていないが，エネルギー摂取量の増加が一因であることは間違いなさそうである．また，BMAL1が脂肪細胞の分化に関与しているとの報告もあり[6]，ヘテロ二量体形成の相手であるCLOCKの異常が脂肪組織の分化制御に直接的に影響を与えている可能性もある．

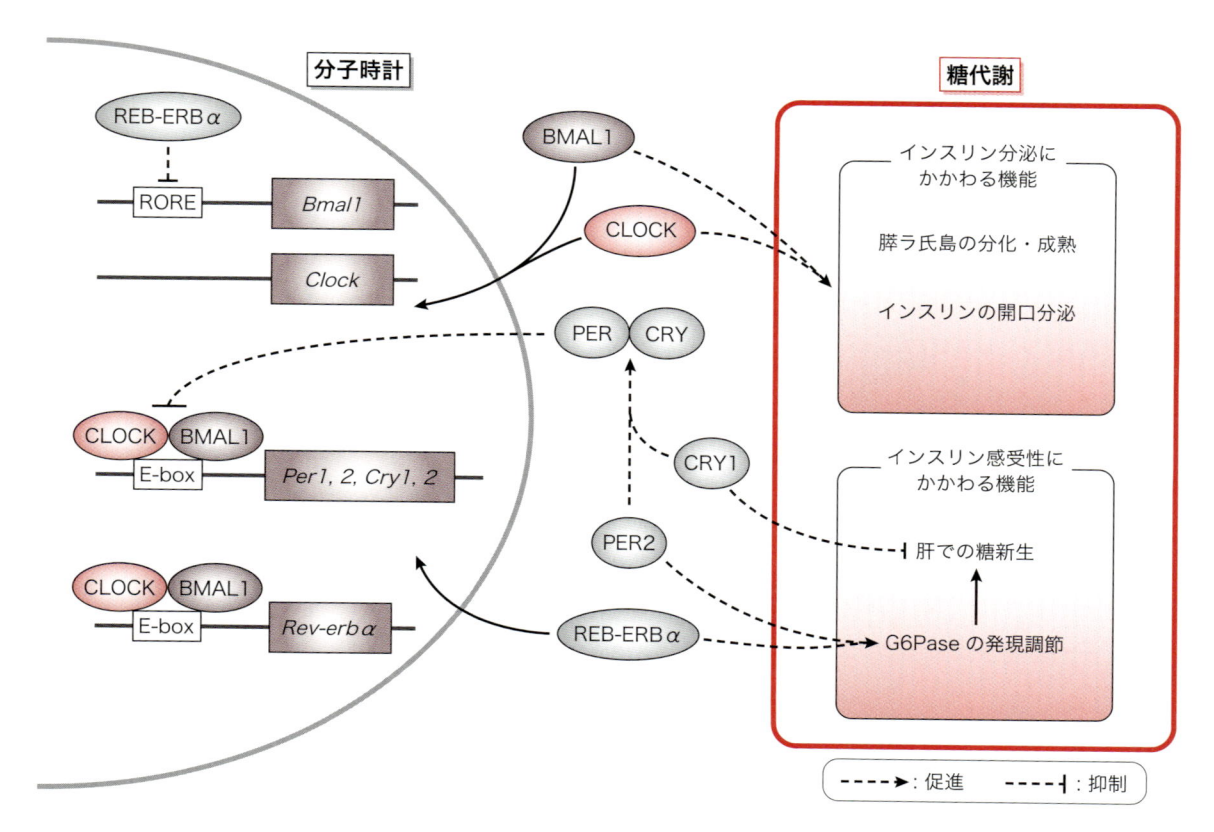

図3 時計遺伝子による糖代謝調節
時計遺伝子は，分子時計を構成するだけではなく，インスリン分泌，糖新生など糖代謝調節の多くの過程に関与している

2）エネルギー代謝異常から生体リズムの障害へ

　*Clock*変異マウスがさまざまな代謝異常を示すことからもわかるように，時計遺伝子は多くの代謝調節にかかわる遺伝子を直接的あるいは間接的に制御するが，逆に，時計遺伝子自身も代謝調節遺伝子による調節を受けることが明らかになってきた（図2）．例えば，CLOCK：BMAL1は脂質代謝において重要な遺伝子*Pparα*（peroxisome proliferator-activated receptor α）の転写を促進する．そして，PPARαは，時計遺伝子*Rev-erbα*と*Bmal1*の転写をPPRE（peroxisome proliferator response element）を介して促進する．この他にも，代謝調節遺伝子が時計遺伝子の発現調節を，また逆に，時計遺伝子が代謝調節遺伝子の発現を制御する例が数多く報告されている（図2）．これらの分子時計とエネルギー代謝調節のクロストークから想像できるように，時計遺伝子の異常からエネルギー代謝異常が起きるだけではなく，反対に，代謝異常から生体リズムの障害が生じることが知られるようになった．例えば，マウスに高脂肪食を与えると，概日周期の延長や摂食行動の日内リズム異常が起きる[7]．

3 分子時計の異常と糖尿病

　糖尿病と生体リズム異常との結びつきは，臨床的には比較的身近なものである．例えば，糖尿

病では発症初期から糖代謝の日内リズムに異常がみられる例が多い．このメカニズムおよび臨床的意義は依然不明であるが，近年，分子時計の異常と糖尿病発症とのかかわりを示唆する報告が増えており，以下に概略を述べる（図3）．

1）分子時計とインスリン分泌

　*Clock*変異マウスで耐糖能異常がみられることはすでに述べたが，この原因はインスリン分泌不全が主体となっている[8]．*Clock*変異マウスでは，膵β細胞のインスリン合成能やグルコースに対する反応性は保たれているが，インスリンの開口分泌に障害がある．さらに，*Clock*変異マウスの膵ラ氏島は野生型に比べて小さい傾向にある．これら膵臓の機能的および形態学的な異常を反映して，*Clock*変異マウスの膵ラ氏島を用いたマイクロアレイ解析では，野生型に比べて，細胞からの開口分泌にかかわる遺伝子の発現が低下し，細胞死に関連した遺伝子の発現上昇がみられる．*Clock*変異マウスの膵ラ氏島でみられる機能的・形態学的な変化は，*Bmal1*ノックアウトマウスでも認められる．このことから，インスリン分泌過程においては，時計遺伝子のなかでもbHLH型転写因子であるCLOCKとBMAL1の正常な機能が必要であることは間違いなさそうである．

2）分子時計とインスリン感受性

　インスリンに対する感受性は，インスリン分泌能とともに耐糖能を規定する2大要素であるが，時計遺伝子のインスリン感受性への関与を示す報告も増えつつある．例えば，時計遺伝子*Cry1*の過剰発現は，肝臓での糖新生を抑制することでインスリン感受性を上昇させる，すなわちインスリン抵抗性を改善する[9]．しかしながら，時計遺伝子の機能が低下した*Clock*変異マウスでもインスリンに対する感受性が上昇している．このように，インスリン感受性に対する時計遺伝子の作用は一定ではない．

> **Memo**
> インスリン分泌不全による*Clock*変異マウスの耐糖能異常は，加齢によってインスリン感受性が低下してくるまでは顕著でない．

　時計遺伝子のインスリン感受性への関与を示唆する例としては，他にも，CLOCK：BMAL1による発現調節を受ける*Dbp*（*D-element-binding protein*）を介した間接的なもの，そして時計遺伝子*Per2*による直接作用などが知られている．DBPは，*PEPCK*の発現調節を介して肝臓での糖新生に関与している．PER2は，肝臓での糖新生にかかわる遺伝子*G6Pase*の発現をREV-ERBαと共同して制御している[10]．このように，時計遺伝子とインスリン感受性とのかかわりを示す報告は，今のところ，肝臓での糖新生の制御にかかわるものが多い．

> **Memo**
> 分子時計のエネルギー代謝調節へのかかわりは複雑である．すなわち，時計遺伝子ごとに代謝調節への関与が異なっている．このため，どの時計遺伝子の機能が低下あるいは亢進するかで，エネルギー代謝についての表現型も大きく変わってくる．

（向阪　彰）

参考文献

1) Lowrey, P. L. & Takahashi, J. S. : Mammalian circadian biology : elucidating genome-wide levels of temporal organization. Annu. Rev. Genomics Hum. Genet., 5 : 407-441, 2004
2) Vitaterna, M. H. et al. : Mutagenesis and mapping of a mouse gene, Clock, essential for circadian behavior. Science, 264 : 719-725, 1994
3) King, D. P. et al. : Positional cloning of the mouse circadian clock gene. Cell, 89 : 641-653, 1997
4) Yoo, S. H. et al. : PERIOD2 : : LUCIFERASE real-time reporting of circadian dynamics reveals persistent circadian oscillations in mouse peripheral tissues. Proc. Natl. Acad. Sci. USA, 101 : 5339-5346, 2004
5) Turek, F. W. et al. : Obesity and metabolic syndrome in circadian Clock mutant mice. Science, 308 : 1043-1045, 2005
6) Shimba, S. et al. : Brain and muscle Arnt-like protein-1 (BMAL1), a component of the molecular clock, regulates adipogenesis. Proc. Natl. Acad. Sci. USA, 102 : 12071-12076, 2005
7) Kohsaka, A. et al. : High-fat diet disrupts behavioral and molecular circadian rhythms in mice. Cell Metab., 6 : 414-421, 2007
8) Marcheva, B. et al. : Disruption of the clock components CLOCK and BMAL1 leads to hypoinsulinaemia and diabetes. Nature, 466 : 627-631, 2010
9) Zhang, E. E. et al. : Cryptochrome mediates circadian regulation of cAMP signaling and hepatic gluconeogenesis. Nat. Med., 16 : 1152-1156, 2010
10) Schmutz, I. et al. : The mammalian clock component PERIOD2 coordinates circadian output by interaction with nuclear receptors. Genes Dev., 24 : 345-357, 2010

Chapter 6

3 代謝とオートファジー

オートファジーは，細胞内のタンパク質やオルガネラなどをリソソームに運び込み分解するシステムである．近年，オートファジーはさまざまな生理機能をもつことがわかってきたが，最も基本的な役割は飢餓適応である．オートファジーは富栄養条件下では低い活性を維持し，栄養飢餓によって著しく活性化される．栄養飢餓におけるオートファジー亢進の目的は栄養素の確保にあり，タンパク質・脂質・糖質代謝に密接にかかわっている．本稿では，オートファジーの代謝生理学的意義について，これまでの知見を紹介したい．

概念図

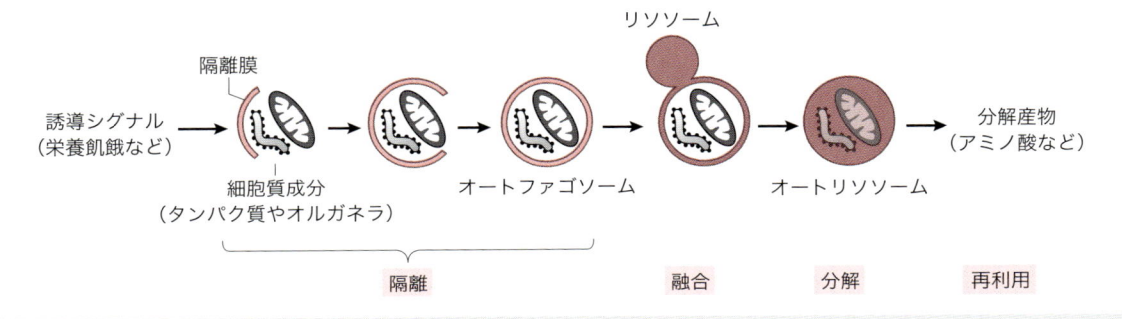

誘導シグナル（栄養飢餓など）→ 隔離膜／細胞質成分（タンパク質やオルガネラ）→ オートファゴソーム → リソソーム → オートリソソーム → 分解産物（アミノ酸など）

隔離 → 融合 → 分解 → 再利用

1 オートファジーとは

オートファジーは，真核生物がもつ細胞内の分解システムである．細胞には，さまざまな加水分解酵素を含むリソソームという分解専門のオルガネラがある．細胞はリソソームへ分解基質を運び込み分解する．この輸送方法にはいくつかあるが，（マクロ）オートファジーは，オートファゴソームという小胞によって，細胞質成分をリソソームへ運び込む方法である Memo．オートファジーは栄養飢餓によって著しく活性化する．オートファジーが誘導されると，細胞質に隔離膜と呼ばれる膜が現れ，細胞質を包み込みながら伸長し，オートファゴソームを形成する（概念図）．続いてオートファゴソームがリソソームと融合し，リソソームの加水分解酵素によってオートファゴソーム内の細胞質成分が分解される．分解産物（アミノ酸・脂肪酸・グルコースなど）は栄養素として細胞に再利用される．

> **Memo**
> 動物細胞では，マクロオートファジー・ミクロオートファジー・シャペロン介在性オートファジーの3つのタイプのオートファジーが知られている．いずれもリソソームに基質を運び込み分解する経路であるが，そのメカニズムや基質選択性が異なる．本稿でいうオートファジーは，マクロオートファジーを指す．

2 オートファゴソーム

オートファゴソームは二重膜でできた袋状の小胞で，大きさは哺乳動物細胞では直径約 1 μm

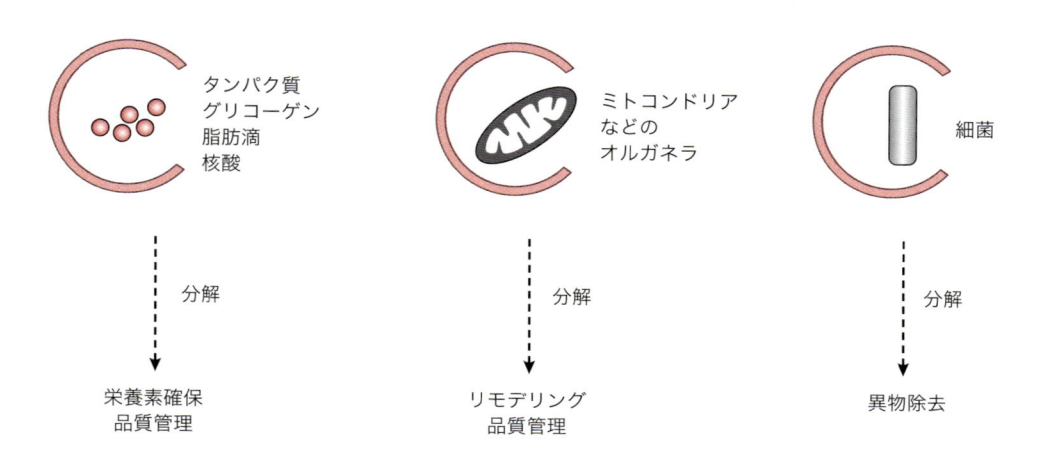

図1 オートファジーのターゲット
オートファジーは，細胞質の液性成分やオルガネラ，感染細菌などを丸ごと取り囲んで分解することができる．その目的は，「既存物の分解」と「分解産物の再利用」にある

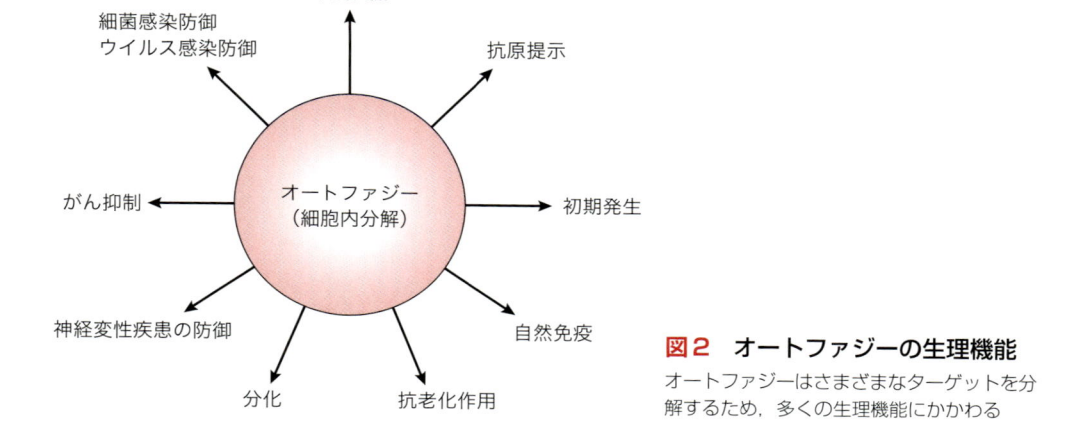

図2 オートファジーの生理機能
オートファジーはさまざまなターゲットを分解するため，多くの生理機能にかかわる

ほどである．オートファゴソームは，細胞質の液性成分だけでなくミトコンドリアや小胞体などある程度の大きさをもつオルガネラ，ときには細胞内に感染した細菌などを包み込むことができる（図1）．この「さまざまなターゲットを丸ごと包み込む」という能力は，オートファジーの特徴の1つである．オートファゴソーム形成のメカニズムはまだ明らかではないが，Atg（Autophagy）タンパク質群が働くことがわかっており，現在までに30以上の*ATG*遺伝子が同定されている[1]．

3 オートファジーの役割

オートファゴソームの目的地であるリソソームは，タンパク質分解酵素・脂肪分解酵素・グルコシダーゼ・核酸分解酵素など数十種類の分解酵素を含むため，オートファジーによって運ばれてきた液性因子・オルガネラ・細菌などを，その構成因子（アミノ酸，脂肪酸，核酸など）にまで分解することができる．これらの分解産物（栄養素）は，細胞内で再利用される．よって，オートファジーの役割は「既存物質の消去」と，その分解産物である「栄養素の確保」という2つの

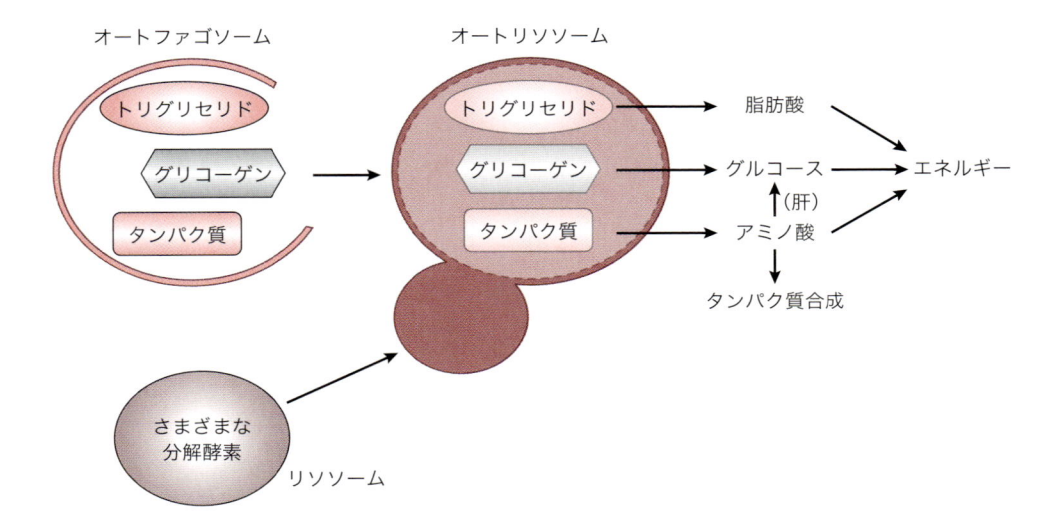

図3 栄養代謝とオートファジー
オートファジーは細胞内のタンパク質・グリコーゲン・トリグリセリドなどを分解し，その分解産物である栄養素（アミノ酸・グルコース・脂肪酸）はタンパク質合成，糖新生，エネルギー産生などに利用される

側面をもつ．オートファジーによる恒常的な既存物質の消去は，細胞内が古いもので占められないようにして細胞内の鮮度を保つために有効である．詳しくは他の総説[2]を参照いただきたいが，この10年ほどでオートファジーがさまざまな生命現象（飢餓応答・神経変性疾患・細菌感染・抗原提示・がんなど）にかかわることがわかってきている（図2）．しかしながら，オートファジーの最も基本的な役割は，飢餓への適応であるといえる．これは，これまで調べられてきたモデル生物（酵母・線虫・ショウジョウバエ・マウス）に共通する重要な役割である．

4 栄養代謝とオートファジー

1）タンパク質代謝

オートファジーは栄養飢餓によって著しく活性化し，マウスでは，一晩の絶食でほぼ全身の組織でオートファジーが起こる．外部からの栄養供給が絶たれた状況において，オートファジーは自己の細胞質成分を分解し，その分解産物を栄養素として供給するため，飢餓時の栄養代謝に大きく貢献する（図3）と考えられる．

細胞質成分の主成分はタンパク質であるため，タンパク質代謝におけるオートファジーの重要性が古くから示唆されてきた．遺伝子欠損によりオートファジーを起こせない酵母やマウスは，飢餓時に細胞内あるいは血中アミノ酸濃度が野生型に比べ低くなる[3]．よって，オートファジーによるタンパク質分解はアミノ酸プールの維持に重要である．オートファジー不全によりタンパク質合成が低下するが，これは合成材料であるアミノ酸プールの低下によると考えられる．またアミノ酸は，絶食時における糖新生の貴重な材料となるが，絶食24時間後に*Atg*遺伝子ノックアウトマウスの血糖値が有意に低下することから，オートファジーは血糖維持に重要であると考えられる．さらに，血清飢餓培養下，オートファジー不全細胞にTCA回路の基質となるピルビン酸を添加するとその生存率が回復することから，オートファジーがエネルギー産生に働くことが示唆されている．よって，オートファジーによるタンパク質分解に由来するアミノ酸は，飢餓時の新規タンパク質合成，糖新生，エネルギー産生に寄与すると考えられる．

2）糖代謝

摂食時，余剰グルコースはおもに肝臓と筋肉でグリコーゲンとして蓄えられる．飢餓時には，このグリコーゲンが主要な糖源となる．グリコーゲンは，おもに細胞質のグリコーゲンホスホリラーゼによってグルコース-1-リン酸に変換されるが，一部はリソソームに運ばれ分解されることが知られている．古くから，新生仔マウスの肝や筋でオートファジー様の小胞がグリコーゲンを取り囲む様子が電子顕微鏡で観察されており，細胞質のグリコーゲンがオートファジー経由でリソソームに運ばれていると考えられてきた．しかしながら，オートファジーを欠損した新生仔マウスでは，グリコーゲンの蓄積と消費に野生型マウスとの差は観察されなかったため，オートファジーがどの程度グリコーゲン分解に寄与するかは明らかでない．

3）脂質代謝

オートファジーは，脂質代謝にも関与することが最近わかってきた[4]．マウス肝臓でオートファジーを抑制すると，肝細胞内にトリグリセリドが蓄積し，脂肪肝となる．オートファジーが脂肪滴を包み込む様子が観察されており，1つの解釈として，オートファジーが脂肪滴をリソソームに運んで分解するのではないかと考えられている．しかし一方で，飢餓条件下においては脂肪蓄積が抑制されるとの報告もある．いずれの報告も，オートファジー関連分子であるLC3が脂肪滴に局在することが観察されており，肝臓における脂肪滴形成および細胞内脂質代謝に，オートファジー機構が何らかの関与をしていると考えられる．

また，マウスの脂肪組織でオートファジーを抑制すると脂肪細胞内のトリグリセリドの蓄積が減少する．このマウスの白色脂肪細胞は，脂肪滴の小型化やミトコンドリアの増加など褐色脂肪細胞に近い特徴を示しており，白色脂肪細胞の褐色脂肪細胞化がみられる．脂肪前駆細胞の培養実験では，オートファジーを阻害すると脂肪形成が阻害されることから，脂肪細胞分化にオートファジーが重要であることが示されている．よって，オートファジーは白色脂肪細胞と褐色脂肪細胞分化のバランス維持に関与している可能性がある．白色脂肪細胞が多量のトリグリセリドを貯蔵するのに対し，褐色脂肪細胞は脂肪を酸化して熱を産生・放出する．褐色脂肪細胞が増加したこのマウスでは脂肪酸β酸化が亢進しており，インスリンに高感受性であり，高脂肪食でも肥満になりにくい．このように組織によって，オートファジーの脂質代謝への関与は異なるようである．

5　オートファジーの制御

オートファジーは栄養飢餓や絶食で著しく活性化するが，ふだんは低い活性を維持している．オートファジーの生理機能が次々に明らかになる一方で，その活性制御機構はまだよくわかっていない．これまでの知見では，食事で大きく変動するホルモンであるインスリンおよびグルカゴン，アミノ酸，細胞内エネルギーレベルがオートファジーの制御にかかわると考えられている．

1）インスリンによる制御

インスリンは膵臓から分泌され，糖・脂質・タンパク質代謝を司るホルモンである．インスリンにより，オートファジーが抑制されることが古くから知られている．食事により膵臓から分泌されたインスリンは血中を流れ，各組織の細胞膜上の受容体と結合する．これにより，クラスI PI3Kが活性化され，さらに下流のPDK1およびAktが活性化される．活性化Aktはさまざまな分

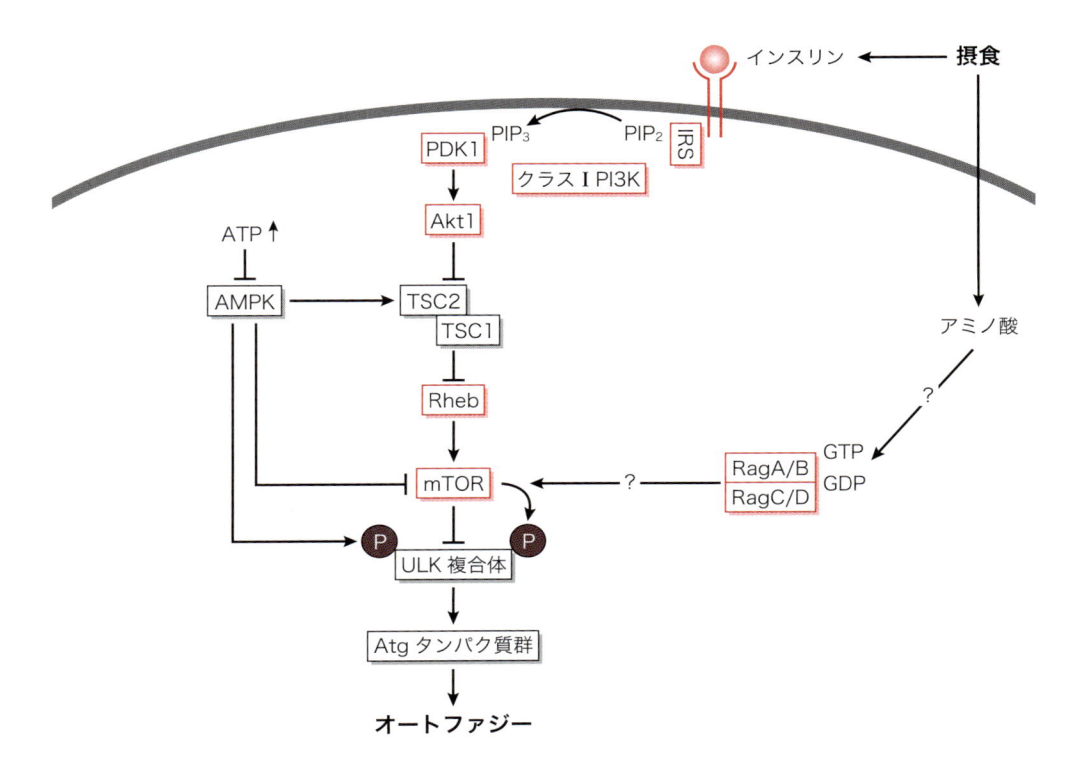

図4 オートファジーの制御機構
摂食時，インスリンやアミノ酸によりmTORは活性化され，オートファジーは抑制されている．絶食によりインスリンやアミノ酸濃度が低下するとmTORが不活性化し，オートファジーが活性化される

子にシグナルを伝える．栄養を感知するキナーゼであるmTORは，Akt−Tsc1/Tsc2−Rhebを介して活性化される．mTORはオートファジーの主要な抑制因子であり，この経路がオートファジー抑制に働くことがわかっている（図4）．

薬剤（ストレプトゾトシン）を投与して膵β細胞を障害し，インスリン分泌を著しく阻害したマウスでは，肝臓のオートファジー活性が亢進する[5]．これは，血中インスリン濃度の低下によってインスリン−Akt経路によるmTOR活性が低下し，オートファジーが誘導されたと考えられる．また，インスリン抵抗性とオートファジーの関係も解析されている[5,6]．高脂肪食負荷マウスおよび*ob/ob*マウスは，インスリン抵抗性および高インスリン血症を示す2型糖尿病モデルマウスである．これらマウスでは，インスリン抵抗性によりオートファジーが亢進する可能性があったが，肝臓におけるオートファジー活性は抑制されていた．このモデルでは，インスリン抵抗性にもかかわらず，血中の高濃度インスリンがオートファジーを抑制したと考えられる．

2）アミノ酸による制御

アミノ酸もオートファジーの抑制因子として働く．絶食によりオートファジーが亢進したマウスに食餌を与えると，食後30分にはオートファジーが抑制される．これは食餌で分泌されたインスリンの他に，食餌由来のアミノ酸による抑制作用も働いていると考えられる．培養細胞ではアミノ酸は低分子量Gタンパク質Ragを介して，インスリンとは独立した経路でmTORを活性化する（図4）．インスリンおよびアミノ酸によって活性化されたmTORは，オートファジー因子であるULK複合体をリン酸化して，その複合体活性を負に制御する[7]．栄養飢餓によりmTORが不活

性化すると，抑制が解除されたULK複合体は下流のAtgタンパク質群からなるカスケードに信号を伝え，これらAtgタンパク質群の作用によりオートファゴソームが形成される．

3）細胞内エネルギーレベルによる制御

細胞内エネルギーレベルの低下が，オートファジー誘導のシグナルとなる可能性も示されている[8]．AMPKは細胞内のエネルギー状態を感知するキナーゼである．栄養飢餓でAMPKが活性化すること，AMPK阻害剤やAMPKドミナントネガティブ変異体がオートファジーを抑制することから，AMPKはオートファジーの正の制御因子であると考えられている．AMPKによるオートファジー誘導経路は2つ報告されている．1つはAMPKがULK1を直接リン酸化してULK複合体を活性化する経路であり，もう1つはmTOR抑制を介した経路である．しかしながら，AMPKによるULK1のリン酸化部位として複数の研究グループが複数の異なる部位を報告しており，その真偽はまだはっきりとしていない．

このように，最近の研究によりオートファジーはタンパク質代謝のみならず，糖質・脂質代謝にも深く関与することがわかってきた．オートファジーの代謝学的意義を明らかにすることは，栄養代謝研究全体の理解に大きく貢献するものと思われる．また，オートファジー活性を調節することは，メタボリックシンドロームを含めた疾患の予防・治療につながる可能性がある．今後の研究の進展が期待される．

（久万亜紀子，水島　昇）

参考文献

1）Mizushima, N. et al.：The role of Atg proteins in autophagosome formation. Annu. Rev. Cell Dev. Biol.；DOI：10.1146/annurev-cellbio-092910-154005, 2011
2）Mizushima, N. & Levine, B.：Autophagy in mammalian development and differentiation. Nat. Cell Biol., 12：823-830, 2010
3）Kuma, A. & Mizushima, N.：Physiological role of autophagy as an intracellular recycling system：with and emphasis on nutrient metabolism. Semin. Cell Dev. Biol., 21：683-690, 2010
4）Czaja, M. J.：Autophagy in health and disease.2. Regulation of lipid metabolism and storage by autophagy：pathophysiological implications. Am. J. physiol. Cell Physiol., 298：C973-978, 2010
5）Liu, H. Y. et al.：Hepatic autophagy is suppressed in the presence of insulin resistance and hyperinsulinemia：inhibition of HoxO1-dependent expression of key autophagy genes by insulin. J. Biol. Chem., 284：31484-31492, 2009
6）Ling, Y. et al.：Defective hepatic autophagy in obesity promotes ER stress and causes insulin resistance. Cell Metab., 11：467-478, 2011
7）Mizushima, N.：The role of the Atg1/ULK1 complex in autophagy regulation. Curr. Opin. Cell Biol., 22：132-139, 2010
8）Peter, J. Roach：AMPK→ULK1→Autophagy. Mol. Cell Biol., 31：3082-3084, 2011

Chapter 6
4 インスリン様シグナルと寿命・老化の制御

近年，下等動物モデルにおける遺伝学的解析から，寿命の調節経路としてのインスリン様シグナルの新たな機能が示され，この機能は哺乳類に至る進化の過程で保存されていることも明らかになってきている．最近では臓器あるいは細胞特異的なインスリン様シグナルの変化が寿命や老化，そして老化関連疾患に与える影響を調べることを通して，この機能の作用機序と加齢誘導性疾病の根本的原因である老化の分子メカニズムの一端を理解するための解析へと進展している．インスリン様シグナルの糖尿病におけるスタンスとは異なった作用は老化関連疾患の新しい治療薬の開発に繋がる可能性を秘めているかもしれない．

概念図

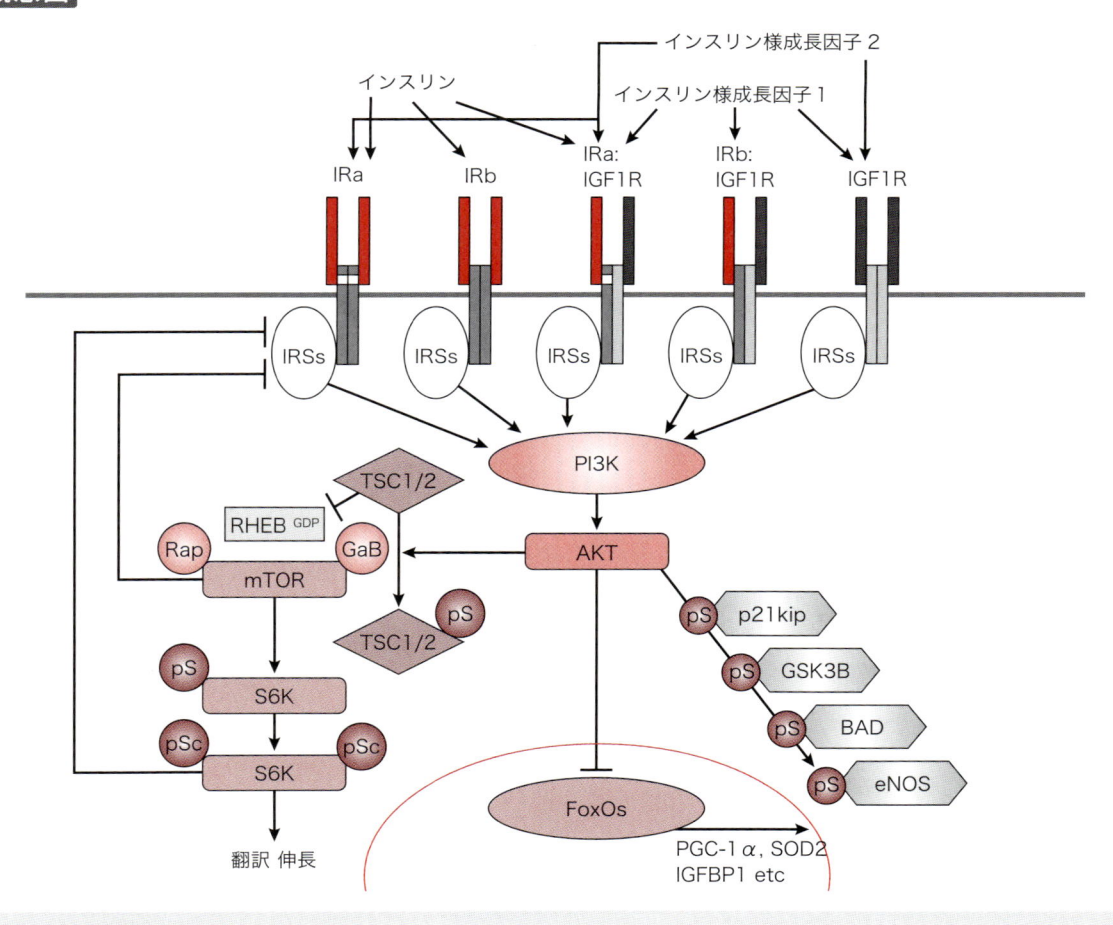

1 インスリン様シグナルの進化

インスリン様シグナルは哺乳類の代謝恒常性維持に特化したカスケードではなく，進化的に保存されており，生殖，発生と成長，ストレス制御，そして寿命と老化の調節に重要な役割を果たしていると考えられる．

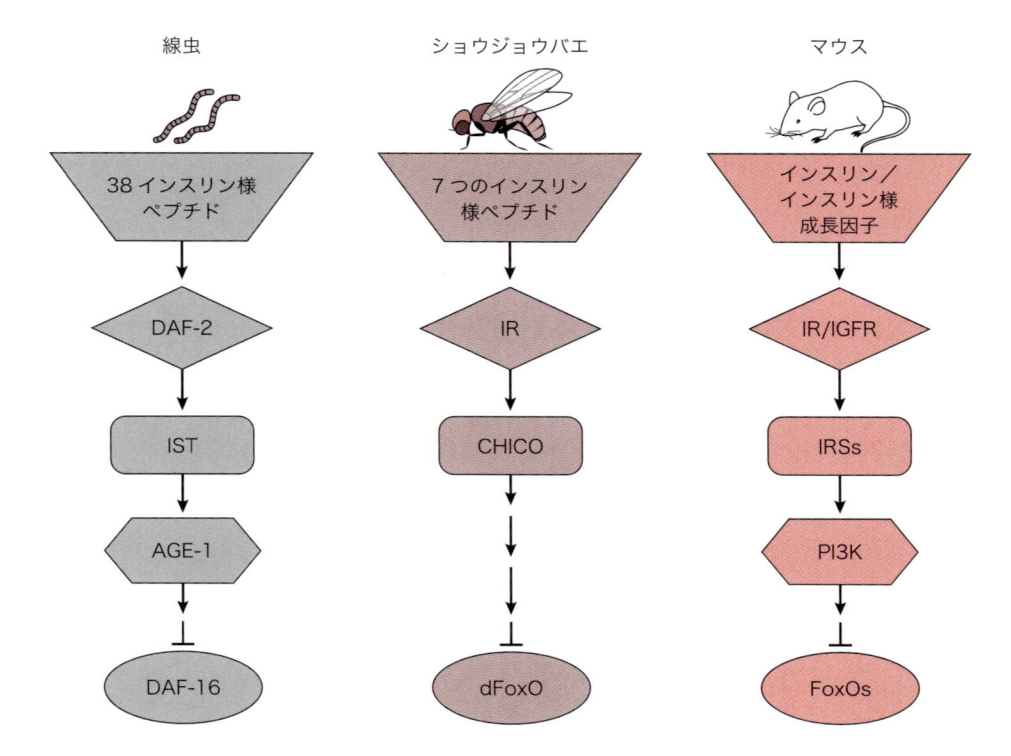

図1 インスリン様シグナルの進化と下等動物でみつかった長寿変異
線虫で発見された長寿変異体の原因遺伝子はインスリン様シグナルの構成因子をコードしており，進化的に保存されている．このカスケードの低下，すなわち，IR/IGFR，IRSs，PI3K遺伝子の機能欠損型変異によるFoxOsの活性化あるいは過剰発現が寿命を延長する

1) 線虫のDAF-2シグナリング

線虫の38種類のインスリン様ペプチドは，DAF-2がコードするインスリン様受容体に結合し，DAF-2のCOOH-末端はAGE-1（PI3-kinase）の調節サブユニット（AAP1）を直接リクルートしAGE-1を活性化する（図1）．IST-1は哺乳類IRSに類似のタンパク質であるが，AGE-1（PI3K）の活性化を誘導する機能のみを有し，活性化AGE-1によって生産されるPI（3,4,5）P3はAKTのリン酸化を促進することでFoxOの相同分子DAF-16を不活化する．

2) ショウジョウバエインスリン様シグナル

ショウジョウバエにはヒトインスリンと構造的に類似する7種類のインスリン様ペプチド（DILP1-7）が存在する（図1）．ショウジョウバエインスリン様受容体dINRはDILPsからのシグナルをショウジョウバエインスリン受容体基質であるCHICOを介する経路と直接的結合による2つのカスケードを通じてPI3Kを活性化する．PI3Kの活性化によって生産されるPIP3は下流のdPDK1，PKBを活性化することでdFoxOは不活化され細胞質へと移行する．

3) 哺乳類のインスリン/インスリン様成長因子シグナル

哺乳類インスリン受容体には2つのスプライシングアイソフォーム：IRa，IRbが存在する．IRbは成体のクラシカルなグルコース標的組織（肝臓，筋肉，脂肪）に多く発現し，リガントとしてインスリンと強く結合する．対照的に，インスリンとIGF2の両方に結合するIRaは胎生組織と成

体の中枢神経系や造血細胞に優勢に発現する．一方，IGF1RはIGF1，IGF2に対して強い結合力を有するが，インスリンにも低親和性ながら結合能をもつ．インスリン受容体アイソフォームIRa，IRbとIGF1Rの混合二量体形成の多種性は，インスリン，IGFsの結合受容体の選択性をより複雑にしているが，細胞内シグナルは重複しており，インスリン受容体基質IRSsのリン酸化に続くPI3K，PDK1，AKTの活性化の結果FoxOsは不活化され細胞質へ移行するしくみは進化的に保存されている[1]．

2 シグナルの機能欠損型変異が健康長寿を導く

1）線虫でみつかった長生き変異体

EMS（ethyl methane sulfonate）を用いた線虫の長寿変異体スクリーニングから最初に報告されたage-1は，PI3Kの機能欠損型変異体であった（図1）．また，以後発見された長寿変異体daf-2は，線虫インスリン様受容体機能欠失変異を有していた．これらの寿命延長は，age-1，daf-2がFoxO相同遺伝子daf-16を活性化させることが必須であることから，インスリン様シグナルの低下が寿命を延長することが明らかにされた[2]．長寿を導くインスリン様シグナル機能欠損型変異体の多くには，ストレス抵抗性や脂肪蓄積が付随しているが，その後の解析から，これらの事象は寿命の調節とは独立して起こることが示された．

2）ショウジョウバエのハイポモルフ変異とヌル変異

インスリン様シグナルの量的変化が寿命や老化に与える影響についての詳細は，ショウジョウバエの解析からも明らかにされた．ショウジョウバエインスリン受容体dINRのある種のハイポモルフ変異は寿命を延長する[3]．また，IRSショウジョウバエ相同分子CHICOではハイポモルフ変異，ヌル変異ともに寿命を延長する（ホモ接合体のオスは若干短命である）[4]．chicoホモ接合体は大きさが野生型の1/2以下であるがヘテロ接合体の大きさは正常である．酸化ストレスへの抵抗性，発育成長や脂肪蓄積に関しては，dINRのハイポモルフ変異の違いやchicoホモ接合体，chicoヘテロ間で異なった結果が示されており，線虫の場合同様，これらは寿命を延長する要因ではないことが示された（図1）．しかし唯一，飢餓抵抗性だけがchicoの寿命延長と相関関係にあることが明らかにされ[4]，寿命の調節と栄養の恒常性のメカニズムはリンクしており，CHICOがその制御機構に関与している可能性を示唆している．

> **Memo**
> ハイポモルフ変異：部分的機能欠損型変異（= partial loss of function）
> ヌル変異：完全機能欠損型変異（null = complete loss of function = armorph）

3）マウスのインスリン様シグナルの減少と欠失

哺乳類における全身のインスリン様シグナルの欠失は糖尿病や代謝異常を引き起こすが，若齢期のハイポモルフ変異体においては顕著な異常がみられなかったことから，これまでヘテロ変異体についての研究はほとんど行われて来なかった．しかしながら，IGF1Rko（knock out）[+/-]マウスの解析から，ショウジョウバエ同様，マウスインスリン様シグナルの低下も寿命を延長することが示され，以降，他のマウス変異体の寿命増加についても報告された（表1）．

ⅰ）IGF1Rko[+/-]マウス

IGF1Rko[+/-]マウスは寿命を延長するが，表現型には雌雄差が多くみられる．雌のインスリン感

表1　マウスインスリン様シグナル機能欠損変異体の寿命・代謝における表現型

マウスインスリン様シグナル変異体	寿命	摂食量	体重体のサイズ	インスリン感受性	インスリン値	血糖値
IGF1Rko$^{+/-}$	増加	雄：低下雌：正常	正常	雌：正常雄：低下	正常	雌：低雄：高
IRS2ko$^{+/-}$	増加	正常	増加	高	正常	正常
IRS1ko1$^{-/-}$	雌：増加雄：正常	雌：正常	減少	低下	高	正常
FIRKO	増加	正常	減少	正常	低	正常
BIrs2ko$^{+/-}$	増加	正常	増加	低下	高	正常
BIrs2ko$^{-/-}$	増加	増加	増加	低下	高	正常
BIGF1Rko$^{+/-}$	増加	正常	若：低下老：増加	低下	高	高

受性はふつうで血糖値は低く保たれるが，雄ではインスリン感受性の低下を伴い高血糖値を示す[5]．このとき，摂食量は雌では正常であるが，雄では低下している（表1）．体の大きさはともに正常で，発育成長に変化はない．IGF1Rko$^{-/-}$マウスは生後致死である既知のデータを合わせた結果から，IGF1Rが寿命に与える影響はIGF1Rシグナルの厳密な量的変化によって制御されていると考えられる．しかし，代謝に関してはむしろ前糖尿病態を想起させる表現型を呈する．この結果から，IGF1Rの低下が導く寿命の増加では代謝機能の亢進は必ずしも必要ではないことが示唆された．

ii）IRS1ko$^{-/-}$マウス

IRS1ko$^{-/-}$マウスは発育遅延により体のサイズは小さく，糖尿病の発症はないがインスリン抵抗性を示すことが知られていた．近年この雌マウスのみが寿命を延長することが報告された[6]．なお，IRS1ko$^{+/-}$マウスの寿命は野生型との間に差はみられない．雌長寿マウスの体重単位当たりの摂食量は多く，血糖値は正常であるが，血中インスリンレベルは高くインスリン抵抗性を呈する（表1）．カロリー制限は芯部体温を低下させ代謝効率/呼吸商を増加させるが，このマウスの芯部体温は上昇傾向にあり，呼吸商に有意な差はみられない．特徴として，老齢雌マウスの骨重量は増加しており，老化に伴う免疫機能の低下は観察されない．これらの結果から，IRS1のヌル変異による寿命延長にも糖代謝機能の増進は必須ではないことが示された[6]．上記の解析後最近，雌だけではなく雄IRS1ko$^{-/-}$マウスも寿命を延長することが報告されたが，詳細な解析結果は示されていない．

iii）IRS2ko$^{+/-}$マウス

IRS2ko$^{-/-}$ヌル変異マウスは膵β細胞の機能不全に起因する重篤な糖尿病を発症し短命であるが，ヘテロ変異体IRS2ko$^{+/-}$マウスは寿命を延長する[7]．このヘテロ変異マウスの摂食量は正常であるが，体重は若干増加傾向にあり，老齢IRS2マウスの血糖値は同齢野生群に比べ低く，インスリン感受性が良好に保たれた（表1）．IGF1Rko$^{+/-}$マウスやIRS1ko$^{-/-}$マウスの場合と違い，老齢においても糖代謝機能が保持されていることがこの場合の特徴であるが，その差異を導くメカニズムを明らかにするにはさらなる解析が必要である．

> **Memo**
> 最近，85歳以下を対照群に85歳以上を長寿者としたヒトインスリン様シグナルの解析から，長寿者にIRS2の共通のポリモルフィズムが存在することが報告された．さらに，年齢ごとのポリモルフィズムの分布を解析した結果から，このIRS2のポリモルフィズムは極度の長寿者，百寿者，

超百寿者（96〜104歳）に多くみられることがわかった[8]．今後このポリモルフィズムの詳細な解析が待たれる．

3 寿命，老化調節のコントロールセンターはどこか？

インスリン様シグナルが寿命，老化調節に与える影響は体系的機能欠損型変異体の解析から明らかにされたが，この効果の基因となる老化調節責任臓器についての解析結果も報告されている．インスリン様シグナルによる老化調節臓器の候補である脂肪組織と脳における変異マウスの解析について以下に記す．

1）脂肪細胞のインスリン様シグナル

哺乳類において，脂肪細胞特異的インスリン受容体ノックアウトマウスFIRKOは体脂肪量の減少を伴い寿命を延長する[9]．このマウスの摂食量は正常で空腹時インスリン値も低く血糖値も正常であるが，インスリン感受性は野生型のレベルに准ずる．FIRKOマウスが長寿であるメカニズムは不明であるが，体脂肪の減少すなわち痩せていることが大きな要因であると考えられている（表1）．しかしながら，FIRKOマウスの脂肪細胞サイズや数がどのように変化しているのか，脂肪細胞におけるインスリン受容体の欠損は脂肪細胞への分化過程を抑制しているのか，脂肪細胞分化能をもつ前駆細胞の数に影響を与えてるのか等，多くの疑問が残されている．FIRKOマウスの解析も含め，脂肪細胞の増殖分化機構解明のための研究の進展が期待される．

> **Memo**
> ヒトにおける研究から，極端な体脂肪減少を伴う痩せ体型は逆に短命であることが報告されている．脂肪細胞は免疫機能やホルモン生成を維持するための重要な細胞源であり，その過剰な減少は利益よりも悪影響を招く可能性を示唆している．

2）脳インスリン様シグナル

線虫，ショウジョウバエにおける解析から，神経系におけるインスリン様シグナルの変化が細胞非自律的な機能によって寿命を変化させることが報告されていた．このマシーナリーが哺乳類においても保存されているかどうかを明らかにするために，2種の変異マウスについて解析が行われ，脳インスリン様シグナルは寿命老化調節に重要な役割を果たす可能性が示された．

i）脳特異IRS2変異マウス

体系的IRS2ハイポモルフ変異体IRS2ko$^{+/-}$は寿命を延長したが，脳特異的欠損が寿命に与える影響は不明であった．解析結果から，下等動物での結果同様，脳特異的IRS2ノックアウトマウスBIRS2ko$^{+/-}$，BIRS2$^{-/-}$の両方が寿命を延長することが示された[7]．BIrs2$^{+/-}$，BIrs2$^{-/-}$マウスの両方が，インスリン抵抗性を示し，脂肪組織の増大によって若干の体重増加がみられたが，高インスリン血症による補償的な作用のため，糖尿病の発症はみられなかった（表1）．老齢BIrs2$^{-/-}$マウスのみが過食症状を示したが，老齢コントロールマウスは生活リズムの喪失を伴う呼吸商Rqの低下を示す一方，老齢BIrs2$^{+/-}$，BIrs2$^{-/-}$マウスは二元的リズムを保ったまま高いエネルギー代謝効率を保持した[7]．

ii）脳特異的IGF1R$^{+/-}$マウス

最近の解析から，脳特異的IGF1RノックアウトマウスBIGF1Rko$^{-/-}$は小頭症や重篤な発育遅

延，血中IGF1レベルの増加を示すとともに短命に終わることが明らかされた[10]．対照的にBIGF1Rko$^{+/-}$マウスは，下垂体成長ホルモンおよび血中IGF1レベルの低下，インスリン抵抗性を呈したが，体系的IGF1Rko$^{+/-}$マウスと同様に寿命を延長した．この長寿マウスの体重は発生初期から若年期では減少したが，加齢に伴い顕著に増加した（**表1**）．この長寿マウスにおけるほとんどの臓器のサイズは対照群と比較して減少しているが，脂肪組織（特に皮下脂肪）のみ増加していた[10]．

上記2つの変異体の解析結果から，哺乳類の神経系インスリン様シグナルの低下も下等動物の場合と同様に寿命を延長することが示された．共通の事象としては，脂肪組織の増加が挙げられるが，体系的変異マウスと同様に，これらのマウスの寿命延長にも糖代謝機能の増進は必須ではないことが明らかにされた．体系的変異による寿命，代謝における表現型は，神経系インスリン様シグナルの減少の影響を反映している可能性も示唆される．

Memo

最近，脳IRS2，脳IGF1Rの低下がアルツハイマー病モデルマウスの病態を改善することが，複数の研究グループから報告された[11]〜[13]．これらの結果はIGF1R-IRS2ブランチは，寿命だけでなく，脳の老化調節に重要な役割を果たしている可能性を支持するものである．詳細なメカニズムの解明や他の老化関連疾患への影響についてさらなる研究の発展が期待される．

（田口明子）

参考文献

1) Taguchi, A. & White, M. F.：Insulin-like signaling, nutrient homeostasis, and life span. Annu. Rev. Physiol., 70：191-212, 2008
2) Kenyon, C. et al.：The plasticity of aging：insights from long-lived mutants. Cell, 120 449-460, 2005
3) Tatar, M. et al.：A mutant Drosophila insulin receptor homolog that extends life-span and impairs neuroendocrine function. Science, 292：107-110, 2001
4) Clancy, D. J. et al.：Extension of life-span by loss of CHICO, a Drosophila insulin receptor substrate protein. Science, 292：104-106, 2001
5) Holzenberger, M. et al.：IGF-1 receptor regulates lifespan and resistance to oxidative stress in mice. Nature, 421：182-187, 2003
6) Selman, C. et al.：Evidence for lifespan extension and delayed age-related biomarkers in insulin receptor substrate 1 null mice. FASEB J. 22：807-818, 2008
7) Taguchi, A. et al.：Brain IRS2 signaling coordinates life span and nutrient homeostasis. Science, 317：369-372, 2007
8) Barbieri, M. et al.：The IRS2 Gly1057Asp variant is associated with human longevity. J. Gerontol. A Biol. Sci. Med. Sci., 65：282-286, 2010
9) Bluher, M. et al.：Extended longevity in mice lacking the insulin receptor in adipose tissue. Science, 299：572-574, 2003
10) Kappeler, L. et al.：Brain IGF-1 receptors control mammalian growth and lifespan through a neuroendocrine mechanism. PLoS Biol, 6：e254, 2008
11) Freude, S. et al.：Neuronal IGF-1 resistance reduces Abeta accumulation and protects against premature death in a model of Alzheimer's disease. FASEB J.,：3315-3324, 2009
12) Killick, R. et al.：Deletion of Irs2 reduces amyloid deposition and rescues behavioural deficits in APP transgenic mice. Biochem. Biophys. Res. Commun., 386：257-262, 2009
13) Cohen, E. et al.：Reduced IGF-1 signaling delays age-associated proteotoxicity in mice. Cell, 139（6）：1157-1169, 2009

Chapter 6

5 糖尿病・肥満モデルマウスの最近の進歩

糖尿病・肥満モデルマウスとして，自然発症マウス，薬剤誘発マウス，食餌誘発マウス，発生工学手法を用いた遺伝子改変マウスが用いられる（概念図）．これらマウスは糖尿病や肥満の成因，発症機構，病態の解析，治療薬の開発などに対して計り知れない知見をわれわれにもたらした．本稿では，糖尿病・肥満モデルマウスを概説して，遺伝子操作マウスの最近の進歩を紹介する．

概念図

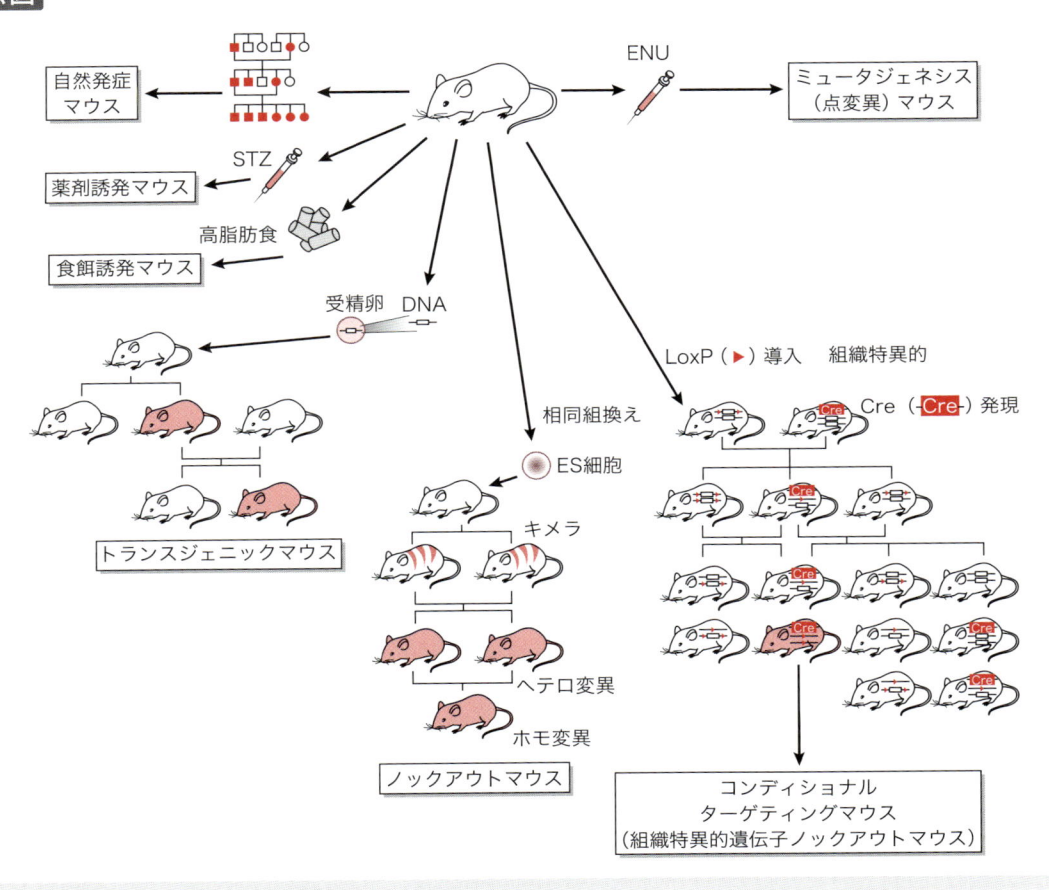

1 自然発症糖尿病・肥満モデルマウス

自然発症糖尿病モデルマウスは，成因から膵島炎の有無や肥満の有無から分類され，また2型糖尿病モデルとしてはインスリン分泌不全を伴う非肥満型とインスリン抵抗性を特徴とする肥満型に細分される．マウスの肥満の定義や基準は今後の問題として残るが，体重が著しく増加するものを肥満とされる．多くは選抜交配を行ったものであり，遺伝的操作は加えられていないのが特徴である．

表1　自然発症糖尿病・肥満モデルマウス

名称（マウス）	特徴
NOD	5週齢からラ氏島へのリンパ球浸潤が認められ，12週齢以降に糖尿病を発症する．
NSY	軽度肥満．インスリン分泌低下に伴って糖尿病を発症する．
ob/ob	レプチン遺伝子異常のインスリン抵抗性モデル．過食，肥満を引き起こし高インスリン血症を呈する．
db/db	レプチン受容体異常のインスリン抵抗性モデル．肥満，高インスリン血症を呈した後，インスリン分泌低下に伴って糖尿病を発症する．
KK-Ay	KKマウスにAy遺伝子を導入して確立されたインスリン抵抗性モデル．過食，肥満，高血糖，高インスリン血症を呈する．
TSOD	軽度肥満と高インスリン血症を呈する．
NZO	New Zealand Obese. 肥満を呈するが，インスリン分泌低下に伴って糖尿病を発症する．
Akita	膵β細胞量の減少に伴って，インスリン分泌低下，糖尿病を発症する．インスリンのホールディング異常．

　膵島炎により膵β細胞が破壊される1型糖尿病のモデルマウスとしてNOD（non-obese diabetic）マウスが広く用いられている．重篤な肥満を呈さずインスリン分泌障害の2型糖尿病モデルマウスとして，ICRマウスから腹腔内糖負荷試験時の耐糖能を指標とした選択交配により近交化されたNSY（Nagoya Shibata Yasuda）マウスが利用可能である．重篤な肥満と高インスリン血症を発症するモデルマウスとして，ob/ob，db/db，KK-Ay，TSOD，NZOマウスなどが利用される．ob/obマウス，db/dbマウスは，それぞれレプチン（単一遺伝子のナンセンス変異），レプチン受容体（単一遺伝子変異によるスプライシング異常）に遺伝子に変異をもつ過食誘導の肥満モデルマウスであるが，ob/obマウスの高血糖は一過性である（14〜16週齢前後で低下）．KK-AyマウスはKK催糖尿病形質をもつKKマウス（多遺伝子異常）にagouti遺伝子のプロモータ領域に変異を有する肥満形質Ayを導入したマウスである．KKマウスより早期かつ重度に肥満・高血糖を発現する．KKマウスやKK-Ayマウスに関するQTL解析の報告は多いが，必ずしも結果が一致してはいない．

　Akita Diabetic mouseではインスリン2遺伝子の変異によりA鎖とB鎖のジスルフィド結合が形成されず，インスリンの折りたたみができないため，インスリン分泌不全となるが，プロインスリンの過剰生産のため小胞体ストレスを生じて膵β細胞がアポトーシスに陥る．このホールディング異常は肥満でも膵β細胞量の減少に関与することが報告されている[1]．

　ブリーダーから手に入る自然発症糖尿病・肥満モデルマウスとその特徴を表1にまとめた（具体的な入手方法は，日本糖尿病・肥満動物学会JSEDOのHP[2]を参照）．

2 薬剤誘発糖尿病・肥満マウス，食餌誘発糖尿病・肥満マウス

　薬剤処置や外科的処置によって実験的に糖尿病や肥満を発症させたマウスが病態や生理機能の解析に用いられる．STZ（2-deoxy-2-[3-methyl-3-nitrosourea]-1-d-glucopyranose）は抗生物質として開発されたが，催糖尿病作用を有することが報告されて以来，alloxanに代わって広く用いられる．膵β細胞特異的な細胞毒性によって，STZ投与後のインスリン放出による一過性の低血糖の後，低インスリン血症，持続性高血糖，体重減少，多飲，多尿を呈する．また新生時に投与することで，膵β細胞の再生過程を追跡し得るモデルも作製可能であり，成獣に投与する場合とは区別される．

視床下部は摂食を制御する中枢であるが，GTG（goldthioglucose）[3]やMSG（monosodium glutamate）のマウス腹腔内に投与によって視床下部を破壊することで肥満とそれに伴うインスリン抵抗性を呈するマウスが作製できる．後者のMSGは生直後に投与するために，成長ホルモンの分泌が低下し体長が短くなるため注意が必要である．

高脂肪食を用いて食事誘導性に肥満を導入した食餌誘導肥満マウス（diet-induced obesity：DIO）も広く利用されており，DIOマウスはインスリン抵抗性，脂質異常症を呈する．一般的には60％kcalの高脂肪食を給餌する．同じ系統（strain）を個別飼育しても肥満の程度に差が生ずることが知られているが，胎生期におけるエピジェネティックな変化によるものと考えられている[4]．同様にクローンマウスも肥満を呈するが，一世代でのみ肥満を発症する[5]．さらにラットではあるが，DIO-SDラットの雄から生まれた仔が膵β細胞障害とIL13ra2遺伝子のメチル化減少がみられ，エピジェネティックなメカニズムの関与が示された[6]．すなわち環境因子の影響が非遺伝的に父親から仔世代へ伝達されることを意味している．

3 発生工学手法による糖尿病・肥満モデルマウス

自然発症マウスや食餌誘発マウスは主に糖尿病や肥満の病態解析に用いられるが，遺伝子工学的手法によって作製されたトランスジェニックマウスやノックアウトマウスが，既知または未知分子の生体における生理機能を検討するうえで，きわめて有用である．トランスジェニックマウスは過剰に発現した導入遺伝子の影響が検討でき，発現プロモータを選択することにより，発現臓器や発現時期を選択できる．一方，ノックアウトマウスでは特定の遺伝子発現を欠失させることで，マウスへの影響を検討する．このような目的で多くのインスリン作用やインスリン分泌，摂食調節，エネルギー代謝調節に関する遺伝子を改変したマウスが用いられている．

1）インスリン作用障害モデルマウス

インスリン作用抑制が個体にどのような影響を与えるかを検討するためインスリン受容体ノックアウトマウス（IRKO）が作製された．このIRKOは胎生期の発生・成長に異常はないが，生後72時間以内に高血糖とケトアシドーシスで死亡するため糖尿病のモデルマウスとして利用できない．そのためIRヘテロノックアウトマウスがインスリン抵抗性モデル動物として利用されているが，糖尿病を発症するのは10％程度である．さらにインスリン作用を細胞内に伝達するIRS（insulin receptor substrate）のノックアウトマウスが作製されている．IRSにはアイソフォームが存在するが，インスリン抵抗性を呈するノックアウトマウスはIRS1KOとIRS2KOである．IRS1KOは膵β細胞の代償性過形成のため耐糖能は正常であったが，IRS2KOは膵β細胞の減少によって糖尿病を発症する．PDK1ノックアウトマウスは胎生致死であるが，AKT2のノックアウトマウスはインスリン抵抗性を示すためインスリン作用障害のモデルマウスとして利用できる．またグルコース輸送担体であるGLUT4のノックアウトマウスもインスリン抵抗性を示したが，耐糖能は正常であった．

IRKOやPDK1のように出生直後や胎生期に死亡するためCre-LoxPシステムが利用され，また臓器での特異的な機能解析のためCre-LoxPシステムにて解析されている．Creリコンビナーゼは34bpのLoxP配列で挟まれた領域を切り出す反応を触媒するもので，標的遺伝子のエキソンをジーンターゲッティングする．さらにこれら遺伝子改変マウスに病態を付加する目的で，自然発症マウスとの交配や高脂肪食給餌による環境因子が加えられ，糖尿病・肥満の病態が解析されている．生直後死を回避しインスリン抵抗性の責任臓器を明らかにするため作製されたIRKOを表2にまと

表2 インスリン受容体ノックアウトマウスの表現系

標的臓器	プロモータ	表現系
全身	－	生直後に著明な糖尿病性ケトアシドーシスのため死亡.
骨格筋	MCK（creatinine kinase）	インスリン抵抗性・耐糖能異常を示さない（他臓器での代償？）．脂質異常を呈する．
脂肪	aP2（FABP4）	脂肪組織の減少とGTG投与による肥満誘導に抵抗する．インスリン感受性の増強と寿命の延長が認められる．
肝臓	Albumine	インスリン抵抗性・膵β細胞過形成ともに軽度の糖尿病を呈する．
脳	Nestin	過食，肥満とともにインスリン抵抗性を呈する．視床下部性の性腺機能異常が認められる．
膵β細胞	RIP（insulin）	インスリン分泌能の低下とともに糖尿病を発症する．

めたが，肝臓と膵β細胞におけるインスリンシグナルの糖尿病発症における重要性が明らかとなった．IRSやPDK1も同様にCre-LoxPシステムにて解析が進められている．最近のトピックスとしては，血管内皮特異的にIRS1を欠損されたマウスが作製されたが，インスリンの血管外へのデリバティブに関与することが明らかとされている[7]．

2）インスリン分泌不全モデルマウス

一方，インスリン分泌に関しては，MODYの原因遺伝子であるグルコキナーゼ（GK）やHNF（hepatocyte nucler factor）-1αのノックアウトマウスがインスリン分泌不全を呈する．Kir6.2ノックアウトマウスはグルコース応答性インスリン分泌の低下を示す．Epac2（cAMP-GEFII）のノックアウトマウスはグルコース応答性インスリン分泌不全となるが，Epac2がcAMPセンサー分子であり，また新規のSU薬の標的分子であることが明らかとされている[8]．肝臓，骨格筋，心臓などをはじめとする臓器で組織特異的なPI3キナーゼノックアウトマウスが作製されたが，膵β細胞に特異的なPI3キナーゼノックアウトマウスはインスリン分泌が低下した耐糖能異常，特にインスリン初期分泌の障害を示し，ヒトの2型糖尿病の初期の状態ときわめて類似病態をもつらしい[9]．

3）膵β細胞機能不全モデルマウス

膵β細胞量に関しても，IRやIRS，PDK1，Aktなどのインスリン情報伝達分子やp27などの細胞周期制御分子の役割が明らかとされてきたが，最近のトピックスとしてオートファジーとERストレスの関与が遺伝子改変マウスの解析から見出されている．オートファジーは非選択的なタンパク質分解機構であるが，環境変化に応じても誘導される．オートファジーに必須な遺伝子であるAtg7をインスリンプロモータ下にCreを発現するRIP-Creマウスを用いて作製された膵β細胞特異的に欠損するマウスはオートファジー誘導がほぼ完全に抑制された[10]．さらに高脂肪食によって誘導されるオートファジーが膵β細胞の増殖とアポトーシス亢進に関与することが明らかとなった．

一方，Akita Diabetic mouseに認められた小胞体ストレスの応答に関与する分子としてPERK（PKR-like ER kinase）やIRE1（Inositol-requiring protein-1）などが知られているが，PERKノックアウトマウスは膵β細胞の増殖が低下し，膵β細胞の分化に重要な役割を果たしているMafAなどの遺伝子群の発現の低下が報告されている．PERKシグナルで誘導される転写因子CHOP（C/EBP homologous protein）のノックアウトマウスは，Akita Diabetic mouseの膵β細胞のアポトーシスを抑制することで耐糖能を改善させる[11]．また，小胞体ストレス下でPI3-キナーゼの調

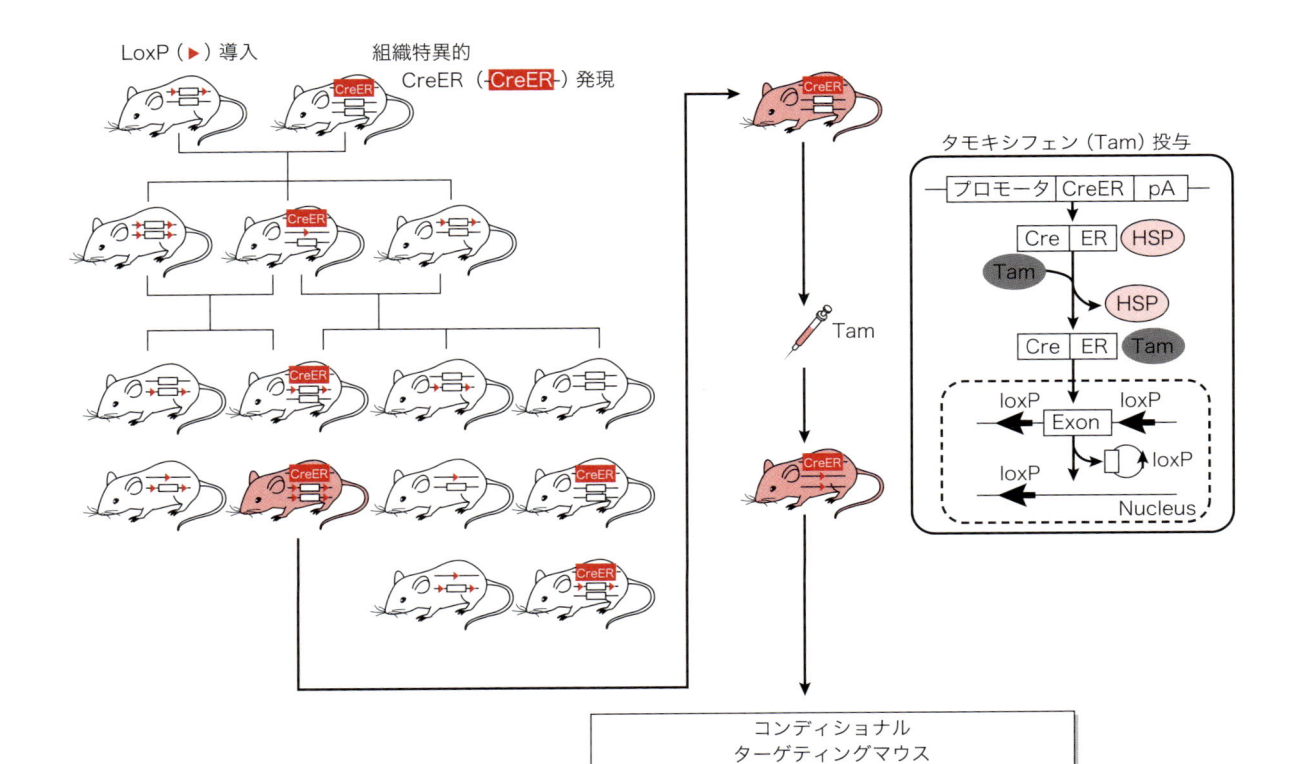

図1 CreERを用いたコンディショナルターゲッティングマウスの作製法
臓器特異的プロモータ下にCreリコンビナーゼとヒトエストロゲン受容体リガンド結合領域の変異体との融合タンパク質（CreER）を発現するマウスは，4-水酸化タモキシフェン（Tam）投与によってERに結合した熱ショックタンパク質（HSP）とTamが置換しCreリコンビナーゼが核内に移行した後，LoxP配列で挟まれた領域を切り出す反応を触媒する．すなわちTam投与によって遺伝子ターゲッティングを行う時期を厳密に制御できる

節サブユニットとXBP-1（X-box binding protein 1）が結合し，ストレス応答を引き起こしていることが報告されたが[12]，最近XBP-1が転写因子FoxO1との相互作用によって，小胞体ストレス応答とは関係なく，肝臓のインスリン抵抗性改善作用有することが肝特異的IRノックアウトマウスにて明らかとされている[13]．

4）脂肪細胞機能不全モデルマウス

肥満モデルに関しては，エネルギー摂取と消費のバランスに着目したマウスが作製されている．食欲調節の中枢である視床下部での制御分子のノックアウトマウスやエネルギー消費に関与する褐色脂肪細胞や骨格筋，肝臓での責任分子が明らかとされている[14]．また脂肪細胞はエネルギー蓄積の代表臓器であり，肥満の本体であるが，脂肪滴形成に関与するHSL（hormon-sensitive lipase）やATGL（adipocyte triglyceride lipase），PAT（perilipin・adipophilin・TIP47）ファミリーの重要性はノックアウトマウスで明らかとされた．なかでもFSP27（fat-specific protein 27）は，単房性の脂肪蓄積形成を誘導することに必須の分子として，肥満形成に必須の役割がノックアウトマウスより明らかとされている[15]．

Cre-LoxPシステムは臓器特異的な機能解析に用いられるが，いつ標的遺伝子をジーンターゲッティングするか，時間特異的な制御はできない．臓器特異的にCreリコンビナーゼとヒトエスト

ロゲン受容体リガンド結合領域の変異体との融合タンパク質（CreER）を発現するマウスは，合成エストロゲン製剤である4-水酸化タモキシフェン投与によって初めてCreリコンビナーゼが働くため，LoxP配列挿入マウス個体との交配によって，遺伝子ターゲッティングを行う部位と時期を厳密に制御できる（図1）．例えば脂肪細胞特異的プロモータを用いてPPARγをノックアウトしたマウスが報告されたが，成獣での急激なPPARγ欠損は脂肪細胞死を誘導することが明らかとされている[16]．今後，多種多様なプロモータを用いてCreER発現マウスが作製され，糖尿病や肥満の病態解明に威力を発揮すると考えられる．

4 新たな糖尿病・肥満モデルマウスの作製

ゲノムDNAに人為的に突然変異を起こしてミュータント動物を作製するミュータジェネシスという手法は，遺伝子機能を個体レベルで解析する手法として，古くから利用されている．エチルニトロソウレア（N-ethyl-N-nitorosourea：ENU）は，もっとも高率に突然変異を誘発することができる化学変異原物質として利用されているが，ENUはゲノムDNAに点突然変異を与えるため，遺伝子機能欠損以外にも，機能低下や機能獲得などの変異を得ることができる．さらに多数のENUミュータントラットのゲノムDNAを効果的にスクリーニングする方法に，得られたミュータントラットの凍結保存精子から個体を効率的に復帰する顕微授精法を組み合わせることで，効果的に標的遺伝子に変異を有するラットを作製することができるシステムも開発されている[17]．トランスポゾンを利用した大規模変異マウス作製のプロジェクトも進行しており，今後このような手法を用いた変異マウスの表現系をスクリーニングすることで新たな糖尿病・肥満の原因遺伝子あるいは病態形成に関与する遺伝子が見出される可能性がある．またDNAポリメラーゼIIの利用によりsiRNAが組織特異的に発現可能であり，テトラサイクリン制御システムによって時期特異的な発現も得られており，より簡便な方法で遺伝子解析が個体で可能となってきている．

（阪上　浩）

参考文献

1) Ron, D. : Proteotoxicity in the endoplasmic reticulum : lessons from the Akita diabetic mouse. J. Clin. Invest., 109 : 443-445, 2002
2) 日本糖尿病・肥満動物学会：http://jsedo.jp/
3) 本間明子，他：金硫化グルコース（GTG）投与による視床下部の破壊と肥満誘導のメカニズム．肥満研究，9：108-113, 2003
4) Koza, R. A. et al. : Changes in gene expression foreshadow diet-induced obesity in genetically identical mice. PLoS Genet., 2 : e81, 2006
5) Tamashiro, K. L. et al. : Cloned mice have an obese phenotype not transmitted to their offspring. Nat. Med., 8 : 262-267, 2002
6) Ng, S. F. et al. : Chronic high-fat diet in fathers programs β-cell dysfunction in female rat offspring. Nature, 467 : 963-966, 2010
7) Kubota, N. et al. : Impaired insulin signaling in endothelial cells reduces insulin-induced glucose uptake by skeletal muscle. Cell Metab., 13 : 294-307, 2011
8) Zhang, C. L. et al. : The cAMP sensor Epac2 is a direct target of antidiabetic sulfonylurea drugs. Science, 325 : 607-610, 2009
9) Kaneko, K. et al. : Class IA phosphatidylinositol 3-kinase in pancreatic β cells controls insulin secretion by multiple mechanisms. Cell Metab., 12 : 619-632, 2010
10) Ebato, C. et al. : Autophagy is important in islet homeostasis and compensatory increase of beta cell mass in response to high-fat diet. Cell Metab., 8 : 325-332, 2008
11) Song, B. et al. : Chop deletion reduces oxidative stress, improves beta cell function, and promotes cell survival in multiple mouse models of diabetes.

J. Clin. Invest., 118 : 3378-3389, 2008

12) Winnay, J. N. et al. : A regulatory subunit of phosphoinositide 3-kinase increases the nuclear accumulation of X-box-binding protein-1 to modulate the unfolded protein response. Nat. Med., 16 : 438-445, 2010

13) Zhou, Y. et al. : Regulation of glucose homeostasis through a XBP-1-FoxO1 interaction. Nat. Med., 17 : 356-365, 2011

14) 仙田聡子, 他：遺伝子改変マウスモデル. 日本臨床, 48 : 319-327, 2010

15) Nishino, N. et al. : FSP27 contributes to efficient energy storage in murine white adipocytes by promoting the formation of unilocular lipid droplets. J. Clin. Invest., 118 : 2808-2821, 2008

16) Imai, T. et al. : Peroxisome proliferator-activated receptor gamma is required in mature white and brown adipocytes for their survival in the mouse. Proc. Natl. Acad. Sci. USA, 101 : 4543-4547, 2004

17) Mashimo, T. et al. An ENU-induced mutant archive for gene targeting in rats. Nat. Genet., 40 : 514-515, 2008

索引

数字

1型糖尿病の遺伝因子	172
IV型コラーゲン	222
4型糖輸送担体	142
8-hydroxydeoxyguanosine	232
8OHdG	232
「1000人ゲノム」計画	187

欧文

A

ACCORDトライアル	206
ACE	204
ACO	92
activin-β	43
acyl CoA oxidase	92
AdipoR1	92, 93
AdipoR2	92, 93
advanced glycation end product (AGE)	210, 219, 229, 237
AGE	210, 219, 229, 237
AGE/RAGE	231, 232
Akt	33, 125, 136
Akt substrate of 160 kDa	35
AMPK	143, 153, 154, 258, 290
AR	229, 233
ARB	205
AS160	35, 134
Atg7	68
ATM	260
ATP	246
ATP/ADP比	246
ATP感受性	248
ATP感受性K$^+$チャネル	22
ATPセンサー	24
α-グルコシダーゼ	250
α-グルコシダーゼ阻害薬	250
αケトグルタル酸	194

B

Bmal1	279
BMP4	225
βアドレナリン受容体	82
β酸化	121

C

C2CD4A-C2CD4B	186
Ca^{2+}	24
Ca^{2+}シグナル	145
CaMKK	145
cAMP	122
CCK	164
CD4$^+$CD25$^+$Foxp3$^+$制御性T細胞（Treg）	59
CD36	136
CDK5	77
CDKAL1	183
CDKN2A/B	183
C/EBPβ	80
Class 1A PI3K	33
class I HLA	59
class II HLA	59
Clock	169, 279
common disease-common variant 仮説	186
COX-2阻害薬	233
CREB	64
CreER	302
Cre-LoxPシステム	299
Cryptochrome	279
CTLA-4	55, 59
CTLA-4遺伝子	176
cyclin-dependent kinase 5	77

D

DCCT	207
DCCT/EDIC Study	206
DIO	299
DNAメチル化	190
DPP-4	268
DPP-4阻害薬	241, 269

E

elongation of very long chain fatty acids	124
ELOVL	124
Elovl6	124
Elovl6ノックアウトマウス	124, 127
endothelial progenitor cells	210
ENU	302
Epac2	247
Epac2A	27
EPC	210
ERストレス	68, 213, 300

F

FAIRE法	197
Fasリガンド（FasL）	57
FFA	90
FGF-2	43
forkhead box containing protein O-1 (FoxO1)	35
FoxO	138
FoxO1	35
FoxO2	127
FTO	184

G

G6Pase	114, 283
GAP	135
GAPDH	236
GEF活性	247
genome-wide association study (GWAS)	18, 64, 180, 182, 275
GIP	27, 267
GLP-1	27, 65, 164, 241, 267
GLP-1アナログ	270
GLP-1受容体	65
GLP-1受容体作動薬	269
glucose transporter 4	35, 142
GLUT4	35, 134, 142
glyceraldehyde-3 phosphate dehydrogenase	236
glycogen synthase kinase 3	35
GPCR	27
Grb2	33
Grb10	36
growth factor receptor bound-2	33
growth factor receptor bound protein 10	36
GSK3	35
GWAS	18, 64, 180, 182, 275

H

HbA1c	14
heat shock protein 47	225
Hes1	46
HHEX	183

INDEX

HLA遺伝子 53	MCP-1 91, 94, 100	Period 279
homeostatic inflammation 102	MeRIA7 254	PET 85
human leukocyte antigen (HLA) 173	metabolic memory 235	PGC-1α 95, 146, 148
	MHC 173	phosphatase and tensin homolog deleted from chromosome 10 37
I	miRNA 214, 276	phosphotyrosine phosphatase 1B 36
IFG 251	mTOR 33, 163, 289	PHドメイン 33
IGF-1 36, 65	mTORC1 127	PI3-キナーゼ (PI3K) 136, 152
IGT 251	Myf5 75	PKA 27
IL2RA 55		PKC 126, 219, 228
IL2RA遺伝子 177	**N**	PKCθ 36
IL-6 100	n-3多価不飽和脂肪酸 240	PKC経路 212
IMT 254	NADPHオキシダーゼ 231, 237	poly-ADP-ribose polymerase 228, 232
INS 55	Na, K-ATPase 230, 233	POMC 151
insulin like growth factor-1 36	ncRNA 274	positron emission tomography (PET) 85
insulin receptor substrate (IRS) 31, 136	NEAT 132	PPAR 125
interleukin-6 (IL-6) 100	nerve growth factor (NGF) 232	PPARα 92, 126, 147
IRS 31, 136	neurotrophin-3 232	PPARαノックアウトマウス 126
IRS-1 33	NF-κB 101, 228, 231, 236	PPARγ 73, 167, 261
IRS-2 33, 64	NGF 232	PPARδ 147
	Ngn3 47	PRDM16 75
J	NGSP 15	protein kinase C (PKC) 126, 219, 228
JDS 15	NOD 298	protein kinase Cθ (PKCθ) 36
JNK1 36	non-coding RNA 274	PTEN 37
	non-HLA遺伝子 55	Ptf1a 44
K	Notchシグナル 46	PTP1B 36
K_{ATP}チャネル 244	NO減少 230	PTPN22 55
KCNQ1 18, 184	NPY/AgRP 151	PTPN22遺伝子 177
Kir6.1 246	NT-3 232	
Kir6.2 246	nuclear factor-κB (NF-κB) 101, 228, 231, 236	**R**
		Rab 134
L	**O**	Rab3 26
LDL 121	ob/obマウス 93	Rab27a 26
legacy effect 235	OCT1 258	RAGE 212, 229, 237
lncRNA 275	Old face 25	RANKL 159
LPL 136	OPB9195 231	Rap1 247
		rare variant 186
M	**P**	RCT 216
M1マクロファージ 100	p85 33	Readily releasable pool 25
M2マクロファージ 100	p110 33	receptor for AGE 212, 229, 237
macrophage chemoattractant protein-1 (MCP-1) 91, 94, 100	PARP 228, 232	Reserve pool 25
major histocompatibility complex (MHC) 173	PDK1 17	Resting newcomer 25
mammalian target of rapamycin (mTOR) 33, 163, 289	Pdx1 42	Restless newcomer 25
MAPK 228, 233	PDX-1 65	Rev-erbα 280
	PEPCK 114, 283	
	pericyte 74	

索引 305

項目	ページ
RNAサイレンシング	276
Rorα	280
ROS	235, 236
RP	25
RRP	25

S

項目	ページ
SH2ドメイン	32
Shh	43
SHIP	37
Sirt1	127
SIRT1	94
Skp2	16
SLC30A8	183
Smad1	222
small RNA	274
SNARE仮説	25
snoRNA	277
SNP	260
SOCS-1	36
SOCS-3	36
SOD	233
Sox9	45, 226
src-homology 2-containing inositol 5' phosphatase（SHIP）	37
Src kinase	225
SREBP	123
SREBP-1c	123
STAT3	152
sterol regulatory element-binding protein（SREBP）	123
STOP-NIDDM	253
STZ	298
superoxide peroxidase	233
suppressor of cytokine signaling（SOCS）	36
SUR1	246
SUR2A	246
SUR2B	246
SU薬	244

T

項目	ページ
TBC1D4	144
TCF7L2	182
TETタンパク質	196
The Diabetic Control and Complication Study	207
TLRs	101
TNF-α	90, 98, 233
toll-like receptors（TLRs）	101
TRB3	37
tribbles homolog 3	37
tRNA	275
TRPチャネル	87
TSC1	127
tumor necrosis factor-α（TNF-α）	90, 98, 233

U

項目	ページ
UBE2E2	18, 186
UCP	92
UCP1	73, 82, 165
UKPDS	205, 207
uncoupling protein（UCP）	92
uncoupling protein1（UCP1）	82
United Kingdom Prospective Diabetes Study（UKPDS）	207

V

項目	ページ
VICTORY	253
VLDV	121
VMH	155

X

項目	ページ
XBP-1	38

和文

あ行

項目	ページ
アカルボース	251
アスピリン	106
アセチルCoA	122, 123
アセチルコリン	28
アディポカインネットワーク	90
アディポネクチン	91, 92, 241, 263
アドレナリンβ3受容体作動薬	83
アフィリベルセプト	217
アポトーシス	239
アミノグアニジン	231
アミノ酸	28, 289
アルツハイマー病	296
アルドース還元酵素	229
アンジオテンシンII受容体拮抗薬	262
アンギオテンシン受容体拮抗薬	205
アンギオテンシン転換酵素	204
遺伝素因	19
インクレチン	27, 65, 267
インクレチン受容体	241
インスリン	31, 115, 288
インスリン遺伝子	176
インスリン顆粒	25
インスリン感受性	283
インスリン感受性増強	145
インスリン自己抗体	57
インスリン受容体	31, 239
インスリン抵抗性	16, 63, 92, 124, 239, 263
インスリン分泌	22, 63, 283
インスリン様シグナルの進化	292
インスリン様ペプチド	292
インプリンティング	185
運動療法	141
栄養飢餓	287
エネルギー消費	86
エネルギー貯蔵	109
エピゲノム	214, 237
エピジェネティック	19
炎症	213, 215, 240
炎症性サイトカイン	98
オートファゴソーム	68, 286
オートファジー	68, 233, 285, 300
オステオカルシン	159
オフターゲット効果	276
オレキシン	156

か行

項目	ページ
概日リズム	169, 279
解剖学的特徴	230
カイロミクロン	121
核内受容体	261
過食	70
褐色脂肪細胞	72
褐色脂肪組織	81, 165
活性酸素	235, 236
加齢	86
環境要因	19
肝臓	157

INDEX

肝臓特異的FASノックアウトマウス	126
肝臓特異的SCD-1ノックアウトマウス	126
危険因子	216, 229
求心性線維	162
急性インスリン感受性増強効果	145
境界型	14
凝固線溶系異常	242
共役タンパク質1	82
グランザイム	57
グリケーション	229
グリコーゲン合成酵素	112
グリコーゲンの合成	112
グリコーゲンホスホリラーゼ	113
グリプチン製剤	270
グルカゴン	114
グルコース	22
グルコースクランプ法	117
グルコーススパイク	254
グルコースセンサー	24
グルコース取り込み	141
グルコース利用	84
グルタチオン産生	230
グレリン	164
クロマチン免疫沈降	197
頸動脈内膜中膜厚	254
血圧	216
血管内皮異常	242
血管内皮細胞	237
血管内皮前駆細胞	210
血管内皮増殖因子	215
血管平滑筋	237
血小板機能異常	242
血清脂質異常	242
血糖	216
ケトアシドーシス	133
ケトン体生成経路	122
ゲノムワイドアプローチ	181
ゲノムワイド関連解析	53
ゲノムワイド相関	182
ゲノムワイド相関解析	180, 275
倹約遺伝子説	187, 188
抗GAD抗体	57
抗IA-2抗体	57
抗ZnT-8抗体	57
抗炎症	93
交感神経	82, 154
高感度CRP	106
後期糖化最終産物	237
後期糖化反応生成物	210
高血圧	242
抗酸化ストレス作用	93
候補遺伝子アプローチ	181
呼吸商	195
骨格筋	141
骨格筋リモデリング	146, 148
骨代謝	159
コレステロール	240

さ行

サテライト細胞	139
サルサレート	106
酸化ストレス	67, 212, 263
糸球体基底膜の肥厚	223
糸球体硬化症	223
視交叉上核	279
脂質	216
脂質代謝	119, 262
脂質代謝異常	92
視床下部	150, 154
視床下部腹内側核	155
次世代シークエンサー	277
自然炎症	102
疾患感受性遺伝子	173
脂肪萎縮性糖尿病	91
脂肪細胞	261
脂肪細胞のインスリン様シグナル	295
脂肪酸伸長酵素	124
脂肪酸燃焼	91
脂肪酸燃焼促進	93
脂肪酸の合成	122
脂肪酸の分解	121
脂肪組織リモデリング	99
脂肪蓄積	293
脂肪毒性	263
惹起経路	23, 268
周皮細胞	74
終末糖化産物	229
寿命,老化調節のコントロールセンター	295
寿命や老化	291
主要組織適合遺伝子複合体（MHC）	53
受容体	229
循環RAS	218
小胞体ストレス	67, 103
食後血糖値	251
神経栄養血管	229
神経系インスリン様シグナル	296
神経入力	27
新生児糖尿病	244, 248
浸透圧調節物質	230
膵β細胞	17, 63
膵β細胞機能不全	64
膵外作用	269
膵島細胞質抗体	57
スタチン系薬剤	106
ステロイド	218
ストレス抵抗性	293
生化学的特徴	229
正常型	14
生体リズム	278
脊髄感覚神経節	230
セロトニン	67, 151
前増殖網膜症	202
選択的レプチン抵抗性	168
早期腎症	223
増殖網膜症	202
増幅経路	268
組織RAS	218
速筋	146
速効型インスリン分泌促進薬	244
ソルビトール	219

た行

大血管障害	205
代謝	23
代謝効率/呼吸商	294
代謝産物	193
代謝ストレス	277
代謝性増幅経路	23
代償期	15
耐糖能障害	92
脱分極	246
多能性膵上皮細胞	44
多発神経障害	228
単純網膜症	202
単神経障害	228
タンパク質代謝	287

索引 307

チアゾリジン	233	脳	150	ポリモルフィズム	294
チアゾリジン誘導体	77	脳特異IRS2変異	295		
遅筋	146	脳特異的IGF1R$^{+/-}$	295	**ま行**	
中性脂肪	120	ノックアウトマウス	299	マイオスタチン	138
長鎖ncRNA	275	ノルアドレナリン	28	マクロファージ	239
長寿者	294	ノンコーディングRNA	197	マクロファージ浸潤	91
長寿マウス	296			慢性炎症	263
チロシンキナーゼ活性	32	**は行**		ミグリトール	251
低血糖時	239	パーフォリン	57	ミトコンドリア	66, 148
電位依存性Ca^{2+}チャネル	246	バイオマーカー	226	ミレニアムプロジェクト	184
糖化	229	背側膵芽	42	迷走神経	162
糖産生	111	ハイポモルフ変異	293	メサンギウム基質拡大	222
糖新生	114, 132, 258	白色脂肪細胞	72	メタボリックメモリー	193, 207
透析	204	ハプロタイプ	175	メチルシトシン	196
糖代謝	155	ピオグリタゾン	264	メトホルミン	257
糖毒性	66	ヒストン修飾	190	網膜RAS	215
糖尿病型	14	ヒドロキシメチルシトシン	196		
糖尿病合併症	202	肥満	83, 262	**や行**	
糖尿病細小血管症の発症	210	百寿者	294	有酸素運動	131
糖尿病神経障害	205, 228, 230	病原体センサー	101	有窓血管	230
糖尿病腎症	204	微量アルブミン尿	204, 223	誘導型褐色脂肪細胞	76
糖尿病の診断	14	ファンクショナルクローニング	173	遊離脂肪酸	29
糖尿病網膜症	202, 215	フェンフォルミン	257	ユビキチン・プロテアソーム系	69
動脈硬化	235, 264	フォリスタチン	47	ユビキチンリガーゼ	138
動脈硬化症	205	腹側膵芽	42	陽電子放射断層撮影	85
ドーパミン	151	プロテインキナーゼC	126		
時計遺伝子	278	分子時計	278	**ら行**	
トランスクリプトーム	274	ペガプタニブ	217	ラニビズマブ	217
トランスジェニックマウス	299	ヘキソサミン経路	212	ランダム化対照試験	216
トランスファーRNA	275	ベバシズマブ	217	リソソーム	285
トリグリセリド	120	報酬系	169	リポタンパク質	120
		泡沫細胞	240	臨床試験	215
な行		飽和脂肪酸	102, 240	レジスタンス運動	131
二糖類分解酵素	250	ボグリボース	251	レスベラトロール	94
乳酸アシドーシス	257	ポジショナルクローニング	173	レニン-アンジオテンシン系	215
妊娠糖尿病	67	哺乳類インスリン受容体	292	レプチン	150, 165
ヌクレオソーム	190	ポリオール経路	211	レプチン抵抗性	156, 166
ヌル変異	293	ポリオール代謝	229	老化関連疾患	291

編者紹介

春日　雅人（かすが・まさと）
昭和48年（1973年）東京大学医学部医学科卒業．東大病院内科研修医を経て昭和50年（1975年）東京大学医学部第三内科入局．昭和54年（1979年）から3年間米国留学（NIHならびにジョスリン糖尿病センター）．東大第三内科助手，講師を経て平成2年（1990年）より神戸大学医学部第二内科教授．平成20年（2008年）より国立国際医療センター研究所長．恩師小坂樹徳先生の「これからは受容体の時代だ」の助言により，インスリン受容体の研究に着手．以後，糖尿病を中心とした内科臨床を行うとともに，インスリンの作用機序ならびに糖尿病の成因についての研究を行う．特に分子生物学的手法を用いた細胞ならびに個体レベルでのインスリンシグナルの解析ならびに2型糖尿病の遺伝素因の解明に従事．

糖尿病学イラストレイテッド
―発症機序・病態と治療薬の作用機序

2012年 3月15日　第1刷発行		
2015年 4月15日　第2刷発行	編　集	春日　雅人
	発行人	一戸裕子
	発行所	株式会社　羊　土　社
		〒101-0052
		東京都千代田区神田小川町2-5-1
		TEL　　03（5282）1211
		FAX　　03（5282）1212
ⓒ YODOSHA CO., LTD. 2012	E-mail	eigyo@yodosha.co.jp
Printed in Japan	URL	http://www.yodosha.co.jp/
ISBN978-4-7581-2031-9	印刷所	株式会社Sun Fuerza

本書に掲載する著作物の複製権・上映権・譲渡権・公衆送信権（送信可能化権を含む）は（株）羊土社が保有します．
本書を無断で複製する行為（コピー，スキャン，デジタルデータ化など）は，著作権法上での限られた例外（「私的使用のための複製」など）を除き禁じられています．研究活動，診療を含み業務上使用する目的で上記の行為を行うことは大学，病院，企業などにおける内部的な利用であっても，私的使用には該当せず，違法です．また私的使用のためであっても，代行業者等の第三者に依頼して上記の行為を行うことは違法となります．

JCOPY ＜（社）出版者著作権管理機構　委託出版物＞
本書の無断複写は著作権法上での例外を除き禁じられています．複写される場合は，そのつど事前に，（社）出版者著作権管理機構（TEL 03-3513-6969，FAX 03-3513-6979，e-mail：info@jcopy.or.jp）の許諾を得てください．

イラストレイテッドシリーズ好評発売中！

がん生物学イラストレイテッド
渋谷正史，湯浅保仁／編

がん遺伝子から治療までがん生物学の必須知識を完全網羅

■ 定価（本体6,200円+税）　■ B5変形判　■ 412頁　■ ISBN978-4-7581-2021-0

改訂第3版
分子生物学イラストレイテッド
田村隆明，山本雅／編

簡潔な解説と見て理解できるイラストで大好評のテキスト

■ 定価（本体4,900円+税）　■ B5変形判　■ 349頁　■ ISBN978-4-7581-2002-9

改訂第2版
免疫学最新イラストレイテッド
小安重夫／編

豊富なイラストで難しい免疫学がよく理解できると評判のテキスト

■ 定価（本体5,200円+税）　■ B5変形判　■ 293頁　■ ISBN978-4-7581-2001-2

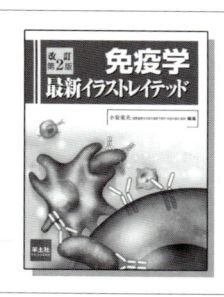

改訂第3版
脳神経科学イラストレイテッド
真鍋俊也，森　寿，渡辺雅彦，岡野栄之，宮川　剛／編

脳神経の構造・機能，高次機能，神経・精神疾患，実験法等あらゆる情報を網羅

■ 定価（本体6,600円+税）　■ B5変型判　■ 397頁　■ ISBN 978-4-7581-2040-1

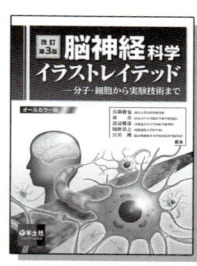

病態と治療戦略がみえる
免疫・アレルギー疾患イラストレイテッド
田中良哉／編

関節リウマチ等の自己免疫疾患やアレルギー疾患について，最新知見を交え網羅

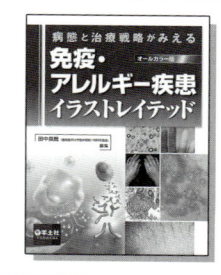

■ 定価（本体7,200円+税）　■ B5変型判　■ 359頁　■ ISBN 978-4-7581-2044-9

発行　羊土社 YODOSHA　〒101-0052　東京都千代田区神田小川町2-5-1　TEL 03(5282)1211　FAX 03(5282)1212
E-mail：eigyo@yodosha.co.jp
URL：http://www.yodosha.co.jp/

ご注文は最寄りの書店，または小社営業部まで

羊土社のオススメ書籍

改訂版 糖尿病治療薬ハンドブック

河盛隆造,綿田裕孝／監,
日吉　徹／編

薬の使い分けや血糖コントロールなど,糖尿病薬の処方で「悩む」ポイントをわかりやすく解説した好評書が改訂！インクレチン関連薬の解説や症例ごとの薬の選び方など新情報を大幅に追加.実臨床で役立つコツが満載！

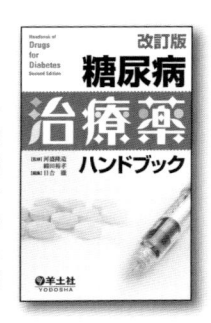

- 定価(本体4,400円＋税)　　■ B6変型判
- 367頁　　■ ISBN 978-4-7581-1718-0

改訂版 糖尿病診療ハンドブック

河盛隆造,綿田裕孝／監,
日吉　徹／編

医療面接から薬物療法,合併症治療まで網羅した好評書が改訂！症例に応じた患者指導,カーボカウント,感染症予防など,大幅な項目追加でさらに充実！日常診療で糖尿病を診る医師・看護師におすすめ！

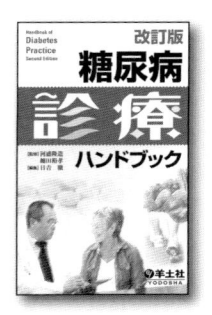

- 定価(本体4,200円＋税)　　■ B6変型判
- 391頁　　■ ISBN 978-4-7581-1723-4

臨床につながる 解剖学イラストレイテッド

松村讓兒／著,
土屋一洋／協力

疾患のなりたちや治療法から,人体の構造と役割を楽しく学べる教科書.イメージしやすいイラストと豊富な臨床画像,親しみやすい文章で臨床でも役立つ解剖学知識が自然と身に付く！解剖のおさらいにもオススメ.

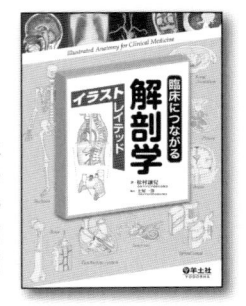

- 定価(本体6,200円＋税)　　■ B5判
- 348頁　　■ ISBN 978-4-7581-2025-8

実験医学別冊 もっとよくわかる！免疫学

河本　宏／著

"わかりやすさ"をとことん追求！免疫学を難しくしている複雑な分子メカニズムに迷い込む前に,押さえておきたい基本を丁寧に解説.最新レビューもみるみる理解できる強力な基礎固めがこの一冊でできます！

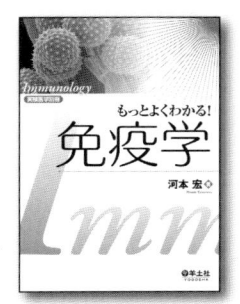

- 定価(本体4,200円＋税)　　■ B5判
- 222頁　　■ ISBN 978-4-7581-2200-9

発行　羊土社 YODOSHA

〒101-0052　東京都千代田区神田小川町2-5-1　TEL 03(5282)1211　FAX 03(5282)1212
E-mail：eigyo@yodosha.co.jp
URL：http://www.yodosha.co.jp/

ご注文は最寄りの書店,または小社営業部まで

バイオサイエンスと医学の最先端総合誌

実験医学

医学・生命科学の最前線がここにある！
研究に役立つ確かな情報をお届けします

定期購読のご案内

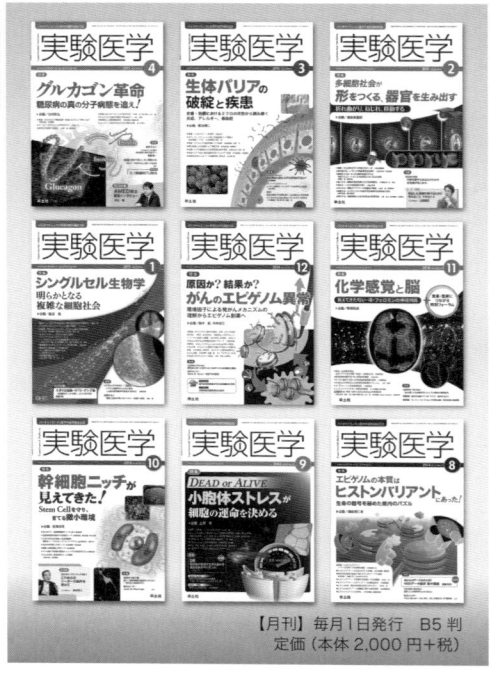

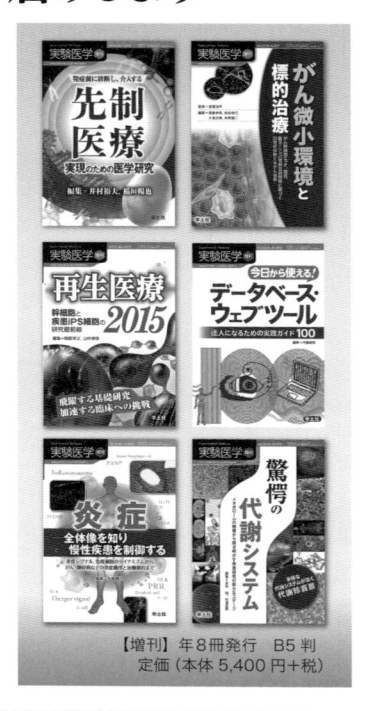

【月刊】毎月1日発行　B5判
定価（本体 2,000 円＋税）

【増刊】年8冊発行　B5判
定価（本体 5,400 円＋税）

定期購読の ❹ つのメリット

1 注目の研究分野を幅広く網羅！
年間を通じて多彩なトピックを厳選してご紹介します

2 お買い忘れの心配がありません！
最新刊を発行次第いち早くお手元にお届けします

3 送料が掛かりません！
国内送料は小社が負担いたします

4 「実験医学WEB特典β」をお使い頂けます！
ご契約期間中に小社ホームページの WEB ブラウザ上で
"月刊誌の最新号"を閲覧いただけるサービスです

※定期購読期間中に羊土社HP会員メニューからご利用いただけます
※詳しくは実験医学online の「定期購読のご案内」ページをご覧ください

定期購読料　送料サービス
※海外からのご購読は送料実費となります

☐ **月刊（12冊／年）のみ**
1年間　12 冊　24,000 円＋税

☐ **月刊（12冊／年）＋ 増刊（8冊／年）**
1年間　20 冊　67,200 円＋税

毎号払いでの定期購読もお申し込みいただけます

お申し込みは最寄りの書店，または小社営業部まで！

発行　羊土社

TEL　03（5282）1211
FAX　03（5282）1212
MAIL　eigyo@yodosha.co.jp
WEB　www.yodosha.co.jp　▶▶▶ 右上の「雑誌定期購読」ボタンをクリック！